Third Edition

Master Medicine

T J J Inglis

미생물과 감염관리

Microbiology and Infection

오향순 · 윤성원
이성은 · 최정실 옮김

CHURCHILL LIVINGSTONE
ELSEVIER

정문각

Master Medicine

미생물과 감염관리

This edition of ***Master Medicine: Microbiology and Infection, 3e*** by **Timothy J. J. Inglis** is published by arrangement with Elsevier Limited.

Translated Version ISBN : 978-89-7742-407-4
Publication Date in Korea : 2009. 7. 20

Translated by Jungmungak Publishing Co.
Printed in Korea

차 례

번역을 하면서

간호대학의 교과과정에서 기초간호과학을 학생으로서 학습할 때나 교수로서 강의를 할 때 간호학에 적절한 교과서를 찾는 것이 필수적이다. 기초 학문의 광범위한 내용 중에 학문의 전체 틀에 대해 이해를 도우면서 간호학에 필요한 내용과 방향을 제시하여 줄 수 있는 교과서를 발견하는 일이 쉽지 않다. 많은 교과서가 광범위한 모든 지식을 세세하게 다루고 있어서 간호학에 적용하는 방향을 찾기 어렵거나 특정 분야의 지식을 강조하여 간호학에 적절하지 않다.

이러한 한계는 미생물학과 감염관리 분야도 마찬가지이다. 간호학의 다른 분야에서 필요한 미생물학과 감염관련 지식을 탐구하는데 학생에게 도움이 되고 졸업 후 간호현장에서 활용할 수 있는 적절한 교과서를 찾기가 쉽지 않았다. 미생물학적 측면에서 접근한 책은 미생물학의 기초 지식을 너무 깊이 다루어서 제한된 간호학의 교과과정에서 다루기 어렵고, 감염학 측면에서 다룬 책 역시 간호학에서 필요한 1차 예방적 지식보다는 치료적 측면의 정보가 많아서 간호학에 적절하지 않았다.

이렇게 고민하던 중에 우연히 Churchill Livingstone 사의 Master Medicine 총서의 'Microbiology and Infection'을 접하게 되었다. 지난 10년 가까이 원서를 가지고 관동대학교 간호학과에서 강의를 해 본 결과 책의 내용이 간호학을 전공하는 학생에게 적절한 수준의 내용과 깊이를 담고 있음을 확인하게 되었다. 스스로 문제를 찾고 관리방법을 개척하여야 하는 병원감염관리간호사에게 현장의 실정을 감안한 간호의 시각에서 문제를 해결하는데 도움이 되는 참고도서로서도 적절하였다. 그 외 실무 현장의 간호사와 관련 보건의료인이 감염성질환의 재유행과 신종 감염의 발현 등 변화하는 의료환경에 맞는 감염관리적 지식을 구할 때 방향키로서 역할을 할 수 있는 교재임을 확신하게 되었다.

이 책의 강점은 현장 중심의 미생물학의 개요서이면서 감염성질환의 안내서라는 점이다. 날로 분화되고 복잡하게 발전하는 미생물학적 지식을 간호현장에서 적용하는 효과적인 방법은 세세한 모든 지식을 추구하기보다는 미생물학의 굵직한 개념적 틀을 이해하는 것이다. 현장에서 발생하는 각각의 상황을 이러한 개념적 틀로 이해하면 감염성질환을 관리하는 전략을 보다 용이하게 도출하고 실무에 적용할 수 있을 것이다.

실무 적용의 시각을 강조하기 위하여 원서 책 제목 'Microbiology and Infection'을 '미생물과 감염관리'로 번역하였다. 보건의료의 세계화에 맞추기 위하여 학생이 번역된 한글용어와 더불어 영어용어에도 익숙하여져야 한다는 배려에서 번역용어에 띄어쓰기 없이 작은 활자로 영어용어를 첨부하였다. 원서는 영국권 의과대학 학생과 간호학 및 보건관련 학과 학생을 위하여 집필한 책이므로 의학용어 및 일반 용어의 표기에 영국식 영어를 사용하였다. 번역진은 저자의 영국 영어식 표현을 존중하기로 하여 영어용어를 직접 사용하거나 한글용어와 병기할 때 영국식 영어를 그대로 사용하였다.

번역진은 의료기관 현장에서 실무를 담당하고 있는 감염관리간호사와 감염관리간호사로 근무하였던 경력이 있는 교수로 구성하였다. 실무 현장에 풍부한 경험을 기반으로 한 본 번역서는 학생에게 실무 적응력을 함양시키는데 도움이 되는 교재가 될 것을 확신한다. 단원 A(제1~5장)는 미생물학의 총론에 해당하는 부분으로 이성은 교수가 번역을 담당하였다. 단원 B(제6~20장)는 감염성질환을 인체 체계별 혹은 실무현장에서 다루는 문제별로 구성되었는데 제6~10장과 제16장은 윤성원 박사가 번역을 담당하였고, 제11~15장과 제18장 및 제20장은 최정실 교수, 제17장은 오향순 박사, 제19장은 이성은 교수가 담당하였다. 단원 C(제21~27장)는 미생물학의 각론에 해당하는 부분으로 오향순 박사가 번역하였다. 독자의 이해와 번역의 완성도를 위하여 설명이 필요하거나 논의가 필요한 부분은 언제든지 번역진에게 질문하고 건의하여 주기 바라며 환영하는 바이다.

이 책은 간호대학생은 물론 보건의료 관련 분야를 전공하는 학부생과 대학원생에게도 아주 유용한 교과서가 되기를 바란다. 특히 미생물과 감염학을 체계적으로 공부할 기회가 없었던 현장실무가에게 미생물학의 개요적 지식과 감염성질환에 대한 이해의 틀을 제공하므로 감염성질환을 관리하는데 있어 효과적인 접근 전략을 알려줄 수 있는 지침서가 되기를 희망한다.

2009년 6월

번역진 대표 이성은

전문감염관리간호사(by KACN), 보건학박사
관동대학교 간호학과 교수

독자를 위하여

개 관

독자가 미생물학과 감염성질환 영역에 처음 접한다면 수많은 주제를 적은 시간에 어떻게 독파할 수 있을까를 걱정할 것이다. 또한 최근 이 영역의 폭주하는 지식에 대해 의식하면 독자의 과업은 더욱 어려워질 것이다.

그러나 실망하지 말기를! 많은 의과대학에서 학생이 다루어야 할 사실적 정보의 양을 감소하는 중이다. 학부 교과과정이 기초preclinical와 임상clinical 주제를 통합하는 방향으로 변화하였다. 또한 임상의 문제해결을 아주 강조한다.

이 책은 새로운 의학 교과과정을 염두에 두고 집필하였다. 임상문제의 체계적 접근을 위하여 사실적 상세함(특히 미생물의 생물학적 기초에 관하여)은 과감하게 생략하였다.

미생물과 감염관리는 세 요소로 구성하였다:

- 미생물학과 감염의 기본적 개념(제1~5장)
- 중요한 임상 전문영역에 따라서 제목을 달은 주요 임상적 증후군과 이에 관련된 제1장과 제5장의 개념(제6~19장)
- 세균학과 바이러스학 및 기생충학, 진균학, 곤충학에 대한 부록적인 장(약간 전통적 교과과정에 입각하여 학생에게 소개)과 실험실 검사와 항생제에 대한 비고.

다른 영역 학생은 상이한 방법으로 전공에 가장 적절하게 학습하므로 이 책은 다른 학습적 접근도 고려하여 집필하였다.

- 책을 처음부터 끝까지 읽기(미생물학과 감염의 기초과정으로)
- 원하는 대로 읽어보기(각 장이 자체단위로 쓰였다)
- 제1장부터 제19장까지 끝부분에 문제를 이용하여 문제해결과 자기평가
- 좀더 세심한 읽기를 위한 개요

독자가 어떻게 접근하든 간에 필자는 이 책이 좀더 유용한 읽기 도구이면서 미래 임상실무에 만족한 준비를 보장할 수 있기를 희망한다.

효율적 학습

독자는 중 · 고등학교에서 성공적인 학습 접근이 의학대학에서 유효하지 않는 점을 의아해 할 것이다. 학교에서 공부하는 것과 독자의 현재 학습과제 사이에 핵심적 차이 중 하나는 스스로 학습목표를 세워야 할 책임이 있다는 것이다. 학생의 목표가 의사의 자질을 위한 향상 수준을 확인하는 시험을 통과하는 것이면서 동시에 의료직을 수행하는데 필요한 학습기술을 발전시켜야 한다. 이는 주관적이고 자율적 학습의 책임이 있다는 것이다. 빨리 시작하면 할수록 독자는 의료실무에서 변화를 따라 가야 하는 필요를 충족하는 학습기술을 발전시킬 가능성이 크다.

우리는 학생이 주어진 과정 내의 다양한 단계에서 다른 학습 유형에 따라 다양한 방법으로 학습한다는 것을 안다. 가능한 노력을 적게 하거나 시험을 통과할 정도만 공부를 할 수 있지만, 좋은 성과를 거두는 학생은 과목에 깊고 지속적인 흥미가 있는 학생이다. 시험을 통과하기 위한 의도일지라도 이러한 방법으로 학습을 시작하는 것이 의미가 있다.

모든 학생에게 적용할 수 있는 성공 규칙을 쓰는 것은 불가능하다. 더욱이 교육과정은 유형과 내용 및 철학적 입장, 교사의 수준이 다르다. 물론 약간의 조언이 가치가 있다. 미생물학으로 교수하였던지 혹은 감염성질환으로 하였던 간에 감염은 기술적 영역이다. 학습하여야 할 많은 용어가 있다. 만일 독자가 개념적 틀 안에 새로운 용어를 적용하려고 하였다면 학습이 훨씬 쉬워질 것이다(예를 들어 미생물의 경우는 분류와 분리 및 질환, 예후, 항균제: 질환의 경우 :역학과 발병기전 및 임상양상, 검사

실진단, 항균화학요법 및 예방). 학습한 것을 상기할 때 개념적 틀을 점검표로 이용한다. 이 방법으로 얼마나 많이 기억할 수 있는가를 깨닫고 자주 놀랄 것이다. 만일 새로운 유형, 문제-중심 통합과정을 추구하면 임상문제 중심으로 학습을 조직하는 것이 좋다는 것을 알 것이다. 이 방법은 주제에 관한 임상 연관성을 확인하는 것을 보다 쉽게 한다.

독자가 능동적으로 참여하여 과정에서 좀더 얻을 것이다. 불행히도 교수가 학습에서 독자를 위해 해줄 수 없다. 만일 자료물이 주어진다면 도움이 되나 개인적으로 작성한 강의록의 대체물로 만족하기 어렵다. 시간표로 짜인 수업시간이 효과적인 학습의 유일한 기회가 아니다. 달성하여야 할 지식의 폭과 깊이의 지침으로 강의와 실습 및 개인지도를 염두에 두는 것이 안전하다. 잘 조직된 학과는 학기 초에 객관적 학습 틀과 참고문헌 명세를 제공할 것이다. 많은 의학 강사는 자료물이나 강의를 시작할 때 구두로 세밀한 학습목표를 줄 것이다. 아니면 단원 머리부문을 교수의 기대에 대한 간략한 지침을 이용할 수 있다. 학습에 대한 적극적 접근이 지극히 개인주의이거나 과잉 경쟁이 되어야 하는 것을 의미하는 것이 아니다. 많은 학생이 소규모의 비공식 집단으로 공부하여 주제에 대한 보다 폭넓고 심도 있는 이해를 구한다. 이는 특히 복습을 할 때 도움이 된다.

마지막으로 시험을 위한 돌진은 헐거운 끝을 묶는 것과 학습 공백을 채우는 것보다는 좀더 노력이 필요하다. 이를 위한 효과적인 방법은 자율학습 질문의 지속적 흐름을 따라서 공부하는 것과 명확히 할 필요가 있는 요점을 매일 기록하는 것이다. 다른 말로 하자면 모르는 것에 집중하지 말고 이미 아는 것에 대한 연계성을 굳건히 하는 것이다. 이때는 개념틀 내에서 사실에 입각한 정보를 정리하는 가치가 스스로 분명하여야 한다.

비상수단(마지막 순간까지 할 공부가 남아 있다면 무엇을 하여야 하는가)

좋다, 학생이 하루의 약간 늦은 시간에 할 공부가 있다. 두려워하지 마라. 모든 것을 잃은 것은 아니다. 학생은 아직도 공부를 할 수 있고 성공할 가능성이 있다. 그러나 무엇보다도 다른 사람보다 더 많이 하려고 하지 않는다. 왜냐하면 누군가 어떤 시간에 공부한다는 것이 모든 사람이 모든 시간에 공부하는 것을 의미하지 않기 때문이다.

이 시점에서 필요한 것은 남아있는 복습시간에 대해 세밀한 계획을 세우는 것이다. 성취 가능한 목표의 계획을 세울 때 기억하여야 할 사항은 시간표 등식에 먹고 자는 것을 포함하는 것이다.

학생은 스스로 무엇을 이미 알고 있는 가를 인식한다. 주제에 대해 사전과 같은 지식이 시험에 나온다고 하는 동료에 의해 겁먹지 말고 일부 학생은 축적된 시험 전의 병적인 흥분 때문에 호기심어린 즐거움을 끌어낸다는 것을 기억한다.

다음으로 과정계획과 수업목록 혹은 다른 목표에 관련된 지침을 검토하고 우선순위를 검토할 필요가 있는 영역을 결정한다. 길고 시작할 주제의 우선순위 목록을 그린다. 단순히 터벅터벅 걷듯 학생의 요지록을 수동적으로 수 시간동안 끝까지 읽지 않는다. 학생은 이미 잘 알고 있는 한 익숙한 부분에서 다른 부분으로 날아 다니듯 많은 시간을 보낼 것이다. 자율학습 문제(되도록이면 푼 답안과 함께)를 풀고 그리고 틀린 문제에 추구하는 것이 훨씬 좋다. 이로서 이미 아는 문제에 대한 자신감을 확실히 할 수 있고 취약한 부분에 더 효과적으로 집중할 것이다.

30~45분 집중한 후에 짧은 휴식을 갖는다. 아리송한 기억처럼 잘 떠오르지 않는 주제를 위한 '모르는 목록'을 작성하여 자러가기 전에 기억을 새롭게 한다. 강도가 높은 복습은 부담이 크므로 수면 전에 숨을 돌리기 위하여 전체적으로 연결이 안 되는 주제에 대한 무언가가 할 필요가 있다.

시험 전 24시간 이내에 벼락공부를 하지 않는다. 당황한 상태에서 급하게 기억하는 주제는 전에 배운 내용을 효율적으로 기억하는데 방해가 될 수 있다. 실제로 시험 전 24시간 이내에는 결과에 영향을 줄 수 있는 것을 할 수 없으므로 시험을 위한 최적의 신체와 정신 상태를 갖도록 집중하는 것이 보다 좋다. 이러한 방법으로 학생은 멍한 기분과 지친 몸으로 시험장에 들어가는 것을 피할 수 있다.

시험관의 기밀

흔하게 대부분의 경우에 시험문제의 기교적 문제는 시험관의 휴식시간에 이루어지는 대화보다 더 나아가지 않는다. 다른 학생의 난제에 대한 어떠한 통찰력은 시험관의 만족시킬 기회를 향상시키는데 도움이 되고 아마도 학생의 탁월한 성취는 시험관을 만족시키기까지 한다.

상당한 다수의 학생이 고등학교에서 배운 시험의 기본 원리를 포기한다. 대학에서 학습방법이 다르기는 하지만 시험문제의 기교는 아주 동일하다.

얼마나 많은 학생이 (a)시험 시작 전에 **주의 깊게**라는 주의사항을 읽지 않고 (b)문제에 시간을 집중적 할애하지 못하거나 (c)정확히 답변하지 못하는 가는 놀라울 정도이다.

많은 학생은 기말시험의 첫 5분이 특히 부담이 된다고 한다(답을 작성하기 좋은 시간이 아님). 첫 5분은 진정하기 위한 시작 기간으로 이용하는 것이 현명하고 시험지를 읽고 또 읽는다. 아드레날린의 첫 급격한 증가 후에 머리가 얼마나 명석해지는가는 놀라울 정도이다.

선다형 문제를 답변할 때는 부정적 표현의 여부를 확인하여야 한다. 만일 있다면(보통, 예/아니요 질문을 위하여 선택하여야 한다면) 추측하지 않는 것이 현명하다. 마구 추정하는 것보다는 빈칸을 두는 것이 안전하고 손실이 적다. 대부분 선다형 문제는 사실적 정보의 기억을 평가한다. 선다형 문제는 역설적이거나 모호하거나 난해한 지식을 알아내는 경우가 드물다. 만일 문제가 모호하면 보다 복잡하지 않은 질문부터 먼저 다룬다.

짝짓기 문제는 보다 더 확장된 질문 유형의 주제적 초점과 예/아니요 선다형 문제의 편리함을 혼합한 최근의 문제 유형이다. 이 문제는 학생이 답 목록에서 가장 타당한 것을 식별하도록 하기 위해 이용된다. 답이 한 번 이상 사용되거나 아닐 수 있으므로 지침을 읽는 것이 중요하다. 다른 말로 하자면 단순히 질문 목록과 답 목록의 짝을 맞추는 것이 아니라는 점이다. 만일 이러한 유형의 질문에 익숙하지 않다면 학생은 다루고 있는 주제에 대한 의미를 파악하기 위하여 모든 질문을 전체적으로 읽는 것이 도움이 됨을 깨닫게 될 것이다. 이는 답을 하기 전에 기억을 일깨우는데 도움이 된다.

사례문제는 새로운 질문 유형이며 교육기관에 따라 아주 다양하다. 학부과정에서 이 유형의 문제는 흔하게 임상문제와 관련된 교육관점을 시험하기 위하여 통상적으로 사용할 것이다. 개략적 답(예. 한 단어)을 요구하는 간단한 개요에서 연관이 없는 정보는 적을 것이다. 만일 문제가 잘 구성되었다면 증거는 모두 개요 내에 있다. 만일 그림이나 검사실 증거를 포함한다면 사례 유형을 명확히 하기 위한 시험일 것이다. 채색도해서(예. 미생물 채색 안내서)는 실무나 실물설명 자료의 대치물이 아니지만 개정 목표로 합당하기도 하다.

객관적 틀에 의한 임상적 점검(OSCE, objective structured clinical examination)은 의학교육의 일부 변화를 반영하기 위하여 이 책의 2판에 도입한 새로운 질문 유형이다. 몇 대학원은 OSCE 유형을 이용하는데 왜냐하면 OSCE는 명확하고 객관적 증거와 더불어 명백한 임상적 연관을 내포하기 때문이다. 이 책에서 사용한 OSCE 판에서 질문이 의사결정과 임상적으로 관련된 연속물로 독자를 인도한다. 답이 맞거나 틀리거나 시험을 보는 상황에서 틀린 답을 하면 부정적 증거가 주어질 것이다. OSCE 문제는 사례 개요를 세심히 읽는데서 오는 이점이 있다. 학생이 만일 답을 즉시 알지 못 한다면 임상적 맥락에서 무엇이 가장 타당한 가를 추정하도록 한다. 학생의 다른 답변이 근거를 제공하기도 하지만 기억할 것은 답변의 하나 이상은 틀릴 수도 있다는 것이다.

짧은 답 문제는 선다형으로 시험을 볼 수 없는 보다 복잡하고 실제적 지식에 가장 적절한 질문 유형이다. 그러나 주로 현재 논쟁 중인 주제이거나 복잡한 개념을 탐색하기 위하여 드물게 이용한다. 이러한 문제는 보통 단순 지침으로 이루어진 짧은 문구로 표현된다. 누가 주제를 교육하는지 특별히 어떤 관점을 강조하였는지를 기억하는데 도움이 될 것이다. 많은 교수는 학생이 요지 형태 note form로 이 유형의 질문에 답변하도록 한다. 문장을 쓰지 않더라도 답안지에 구한 정보를 적어 넣고 잘 구성할 수 있다면 시험관이 채점을 용이하게 하여 점수가 좋아질 것이다.

구두시험. 구두시험을 의과대학에서 오랜기간 동안 이용하고 있었지만 이 책은 제2판에 새로 넣었다. 일반적으로 구두시험은 두 범주로 나누는데: 하나는 우등과정을 운영하는 의과대학에서 대부분 역량이 있는 학생을 위한 프로그램이고, 다른 하나는 필기시험에서 부진한 성적을 보였지만 충분히 시험을 통과할 만큼 지식이 있다는 것을 증명할 기회가 주어진 학생을 포함한 기타 학생을 위한 것이다. 정반대의 평판에도 불구하고 구두시험관은 피시험자가 문제를 푸는데 실수를 하도록 하지 않는다. 보통 두 사람이 시험을 진행하는데 일반적 수준에서 시작하여 좀더 전문적이고 어려운 문제로 넘어간다. 학생은 시험관에게 전체 혹은 대부분 질문에 대해 간략하고 짧은 응답으로 답변을 시작하는 것은 좋은 습관이다. 긴

문장과 모호한 설명이나 질질 끄는 예는 피한다. 만일 시험관이 좀더 상세한 것을 원하면 시험관은 언제나 질문할 수 있다. 만일 답을 모른다면 솔직해지고 남아있는 시간동안 시험관이 다른 주제로 옮겨 갈 수 있는 기회를 주는 것이 보다 좋다. 이런 방법으로 학생은 논할 수 있는 것에 대해 점수를 얻는 방법이다. 처음 시작할 때 구두시험장 분위기는 상당히 위협적일 수 있으므로 과거 여러 해 동안 다루었던 질문 유형의 개념에 대해 충분한 시간을 투자하는 것을 좋은 연습이다. 시험에 대한 신경과민으로 힘들다면 학생에게 가장 적절한 긴장이완 방법을 사용한다.

소론. 소론essays이 아주 빠른 속도로 유행에 뒤떨어지게 되었는데 이는 객관적 평가가 어렵고 아마도 교육자가 다양한 종류의 지식을 평가할 필요를 인지하였기 때문일 것이다. 만일 소론을 쓰는 연습이 필요하다면 구두시험을 소론 제목으로 이용할 수도 있을 것이다. 아니면 의학도서관에 있는 과거 시험지의 묶음에서 찾아 볼 수도 있다. 학생이 답변에 대해 계획하는 경우는 거의 없고 따라서 결과는 아주 엉성하게 구성된 정보의 흐름이 된다. 45분짜리 문제를 시작할 때 첫 5분을 세심한 구상에 사용하는 것은 시간 배분을 아주 잘 하는 것이다. 아주 좋은 두 접근방법이 있는데: 관련되는 일람표로 시작하거나(예. 역학 혹은 발병기전), 아니면 서로서로 관련된 단어거품word bubbles을 연결하면서 개념도를 배치하는 것이다. 어떻게 접근하든 간에 학생은 문제를 세심히 읽고 명하는 단어를 표시하고 필요한 주제영역에 주목한다. 만일 설명하라면 설명하고, 토론을 하라면 토론을 한다(즉, 논쟁의 양쪽 측면에서 검토한다). 질문이 두 부분으로 나누어져 있다면 특별히 언급이 되지 않는 한 점수가 동등하게 배분되므로 학생의 노력도 이에 따라서 배분한다. 답변을 시작할 때 학생의 기록에 전체적으로 깔끔하게 밑줄을 긋고 적절할 때 단원의 제목을 사용하여 명확하게 글을 쓴다. 이렇게 하면 시험관이 채점하기가 쉽다. 정해진 시간을 넘기지 않는다. 잘 아는 주제에 쓴 추가 시간이 익숙하지 않는 주제에 줄어든 시간을 보상하지 않는다. 또한 교과서 같은 수준으로 작성하는데 시간이 부족함에도 불구하고 많은 학생이 요점을 언급한 훌륭한 개요로 좋은 점수를 받는다.

시험을 끝낼 때 이름이나 혹은 다른 대체방법(예. 학번 matriculation number)과 더불어 답을 확인하는 것을 기억한다. 만일 주의사항에 있으면 표지에 푼 문제 번호를 표시한다. 이는 시험관을 도우면서… 그리고 필히 학생에게 도움이 된다.

Master Medicine

단원 A : 미생물학과 감염의 개요

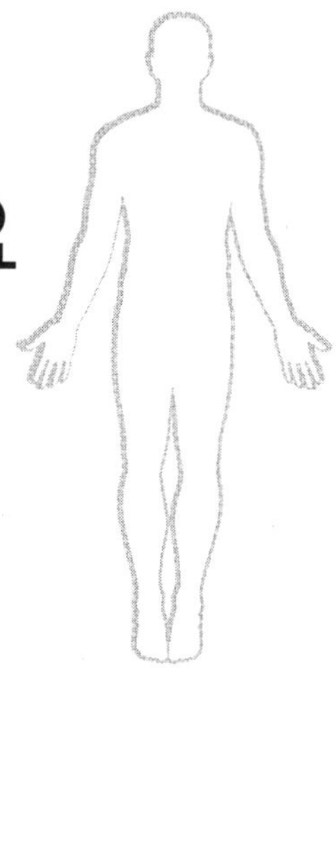

장 1

미생물의 생물학적 특성

Biology of microorganisms

개 요

미생물은 군group으로 분류하는데 가장 중요한 분류체계인 군은 속genus과 종species이다. 일반적으로 군(예. 속)에 속한 미생물의 기준은 특정 수준의 연관성 혹은 흔한 특징으로 결정한다. 분류체계의 계통별 군에 속하는 미생물의 형태와 대사 및 유전적, 면역학적 특징은 점점 복잡해지고 있다. 또한 이 장은 미생물의 생태학적 특성 즉 감염병을 유발하는 종이 어디서 발견되고 환경과 어떤 연관성이 갖는가를 다루었다.

1.1 미생물의 분류

학습목표

학습자는

- 미생물의 주요 분류체계 군을 알아야 한다.
- 미생물의 중요한 형태적 특징을 이해하여야 한다.
- 의료에서 중요한 미생물을 이해하기 위한 기초를 확립하여야 한다.

미생물의 명명

모든 살아있는 생명체는 두 명칭을 갖는데 하나는 속명과, 예를 들어 *Staphylococcus*, 특별명 혹은 종명, 예를 들어 *aureus*이다. 미생물명은 미생물이 초래하는 질병이나 미생물을 발견한 사람을 추측하게 하는 등 정보를 제공하기도 한다. 통상적으로 라틴이나 그리스 어원을 갖는 미생물명은 밑줄을 긋거나 이태릭체로 사용한다. 속명은 대문자로 시작하고 첫 철자를 이용한 약자로 사용하기도 한다. 또한 다양한 상이성을 식별하기 위하여 제3의 미생물명을 사용하기도 한다. 많은 병원미생물이 그러하듯 통상적 혹은 구이체 미생물명은 과거부터 사용하여 오던 관례에서 유래하여, 예를 들어 *Streptococcus pneumoniae*를 폐렴알균pneumococcus으로 명명하는 것이다. 따라서 하나의 미생물이 다양한 이름으로 불리기도 한다.

- *Staphylococcus aureus* (정식 명칭)
- *S. aureus* (정식 약어 명칭)
- *Staph. aureus* (통상 명칭)
- staphylococci (분류체계 군 명칭)
- *Staphylococcus* sp. (*Staphylococcus*속 중에서 명명되지 않은 종)

명명법의 변화

미생물명은 지속적으로 검토되어 자주 바뀐다. 한 미생물이 완전히 새로운 속genus에 속하게 되기도 하고 전에 속하던 속genus으로 환원되기도 한다. 때로는 종이나 속 전체가 다른 종이나 속으로 통합되기도 한다. 이는 최근에 16S RNA 유전자 배열 판독gene sequencing과 DNA 보합결합기술hybridisation 등 분자생물학의 발전으로 유전적 연관성을 측정하여 나타난 결과이다. 이러한 불일치는 **다상분류학polyphasic taxonomy**이라고 불리는 다양한 보완적 방법을 이용하여 해결할 수 있다. 미생물 이름의 변화에 덧붙여 미생물 분류학은 새로이 발견되는 미생물에 적절한 이름을 붙일 수 있게 체계가 잡혀 간다.

미생물의 주요 영역

미생물은 크게 5군으로 분류한다. 기생충은 현미경이 없어도 관찰할 수 있지만 감염시키는 능력과 질병을 유발하는 특성 때문에 미생물로 간주한다. 어떤 생물학자는 바이러스가 독립적으로 생명현상을 할 수 없으므로 생명체로 인정하지 않기도 하지만 바이러스 역시 유사한 이유로 미생물에 포함한다. 다양한 현장에서 바이러스가 살아있는 생명체처럼 활동한다. 미생물의 주요 군은 다음과 같다.

- 세균bacteria
- 곰팡이fungus
- 기생충helminths
- 원생동물protozoa
- 바이러스viruses

세 균

세균은 단세포생물이고 DNA와 RNA는 있으나 완전한 핵이 아닌 원핵세포prokaryotes를 갖는다. 보통 세포벽cell wall이 있고 표면에 털pili이나 술fimbriae, 편모flagella, 협막capsule 등이 있다. 한편 세포질 내에 미토콘드리아나 다른 막에 싸여진 기관이 없다. 세균은 염색법(예. 그람염색, Ziehl-Neelsen 염색)으로 알려진 화학적 염료에 대한 반응이나 화학적 기질의 활용과 화학적 성분 혹은 DNA 배열 분석에 의해 분류한다.

염색반응

그람염색은 병원미생물학에서 가장 잘 알려진 염색법이다. 대부분 종은 명확히 그람양성과 그람음성으로 규정된다. 예를 들어 사슬알균은 그람양성이고 *Neisseria* 종은 그람음성이다. 어떤 미생물은 그람염색이 안 되고 다른 종류의 염색을 하는데 강산을 이용한 초기 염색의 탈색이 안 되는 세균으로, 예. 항산막대균acid-fast bacilli, mycobacteria이 대표적인 미생물이다.

외 형

미생물은 3종류 외형이 있어 : 알형coccus과 막대형bacillus, 곡선형curved 혹은 나선형spiral이 있다(그림 1). 나머지는 쉼표형 막대(비브리오균)과 나선형(스피로헤타균spirochaetes과 *Spirillum*, *Campylobacter*)이다. 각 군 내에서 모양이 다양하데 예를 들어 알균에는 포도송이 같은 구조를 갖는 알균(포도알균staphylococci)과 고리모

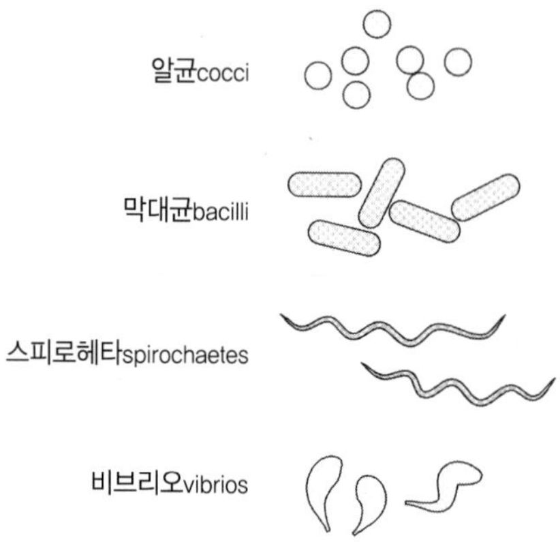

그림 1. 세균의 외형

양 알균(사슬알균streptococci) 및 짝알균(폐렴알균pneumococci과 장알균enterococci)이 있다.

임상적으로 중요한 세균은 다음과 같이 분류한다.

- 알균cocci
  - 그람양성, 예. 포도알균, 사슬알균
  - 그람음성, 예. *Neisseria* spp.
- 막대균bacilli
  - 그람양성, 예. 클로스트리듐속(clostridia), 바실러스종(*Bacillus* spp.), 코리네박테리움종(*Corynebacterium* spp.)
  - 그람음성, 예. 대장균(*Escherichia coli*), 슈도모나스종(*Pseudomonas* spp.), 헤모필러스종(*Hemophilus* spp.)
  - 항산성, 예. 미코박테리아속(mycobacteria)
- 나선균spiral 혹은 곡선균curves rod
  - 그람음성, 예. 비브리오속vibrio
  - 불완전 그람음성, 예. 스피로헤타속spirochaetes

유전적 특성

유전적 분석은 세균의 핵산물질 예를 들어 16S 리보솜 유전자 배열 판독으로 병원체를 확인한다.

생화학적 특성

물질대사의 특징은 실험실에서 규명하는데 산소 요구와 온도 및 수소이온농도지수, 탄소와 질소원을 분석한다. 이러한 특징은 분류학적으로 가까운 세균을 판별하는데 사용한다.

면역학적 특성

세균의 표면에 있는 항원은 세균을 동정하거나 아종 분류에 이용한다. 일부 세균은 숙주의 방어기전을 피하거나 파괴하기 위하여 항원성이 변하기도 한다.

진 균

진균은 DNA와 RNA가 있고 진핵과 세포벽이 있다. 진균의 이분명명을 가지나; 모든 진균이 무성생식amorphic state으로 증식하고 대부분 진균이 유성생식teliomorphic state으로도 증식하기 때문에 어떤 진균은 생식방법에 따라 다른 이름을 갖는다. 일반적으로 의료현장에서는 무성생식(조직)상태의 이름을 사용한다. 진균은 크게 두 종류로 분류한다.

- 효모yeast : 작은 원형의 단세포, 예를 들어 *Candida* spp.
- 곰팡이mould : 세사filament로 된 균사hyphae가 증식하여 형성된 엉클어진 덩어리(균사체mycelium)를 형성, 예를 들어 *Mucor* spp., *Trichophyton* spp.

이형태dimorphic 진균은 효모와 균사 두 가지 형태가 있는데 인체 내에서는 효모 형태로, 환경에서는 균사 형태로 존재하며 이형태 진균에는 *Histoplasma* spp.와 *Sporothrix* spp.가 있다.
다른 보완적 분류체계는 임상증후군에 따라서 분류한다.

- 표재진균증, 예. 피부사상균dermatophytes (*Trichophyton* spp.)
- 피하진균증, 예. *Sporothrix* spp.
- 전신/심부진균증, 예. *Histoplasma* spp.

기생충

기생충은 고등생물에 의존하거나 체내에 생존하여 생명을 영위하는 생명체이며 원생동물(진핵과 소기관organelle으로 구성된 복잡한 단세포생물)과 윤충helminth(기생충worms, 다세포생물)을 포함한다. 원생동물이나 윤충은 복잡적인 생활사를 갖는다.

원생동물protozoa

원생동물 기생충에는:

- 포자충sporozoa, 예. *Plasmodium* spp., *Toxoplasma gondii*, *Cryptosporidium* spp.
- 아메바류rhizopoda, 예. *Entamoeba* spp. *Naegleria* spp., *Acanthamoeba* spp.
- 편모충flagellates:
  - 장편모충, 예. *Trochomonas* spp. *Giardia lamblia*
  - 혈액편모충, 예. *Leishmania* spp. *Trypanosoma* spp.
- 기타, 예. *Pneumocystis jirovecci*(현재는 진균으로 분류)

윤충helminth

윤충류 기생충에는:

- 조충류cestodes(flatworms 혹은 tapeworms), 예. *Taenia* spp., *Echinococcus* spp.
- 선충류nematodes(roundworm), 예. *Trichinella* spp., *Ascaris* spp.
- 흡충류trematodes(flukes):
  - 조직흡충류, 예. *Fasciola hepatica*
  - 혈액흡충류, 예. *Schistosoma* spp.

바이러스

바이러스는 DNA나 RNA로 이루어진 작은 생물로 두 핵산을 동시에 갖지는 않는다. 바이러스는 살아있는 세포에서 성장하고 증식한다. 바이러스는 아직 명명체계가 정립이 안 되어 의료현장에서 중요한 바이러스는 보통 해당 질병명이나 유전학적으로 관련이 있는 바이러스 이름을 이용하여 명명한다. 핵산의 종류가 DNA 혹은 RNA인가에 따른 대표적 분류체계 내에서 몇 특징에 따라 분류한다.

- 단일끈single-stranded DNA viruses, 예. parvoviruses
- 이중끈double-stranded DNA viruses, 예. adenoviruses, herpesviruses, papovaviruses, poxvirses
- 단일끈single-stranded RNA viruses, 예. bunyaviruses, coronaviruses, orthomyxoviruses, paramyxoviruses, piconaviruses, retroviruses, rhabdoviruses
- 이중끈double-stranded RNA viruses, 예. reoviruses
- segmentes RNA viruses, 예. arenaviruses

1.2 미생물의 형태와 생리

학습목표

학습자는
- 의료현장이나 분류에서 중요한 미생물의 형태적 특성을 이해하여야 한다.
- 미생물의 대사와 성장이 미생물의 감염력infectivity과 관리에 어떻게 영향을 주는가를 알아야 한다.

세 균

세포벽cell wall

Mycoplasma를 제외한 모든 세균은 세포막cytoplasmic membrane 외부에 세포벽이 있다. 세포벽에는 특징적 분자가 있는데 이 분자에 따라 독력virulence과 환자의 항체antibody 반응이 영향을 받는다. 세포벽은 그람염색Gram stain이나 Ziehl-Neelsen 염색 같은 화학염료나 염색에 반응에 따라 크게 세 종류로 분류한다.

그람양성Gram-positive 세포벽

그람양성 세포벽은 두꺼운 peptidoglycan층으로 이루어지는데 peptidoglycan은 *N*-acetylmuramic acid와 *N*-acetylglucosamine의 마대짜임과 같은 중합체이다(그림 2). 세균은 세포벽 덕분에 외형이 단단하고 삼투압에서 영향을 받지 않게 된다. 그람염색에서 알코올이나 아세톤 같은 유기용제에 의해 methyl violet 염색이 탈색되는 것을 막는다. 그람양성 세포벽에는 teichoic acid도 있다.

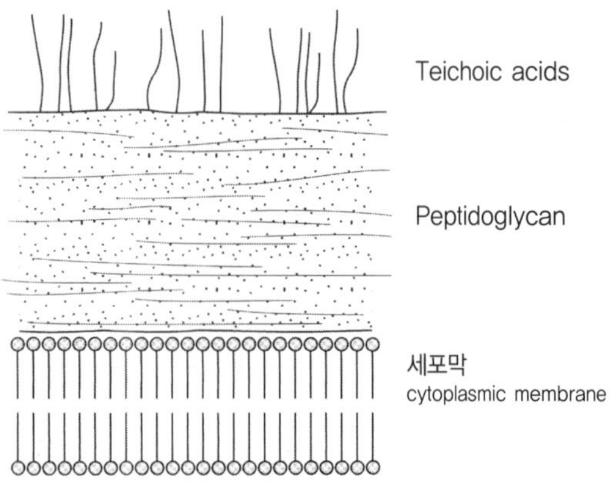

그림 2. 그람양성 세포벽

그람음성Gram-negative 세포벽

그람음성 세균은 peptidoglycan층이 훨씬 얇아서 그람염색 과정에서 유기용제의 탈색을 막지 못한다. 그람음성 세균의 peptidoglycan층 외부에 지단백질로 이루어진 외막outer membrane이 있다. 외막에는 지질다당류lipopolysaccharide로 알려진 복잡한 분자가 있다. 지질다당류는 당류로 이루어진 다양한 길이의 탄수화물이며 O **항원**을 이룬다. O항원은 세균의 종에 따라 다양하며 각 O항원(**혈청형serotype**)에 대응하는 항혈청과 응집반응agglutination reaction으로 확인한다. 세포벽과 세포막 사이에 **원형질막주위공간periplasmic space**이 있다. 원형질막주위공간의 접근은 그림 3에 도식한 바와 같이 구멍단백porin 분자에 의해 조절된다.

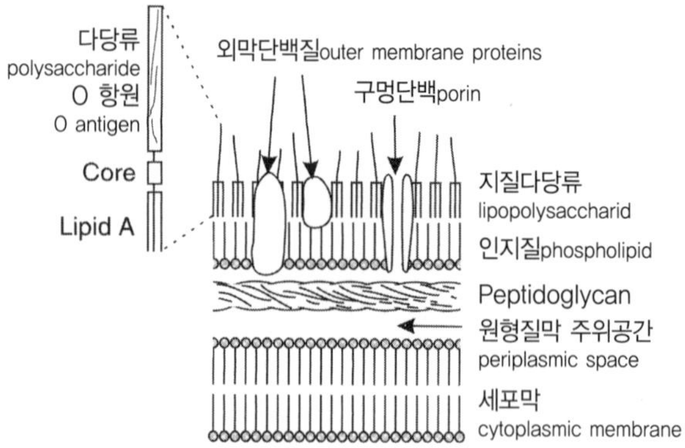

그림 3. 그람음성 세포벽

항산균acid-fast bacteria

항산균은 세포벽의 밀랍층waxy layer 때문에 염료와 유기용제가 세포벽을 통과하지 못한다. 따라서 Ziehl-Neelsen법 같은 특수염색 과정이 필요하다.

세포막cell membrane

대부분 세균 종에서 세포막은 세포벽으로 싸여 있으나 mycoplasma는 세포벽이 없어 세포막이 외부에 노출된다.

피막capsule

어떤 종은 세포벽 밖에 다당류 피막이 있다. 세균의 피막은 식균작용에 저항성을 보인다.

털pili과 술fimbriae

털과 술은 머리카락같은 구조이고 일부 세균의 외막에서 돌출되어 외부 표면에 부착을 돕는다(그림 4).

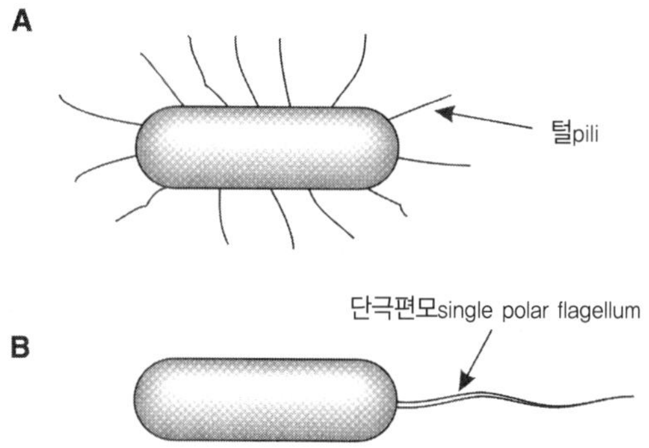

그림 4. 세균의 외부 털pili(A)과 편모(B)

편모flagella

편모는 길고 가는 모양이고 일부 세균에서 세균의 표면에서 돌출되어 있으며 세포에 연결된 부분이 회전하여 운동성을 나타낸다(그림 4). 편모는 변화하는 외부환경에 반응하여 회전운동의 방향을 빠르게 바꿀 수 있는 구조를 갖는다.

포자spores

일부 세균은 DNA를 두꺼운 보호막으로 감싸서 포자를 형성하여 극한의 자연 상태에서도 생존할 수 있다.

DNA

세균 DNA는 하나의 꼬인 고리 염색체 모양을 취한다. 간혹 플라스미드plasmid라는 환형의 염색체외 DNA 조각이 부착되어 있기도 한다. 세균 간 DNA의 전달은:

- 전환transformation: 세포벽을 통해 껍질없는 세균 DNA의 흡수
- 도입transduction: 박테리오파지bacteriophages라는 바이러스에 의해 DNA 조각의 전달
- 접합conjugation: 세균 간에 성털sex pilus이라는 속이 빈 관을 통해 DNA가 전달된다.

최근까지 세균의 유전자 다양성은 근친 종이나 속 간에 유전자가 전달되기보다는 자연돌연변이에 의한다고 추정하였다. 그러나 상당부분의 유전서열이 세균종 사이에 직접 전달되어 염색체적 '병원성섬pathogenicity island'의 발달에 기여할 가능성이 있다는 것이 알려졌다.

대 사

다양한 영양소가 세균의 성장과 분열에 필요하다. 실험실에서 영양소를 액체(액체배지broth)나 고체(우무agar 첨가한 액체배지)로 준다. 그 외에 세균의 성장속도에 영향을 주는 요소는:

- 온도
- 대기가스성분
- 산도pH이다.

의료적으로 중요한 대부분 미생물 종은 인체 온도인 섭씨 37도에서 성장하고; 이 온도는 임상검체 배양에 사용한다. 세균이 이용하는 가스환경은:

- 호기성aerobic: 산소
- 혐기성anaerobic: 산소없음
- 미세호기성: 저산소
- 호이산화탄소성capnophilic: 이산화탄소이다.

어떤 종은 성장할 때 산성 혹은 알칼리성 환경을 선호하기도 한다.

성 장

예를 들어 액체배지 내에서처럼 영양분이 한정된 경우 세균은 식별이 가능한 일련과정으로 성장한다(그림 5).

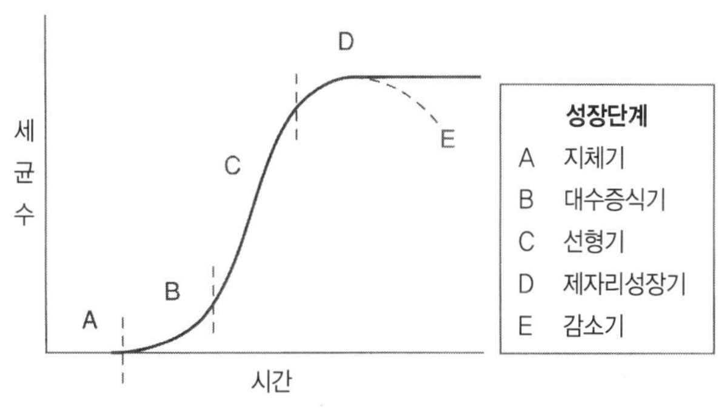

그림 5. 세균성장곡선: 지체기lag phase(A), 대수증식기log phase(B), 선형기linear phase(C), 제자리성장기stationary phase(D), 감소기decline(E)

1. 지체기lag phase: 세포의 수나 크기의 증가가 없음
2. 대수증식기log phase: 세포의 수의 최대 증가
3. 제자리성장기stationary phase: 기질의 부족이나 축적된 대사물의 억제로 세포수의 실제 증가가 없음
4. 사멸기death phase: 독성산물이나 기질박탈로 실제 세포수의 감소

최적의 상태에서 세균의 2배수 성장속도는 20분(*E. coli*)에서 18일(*Mycopacterium leprae*)까지 다양하다.

바이러스

구 조

바이러스는 DNA 혹은 RNA인 핵산 성분과 겉을 싸고 있는 아단위 단백질(혹은 캡시드구성단위capsomeres)과 함께 뉴클레오캡시드nucleocapsid 형태를 이룬다. 몇 종에서 지질막과 구조단백질이 발견되기도 한다. 바이러스 입자는 나선형helical 혹은 20면체icosahedral 및 비대칭이다. 핵산은 한 가닥 혹은 쌍가닥이며 대부분 선형 분자이다.

증 식

바이러스는 절대적인 세포내 기생체이어서 복제를 하는데 숙주세포의 대사기관이 필요하다. 대부분 바이러스는 특정 종이나 조직을 선호하거나 친화성tropism이 있다. 일차적(한계수명finite lifespan) 혹은 지속적(영속적 종양세포 immortalized tumor cells) 세포형을 인공적으로 배양한 세포를 바이러스 배양에 사용한다. 증식은 보통 숙주세포 내의 변질(예. 세포배양의 모양이나 생활력 변화)나 항원인식(예. 면역형광immunofluorescence)으로 확인한다.

곰팡이

구 조

곰팡이는 DNA와 RNA가 있는 명확한 핵과 스테롤sterol이 있는 복잡한 세포벽이 있다. 효모yeast는 싹틈budding으로 증식하고 곰팡이mould는 미세섬유균사filamentous hyphae의 신장으로 증식한다. 곰팡이mould는 분생홀씨균사체가지conidiophores 혹은 홀씨주머니홀씨sporangiophores(sporangiospores)라는 특정한 균사filament에서 홀씨spore를 배출하는 무성생식으로 증식한다. 이형태곰팡이dimorphic fungi는 효모나 곰팡이mould형으로 증식한다.

증 식

곰팡이는 증식을 위해 세균과 다른 유형의 영양과 환경을 필요로 한다. 대부분 의료적으로 중요한 곰팡이는 표준 세균배지보다 탄수화물이 많고 산도가 낮은 고체배지에서 호기성 증식을 한다.

기생충

병원미생물학에서 중요한 기생충은 원생동물protozoa과 연충helminth이다. 기생충은 복잡한 영양요구량과 생활사 때문에 검사실 배양이 가능한 경우가 아주 드물다. 더구나 현미경적 관찰 또한 복잡하여서 임상검체에서 존재를 확인한 분자차원의 분석법을 많이 사용하는 추세이다.

분리가 어려운 생물

어떤 생물은 분리가 어려운데 예를 들어 리케차rickettsiae나 클라미디아chlamydiae는 DNA와 RNA가 모두 있지만 상당부분 기생부위가 세포내라는 특성 때문에 절대적으로 세포내에서 기생한다.

Mycoplama. 세포벽이 없는 작은 세균으로 세포가 없는 배지(그러나 정밀한 영양요구를 충족하여야 한다)에서 증식한다.

Clamydiae. 작고 에너지 의존적 세균이며 절대적 세포내 기생하고 세포배양으로 증식한다.

Rickettsiae. 작은 세균으로 절대적 세포내 기생생물로 매개곤충으로 전파된다.

Prions. 자가복제단백질이며 일부 전염병의 원인일 가능성이 있다.

1.3 미생물과 환경

학습목표

학습자는

- 다양한 환경의 특징적인 미생물을 알아야 한다.
- 인체의 토박이균과 집락화된 부위 및 가능한 감염을 알아야 한다.
- 토박이균의 획득기전을 알아야 한다.
- 의료에서 중요한 미생물에 대한 환경의 역할을 알아야 한다.

미생물은 어디에나 존재하여 즉 미생물의 생물학적 활동을 지원하는 환경에서 미생물을 발견할 수 있다. 흙이나 물 및 공기, 식품 내용물, 그리고 특히 식물과 인간, 다른 동물과 관계된 모든 환경에 미생물이 존재한다.

공 기

공기에 있는 미생물의 수는 공기의 종류와 다른 덜 중요한 여러 요인에 의해 결정된다. 호흡기 감염의 원인인 공기전파 미생물에는 세균과 곰팡이 및 바이러스가 있다.

외부공기: 세균과 곰팡이mould와 홀씨spore가 존재한다. 미생물 수는 주변 흙의 종류와 기후(바람과 햇빛 및 비, 습도 등)과 생물집단(동물과 식물)에 의해 결정된다.

실내공기: 미생물은 먼지와 비말droplet과 비말핵droplet nuclei에 존재한다. 집에 있는 먼지의 주요 성분은 사람 피부비늘인데 특히 침대와 의복에 많다. 쓸기와 털기는 먼지를 일어나게 하여 공기전파 미생물 수가 증가한다.

물

지표수(강과 호수 등)에는, 종종 미생물이 전혀 분리되지 않는 심층수보다 많은 미생물이 있다. 육지의 빗물과 하수오물sewage이 강으로 유입된다. 따라서 지표수(특히 강물)에는:

- 자연상태에서 물에 있는 미생물, 예. *Pseudomonas*와 *Serratia* 종
- 흙에 있는 미생물(식물과 관련된), 예. *Klebsiella*와 *Enterobacter* 종
- 장미생물(하수에서), 예. *E. coli*, *Enterococcus faecalis*, *Clostridium perfringens*가 있다.

설사나 이질 및 장염, 콜레라, 간염, 비특이성 폐렴 및 광범위한 병원감염 등 다양한 감염이 물을 매개로 발생한다.

흙

흙에는 세균과 약간의 곰팡이와 원생동물이 있다. 식물뿌리(rhizosphere)가 침투한 층에 상당량의 세균이 있다. 어떤 세균은 대기의 질소고정에 기여한다. 경작하는 흙은 척박한 흙에 비해 여러 배의 세균이 있다. 흙에서 흔히 발견되는 병원성 세균은 *Clostridium*과 *Actinomyces* 종이다. 따라서 파상풍tetanus와 가스괴저gas gangrene 및 마두라진균증maduromycosis은 흙에 노출되어 발생한다.

동 물

특히 동물계의 근접종에 아주 고농도의 미생물이 있다. 자연상태에서 많은 여러 세균과 곰팡이 및 원생동물, 바이러스가 동물에 존재한다. 어떤 종류는 직접적 주변 환경으로 배출(예. 배변)되어 흙 및 물과 공기의 상주미생물이 된다. 다른 동물에서 기인한 감염병의 원인미생물은:

- 동물 체표면의 정상적 토박이균, 예. *Pasteurella multicida* (감염된 개에 물려서)
- 동물종에서 질병의 원인, 예. *Brucella abortus*(사람에서 브루셀라증brucellosis, 가축에서 감염성 유산)
- 매개숙주 주기에 관여, 예. *Trypanosoma gambiens* (수면병sleeping sickness)이다.

인체의 토박이균무리indigenous flora

인체의 토박이균무리는 인간에게 발생하는 감염병의 주요 원인미생물이 된다. 이러한 미생물은 정상적으로 해롭지 않으며 인체 표면과 밀접한 관계가 있다. 조직과 혈액 및 체액은 무균상태가 정상이며 적은 양의 미생물이 침입을 하여도 방어기전에 의해 감염증의 발생을 저지한다. 체표면에만 미생물이 존재하며 미생물의 구성은 온도와 가스환경 및 대기, 가능한 영양, 산도, 미생물의 부착력, 다른 미생물의 존재에 따라 결정된다.

피 부

미생물은 피부가 골고루 퍼져 있지 않다. 대부분 피부는 건조하고 높은 염도를 유지하며 미생물이 쉽게 저절로 떨어진다. 아주 일부 미생물만 이러한 피부환경에서 증식할 수 있다(*Staphylococcus epidermidis*, coryneform bacilli, micrococci, 소량의 황색포도알균*S. aureus*). 털줄기의 주변 미세환경에 세균이 많다. 부분분비샘apocrine gland이 있는 털이 없는 피부는 황색포도알균과 Enterobacteriaceae가 증식하기에 적절한다. 이런 미생물은 집락을 형성한다. 피부의 많은 미생물은 무산소균(예. *Propionibacterium acnes*)으로 기름샘(피지선)의 무산소성 상태에서만 발견할 수 있다. 효모인 *Pityrosporum ovale*은 피부 표면에 집락화를 이룬다. 과잉수분이나 피부 손상(예. 폐색과 고습도 및 습진eczema이나 건선같은 만성염증 상태)으로 피부상태가 변화되면 황색포도알균 같은 미생물의 집락화가 증가한다.

호흡기

콧구멍부터 코인두에 해당하는 상기도에 상당량의 토박이세균이 있다. 콧구멍의 앞부분에는 얼굴 피부에 있는 종과 유사한 미생물이 있다. 성인의 25~30%에서 황색

포도알균이 나오고 이 중은 영구적 토박이균이며 나머지 반은 일시적 토박이균이다. 코인두에는 사슬알균이 있는데 사슬알균은 알파α와 베타β 용혈hemolyitic 종으로 나눈다. 비병원성인 *Neisseria* spp.와 *S. pneumoniae* 및 *Haemophilus influenzae*는 발견할 수 있는 상황이 다양하고 개인의 연령과 계절적 영향을 받기도 한다. 후두 이하에는 미생물이 거의 없으며 건강한 사람에서 기관지보다 작은 기도는 무균상태이다.

소화기계

입

구강에는 다양한 토박이미생물이 있으며 혀의 표면과 입술점막 및 뺨속, 입천장, 치아표면과 잇몸 틈새에 따라 다른 미생물이 존재한다. 알파용혈사슬균과 비병원성 *Neisseria*종은 구강의 많은 표면에서 발견된다. 이보다 드물게 포도알균과 Enterobacteriaceae 및 베타용혈사슬알균과 효모가 있다. *Streptococcus sanguis*(치아우식 형성에 중요한 균)는 이가 나면서 일시적으로 치아표면에 있다. 잇몸 틈새의 무산소성 환경은 *Bacteroides*종와 fusiform세균과 actinomycetes의 증식에 유리하다.

위

정상적인 경우 낮은 산도와 펩신pepsin 분비로 대부분의 세균과 효모의 증식을 막는다. 홀씨spore는 이러한 환경에도 생존할 수 있고 음식물에 있는 증식형 미생물은 일시적으로 생존한다. 위산의 분비가 원활하지 않거나 위산의 중화되면 위 내용물의 세균 증식이 나타날 가능성이 크다.

소 장

샘창자duodenum와 빈창자jejunum의 강한 운동성은 미생물의 수를 10^3~10^4/mL 이하로 줄인다. 장의 운동성이 저하되면 미생물 수가 증가한다.

대 장

천천히 움직이고 상대적으로 무산소성인 장의 환경은 발효와 무산소성 증식에 유리하다. 무산소균(혐기성균)의 수는 통성균facultative organism에 비해 10배이다. 가장 흔한 균은 *Bacteroides faecalis*로 대변 1g당 10^9~10^{10}개가 있고 대장균과 *E. faecalis*는 10^5~10^6개이다. 그 외의 포도알균staphylocicci과 clostrida 및 pseudomonad, 효모 등 다양한 종이 있으나 수가 적다. 바이러스가 발견되기는 하나 균무리 여부는 확실하지 않다.

질

질의 균무리flora는 연령에 따라 다르다. 어린이에는 Enterobacteriaceae와 포도알균 및 효모같은 무산소균이 주로 있다. 사춘기가 되면 여성호르몬인 에스트로겐의 작용으로 질상피세포가 당원glycogen을 분비하여 젖산균lactobacilli이 증식한다. 젖산균의 당원을 분해하여 젖산을 만들어 질의 산도를 낮추어 다른 미생물의 증식을 억제한다. 성인의 질에서 B군 베타용혈사슬알균도 집락화되기도 한다. 출산으로 음문vulva과 회음부perineal 기관의 균무리가 일시적으로 자리잡기도 한다. 폐경이 되면 당원의 분비가 줄어 사춘기 이전과 비슷해지면 Enterobacteriaceae가 증가하기도 한다.

토박이균무리의 정착

자궁에서 태의 체표면은 무균액에 잠겨 있다. 태아를 싸고 있는 막이 터지고 태아가 모성의 산도를 통과할 때 태아는 많은 양의 미생물에 노출된다. 수 시간 내에 어린이의 피부에 모성의 질과 피부와 호흡기에 있는 미생물이 집락화한다. 다른 사람이 신생아를 돌보는데 관여한다면 그 사람의 미생물 역시 신생아에게 집락을 형성한다. 의료기관의 산과에서 태어난 많은 신생아의 콧구멍 입구에 황색포도알균이 집락화한다. 신생아의 장은 출생 후 6~12시간에 균이 집락을 형성하는데 모유수유를 한다면 주로 bifidobacteria가 집락을 형성하고 인공수유를 한다면 Enterobacteriaceae가 주종을 이룬다. 일단 토박이균무리가 정착을 하고 나면 입이나 하부 소화관에 다른 종이 정착하는 것이 어렵다. 이를 집락형성저항성colonisation resistance이라고 한다. 그러나 인체의 토박이균무리는 생을 통해 바뀔 가능성이 있다.

의료에서 중요한 토박이균무리

정의대로라면 인체의 토박이균무리는 숙주에게 해를 끼치지 않는다. 그러나 특수한 상황에서 감염을 일으키는데, 예를 들어,

- 장 균무리: 요로감염
- 피부 균무리: 창상감염
- 구강 균무리: 치아우식, 심내막염
- 면역기전저하 환자의 감염이 있다.

항생제에 의해 토박이균무리가 적어지면 다음과 같은

증상이 나타나는데:

- 설사, 장염
- 특정 항생제 내성
- 이차감염, 예. 칸디다증candidiasis
- 위장감염의 내성 감소이다.

인체 토박이균무리의 다른 부작용으로 장수술 후의 '창자정체증후군blind loop' 이 생기거나 간기능이 저하된 경우에 간혼수hepatic encephalopathy를 일으키는 것이다.

자율학습: 문제

관련문항 짝짓기

다음은 이 장에서 논의한 항목의 목록이다:

1. 그람음성균 세포벽의 대표 항원
2. 이형태진균
3. 이중끈 DNA 바이러스
4. 단일끈 RNA 바이러스
5. 포도알균종의 올바른 정식 이름
6. 선충nematode
7. 근족충rhizopod
8. 아프리카수면병의 원인
9. *Clostridium*의 근원
10. *Bacteroides*의 서식지
11. 표면에 달라 붙는데 유용한 세균의 구조

아래 목록에서 위의 목록 중 가장 짝이 맞는 항목을 고르시오. 각 항목은 한번 혹은 한번 이상 아니면 해당사항이 없을 수 있다.

A. *Ascaris lumbricoides*
B. 장 내용물
C. *Entamoeba histolytica*
D. Herpesvirus
E. *Histoplasma capsulatum*
F. Lipopolysaccharide
G. Pilus
H. Retrovirus
I. *Staphylococcus aureus*
J. *Trypanosoma brucei*

짧은 답 문제

다음에 대해 간략히 기술하시오:

1. '절대 세포내 기생체obligate intercellular parasite'
2. 세균과 바이러스의 실험실 배양 시 필요한 조건의 비교
3. 세균의 분류에 이용하는 주된 특성
4. 인체 대장의 토박이균무리
5. 물의 미생물
6. 인체의 토박이균무리의 정착

구두시험

1. 미생물 분류에 게놈genome을 어떻게 이용하는가?
2. 정상 미생물균무리의 의료적 의미는 무엇인가?
3. 항생제를 사용하여 입원환자의 정상 토박이균을 관리하여 감염을 예방하려는 시도가 있었다. 이것이 왜 효과적이지 않고 환자에게 어떤 해를 주는가?

관련문항 짝짓기

1. F:

지질다당질Lipopolysaccharide는 그람음성세균의 외부세포벽에 있는 복합적이고 항원력을 보이는 분자이다. 지질다당질은 외부의 O당류고리와 핵심 당지질 및 면역원성을 적으나 고독력성의 A지질로 구성된다. 흔히 지질다당질은 다른 이름인 내독소로 알려져 있다.

2. E:

가능한 답 중 유일한 곰팡이는 *Histoplasma capsulatum*이다. 이 곰팡이는 이형태, 즉 효모이면서 균사형이다.

3. D:

나열된 두 바이러스 중에서 헤르페스바이러스만 이중끈 DNA 바이러스이다. 레트로바이러스는 단일끈 RNA바이러스이다.

4. H:

나열된 두 바이러스 중에서 레트로바이러스는 단일끈 RNA바이러스이다. 헤르페스바이러스는 이중끈 DNA바이러스이다.

5. I:

*S. aureus*의 정식이름은 *Staphylococcus aureus*이며 간혹 구어적 표현으로 *Staph. aureus*라고도 하며 연조직감염이나 심부감염 농양과 패혈증의 원인균이다.

6. A:

*Ascaris lumbricoides*는 선충류nematode 혹은 회충roundworm이며 장감염을 일으킨다. *Entamoeba histolytica*는 아메바 혹은 근족충이다.

7. C:

*Entamoeba histolytica*는 아메바 혹은 근족충이다. *Ascaris lumbricoides*는 선충류nematode 혹은 회충roundworm이며 장감염을 일으킨다.

8. J:

아프리카수면병의 원인은 체체파리tsetse fly가 옮기는 *Typanosoma brucei*라는 혈액편모충이다.

9. B:

*Clostridium*속 세균의 근원은 대장의 내용물이다. *Clostridium perfringens*은 정상인의 경우 장균무리 중 소수집단이며 농장동물이나 애완동물에 존재한다. Clostridia는 농장 토양이나 오염된 물에서 발견된다.

10. B:

장은 무산소환경이므로 *Bacteroides*속 같은 세균의 기생부위가 된다. 만일 대변 복막염이나 복부 천공 상처가 있는 경우, 이러한 세균은 복부수술을 한 환자에게 심각한 감염을 유발할 수 있다.

11. G:

털pilus은 특정 세균의 외부 표면에 있는 털모양의 단백질로써 표면에 들러붙는데 이용한다. 하나의 세균 세포에 다수의 털이 있다. 어떤 세균은 상피세포에 달라붙는데 털을 이용한다.

짧은 답 문제

1. 숙주세포 대사에 절대적 필요한 영양소를 중심으로 설명한다. 예로서 바이러스와 *Chlamydia*를 포함하여야 한다.
2. 표 형태로 각 집단에 필요한 내용을 제시한다. 세균의 경우 세포가 없는 인공적 배지를 예를 들어 기술하고 기질substrate과 성장요소 및 온도, 대기를 포함시킨다. 바이러스의 경우 일차와 이차 세포배양과 세포대사에 필요한 기질과 오염 예방을 위한 항생제 및 온도, 대기 상태를 기술한다.
3. 형태학적/현미경의 관찰과 대사 시 필요 영양소와 면역학적 유전적 특징을 포함하고 각각 분류에 해당하는 예를 제시한다.
4. 대표적 종을 언급하고 상대적 수를 제시한다. 미생물의 획득과정과 다양한 양상의 원인을 설명한다.
5. 지표수와 심층수를 나누어 설명하고 자연수와 흙과 오수에 있는 대표적 미생물의 예를 든다(자세한 정보를 위하여 5장 수인성 전염병의 예방을 참고).
6. 출생과 성장과정의 미생물 정착을 모두 설명한다. 소화기계와 피부를 자세히 설명한다(가능하면 질의 변화도 설명

한다). 여러 부위의 중요한 종을 제시하기 위하여 표를 이용하는 것도 좋다.

구두시험

1. 미생물 분류체계의 마지막 방법으로 바이러스는 핵산의 구성요소에 따라 DNA형과 RNA형으로 나눈다. 세균은 점차적으로 DNA와 RNA부합화hybridisation와 16S서열상동성sequence homology를 이용하여 분류한다. 다른 많은 미생물 종의 아종 분류에도 유전자형 작업을 이용한다.

2. 토박이균무리가 내인감염 혹은 병원감염의 원인 미생물이 되기도 하지만; 좀더 병원성이 큰 미생물에 대한 방어기전(집락화 내성)이며; 소화과정에 참여한다. 항생제 내성을 유발과 항생제 관련 설사 및 칸디다증 등이 의미있는 답변이다.

3. 경구항생제의 위장관 '선택오염제거selective decontamination' 에 대한 질문이다. 이러한 접근은 중성구 감소 환자나 중환자에게 위장 균무리로 발생하는 병원감염을 예방하기 위함이다. '선택오염제거' 의 효능은 확인되지 않고 항생제 내성의 증가 가능성으로 논란의 여지가 많다.

감염의 발병기전

Pathogenesis of infection

장 2

개 요

어디에나 존재하는 미생물의 속성과 미생물이 인간과 접촉하는 빈번함을 감안하면 감염병이 얼마나 적게 발생하는 가는 놀라운 일이다. 그것은 미생물이 인간과 평화롭게 공존할 수 있는데 반해 미생물과 숙주 간 상호작용의 속성이 질병을 초래한다는 것이다. 최근에 미생물로 인한 질병에 대해 지식이 많이 발전하였는데, 특히 분자와 세포 차원에서 진보하였다. 또한 감염에서 환경의 중요성에 대한 인식이 증가하고 있다. 이러한 과정의 지식은 감염을 진단하고 치료하며 예방하는데 필수적이다.

2.1 감염병의 발생단계

학습목표

학습자는

- 감염을 초래하는데 미생물이 사용하는 기전을 알아야 한다.
- 생물학적 과정의 단계로서 감염을 이해하여야 한다.

미생물이 질병을 초래하는 과정은 아래에 나열한 몇 혹은 전 단계를 거친다.

1. 마주침encounter
2. 집락형성colonisation
3. 관통penetration
4. 확산spread
5. 손상damage
6. 소실resolution

미생물과 마주침

특정 미생물 종과 접촉은 임상적으로 중요하다. 토박이 미생물 무리는 체표면에 존재한다. 이러한 생물집단에 의한 감염은 내인감염endogenous infection이라고 하는데, 예를 들어 요로감염이 있다. 외부 근원에서 전파되어 얻은 생물을 외인exogenous이라고 한다. 주된 전파경로는:

- 직접 접촉(친밀한 성적 접촉을 포함), 예. 연조직감염, 임질, 성기헤르페스
- 흡입/비말감염, 예. 감기, 폐렴
- 섭취/대변-구강 경로, 예. 위장염
- 접종 혹은 상처, 예. 파상풍, 말라리아malaria
- 태반경유, 예. 선천성 톡소포자충증toxoplasmosis이다.

집락형성

처음 새로운 미생물 종과 마주치면 체외 표면에서 단시간동안 생존하는 것 이상의 현상이 나타나지 않는다. 미생물은 국소적 환경(예. 온도와 산도)에서 생존하고 증식하여야 새로운 기생부위에서 정착할 수 있다. 이미 존재하는 토박이 미생물무리와 경쟁에서 이기고 국소적 방어기전에 살아남아야 한다. 어떤 종은 내부 체표면을 싸고 있는 점막을 관통하기 위한 점막용해mucolytic 효소를 생성한다. 다른 종은 인체 세포의 수용체와 결합하는 부착소adhesin가 있다(예. 임질알균의 털은 요도urethral 점막에 부착하는 역할을 하고 독감바이러스는 상기도 점막세포의 당단백질 수용체에 달라붙음). *Haemophilus influenzae*와 *Streptococcus pneumoniae*, *Neisseria meningitidis*같은 세균은 국소적으로 점막세포가 내는 활성 IgA를 불활성화시킨다. 일단 체표면에 정착하면 생물은 그 부위에 집락형성을 한 것이다. 그러나 집락을 형성한 모든 생물이 숙주에 침투하고 숙주 조직을 손상시키는 것이 아니다.

해부학적 방어기전의 관통

살아있는 숙주의 조직에 스며들기 위해 미생물은 표면 방어벽을 돌파하여야 한다. 피부의 경우 세균은 건강한 피부를 통과할 수 없다. 따라서 감염이 되려면 손상이나 창상, 만성피부질환 혹은 곤충에 물리는 등 상피세포의 덮개가 파괴되어야 한다. 어떤 기생충(예. 주혈흡충증 bilharzia의 원인인 주혈흡충schistosomes)은 건강한 피부를 뚫기도 한다. 호흡기는 공기매개 생물에 지속적으로 노출된다. 활발하지 않지만 여과장치인 상기도 기능은 흡입 입자를 걸려내어 민감한 폐를 보호한다. 기침반사와 점액섬모로 이루어진 자율기능은 지원장치로서 기도를 따라 흡입된 입자를 배출시킨다. 감염입자(예. 직경이 5 ㎛ 이하인 비말핵)가 폐포에 도달하면 감염이 발생한다. 위장관에서 일부 질병을 일으키는 생물은 세포독소(예. 이질을 유발)를 유리하여 점막표면을 손상시키고, 다른 경우(장티푸스균*Salmonella typhi*)는 페이어반Peyer's patch에 있는 장 관련 림프조직에 있는 M세포에 의해 흡수된다. 정상의 태아는 자궁 내에서 미생물에 노출되지 않는다. 톡소포자충증과 풍진 및 매독, 거대세포바이러스 감염 등 아주 일부 미생물만 임신 중 산모가 감염되어 태반을 통해 태아에게 자궁내 감염을 일으킨다. 만일 생물이 세포내 감염(예. 결핵과 클라미디아 감염 및 바이러스 감염)이 된다면 세포를 관통하고 세포내 기생부위에서 생존할 수 있어야 한다. 이 단계에서 미생물의 생존은 숙주의 방어기전을 기피하거나 파괴할 수 있는데 달려 있다.

확 산

침입한 미생물은 하나 이상의 경로로 퍼진다: 주변 조직에 직접 확산하거나 조직의 평면을 따라서 혹은 혈관 및 림프관을 통해 퍼진다. 혈관을 통해 퍼져가는 것은 미생물이 몸의 원래 위치에서 여기저기 먼 부위로 옮겨가는데 효과적 수단이다. 미생물은 세포를 파괴시키거나 스스로 앞쪽으로 돌진하는 등 확산에 적극적 역할을 한다. 미생물이 확산되면 숙주 방어를 침투하는 것이 점점 중요해진다.

손상의 기전

미생물의 조직 손상은 다양한 기전으로 이루어진다:

- 덩어리를 형성하여bulk effect
- 독소 매개
- 숙주기관의 기능장애
- 감염에 대한 숙주의 반응

덩어리를 형성하여bulk effect

생물의 순수 덩어리는 공동기관hollow organ을 폐쇄한다, 예. 장의 연충helminth 감염. 감염조직의 부종은 인접 공동기관이나 신경혈관 다발을 압박한다.

독 소

미생물은 세포를 손상시키는 물질 생성으로 독소 중재 질병이 발생한다. 대부분 미생물 독소(표 1)는 미생물이 유리한 단백질이거나 세포벽에 있는 지다당복합체이거나 세포의 성장이나 용해 때 유리된다. 많은 특정 독소는 질병에서 본질적 역할을 한다. 이에 포함되는 것은:

- 파상풍 독소tetanospasmin: 파상풍tetanus
- 보툴리눔 독소botulinum toxin: 보툴리눔독소증botulism
- 콜레라 독소cholera toxin: 콜레라cholera
- 디프테리아 독소diphteria toxin: 디프테리아diphteria이다.

이러한 감염에서 독소는 질병 증상의 주요 원인이다. 그러나 독소가 손상을 초래하여 세포를 파괴하지 않는다. 대신 준치사 손상을 초래하거나 세포 기능을 저하시켜 질병 과정을 어렵게 만든다. 많은 외독소는 두 필수적 아단위로 구성된다: A(활동) 아단위와 B(결합) 아단위. B 아단위는 조직 특이성을 확정하고 A 아단위는 B 아단

표 1. 세균독소의 예

종	독 소	유 형	유전자 위치
Clostridium botulinum	Botulinum toxin	Neurotoxin	Bacteriophage
Clostridium tetani	Tetanospasmin	Neurotoxin	Plasmid
Corynebacterium diphtheriae	Diphtheria toxin	A-B ADP ribosylating	Bacteriophage
Escherichia coli	Heat-labile toxin	A-B ADP ribosylating	Plasmid
Vibrio cholerae	Cholera toxin	A-B ADP ribosylating	Bacteriophage

위가 결합하고 나면 조직 손상을 초래하여 후속으로 세포막을 관통한다.

기관과 조직 및 세포의 기능장애

미생물의 침입은 기관과 조직 및 세포의 기능장애를 초래한다. 이러한 변화는 감염원을 제거하기 위한 생리적 기전의 결과. 예. 장의 운동 증가로 인한 설사, 기침과 재채기이다.

감염에 대한 숙주의 반응

숙주의 반응은 보통 염증으로 대응하고 체액이나 세포 면역반응이 뒤따른다. 염증으로 인한 부종으로 손상이 나타나고 조직이 약해지며 고름을 형성하고 흉터 혹은 괴사를 초래한다. 만성 세포내 감염은 섬유결절을 형성하여 잠재latency 상태를 만들며 나중에 다시 활동성 감염을 유발한다.

2.2 발병기전

학습목표

학습자는

- 감염과 관련된 조직 손상에 기여하는 주요한 요소와 손상을 제한시키는 요인을 알아야 한다.
- 감염의 결과를 결정하는데 미생물과 인간 수용자 및 관계하는 환경의 균형을 이해하여야 한다.

각 종과 균주는 질병을 초래하는 능력이 다양하다. 미생물이 초래하는 손상의 전제 조건은 미생물의 성장이다. 미생물은 불리한 환경에서 성장을 계속할 수 있는 다양한 전략을 갖고 있다. 철(중요한 성장제한 요인)과 다른 영향 요소인 물질을 위해 경쟁한다. 많은 종은 식균세포에 대항하여 방어하며(*S. pneumoniae*의 다당류 피막과 포도알균의 백혈구파괴소leucocidin같은 항식균작용 독소) 어떤 종은 거식세포 내에서 생존하는 능력(결핵균 등)이 있다. 일부 생물은 숙주의 면역체계를 피하기 위해 체표 항원을 즉시 변장한다(예. borrelias와 trypanosoms).

미생물의 병원성pathogenecity을 결정하는 유전적 인자는 복잡하다. 세균의 경우에 독소 생산을 위한 유전자 부호화는 염색체와 플라스미드plasmid(염색체외 DNA) 위에, 혹은 세균파지bacteriophage 내에 있다. '독력 인자virulence factors'의 발현은 환경적 계기에 대한 반응이다. 세균의 발병기전 연구를 위한 실험실의 동물 대상 작업에서 '유전자 포착의 촉진자promotor gene trap'가 발달한다는 결과가 나왔다. '실험실 발현기술*in vitro* expression technology'(IVET)로 알려진 체계로 질병 진행에 기여하는 구조적이고 관리자격 유전자를 분리하였다. 질병 진행 유전자의 산출물은 여섯 범주로 나누는데: 부착소adhesins와 침입소invasins 및 독소toxins와 은폐cloaking와 보호shielding 및 쓰레기치우기scavenging 인자이다. 환경적 계기에 반응하는 유전적 교체의 작동과 중지는 세균이 숙주의 기계적 방어기전과 비특이적 및 면역 방어기전에서 생존하게 한다. 시그마 인자를 통한 전사 후 조절로 미생물의 유전자와 직접적 환경에 대한 생물의 생리적 반응 사이의 분자적 연결이 가능하다. 미생물이 환경에 적응하는데 따라서 단백질 집단은 상승 혹은 감소 조절이 가능하다. 하나의 통일된 기전으로 통제되는 단백질은 조절자regulon를 구성한다. 세균의 생리기능은 많은 경우 각 성장 단계별로 특성이 있다. 정족수 인지에 의해 결정된다고 알려진 미생물 밀도에 의존하는 성장은 세포 간 단순한 의사소통에서 acyl homoserine lactones(AHLs)라고 알려진 저분자 화합물이 나타나는 과정이다.

바이러스 감염의 발병기전

절대세포내기생체인 바이러스는 감염을 일으키기 위하여 전파와 부착 및 세포 관통에 효과적 기전이 필요하다. 많은 바이러스는 특정 숙주 조직에 선택성이 있다[예. rhinovirus는 상기도 상피이고 사람면역결핍바이러스human immunodeficiency virus(HIV)는 T 림프구의 CD4]. 바이러스는 일차감염 세포를 용해시켜 전파하고 이차바이러스혈증을 초래하거나 세포간 융합체syncytia를 형성한다. 인간 세포는 파괴할 필요가 없다. 바이러스가 세포를 파괴하지 않고 숙주세포의 세포막을 관통하는 과정은 숙주세포 표면분자를 이용하여 정상 막을 전복시켜 세포뼈대 기능을 하게 하는 복잡한 과정이다. 바이러스는 세포 표면에 지속적으로 형체를 이루거나 유전자를 숙주세포의 본래 유전자에 통합시킨다. 절대세포내기생체로서 숙주세포 내에서 장기간 생존하는 바이러스는 면역방어기전이 못 미치어 존재한다. 어떤 바이러스는 숙주세포 유전자에 통합되어 잠재상태를 유지한다. 바이러스 손상은 바이러스의 세포 손상력이나 숙주의 면역 공격으로 나타난다. 말기의 바이러스 손상 기전은 자가면역 혹은 면역복합체 및 신생물 질환 등이다.

곰팡이 감염의 발병기전

환경과 사람의 몸에 곰팡이가 산재하는 것에 비해 곰팡이 감염 특히 생명을 위협하는 곰팡이 감염은 드물다. 대부분 곰팡이 감염이 성립하려면 숙주의 방어력이 손상되어야 한다. 효모는 질이나 위장관 균무리가 변경된 후 점막염증을 초래한다. 피부 곰팡이는 피부에 제한하여 다양한 피부문제를 일으키나 면역기전이 전하된 환자를 제외하고는 침습적 감염이 드물다. 곰팡이 감염에 독소의 관여에 대해 확실한 증거가 없다. 곰팡이 감염으로 인한 손상은 대부분 숙주의 반응으로 나타난다.

기생생물 감염의 발병기전

원충과 연충의 감염은 복잡한 질병과정을 보이고 기생생물의 생활사에 관하여 이해하는 것이 최선이다. 어떤 원충과 연충은 전파 시 질병의 매개체가 있어야 한다. 매개체는 보통 곤충이다. 이러한 감염에서 발병은 미생물과 매개체와 인간 피해자 간에 세 연결고리에 따라 결정된다. 매개체(때로 '중간 숙주intermediate host' 라고 알려짐)의 생태학은 인구 집단 내에서 기생생물이 얼마나 생존하는 가를 결정한다. 선진국에서 기생생물 감염은 국제여행자과 활발한 성생활 및 면역기전 저하환자, 가난한 사람에서 발생한다. 최신 분자기생충학 기술로 기생생물 감염의 기전을 새로운 시각으로 보게 되었다.

기회감염체의 감염

건강한 개인에게 질병을 일으킨다면 생물은 명확히 활동 병원성이 있는 것이다. 그러나 정상적으로 질병을 일으키지 않으나 어떤 이유로 면역이 저하된 사람에게 감염이 발생하는 경우를 기회감염체라고 한다. 기회감염체 감염은 병원환자와 약물이나 감염으로, 특히 HIV 같은, 면역기전이 저하된 사람에게 중요하다.

감염과 환경

로버트 코흐Robert Koch에 의해 구축된 감염기전 모형은 질병의 의심되는 외부 요인인 병인으로서 미생물의 분리에 주력한다. 이러한 측면은 질병의 세균설germ theory 시대에는 유용하였다. 그러나 다른 많은 요인을 제외하고 미생물만 강조하는 것은 미생물성 질병에 대해 폭 넓은 맥락에서 연구한 전 시대의 선각적 연구자의 노력을 무시한 것이다. 코흐는 특정 질병의 원인으로 특정 미생물 역할의 성립에 대해 '엄지 규칙rule of thumb' 을 제시하였다. 불행하게 코흐의 가정Koch's postulates은 알려진 바와 같이 분자생물학적 관점까지 동원한 노력에도 불구하고 충족되기 어렵다.

초기 면역학자는 감염병의 발생에서 감염환자의 반응이 아주 중요하다는 사실을 인지하였다. 즉 체액과 세포면역이 기여하는 바를 수용하면서 감염과정에 조직반응과 면역의 참여는 난해한 감염 모형을 초래하고 파괴적 결과를 동반하는 인간과 미생물의 연관 과정으로 이해하게 하였다.

아주 최근까지 미생물과 숙주의 초기 관계가 형성되는 환경을, 일부 매개동물 기생충 감염 등 예외적 경우를 제외하고는, 수동적 배경 이상으로 인정하지 않았다. 환경이 감염가능성이 있는 미생물을 중개하는 결정적 역할을 하고 건강 결과에 영향을 준다는 대한 이해는 아주 최근의 개념이다.

감염병의 발병기전에 대한 새로운 그림은 미생물과 공여자인 숙주 및 매개하는 환경의 삼파전으로 이해하는 것이다. 이 교전의 최종 결과를 확정하는 복잡한 세포적이고 분자적 사건은 질병의 기원에 대해 좀더 이해하게 해 준다. 분자 차원과 세포 차원 및 조직, 기관 전체, 서식지 및 지리를 포함하는 감염의 다단계 상황을 생물복합성biocomplexity이라고 한다.

역동적인 생물학의 과정

미생물과 인체 세포 간의 역동성은 기계적 분석으로 시작한다. 수학적 모형을 이론생물학에 적용시켜서 새로운 질병을 유발하는 미생물이 인간집단에 소개한 결과를 예측할 수 있다. 미생물과 사람 집단의 시초 안정된 상태를 교란시키는 것은 조화상태를 이루기 전에 해결을 필요로 하는 불일치 상태와 흡사하다. 감염은 우연히 마주친 두 집단이 생물학적 질서를 찾기 위한 시도의 해결되지 않은 결과–평화를 위한 소란한 협상–인 것이다. 이러한 좀더 새로운 시각의 질병과정(질병원인)은 주류인 세균이론을 보완하고 감염병의 과정에 대한 우리의 이해를 익숙하지 않은 다학제적 영역으로 인도하는 것이다.

관련문항 짝짓기

다음은 질문의 목록이다:

1. 수직감염vertical infection의 예를 무엇인가?
2. 체표면에 집락화가 이루어져야 하는 감염의 가장 적절한 예는 무엇인가?
3. 흡입으로 전파되는 감염의 목록은 무엇인가?
4. 가장 흔하게 공기로 전파되는 감염은 무엇인가?
5. 피부에 손상이 있어야 가능한 감염은 무엇인가?
6. 백혈구파괴소leucocidin가 기여하는 감염은 무엇인가?
7. 절대세포내생물obligate interacellular organism로 인한 감염은 무엇인가?
8. 독소의 작용으로 인한 김염은 무엇인가?
9. 어떤 감염에서 비말의 크기가 결정적인가?
10. 미생물이 체표면을 관통하지 않아도 되는 감염은 무엇인가?

아래 목록에서 위의 목록 중 가장 짝이 맞는 항목을 고르시오. 각 항목은 한 번 혹은 한 번 이상 아니면 해당 사항이 없을 수도 있다.

A. 콜레라cholera
B. 임질gonorrhoea
C. 폐렴pneumonia
D. 포도알균 피부감염staphylococcal skin infection
E. 태아(자궁내)풍진fetal(intrauterine) rubella
F. 바이러스위장염viral gastroenteritis

짧은 답 문제

다음에 대해 간략히 기술하시오:

1. 인체 질병에서 미생물의 손상 초래기전
2. 세균 감염과 바이러스 감염의 발병기전을 비교
3. 감염병의 전파경로와 미생물이 해부하적 방어기전을 관통하는 방법

구두시험

1. 집락화와 감염의 차이는 무엇인가?
2. 미생물을 병원성과 비병원성으로 구별할 수 있는가?

관련문항 짝짓기

1. F:
태아풍진은 모성의 자궁에서 태아에게 전파되므로 수직감염의 예이다. 목록에 있는 다른 감염은 모두 외적 요인에 위한 감염이나 내적 요인인 피부균무리에서 균이 접종되어 발생할 수 있는 포도알균 피부감염은 예외이다.

2. B:
임질은 요도점막에 미생물의 초기 집락화를 형성하고 털을 이용해 상피표면에 달라붙어야 한다. 콜레라와 바이러스위장염은 균의 섭취가 필요하고 폐렴은 미생물 흡입이 필요하고 포도알균 피부감염은 직접 접종의 결과로 발생한다.

3. C:
폐렴은 작은 기도로 흡입되는 세균이나 바이러스로 인하여 발생한다.

4. C:
폐렴은 감염성 비말핵을 흡입하여 전파한다. 임질은 친밀한 신체접촉으로 전파한다. 콜레라는 하수관이 손상되거나 다른 위생상태가 불량하여 전파한다. 바이러스위장염은 대변-구강 경로로 전파하는데 이에는 손을 씻지 않거나 근접한 사람에게 공기로 전파되기도 한다.

5. D:
포도알균 피부감염은 피부표면에 아주 미세한 손상이라도 있어야 한다. 폐렴은 흡입으로 발생한다. 위장염과 콜레라는 섭취하여 발생하고 자궁내 감염은 태반경로로 전파된다.

6. D:
백혈구파괴소는 좀더 중증 포도알균피부감염의 침입 단계에서 역할을 담당한다. 이는 폐렴이나 콜레라 및 바이러스위장염이나 자궁내감염의 양상은 아니다.

7. F:
모든 바이러스는 절대세포내기생체이다. 일부 세균은 절대세포내생물이며, 예. 클라미디아, 대부분은 조건세포내생물이다(예. 레지오넬라*Legionella*와 리스테리아*Listeria*, 살모넬라*Salmonella*). 콜레라의 원인인 비브리오는 세포외생물이고 포도알균은 세포 내부와 외부가 모두 가능하다.

8. A:
콜레라 환자에서 나타나는 심한 설사는 거의 전적으로 콜레라 독소의 세포외 활동으로 나타난다.

9. C:
흡입된 비말의 크기는 폐렴의 발병기전에 아주 중요한데 비말은 세균이나 바이러스가 감염을 유발할 수 있는 작은 기도까지 도달할 수 있는 적절한 크기일 때 감염이 발생할 수 있다. 다른 모든 감염에서 입자의 크기는 아주 혹은 전혀 의미가 없다.

10. A:
콜레라는 장점막의 표면에 작용하는 독소로 발생하므로 감염이 성립되기 위해 장상피를 관통할 필요가 없다. 자궁내풍진은 바이러스가 들어와서 모성의 순환계에 들어 온 후 태아 혈류로 들어간다. 목록에 있는 다른 감염은 상피표면을 관통하여 감염이 발생한다.

짧은 답 문제

1. 덩어리 효과와 기능저하 및 독소중개효과, 숙주반응 등을 예를 들어 설명하여야 한다.
2. 표로 논의하는 것이 좋다. 미생물의 획득과 집락화 및 관통, 퍼짐, 손상의 순서를 따른다. 세균과 바이러스의 예를 제시한다.
3. 기본적 전파 경로와 관통의 수단을 따라서 기술한다; 기관별 접근이 가장 적절할 것이다.

구두시험

1. 두 용어를 간략히 정의하고, 구체적 예를 제시하며 임상 실무에서 두 용어가 어떻게 혼동되는 가를 논의한다.
2. 일부 미생물은 인체 감염을 초래한 경우가 없었다. 기회감염에서부터 건강한 환자에게 치명적인 미생물까지 독력의

다양성을 제시한다. 환자와 미생물 및 숙주의 방어기전에 의한 조절, 항생제, 환경요인 사이의 균형을 언급한다. 최근에 분자와 세포학의 발전으로 발병기전의 개념이 얼마나 바뀌었는가와 단순하게 병원성과 비병원성의 이분법 분류의 문제점을 구체적 예를 통해 제시한다.

감염성질환의 진단

Diagnosis of infectious disease

개 요

이 장은 감염성질환의 대표적 임상 특징과 특별한 진단을 내리기 위한 과정의 요점을 다루었다. 환자의 증상과 임상징후에 기초한 진단은 많은 의학분과에서 치료방법을 선택하는데 충분하다. 그러나 감염성질환의 경우에서 감염원의 결정적 역할과 선택 가능한 광범위항생제로 인하여 근원적인 미생물 원인을 정확히 밝히는 것이 중요하다.

3.1 감염성질환의 임상 특징

학습목표

학습자는
- 병력을 수집하는 방법을 알아야 한다.
- 임상검진에서 어떤 특징을 찾아야 하는가를 알아야 한다.
- 추후조사가 필요한 시기를 알아야 한다.

임상적 특징은 환자의 병력을 수집하고 신체검진을 세밀하게 수행하여 구한다.

발 열

발열은 감염의 주요한 특징이다. 정상 체온(구강체온계로 혀 밑을 측정)은 37℃이고 36℃부터 37.8℃까지 다양하다. 발열은 신체 자체의 온도조절기thermostat의 뇌하수체 체온조절중추에 위치한 확정점set point이 비정상으로 상승하였을 때 나타난다. 고열hyperthermia은 신체의 열생산이 열손실보다 많을 때(열사병heat stroke이나 뇌출혈로) 나타난다. 임상 실무에서 체온이 상승하는 원인은 대부분 열 때문이다. 열이 많은 감염에 중요한 특징이지만 감염이 있는 동안 항상 열이 나타나는 것은 아니고 열은 비감염병 특징으로도 나타난다. 특정 감염병을 명명하는 간단한 방법으로 열의 유형에 관심을 두는 것이다. 아직도 간헐적intermittent 혹은 지속적sustained, 재발하는 relapsing 열 같은 용어로 열의 유형을 기술한다. 그러나 명확한 열 유형이 특정 진단을 내리는데 도움이 되는 경우는 드물다. 심한 감염에서 열이 없을 수 있는데 특히 고령이나 저연령, 요독증이나 glucocorticosteroid 치료하는 동안이 그러하다.

조사를 해도 열의 원인을 3주 이상 밝히지 못할 때를 불명열pyrexia(fever) of unknown origin(PUO 혹은 FUO)이라고 한다. 환자가 PUO 기준에 합당하면 진단적 노력을 하여야 하는데 이 때 새로운 병력 및 임상검사, 기본 혹은 다른 임상조사를 포함한다. PUO의 주된 원인은 감염과 신생물 및 아교질혈관병collagen vascular, 기타 질환이다. PUO의 보다 흔한 원인 중에 결핵과 감염성 심내막염이 있다.

급성감염

급성감염의 비특이적 특성은 빠른맥과 급성기 반응의 표시기이다: 중성구의 증가(미숙 중성구 포함)와 C-reactive 단백, 적혈구침강속도, 면역글로불린. 이는 급성감염의 정도에 민감한 표시기이기는 하나 감염에 특이적이지 않고 감염 초점을 알려주지 않는다.

감염의 병터 특징

급성감염의 국소적 징후는 급성염증이다: 붉음과 부풀음 및 열, 통증. 염증의 삼출물은 중성구의 화학쏠림성 chemotaxis으로 고름이 형성되어 생긴다. 기타 국소 징후는 관련 조직과 기관에 따라 특징지어져, 예를 들어:

- 피부: 발진

- 심장: 새로운 잡음, 마찰음friction rub
- 폐: 기침, 호흡수 증가이다.

만성감염

만성감염에서 식욕부진과 체중감소 및 무기력이 나타난다.

실용적 진단의 구성

의사는 최근 여행력이나 유사 증상자와 접촉 여부 및 애완동물 및 업무 종류 같은 내용을 질문하여 역학적 단서와 함께 만성감염의 임상 특성을 보아야 한다. 이러한 정보로 가능한 진단의 후보목록을 만들어 가장 가능성이 있는; 실용적 진단을 내리게 된다. 그리고 나서 의사는 질환 증상과 미생물학적 지식을 근거로 질환의 예후와 가능한 원인 미생물을 예측한다.

3.2 조사과정

학습목표

학습자는

- 질환의 미생물 원인을 확정하는데 사용하는 방법을 알아야 한다.
- 이러한 방법이 임상검사와 임상실무의 기타 조사방법과 어떻게 연합되는가를 이해하여야 한다.
- 특정 미생물학적 진단을 하는데 검사실을 중심으로 한 근거의 한계를 인식하여야 한다.

조사절차는 진단의 완전한 근거를 제시하지 않는다. 오히려 조사과정으로 초기의 실용적 진단을 확인하고 가능한 결정적 진단의 범위를 좁혀 갈 수 있다. 질환을 공식적으로 확인하고 나면 치료방법의 합리적 선택은 쉽다. 간혹 원인 요소를 확인하기 이전에 항미생물 화학요법이 필요하기도 하다. 특히 조금만 지체하면 치명적인 결과를 초래하는, 생명을 위협하는 상태에는 특히 그러하다. '최선의 예측best guess'으로 치료방법을 선택하고 실용적 진단을 근거로 항감염적 치료를 시작할 때 치료법을 추정 혹은 경험적 치료법이라고 한다. 한편 어떤 감염성질환에 특정 미생물의 역할을 규명하기 위하여 사용하는 과정은 특정 감염성질환의 원인을 확인하기 위하여 로버트 코흐가 사용한 방법에서 기인한다(2장 참조). 흔히 코흐의 가설Koch's postulates로 알려진 이 원리는 감염된 조직에서 순수 배양으로 미생물을 분리할 수 있고 실험동물에서 질환이 발생하며 질환에 걸린 동물에서 다시 미생물을 분리하여야 한다는 것이다. 현재 질환을 유발할 가능성이 있는 미생물의 분리만 통상적 임상 실무에서 사용한다. 실험실 동물의 미생물 접종은 다른 많은 방법으로 대치하였다. 진단이 안 된 감염성질환을 직면한 임상의사가 이용할 수 있는 광범위한 진단 조사로 감염성질환 의학은 좀더 근거 중심으로 되었다. 그럼에도 불구하고 진단기술의 발전으로 채워져야 하는 중요한 지식의 공백이 아직 있다.

비미생물학적 조사

중성구 수(일반적으로 핵이 있는 백혈구 수로 측정)와 C 반응 단백질 수준 및 적혈구 침강 속도는 감염의 결정적 근거는 아니지만 질환의 진행과 치료에 대한 반응을 알려주는 수단이다. 국소적 병터감염을 확인하는 비특이적 수단은 흉부방사선사진chest radiograph과 전산단층촬영스캔computed tomographic scan, 동위원소스캔isotope scan, 자기공명영상magnetic resonance imaging 같은 화상기술이다.

미생물학적 조사

감염성질환에서 진단과정의 기본 부분은 의심되는 질환을 유발하는 미생물을 확인하는 것이다. 이는 신체의 특정 부위에서 존재 상태나 특정 효과를 확인하고, 간혹 인과관계적 진단으로 확인하기도 한다. 감염이 세균성이든 혹은 바이러스 및 진균, 기생생물이든 간에 주어진 진단에 대한 실험실 확인은 하나 이상의 검체나 검사를 필요로 한다. 여러 검체의 통합으로 질환의 정도와 중증도에 대한 완전한 양상을 그릴 수 있다. 또한 원인 미생물을 분리할 기회가 증가할 것이다.

진단검사의 이용

진단미생물학 실험실의 주기능은 의사가 임상적 진단을 확인하는 것을 돕는 일이다. 분석을 위해 보내는 검체에

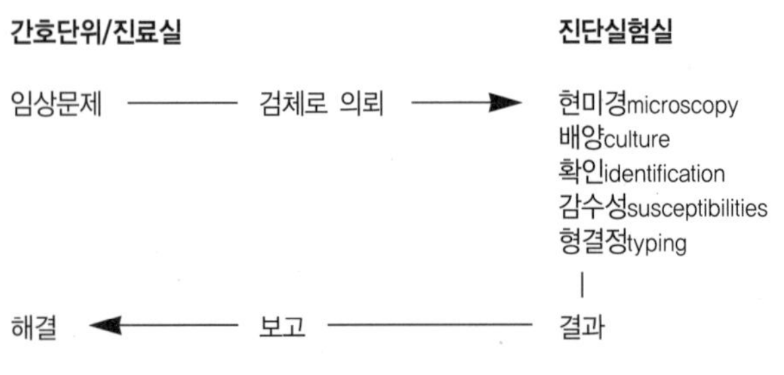

그림 6. 감염의 진단에서 실험실의 역할

서 정보를 창출하기 위해 문제해결을 위한 불철주야 도구상자인 실험실 기능을 적절히 이용하여야 한다(그림 6). 진단미생물학은 다른 검사의학 분과에 비해 검체의 종류가 훨씬 다양하고 검사 선택의 폭이 크다. 이 모든 과정을 자동화할 수는 없다. 진단검사를 올바르게 선택하기 위하여 환자에 대한 자세한 정보가 필요하다. 검사실에 관련된 임상 정보를 제공하지 않아서 필수적 검사를 누락하거나 필요없는 검사를 하게 될 수 있다.

검체 채취

검체의 채취은 아마도 정확한 검사 결과를 위한 가장 중요한 결정 요인일 것이다.

검체 부위는?

검체는 감염 의심부위에서 채취하여야 한다. 만일 신체부위가 무균부위이라면 검체채취에 침습적 절차가 필요하다. 체표면과 연결된 관으로 된 기관이나 체표면 자체에서 검체를 채취할 경우 검체가 토박이균무리로 오염될 수 있다. 따라서 가장 좋은 검체는 혈액이나 척수액처럼 무균부위에서 채취한 것이다. 다른 부위의 제한점을, 특히 토박이균무리가 많은 부위, 검체를 채취할 때나 후속 검사과정에서 염두에 두어야 한다. 열이 있는 환자에서 감염부위의 검체를 채취하더라도 혈액 검체를 반드시 채취하여야 한다.

검체 종류는?

무균 부위의 체액과 조직은 미생물학에서 아주 적절한 검체이다. 만일 검체의 양이 많다면 미생물의 생활력이 검사실까지 운반하는 동안 유지되어야 한다. 포르말린을 첨가하면 안 된다. 고름삼출물(예. 수술창상의 경우)은 멸균 용기에 채취하고 운반하여야 한다. 많은 경우 면봉의 솜 끝에 채취하여 검사실로 보낸다. 그러나 이 방법은 바람직하지 않은데 왜냐하면 검체가 너무 적고 운반동안 쉽게 건조하고 면섬유의 항균작용이 있을 수 있기 때문이다.

언제 검체를 채취?

검체 채취하는 시간이 아주 중요하다. 배양을 위한 검체는 항균치료를 시작하기 전에 실시하여야 한다. 장열 enteric fever같은 국소적이고 혈류감염인 경우에 질환의 진행과정에 따라 검체의 유형별로 원인미생물을 분리할 수 있는 시기가 다르다. 혈청학적 검체는 항체 역가의 상승을 확인하기 위해 두 번째 검체를 수주의 간격을 두고 채취하여야 한다. 때로는 특별한 치료에 대한 반응을 보기 위해 추가 검체가 필요하기도 한다. 이러한 경우에 치료제가 효과를 나타내려면 충분한 시간 간격이 필요하다. 보통은 검사실의 일상적 근무시간에 검체를 보내는 것이 좋다. 근무시간외 검체는 미리 준비과정을 있어야 하고 즉각적인 임상적 관리를 위한 직접 수행하는 조사로 제한될 수 있다.

검체 용기

검체를 검사실까지 운반하는데 사용하는 용기는 감염부위에서 예상하는 어떤 미생물이라도 생존을 유지할 수 있어야 한다. 새지 않고 마찰에 강하여야 한다. 특수 면봉이나 용기는 특히 까다로운 병원균(예. 임질균)을 위해 필요하다. 용기는 확실하게 인적 사항을 파악할 수 있어야 하고 관련 임상정보(역시 명확히 인적사항 파악 가능)가 있는 완전한 의뢰서를 작성하여 밀봉된 합성수지봉투에 넣어야 한다.

안전성

만일 환자가 전염성 질환(예. 결핵 혹은 간염)을 가지고 있어도 검사실은 일반적으로 용기에 특별한 위험경고를 부착하지 않는다. 대부분 임상 검사실은 혈액의 모든 검체와 다른 무균 체액 및 조직, 생식분비물에 대해 표준방역standard precaution(과거의 '보편방역universal precaution')을 적용한다. 검사실 직원의 안전이 중요한데 이는 검사를 의뢰하는 의료인이 검체용기를 안전히 다루고 추가적 방역이 필요하다는 모든 임상 정보를 제공하는 것에 달려있다(예. 다약제내성 결핵균 환자에서 나온 객담 혹은 크로이츠펠트야콥병Creuzfelt-Jacob disease 환자의 뇌척수액).

검사실의 검체 접수

검사실에서 검체를 수령하고 검체를 검사실 기록에 수록하면 응급 정도와 검체 수준에 따라 분류된다. 불충분한 인적 정보나 부적절한 검체(예. 가래 대신 침을 보냄)는 이 단계에서 폐기된다. 새는 용기에 담긴 검체 역시 폐기시키고 담당 의료인에게 연락한다.

진단검사

미생물검사실에서 진단 업무의 대부분은 주로 세균학이다. 보통 특정 미생물에 대한 진단미생물학 절차는 현미경검사와 배양 및 확인, 항균제 감수성 검사 순이다.

세균진단학

직접 현미경검사로 검체를 조사할 수 있는데 예를 들어 화농성 객담과 상처 분비물 및 뇌척수액의 그람염색이다. 그러나 현미경검사는 항상 유용한 것은 아니며 미생물 균무리가 널려 있는 비무균 부위에서 채취한 검체의 경우는 특히 그러하다.

검체는 선택한 고형우무배지 위에 펼치듯 붓는다. 무균 체액과 다른 부위는 혈액우무같은 비선택배지가 필요한 반면 토박이균무리가 많은 부위는 보다 더 선택적인 배지가 필요하다[예. 대변은 xylose와 lysine decarboxylase(XLD) 우무가 필요; 질 분비물은 반코마이신vancomycin과 콜리스틴colistin 및 암포테리신amphotericin, 트리메소프림trimethoprim(VCAT)을 포함한 우무]. 혈액배양은 예외적인 경우로 산소성(호기성)과 무산소성(혐기성) 배양을 위해 쌍을 이룬 액상배지에 직접 접종한다.

접종된 배지는 적절한 온도와 가스환경을 갖춘 배양기에서 적어도 12시간 이상 배양한다. 천천히 성장하는 미생물은 훨씬 더 긴 시간을 필요로 한다. 많은 무산소균(혐기성균)은 적어도 48시간이 필요하다. 항산균 mycobacteria은 수주일이 필요하다.

처음 배양기간 후에 미생물 성장을 확인하기 위하여 배지를 점검하고 그 후에도 주기적으로 확인한다. 의심되는 병원균 종의 예비확인을 위하여 간단하고 신속한 검사를 실시한다. 만일 결과가 심각하면 추가 확인검사를 실시하고 항균제 감수성 검사를 하며 보통 이 때 추가배양 기간이 필요하다.

항생제 감수성 검사

모든 분리된 세균을 대상으로 가능한 항균제 검사를 모두 할 수 있는 것은 아니다. 미생물학자는 추정되는 감염의 원인일 가능성이 있는 미생물을 판단하여야 한다. 항생제의 선택은 해당 미생물의 감염에 통상적으로 사용하는 항생제는 검사한다. 많은 경우에 적절한 항생제의 선택은 제한된다. 감수성 검사는 의사에게 훨씬 제한된 선택을 하는 지침이 된다. 가장 흔한 감수성 검사의 방법은 작은 종이원판에서 항생제가 발산되어 세균의 성장을 억제하는 것이다. 하나의 우무접시에서 6~8종류 원판으로 감수성 검사를 한다(Kirby-Bauer 원판 발산 검사disc diffusion test); 그림 7, 38쪽 참조.

일반 임상검사실에서 분리된 결과에서 구한 항균제 감수성은 항생제 내성 추이를 나타내고 장기적 치료전략의 지침으로 사용된다.

결과 보고

검사실은 검사를 요청한 의사를 위해 검사진행의 결과를 지면보고서나 전자에 준하는 형식으로 제공한다. 의학미생물학자는 결과 보고를 초기 단계에 중간 혹은 예비 심지어 구두로 하고 특히 감염이 환자의 생명을 위협할 때는 더욱 그러하다. 관련한 임상 정보는 검사 직원에게 어떤 검체에 우선순위를 주어야 하는지 알 수 있게 하고 결과가 빨리 나와야 할 경우에는 정보가 더욱 필요하다.

배양 불가능한 미생물

많은 질병의 미생물 병원체는 실험실에서 배양할 수 없거나 배양까지 시간이 많이 걸리고 배양기간 중에 검사실 직원에게 위험할 수 있다. 클라미디아와 미코박테리아mycobacteria 및 리케차, 그 외 많은 바이러스가 그러하다. 이러한 미생물은 배양방법 이외의 방법으로 질환을 일으키는 미생물의 존재를 확인한다.

혈청학

배양이 안 되는 미생물을 확인하는 기존 방법으로 추정하는 감염 원인에 반응하는 항체 반응을 증명하는 검사가 있다. 이 방법은 통상적으로 수주 혹은 그 이상 간격을 두고 환자의 혈청에서 특정 항체의 상승을 측정하는 것이다. 비교를 위해 쌍으로 이루어진 혈청 검체가 필요하다. 그러나 어떤 감염은 혈청 검체에서 특정 면역글로불린 M(IgM)을 확인하는 것으로 감염을 확인할 수 있다. 또한 질환의 급성기에는 미생물 특정 항원을 확인할 수도 있다.

임상 실무에서 다양한 여러 혈청학적 검사를 이용한다. 흔히 사용하는 방법은: 응집agglutination과 직접(DFT)과 간접(IFAT) 면역형광검사immunofluorenscence test 및 보체결합시험complement fixation test(CFT), 효소면역분석법 enzyme-linked immunoassay(ELiSA)이다.

분자분석법

중합효소연쇄반응polymerase chain reaction(PCR)는 뉴클레오티드nucleotide 서열을 확대하고 배양할 수 없는 미생물의 핵산을 확인하는데 폭넓게 사용하는 방법이다. PCR에 기초한 검사는 감염질환의 빠른 진단에 효과가 크다. 지역사회감염이나 병원감염의 유행적 발생에 분자 유형을 확인하는데 이용한다. PCR에 기초한 검사는 특정 발병인자(예. 독소)나 항생제 내성을 유전자 부호화로 확인할 수 있다.

바이러스진단학

바이러스의 진단이 항상 혈청학적 기술이나 핵산 증폭에 의존하는 것은 아니다. 전자현미경이나 광학현미경을 사용하여 면역형광에 의해 직접바이러스항원을 발견하여 일부 바이러스 감염을 확인한다. 어떤 바이러스는 상당히 쉽게 배양할 수 있다. 바이러스의 절대세포내기생 특성은 배양한 포유동물 세포의 단층(세포배양이라고 함)에서 성장한다. 세포배양 후에 다세포 융합체 형성 혹은 면역형광항체 같은 배양세포 내의 바이러스의 세포독성 효과를 이용하여 바이러스 성장을 탐지한다.

진균진단학

진균 감염의 여부를 확인하고 치료방향을 결정하기 위하여 진균학에서 현미경과 배양 및 감수성 검사, 혈청검사를 이용한다. 현미경은 검체의 초기검사를 위하여 폭넓게 사용하며 배양 후에 곰팡이와 효모 및 이형태곰팡이의 형태학적 검사에 이용한다. 대부분 의료적으로 중요한 진균은 무세포배지에서 성상하고 분리를 위한 검사적 조작과 항진균제 감수성 검사 및 분자유형검사가 가능하다.

기생충진단학

기생물 감염의 확정은 현미경검사에 크게 의존하는데 이유는 의료적으로 중요한 원생동물과 윤충은 실험실에서 배양할 수 없고 광학현미경에서 모양을 관찰할 수 있을 만큼 크다. 혈청학적 방법은 일부 기생충 감염을 진단하는데 유용하다. PCR같은 분자적 진단법은 좀더 큰 규모의 실험실에서 사용하는 추세이나 기생충 감염이 흔한 개발도상국에서는 적용이 어렵다.

많은 기생충의 모양과 행태는 생활사에 따라 변화한다. 기생충감염의 진단은 흔히 임상 검체에서 생활사 중에 특정한 시기(진단기)를 인지하는 것이다. 진단을 위하여 실험실로 보내는 주된 검체 유형은 혈액과 대변이다. 다른 체액과 조직검체는 특정 질병에 활용한다.

치료적 약품

일부 항생제(예. 겐타마이신같은 aminoglycosides)는 과량이 투입되면 독성작용이 있다. 이러한 약물은 사용 시 정량을 확인하기 위하여 사전 용량과 사후 용량을 지속적으로 측정하는 세밀한 감시를 요한다.

병원감염의 감시

병원감염nosocomial infection은 환자의 내재적 균무리이나 병원직원이나 다른 환자 혹은 병원 물품 등 외부에 기인한 미생물에 의해 발생한다. 박테리오파지 감수성과 혈청유형 및 분자분류법(예. PFGE, 간헐영역겔전기이동 pulsed-field gel electrophoresis)과 같은 아균 분류법 검사로 병원감염의 의심하는 공통원 조사를 할 수 있다. 단일 유형이나 균주가 여러 환자에게 나타나는 것으로 공통원에 의한 발생을 의심하게 되고 원인을 확인하는데 도움이 된다. 병원감염이나 지역사회감염의 유행조사와 질병감시에 분자분류법를 적용하는 것은 **분자역학 molecular epidemiology**이라고 한다. 전산분석을 이용한 분자분류로 단일 종에 속한 수집한 분리주isolates에서 아분류의 범위와 다양성 분석이 가능하게 되었다. 이렇게 분리한 균주의 집단 구조를 확인함으로 분리주의 집단 양상을 확인하고 단일 원인과 통상적 전파 수단과 단일 균주의 흔치 않은 전파 양상을 확인하는데 도움을 준다. 그리고 나면 감염의 추가적 전파를 예방하는 방법을 선택적으로 도입할 수 있다. 병원감염의 장기적 추이는 전향적으로 수집된 실험실 자료로 명확히 들어난다.

표준실험실reference laboratories

일부 진단검사는 특별한 전문가나 기기가 필요하여 병원의 진단검사실(예. 종의 아분류나 바이러스 배양)에서 검사하기 어려운 경우가 있다. 이러한 검사는 특수전문가가 있는 기관에서 수행하는데 이를 표준실험실이라고 한다. 많은 바이러스와 진균 및 기생충학은 지역 혹은 국가 표준실험실에서 검사한다. 원거리 표준시설에서 검체를 운반하는데 시간이 더 필요하므로 정확한 검체를 선택하는데 세심한 주의를 기울여야 하고 가능한 모든 임상자료를 제공하고 정확한 용기와 운반 배지를 사용하여야 한다.

진단검사의 정확도

의사는 감염성질환의 관리를 확정하는데 검사실 결과를 사용하여야 하다면 검사 결과에 대해 확신을 가져야 한다. 결과의 정확성은 실험실 상급직원(질관리quality control)과 공식적 외부기관(정도관리quality assurance)에 의해 간헐적으로 점검하여야 한다. 점검을 통하여 실험실 수행 수준을 향상시킬 수 있으며 실험실기술의 발전을 따라가기 위한 검사방법 변화의 필요성은 제시할 수 있다.

관련문항 짝짓기

다음은 미완성 진술의 목록이다:

1. 최근 해외여행 과거력을 확인
2. 임상진찰 중에 확인할 수 있는 급성감염의 증상
3. 열이 발생
4. 정상적으로 감염의 원인을 확인할 수 있는 가장 최선의 방법
5. 실험실에서 배양할 수 없는 미생물에 의한 감염의 진단
6. 병원감염 유행의 역학조사에 사용하는 방법

아래 목록에서 위의 목록 중 가장 짝이 맞는 항목을 고르시오. 각 항목은 한 번 혹은 한 번 이상 아니면 해당사항이 없을 수도 있다.

A. 무균 신체부위에서 채취한 검체에서 배양된 미생물
B. 혈청 항체 수준을 확인
C. 급성감염이 있는 모든 환자
D. 간헐영역겔전기이동(PFGE)을 사용한 분자분류법
E. 발적과 부종 및 열, 동통 및 염증삼출액
F. 체온조절중추 기준점set point이 상승

자료해석

다음은 지속적 열과 심장마찰음이 있는 환자에서 이틀 전에 채취한 검체에 대한 실험실 보고이다.

혈액배지병 1
- a. *Streptococcus salivarius*
- b. *Staphylococcus epidermidis*

혈액배지병 2
- a. Streptococcus salivarius

표 2는 항생제 감수성 검사이다.

표 2. 혈액배양에서 나타난 미생물의 감수성

	Streptococcus salivarius	*Staphylococcus epidermidis*
Penicillin	S	R
Erythromycin	S	R
Flucloxacillin		R
Vancomycin	S	S

S, 감수성; R, 내성

1. 이 검체에서 다른 종이 분리된 데 대한 설명은 무엇인가?
2. 의심스러운 부분을 확인하기 위해 무슨 추가검사를 할 것인가?
3. 진단을 내리는데 필요한 비검사실검사가 있는가?
4. 표 2를 이용하여 당신은 어떤 항생제를 환자 치료에 사용할 것인가? 근거를 제시하시오.

짧은 답 문제

다음에 대해 간략히 기술하시오:

1. 급성감염의 주된 양상
2. '표준실험실' 이라는 용어와 진단미생물학에서 표준실험실의 역할
3. 분자분류법을 비교할 때 고려하여야 할 핵심적 요소는 무엇인가?

구두시험

1. 진단검체가 임상 미생물실험실에 도착해서 검사실 보고서가 만들어지기까지 절차는 무엇인가?

2. 코흐의 가설이 일상적 임상실무에서 어떻게 유용한가?

관련문항 짝짓기

1. C:
이러한 간단한 질문을 하지 않아 감염의 원인이 되는 중요한 단서를 누락하는 경우는 예상보다 훨씬 더 빈번하다.

2. E:
이러한 임상 양상은 감염 근원의 국소화를 돕고(예. 종기) 혹은 퍼져나감(예. 뇌수막염패혈증의 자색반점)의 증거를 제시한다.

3. F:
체온의 기준점set point의 변화를 초래하는 뇌하수체 체온조절의 이상으로 발열이 나타난다. 발열은 모든 감염환지에서 나타나는 것은 아니고 특히 노령층에서 나타나지 않는 경우가 더욱 빈번하다.

4. A:
무균부위에서 나온 원인균의 배양은 실험실분리라고 하며 실험실에서 배양 가능한 많은 미생물에 적용하는 방법이다. 혈청항체검사는 바이러스 및 많은 다른 감염의 간접근거를 제공한다. 분자분류법은 먼저 실험실에서 미생물을 성장시킨 후에 적용하고 감염의 미생물 원인을 확인하는데 통상적으로 사용하는 방법은 아니다.

5. B:
혈청항체검사는 원인미생물의 성장에 의존하지 않는다. 바이러스처럼 실험실에서 배양할 수 없는 미생물에 의한 감염의 간접 근거를 제시하는데 항체검사를 이용한다.

6. D:
분자아분류법은 병원감염의 유행조사에 많이 사용한다. 이 방법을 이용하여 분리균주의 집적성 여부를 확인하여 역학적 관찰 결과의 확정을 가능하게 한다. 병원감염의 발생조사에 다른 검사방법도 이차적 역할을 할 수 있으나 감염의 원인에 확정하기에는 불분명하다. 분자분류법은 병원역학에서 폭넓게 적용하는 유전학적 접근이다.

자료해석

1. *S. salivarius*는 독력이 있는 알파용혈성α-haemolytic 사슬알균으로 감염성 심내막염의 원인균이다. *S. epidermidis*는 인공판막 심내막염을 일으킬 수 있으나 피부표면에 보다 흔하게 존재하여 검체채취 중에 혈액배양이 오염되었을 가능성이 있다.

2. 항생제를 시작하기 전에 혈액배양을 반복하여 분리된 *S. salivarius*의 의미를 확정하여야 한다. 감염성 심내막염의 조사는 통상적으로 단시간에 시간 간격을 두고 채취한 3쌍의 혈액배양을 포함한다.

3. 심장 초음파 검사를 하여 심장판막의 증식을 확인하여야 한다.

4. 독력이 큰 사슬알균 심내막염은 정맥 페니실린으로 치료한다. 원인균에 대한 상승효과를 얻기 위해 겐타마이신를 추가 사용하기도 한다. 포도알균종에 대한 피부오염의 가능성을 확인하면 페니실린에 과민반응이 있지 않는 한 반코마이신을 투여할 필요가 없게 된다.

짧은 답 문제

1. 발열과 빠른맥 및 급성기 반응, 국소양상을 언급하여야 한다. 전신감염과 국소감염으로 접근하는 것이 가장 좋다.

2. 진단미생물학의 특정 분과에서 예를 이용하면 된다(교과서 내용 참고).

3. 분류법은 판별력과 분류력 및 재생산력, 비용, 적용범위에 따라 평가하여야 한다.

구두시험

1. 면봉으로 상처에서 검체를 채취하는 것과 같은 특정 예를 정해 업무흐름을 생각하라. 흐름의 내용에 그람염색과 여러 배양배지에 접종 배양 및 배양판 판독, 초기즉석검사 preliminary benchtop, 확정적 분리검사, 항생제 감수성검사, 결과의 기록, 보고서의 확인을 포함하여야 한다.

2. 역사적으로 하나의 미생물이 특정 질병을 유발한다는데 대한 논쟁이 있어 왔다. 특정 미생물과 질병(원인)의 원인적 연관성이 성립한다는 것이 개인 환자 차원에서는 더욱 어렵다. 이에는 원인적 관계를 증명한 충분한 근거가 드물다. 확정적인 원인을 찾기 전에 항생제 치료를 필요로 하는 가능한 원인의 범위를 좁혀가기 위해 감염성질환의 전문가가 여러 실험적 근거를 어떻게 사용하는지 예를 들어 설명한다.

장 4

항균화학요법
Antimicrobial chemotherapy

개 요

이 장은 가장 중요한 항균제군의 작용기전과 임상실무에서 사용원리 및 항균제 내성을 포함한 항균제의 부작용을 검토하고자 한다. 감염성질환 치료에 사용 가능한 치료제의 선택 폭은 광대하다. 항균제를 선택할 때 의사는 병원체의 종류와 부작용 및 내성 미생물의 도태selection를 고려하여야 한다.

4.1 항생제의 작용기전

학습목표

학습자는
- 대표적인 항균제의 종류를 알아야 한다.
- 주요 항균제의 작용기전을 알아야 한다.

항균화학요법의 기본은 감염 미생물의 성장을 정지시키고 환자에게 손상을 주지 않으면서 미생물을 죽이는 것이다. 인체 세포에 불필요한 독성 작용을 피하기 위하여 대부분 항균제는 포유동물 세포에 존재하지 않는 미생물 구성물에 작용하기 때문에 선택된다. 이것은 '선택적 독성selective toxicity' 이라고 한다.
항균제가 작용 가능한 표적은 다양하다(표 3). 가장 흔한 표적은:

- 세포벽cell wall
- 세포막cell membrane
- 단백질합성protein synthesis
- 핵산생성nucleic acid synthesis이다.

세포벽

세균에 세포벽이 존재하고 포유동물은 없다는 점이 항균제의 선택적 작용에 의미있는 표적이 된다. 세포벽 합성에 작용하는 항균제는 보통 독성이 낮다. 이 영역에 속하는 주된 항세균제 계열은 베타락탐β-lactams과 글리코펩티드glycopeptides이다.
베타락탐 항생제의 대표적인 군이 페니실린penicillins과 세팔로스포린cephalospirines이다. 베타락탐 항생제는 N-acethylmuramic산과 N-acethylglucosamine 사이의 마지막 교차연결고리를 형성하는 transpeptidase를 억제하여 muramic산의 중합화polymerisation를 방해한다. 이로 인하여 세균세포는 삼투압 분해에 감수성을 보인다.
반코마이신같은 글리코펩티드계 항생제는 역시 베타락탐 항생제와 다른 부위에서 펩티도그리칸peptidoglycan 형성과정을 억제한다.

세포막

미생물 세포막과 포유동물 세포막의 유사성은 표적 부위의 인간 세포막에 독성이 없는 제제가 상대적으로 제한적임을 의미한다. 폴리마이신polymycin과 항진균제인 폴리엔polyene 및 이미다졸imidazole이 있다. 폴리마이신은 표백제 같은 역할로 세포막을 파괴하여 세포질이 누출되게 한다. 진균의 세포막은 에르고스테롤 같은 스테롤을 함유한다. 폴리엔polenes(예. 암포테리신

표 3. 치료제제: 감수성과 내성

치료제제	표적부위	감수성 미생물	내성기전
페니실린penicillins, 세팔로스포린cephalosporins	뮤라믹산의 중합화	그람양성/음성세균	결합부위의 변화, 베타락타마아제β-lactamase
글리코펩티드glycopeptides	세포벽	그람양성세균	효소의 변경
아미노글리코시드aminoglycosides	리보솜의 단백질 합성	그람양성/음성세균	
메크로니드macrolides			결합부위 돌연변이
클로람페니콜chloramphenicol			Acetyl transferase
테트라사이클린tetracycline			유출기전efflux mechanism
술폰아미드sulphonamides 디아미노피리미딘diaminopyrimidines	엽산 합성	그람양성/음성세균	대사경로 변화
리파마이신rifamycins	RNA 중합효소	항산균mycobacteria, 그람양성세균	돌연변이
니트로미다졸nitroimidazoles	DNA 분할	무산소균, 기생생물	—
퀴노론quinolones	DNA 자이라아제gyrase	그람양성/음성세균	돌연변이 자이라아제gyrase
그리세오풀빈griseofulvin	유사분열방추mitotic spindle	곰팡이	—

amphotericin)은 스테롤 함유 세포막과 결합하여 누출을 유도한다. 이미다졸imidazoles은 에르고스테롤의 합성을 막아 세포막을 직접 파괴한다.

단백질 합성

세균과 포유동물의 단백질 합성은 유사하나 세균의 리보솜은 30S와 50S의 아단위로 구성되어 포유동물 리보솜과 다르다. 항세균 선택 독성이 작용하는 적절한 표적이 있지만 일부 이에 속하는 항균제는 투여된 환자에게 독성이 나타날 큰 위험이 있다. 이 계열에 속하는 항균제는 아미노글리코시드aminoglycosides와 메크로리드macrolides 및 클로람페니콜chloramphenicols, 테트라사이클린tetracyclines이다. 아미노글리코시드(예. 겐타마이신)는 mRNA가 분리된 후에 초기 복합체를 다시 형성하는 것을 차단하여 세균의 단백질합성을 정지상태로 만든다. 메크로리드(예. 에리스로마이신erythromycin)는 리보솜 RNA의 아단위인 50S와 결합하여 초기 복합체의 형성을 정지시킨다. 클로람페니콜은 50S 아단위에 결합하여 펩티드 사슬이 만들어지는 과정인 아미노산 고리 형성을 방해한다. 테트라사이클린은 30S 아단위와 결합하여 운반 RNA의 결합을 막아 아미노산 사슬이 길어지는 것을 막는다.

핵산 합성

일부 항균제는 미생물의 유전체에 작용하는데 퀴노론quinolones과 술폰아미드sulphonamides 및 디아미노피리미딘diaminopyrimidines, 리파마이신rifamycins, 니트로이미다졸nitroimidazoles이 이에 속한다. 대부분 유용한 항바이러스제는 핵산에 작용하고 항진균제 프르시토신flucytosines도 동일하다.

술폰아미드는 엽산folate의 합성을 위한 가짜 기질인데 엽산은 세균이 푸린purine과 티미디릭산thymidylic acid 합성에 필요로 하는 물질이다. 디아미노피리미딘(예. 트리메소프림trimethoprim)은 대사경로의 다음 단계에서 엽산 합성에 작용한다.

리파마이신(예. 리팜피신)은 DNA 의존 RNA 중합효소를 억제하여 전사를 예방한다. 니트로이미다졸(예. 메트로니다졸)은 질화환원효소nitroreductases 후에만 작용하며 낮은 산화환원전위redox potential에서 활성화하고 이를 활성 중간물질로 대사시켜 DNA 가닥을 깨뜨린다.

퀴노론(예. 시프로프록사신cyproproxacin)은 DNA 자이라아제gyrase의 작용을 막는데 자이라아제는 세균이 복제시 DNA의 초나선화supercoiling와 베기nicking 및 재봉합resealing에 필요한 효소이다.

바이러스의 복제는 포유동물 세포의 복제보다 훨씬 빠르게 이루어지고 항바이러스제는 이 과정의 취약성에 맞선다. 가장 많이 사용하는 제제는 뉴클레오티드nucleotide 유사물질인데 이 물질은 전사transcription 할 때 사슬마감[예. 에이사이크로비어acyclovir(acycloquanosine), 지노비딘zinovidine, 후르사이토신flucytosine, 아이도쑤리딘idoxuridine]을 시킨다. 그 중 acyclovir는 바이러스의 티미딘thymidine 활성효소kinase에 의한 마지막 인산화phosphorylation 후에만 바이러스 DNA의 중합효소를 억제한다.

기타 표적부위

몇몇 항균제는 특정 미생물의 특이한 기타 표적을 이용한다. 항진균제 그리세오풀빈grisefulvin은 진균의 유사분열방추mitotic spindle의 형성을 방해한다. 비소arsenical와 antimonial은 당대사를 방해하는 작용으로 일부 기생충 감염에 사용하고 키닌quinine은 단인자표현monomeric 혈색소에 의한 말라리아 기생충이 중독되는 것을 예방하는데 필요한 혈중합효소haem polymerase를 억제한다. 다른 제제(아마티딘amantidine을 포함)는 세포막의 융해 시에 바이러스의 흡수를 감소시킨다.

4.2 항균화학요법의 원리

학습목표

학습자는
- 가장 적절한 항생제를 선택하는 방법을 이해하여야 한다.
- 특정 환자에서 특정 항균제가 적절하지 않은 요인을 깨달아야 한다.
- 약제의 부작용을 알아야 한다.

항균화학요법에서 약제의 선택과 후속 관리는 임상적이고 미생물학적이며 약학적으로 검토하여야 한다.

- 임상적으로
  1. 환자에게 감염이 있는가?
  2. 만약 감염이 있다면 특정 항균치료로 얻는 이점은 무엇인가?
  3. 만약 이점이 있다면 치료가 얼마나 급하게 필요한가?
  4. 국소감염의 양상이 있는가?
- 미생물학적으로
  5. 가장 가능성이 있는 원인균이 무엇인가?
  6. 역학적 단서가 있는가?
- 약학적으로
  7. 어떤 범위와 경로 및 일회 용량, 투여빈도가 필요한가?
  8. 약제가 감염부위에 도달하는가?
  9. 제제를 선택할 때 환자의 제한점이 있는가?
  10. 치료를 추적검사할 필요가 있는가?
  11. 치료기간이 얼마나 필요한가?

언급한 모든 문제를 고려하고도 같은 효과를 보이는 제제가 있다면 그 때 선택의 기준은 저렴한 약제를 선택하여야 한다.

임상적 고려

1. *환자에게 감염이 있는가?* 많은 환자가 미생물 병원체에 의한 감염이 아님에도 불구하고 필요없이 항균제 치료를 받는다. 감염의 임상적 증거는 검토되어야 한다. 타당한 과거력을 찾고 환자를 적절히 검진하고 비감염성 진단을 고려하여야 한다.
2. *항균치료로 얻는 이점이 있는가?* 어떤 감염은 항균치료를 받는 것이 도움이 되지 않을 수 있다(예. 많은 상기도 감염과 위장염 및 홍역과 같은 발진성질환). 어떤 감염성질환은 적절한 항균치료법이 없다(예. 크립토스포리디아cryptosporidia에 의한 설사)
3. *치료가 얼마나 긴박한가?* 심각한 중환이라면 진단미생물검사 결과를 얻기 전이라도 즉시 항균치료를 시작하여야 한다. 약제의 선택은 훈련된 추측(이른바 '추정치료presumptive therapy')으로 하며 임상 진행과 검사실에서 나온 정보에 따라 재검토하게 된다. 즉시 치료를 필요하지 않을 상태일 때는 약제를 선택하기 전에 배양 결과를 기다려야 한다.
4. *국소감염의 양상이 있는가?* 감염의 임상양상은 어떤 기관계가 집중적으로 포함됨을 알려 준다. 감염의 국소 양상을 인식하므로 진단작업의 방향과 특정 진단검사를 할 수 있게 한다. 어떤 국소 감염은 생체이용률bioavailability 문제로 인하여 치료적 선택의 폭이 좁아진다.

미생물학적 고려

5. *가장 가능성이 있는 원인균이 무엇인가?* 감염을 치료

하기로 결정하면 현장진단working diagnosis을 내리고 관련 미생물을 추정할 필요가 있다. 감염의 원인을 명확하게 확인하지 못하고 추정치료를 선택하였어도 대부분 미생물학적 진단의 목적은 분명하다. 의심되는 원인균의 증후의 지식에서 추론되어야 한다. 어떤 감염성질환은 항상 한 미생물에 의해 발생한다. 이러한 경우 치료제의 선택은 상대적으로 쉽다. 어떤 감염은 상당히 다양한 종류의 미생물에 의해 발생하는데 이런 경우 가장 가능성이 큰 미생물을 대상으로 항균제를 선택한다. 이런 경우 항균제가 하나 이상 필요하다.

6. *역학적 단서가 있는가?* 흔한 미생물과 관련 질환에 대한 지식은 치료적 선택의 범위를 좁히는데 도움이 된다. 지역적 항균제 내성의 특성을 아는 것도 항균제 선택의 방향을 알려준다.

약리학적 고려

7. *어떤 범위와 경로 및 일회 용량, 투여빈도가 필요한가?*
   항균제 범위. 효과가 있는 항균제는 감염부위에서 미생물에 작용한다. 항균제는, 특히 항생제는 다양한 미생물에 대해 작용한다. 어떤 항균제는 좀더 좁은 범위에서 자용한다. 항균제이 자용범위는 다른 보완적 작용범위를 갖는 항균제를 추가하면 더 확대된다.
   투여경로. 투여경로는 부분적으로 질환의 중증도에 따라 선택하게 된다. 경구투여는 편리하여 흔히 선택하는 방법이기는 하나 항균제의 흡수속도가 불충분하고 조직이나 혈액 내에 퍼지지 않는다. 어떤 항균제는 위산에 의해 쉽게 파괴되고 위장관으로 흡수되지 않는다. 어떤 항균제는 흡수된 후에 활성화되므로 대리약pro-drug으로 투여한다. 환자가 중하여 빠른 치료가 필요할 때는 흔히 정맥으로 투여한다. 임상현장에서 사용할 때 많은 약제가 경구형이 가능치 않다.
   용량과 빈도. 용량은 임상실험을 통한 약물동력학 결과를 근간으로 결정한다. 용량과 빈도의 변화는 환자에 따라, 예를 들어 노령층인가 혹은 간이나 신장질환이 있는가에 따라 결정한다. 어떤 항생제는 혈액이나 조직의 농도가 최고에 이를 때(예. aminoglycosides)에 약효가 가장 크고 다른 약물은 전체 부위에서 농도시간 곡선이 가장 높을 때(예. 페니실린과 세팔로스포린)에 가장 최대효과에 도달한다. 후자는 짧은 간격으로 자주 투여하여야 한다.

8. *약제가 감염부위에 도달하는가?* 항균제는 예상하는 미생물에게 작용할 만큼 긴 시간동안 충분한 농도로 의심되는 감염부위에 도달하여야 한다. 어떤 인체 부위(예. 뇌막염의 뇌척수액과 골수염의 뼈)는 특정 항생제는 도달하지 않는다. 이러 경우 항균제의 선택 폭은 더욱 좁아진다.

9. *약제를 선택할 때 환자의 제한점이 있는가?*
   연령과 성. 항균요법에서 환자의 연령과 성은 약의 선택과 용량 및 빈도에 영향을 준다. 어린이 특히 신생아는 항생제 용량 시간표가 조정되어야 한다. 어떤 약은 어린이과 임신기간의 사용을 피해야 한다. 신생아에 테트라사이클린tetracycline(치아와 연골에 침착)과 술폰아미드sulphonamides(황달 초래)가 이에 속한다. 노령층은 위산의 배출이 감소하여 경구 용량 사용 시 일부 항생제의 흡수가 증가한다. 또한 신장 기능의 감소와 노화로 약의 배설이 지연되고 간에서 약의 대사 활동이 저조할 수 있다.
   기존 질환. 환자의 다른 의료적 상태가 항균제의 용량과 선택에 영향을 준다. 신장기능이 저하된 환자는 용량과 빈도를 조정되거나 화합물이 신장에서 제거되는 것을 피하여야 한다. 특히 아미노글리코시드(예. 겐타마이신)과 글리코펩티드(예. 반코마이신)에서 특히 중요하다. 이런 약제는 적정 치료 농도가 독성 농도에 가깝다. 따라서 이러한 항생제는 약물관련 독성을 예방하기 위하여 치료 중에 간헐적으로 혈청농도를 측정하여야 한다. 투여 중 치료적 약제농도 감시가 필요한 대표적인 항균제는 아미노글리코시드와 글리코펩티드 및 플루시토신flucytosine이다. 페니실린이나 세팔로스포린은 거의 약물농도 감시가 필요하지 않다. 항균제의 농도와 빈도를 조정할 요구는 항균제의 치료 필요성을 다시 점검하는 기회이기도 한다.
   과거 질병력. 가능한 과민반응이나 다른 항균제 부작용이 있었으면 약 선택에 더욱 주의가 필요하다. 알레르기 반응은 같은 계열의 다른 항생제에서 나타날 수 있다. 그러나 통상적으로 다른 군에서 사용 가능한 약제를 선택할 수 있다.

10. *치료를 추적검사할 필요가 있는가?* 보다 중증 감염일 때 특히 생명을 위협하는 상태이면 환자가 항균요법에 효과가 있고 부작용을 피하기 위하여 세심한 약물 추적검사가 필요하다. 치료 반응은 보통 감염의 임상적 양상의 변화와 급성기 반응을 측정하는 요소(예. 백혈구 수와 C 반응reactive 단백질)의 변화로 판단한다. 보통 특정 항균요법의 개시와 증상의 호전 사이

에 시간이 필요하다. 특정 치료가 실패한 경우는 감염이 아니었거나 치료를 너무 늦게 시작하였거나 혹은 항균제를 잘못 선택하거나 용량과 경로가 틀린 경우 혹은 항생제 내성이 있어서 이다. 항균제에 반응이 없거나 혹은 원인미생물이 현재 항생제에 내성을 보이면 즉시 치료방법을 바꾸어야 한다. 새로운 진단정보가 필요하면 진단을 다시 고려하는 것이 의미가 있다.

11. *치료기간이 얼마나 필요한가?* 항균요법의 치료기간을 결정하는 것은 쉽지 않아서 단순하게 일반화시킬 수 없다. 많은 생명을 위협하는 중증감염을 위한 지침이 나와 있다. 그래도 최선의 선택인 지침이 있다 하더라도 치료에 대한 반응을 보아야 한다. 아주 중환을 치료할 때는 의사는 권장 치료법의 변화를 주고 주기적으로 진행과정을 평가하여야 한다. 환자의 상태가 지속적으로 호전되면 항생제를 정맥에서 경구으로 변경(단계를 낮추는 치료법step-down therapy)할 수 있다. 어떤 감염은 초기에 증상이 호전되어도 감염을 완전히 박멸(예. 포도알균혈증과 결핵)하기 위하여 수주 혹은 수개월 치료기간이 필요하다.

항균제의 혼합

항균제는 흔히 하나 이상의 추가 약제를 혼합하여 사용한다. 혼합 사용의 주된 이유는 중증 감염에서 예측요법 시에 항균제 효과의 범위를 증가시키기 위함이다. 일단 시작한 후에 의사는 진단미생물검사 결과에 의해 특정 원인미생물이 밝혀지고 항생제 감수성을 알게 되면 즉시 가능한 많은 추가 약제를 중지하어야 한다. 치료 중에·항균제 내성이 나타날 위험이 감지되는 상황에서 항균제의 혼합 사용으로 치료의 실패를 막을 수 있다(예. 결핵과 포도알균 감염). 또한 혼합요법으로 대부분 원인미생물에 혼합 효과를 기대할 수 있다. 대부분의 경우에 미생물의 다른 부위를 공략하는 두 종류의 항생제는 부가적 효과를 달성한다. 드물게 혼합효과는 각각의 효과의 합보다 크다(이를 '상승효과synergy' 라고 하며 장내구균 심내막염에만 의미가 있다). 간혹 제약회사에서 정해진 혼합약제를 제조하기도 하는데 항상 과학적 근거가 있는 것은 아니다. 고정된 혼합약제의 사용은 피하여야 한다.

예방적 항균제

감염을 예방하기 위하여 항균제를 처방하는 것을 '항생제 예방투여antibiotics prophylaxis' 라고 한다. 이 주제는 감염성질환의 예방과 관리(5장)에서 다룬다.

항균요법의 부작용

독성반응

독성 작용이 항상 용량에 따라 결정되는 것은 아니다. 어떤 경우는 회복 불가능하기도 한다. 또한 독성 작용이 환자의 면역체계에 따라 결정되는 것이 아니다. 통상적인 항세균제 중에서 아미노글리코시드와 글리코펩티드가 가장 독성 작용이 크다. 많은 항바이러스제와 전신 항진균제 및 항원충제 등은 심각한 독성이 있다.

과민반응

베타락탐계 항생제는 독성반응은 적으나 과민증이 보다 흔하다. 과민증은 단기 발진부터 심한 아나필락시스anaphylaxis까지 다양하다. 베타락탐 과민반응보다 더 흔한 것은 암피실린ampicillin/아목사실린amoxacillin 화합물 치료에서 나타나는 홍역같은 발진이다. 이는 진짜 과민반응이 아니고 다른 베타락탐계 약제와 교차반응이 나타나지 않는다. 과거 약물반응에 대해 조사할 때 이 둘을 세심하게 구별하여야 한다. 약물반응 과거력은 항생제의 희석액으로 피부반응검사를 하여 확인할 수 있다. 페니실린 계열 항생제에 과민반응을 보이는 환자의 약 10%에서 세팔로스포린에도 과민반응이 있다.
항생제 과민반응 과거력이 있는 환자는 다른 군의 항균제로 치료한다. 아주 드물기는 하나 다른 방법이 없을 경우 의료적 감독하에 항균제의 용량을 점차적으로 증가하여 과민반응의 감도를 줄일 수 있다.

생태적 영향

항균요법의 가장 흔한 부작용 중에 생태학적 결과는 흔히 무시된다. 항세균제 사용으로 토박이균과 진균무리 변화가 흔히 나타난다. 일반적으로 항세균제 작용 범위가 넓을수록 용량이 높을수록 치료기간이 길수록 생태적 부작용을 커진다. 많은 병원 환자에게 정맥주사로 광범위항생제의 치료 기간이 길어지는 동안 내성균주는 확실하게 생존 이점을 갖는다. 내재적으로 내성을 갖는 균종(예. 효모)는 생태학적 이점을 갖고 새로운 상태를 지배한다. 효모인 *Candida albicans*가 과잉 성장하여 나타나는 '아구창thrush'이나 칸디다증의 원인은 항생제요법이다. 환자 역시 항균제 내성을 획득한 세균주에 의해 집락화가 되며; 이러한 균주는 특히 병원 실무에서 흔하게 나타난다. 병원은 내성균주를 가장 많이 퍼뜨리는 온상이다. 항균제 내성으로 치료가 실패하고 감염관리 문제가 발생하며 제한된 치료적 선택으로 약제 비용이 증가한다.

토박이균인 소수 미생물이 과잉성장하면 질병을 초래할 수 있다. 항세균제 치료 후에 칸디다증이 흔한 이유로 바로 이 때문이다. 또한 항생제 관련 설사의 이유이기도 하다. 실제 병원 환자 중 가장 흔한 설사의 원인은 항균요법이다. 항생제 치료를 받는 환자에서 가장 심한 설사가 거짓막결장염pseudomembranous colitis으로 생명을 위협하는 상태이다. 이는 독소를 생성하는 *Clostridium difficile*의 과잉성장으로 인한다. 환자와 환자 간에 *C. difficile*의 전파로 인한 병원 유행이 보고된 바 있다.

4.3 항균제의 검사실 검사

학습목표

학습자는

- 항균제 선택에 필요한 검사실 검사 이용법을 알아야 한다.
- 항균요법의 추적감시 방법과 시기를 알아야 한다.

임상 진단검사는 항균제의 선택과 치료의 추적 감시에 중요한 역할을 한다.

감수성 검사

임상검사실에서 배양 가능한 미생물은 특정 항균제에 대한 감수성 또한 검사할 수 있다. 새로운 유형의 항생제 내성이 지속적으로 축적되고 퍼져나가므로 시간이 지남에 따라 예측 가능한 감수성 유형을 알 수 있는 종은 감소한다. 의료적으로 중요한 대부분 세균과 일부 진균의 임상 검체는 항균제 감수성 검사를 한다. 임상 검체에서 분리된, 감염의 원인이라고 의심되는 각각 균주는 세밀한 수준의 감수성을 확정하는 것이 이상적이다.

항균제 감수성을 확정하는 방법은 검사 항생제의 농도가 감소하는데 따른 검사 대상 미생물의 성장에 의존한다. 미생물의 성장을 거의 볼 수 없는 가장 낮은 농도를 최저억제농도minimun inhibitory concentration(MIC)라고 한다. 분리가 된 모든 의심되는 병원체에 대해 각각 관련 항생제를 대상으로 실시하는 MIC 검사는 노력이 많이 필요한 작업이다.

보다 수월하게 항균제 감수성 검사를 하는 것은 우무판(한천판)에 검사할 미생물을 자라게 하는 방법이다. 양을 알고 있는 검사할 항생제 종이판을 우무표본에 접종을 시키면 항생제가 주변 우무에 퍼져나가 미생물의 성장을 억제하는 구역이 생긴다(원반확산검사disk diffusion test). 그림 7과 같이 같은 판에 여러 약제를 검사할 수 있다. 접종 후에 성장이 억제된 구역과 내성을 나타내는 구역이 있다. MIC 검사는 감수성의 자세한 수준이 아주 중요한 감염성 심내막염이나 중성구저하 환자에게 적용한다.

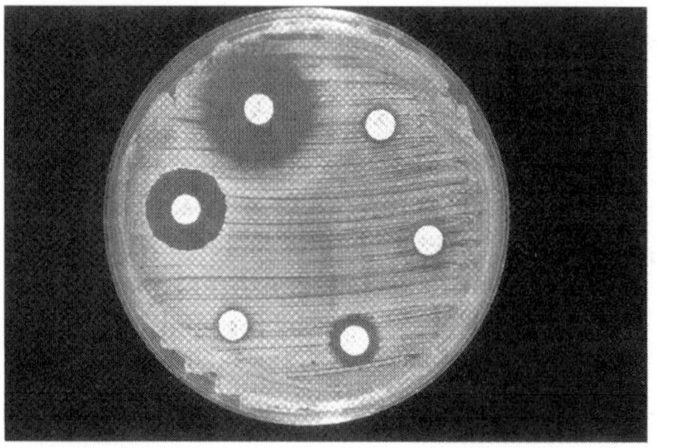

그림 7. 항균제 감수성 검사를 위한 원반확산검사

MIC 검사를 하고 나면 모든 세균이 어떤 수준에 사멸하는 가를 알기 위하여 여러 농도로 희석한 각각 검사관을 한천판에 접종시킨다. 세균의 성장이 일어나지 않는 가장 낮은 농도를 최저살균농도minimum bacteriocidal concentration(MBC)라고 한다. 만일 MIC와 MBC 사이에 폭넓은 한계가 있다면 문제인 약제에 대해 미생물이 내성tolerant이 있다고 한다.

전산화된 검사 기록으로 임상에서 분리된 장기간의 항생제 감수성 자료를 모아서 분석할 수 있다. 이 자료는 특수한 상황에서 항균제를 선택할 때 유용하게 이용되고 항균제 내성의 새로운 양상을 미리 경고할 수 있게 한다.

치료적 약물 추적

약물의 치료적 농도를 유지하고 독성 수준이 되지 않게 하기 위하여 특정 항균제의 농도를 주기적으로 평가할 필요가 있다. 흔히 대상이 되는 약제는 아미노글리코시드(예. 겐타마이신)과 글리코펩티드(예. 반코마이신) 및 플루시토신flucytosine이다. 보통 특정 용량을 투여한 전후에 즉시 혈액 채취를 하여 혈청에서 항균제의 농도를 측정한다. 이 결과는 최적 혈청 수준에 도달하기 위한 용량과 빈도를 조절하는데 사용한다. 항생제의 농도가 독성을 나타내는 범위이면 허용할 만한 치료 수준으로 떨어질 때까지 약을 즉시 중단한다.

4.4 항균제 내성

내성의 기전

학습목표

학습자는
- 항균제가 미생물에 작용하지 못하는 특성을 이해하여야 한다.
- 항균제 내성을 획득하는 과정을 알아야 한다.
- 내성의 발전을 최소화하는 전략을 알아야 한다.

항균제에 대한 내성[저항성]은 내재적이거나 획득하는 것이다. 내재적 내성은 미생물에 항균제의 표적 부위가 없거나 다른 양상 때문에 항상 그 약제에 대하여 내성을 갖는 것이다. 획득 내성은 전에는 문제인 약제에 미생물이 감수성이 있었다는 것이다. 후자의 내성은 우려가 되는데 왜냐하면 효과적인 항균제를 선택할 폭이 좁아지기 때문이다. 항생제 내성의 원론적인 의미는 바로 세균 감염 치료와 연결된다.

내성은 형질형이거나 유전형이다. 형질형 내성은 유전적으로 확정되지 않는다. 두 가지 유형이 있다: 세포벽이 없는 세균은 항생제에 지속적으로 노출되었어도 등삼투압isomolar 환경에서 생존(L-forms으로 알려짐); 그리고 지속균persisters; 항균요법의 시작 이후에도 초기 세균집단의 작은 부분이 존속한다. 지속균은 숙주가 정상 방어기전이 있을 때 성공적으로 박멸할 수 있다.

유전형 내성은 염색체나 플라스미드라고 불리는 염색체외 유전물질에 의해 내성 요소가 전달되는 것이다. 플라스미드는 세균 염색체와 별도로 복제할 수 있다. 작은 플라스미드는 하나의 세균세포 속에 여러 개가 존재할 수 있다.

염색체와 플라스미드에 재조합될 수 있는 유전자가 있다. 유전적 재조합은 빨리 변하는 항균제 환경에 효율적으로 적응하게 한다. 염색체와 다른 플라스미드의 재결합할 수 있는 능력이 있는 유전자 배열을 전위유전단위transposon라고 한다. 전위유전단위에 축적된 내성요소는 항균제 내성을 염색체적으로 부호화하여 먼저 플라스미드로 전파하고 다른 종으로 퍼진다.

항세균제에 대한 획득 내성은 네 가지 원리에 의한다(표 3 참조).

- 효소 중재
- 표적 부위의 변화
- 운반의 변화
- 대사경로의 변화

효소 중재 내성

항세균제를 불활성화시키는 효소의 생산은 후천적 항균제 내성의 가장 흔한 유형이다. 베타락탐계 약제와 아미노글리코시드 및 클로람페니콜chloramphenicol을 불활성화시키는 효소가 알려져 왔다. 베타락탐 고리를 가수분해하여 베타락탐계 항생제를 불활성화시키는 효소는 베타락타마아제β-lactamase이다. 이에 속하는 효소는 페니실린계열과 세팔로스포린계 혹은 두 계열을 모두 불활성화시킨다. 그람양성세균에서 베타락타마아제는 주변 배지로 확산된다. 그람음성세균은 원형질막주위공간periplasmic space에서 적은 양의 베타락타마아제를 만들고 농도가 가장 높다. 그람음성세균 외부 세포벽의 구멍단백porin은 소량의 베타락탐 약제가 원형질막주위공간에 도달하게 하고 베타락타마아제의 작용을 받게 한다. 이러한 효소의 생산은 지속적이고 본질적이며 다른 항생제의 존재 시 대치 혹은 교환되는-이른바 유발가능효소inducible enzyme이다. 베타락타마아제는 염색체 혹은 플라스미드에 기인한 효소이다. 아미노글리코시드는 아세틸전이효소acetyl transferase와 아데닐전이효소adenyl transferase 및 뉴클레오티딜전이효소nucleotidyl transferase인 세 군의 세균 효소에 의해 불활성화된다. 이는 플라스미드가 중재하는 효소이고 그람음성 막대균에 존재한다.

표적 부위의 변화

항생제가 결합하거나 주로 작용하는 세균 부위의 변화는 항생제 내성을 나타내는 또 다른 중요한 수단이다. 황색포도알균은 페니실린 결합 단백질이 변화하여 어떤 범위의 베타락탐 약제, flucloxacillin과 메치실린(내성균주를 메치실린내성포도알균 혹은 MRSA라고 칭한다)에 내성이 있다. 퀴노론제(예. 시프로프록사신cyprofroxacin)

에 염색체 내성을 나타내는 경우는 돌연변이 DNA gyrase의 생성 때문이다.

운반의 변화

어떤 항균제는 미생물의 표적 부위에 도달하기 위하여 세균의 능동운반체계를 이용한다. 아미노글리코시드의 경우 후천적 내성에 의해 미생물의 약제 흡수가 감소한다. 어떤 종에서 테트라시클린 내성은 세균세포의 능동운반이 증가해서 나타난다.

대사경로의 변화

대사경로에 적용하는 항균제는 대사경로가 변하는 내성유발 돌연변이에 취약하다. 예로 플라스미드가 중재하는 trimethoprim 내성이 있다.

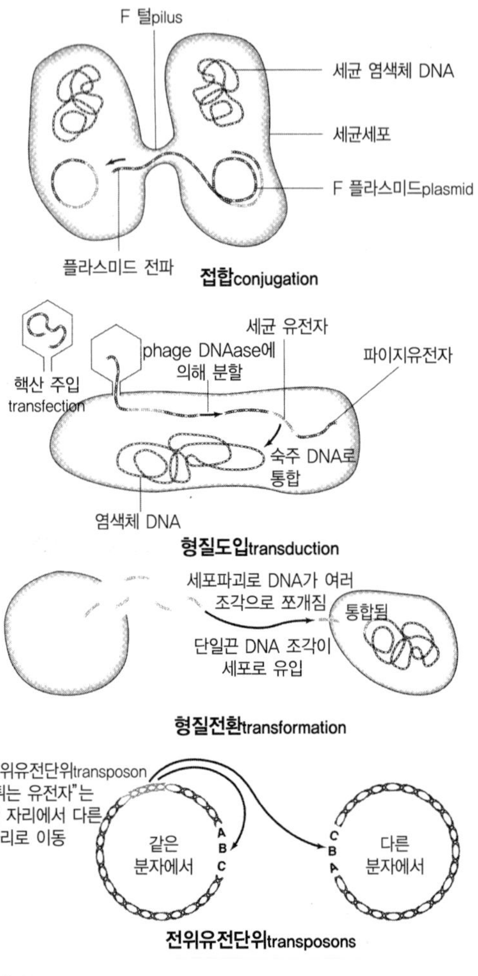

그림 8. 미생물 사이에 내성 전파의 기전

항균제 내성의 전파

항균제 내성을 만드는 초기 사건은 흔히 유전자의 돌연변이이다. 미생물의 복제 속도와 항균제의 도태효과에 대한 광범위한 노출과 내성 변종의 이어지는 변화에도 불구하고 새로운 유형의 후천적 내성은 놀랄 만큼 드물다. 후천적 항균제 내성이 그토록 빨리 퍼져나가는 이유는 환자 사이에서 지속적인 전파와 더불어 균주와 종 사이에 내성요소가 이동하는 세균의 능력 때문이다(그림 8). 이는 병원에서 상당히 빈번하게 발생한다.

접합conjugation

내성의 이동 수단인 접합은 특수화된 털pilus(F)을 통해 두 세균 간에 세포질이 연결된 것이며 이를 통해 플라스미드가 이동할 수 있다. 그람음성세균은 이러한 방법으로 유전물질을 교환할 수 있다.

형질도입transduction

그람양성세균의 경우에 형질도입 과정에서 박테리오파지로 알려진 바이러스 매개체에 의해 항균제 내성을 위한 유전자 부호화가 전파된다.

형질전환transformation

보다 드물게 인접한 미생물이 미생물의 분해과정에서 유리되는 맨naked DNA를 흡수한다. 이를 형질전환이라고 하고 유전물질을 이동하는 수단으로 아주 비효율적이다.

항균제 내성 관리

후천적 항균제 내성 때문에 기존에 유용하게 사용하는 항균제가 유용성을 잃고 있다는 것이 일반적인 우려이다. 내성문제를 감소시키려는 시도가 있었지만 내성의 순수한 감소와 유지는 아주 드물게 이루진다. 그럼에도 불구하고 약간의 주의로 새로운 후천적 내성이 퍼지는 시간을 연장할 수 있다.
대부분 항균제 내성을 위한 관리 전략의 원리는 내성 미생물의 성장 이점에 관한 요소를 감소시키는 것이다. 이러한 요소의 결합된 효과는 도태 압력이다. 이는:

- 불필요한 사용이나 과도한 사용기간을 피하기
- 국소적 사용을 피하기

- 고정된 혼합 사용을 피하기로 가능하다.

불필요한 사용과 과다한 사용기간

책임 있는 의사는 위에 언급한 선택 접근을 따라 불필요한 항균제의 사용을 피한다. 의사는 가능한 한도 내에서 의심되는 병원체에 적절한 좁은 범위의 단일한 항균제 사용을 목표로 하여야 한다. 항균제의 예방투여가 효과가 있다고 증명된 치료를 할 때만 항균제를 예방적으로 사용하여야 한다(5장 참조). 과도한 항생제의 장기 투여는, 특히 공식적이지 않은 예방투여는 피하여야 한다.

국부 약제

피부는 항균제 내성이 발달하는 중요한 부위이고 내성 균주가 쉽게 퍼진다. 국부 항세균제 사용을 정당화할 수 있는 경우는 아주 드물다. 각막염을 제외하고는 피부 표면이 포함된 감염은 전신적으로 치료하는 것이 바람직하다. 위장관으로 흡수되지 않는 항균제의 투여는 다른 형태의 국부적 사용이며 항균제의 내성을 증가시킨다.

고정된 혼합 사용

일부 항균제는 다른 약제와 함께 고정된 비율의 배합으로 사용하는데 이는 환자와 처방하는 의사에게 편리하다. 서로 다른 약제의 다른 약물동력학적 특성으로 혼합제의 구성 성분의 비가 모든 조직에서 유지되지 않는다. 고정된 혼합 사용은 감수성 결과를 알 때 불필요한 성분의 치료를 중단할 수 없다. 덧붙여 고정 혼합제제는 독성작용 및 다른 부작용을 증가시킬 수 있다(예. co-trimoxazole의 sulfamethoxazole).

제약회사

대형 제약회사는 항균제를 개발하고 생산하는데 막대한 투자를 한다. 15년 이내에 투자를 회수하여야 한다는 것이 명백한 규정이다. 제약산업의 활동이 항상 항생제의 도태 압박을 감소하기 위한 노력을 하지 않는다. 광고로 인하여 많은 의사에게 새로운 좀더 광범위 작용하는 항균제가 우수하다는 잘못된 믿음을 갖게 한다. 중한 감염에서 진단적 검사에 의존하는 원칙을 포기하고 이른바 간편한 광범위항생제를 선택한다. 개업의는 진단적 판단의 장점을 포기하여 결과적으로 항균제 내성이 나타난다.

임상의와 약국과 검사실은 항균제 내성을 관리하는 주된 역할을 한다. 약국과 미생물검사실은 협동으로 유용한 감시 정보를 제공할 수 있다.

많은 나라에서 가축이나 양식산업의 성장에 따라 항생제 사용을 허용한다. 퀴노론이나 글리코펩티드를 포함한 항생제의 사용으로 동물의 위장관에서 내성균주가 증가한다. 이로 인한 인간 집단이 처한 위험은 측정하기 어려우나 논쟁거리이다. 농업에서 항생제의 사용을 제한하는 국가가 증가하는 추세이다.

관련문항 짝짓기

다음은 미완성 문장의 목록이다:

1. 클로람페니콜의 작용 기전은
2. 아만티딘의 작용기전은
3. 세팔로스포린의 작용 기전은
4. 폴린의 작용 기전은
5. 항생제의 선택을 제한하는 요인은
6. 치료적 약물 감시가 필요한 경우는
7. 페니실린에 대한 획득 내성은
8. 겐타마이신에 대한 획득 내성은
9. 시프로프록사신의 획득 내성은
10. 세팔로스포린 내성의 전달은

아래 목록에서 위의 목록 중 가장 짝이 맞는 항목을 고르시오. 각 항목은 한 번 혹은 한 번 이상 아니면 해당 사항이 없을 수도 있다.

A. 획득 항생제 내성이다.
B. 확장된 범위의 베타-락타마아제로 인하여 생길 수 있다.
C. 바이러스 입자과 함께 세포 융합이다.
D. 겐타마이신 요법이다.
E. 효소가 작용하는 부위의 돌연변이로 인하여 발생한다.
F. 보통 베타-락타마아제 효소로 인하여 발생한다.
G. 약제 중재효소로 인한다.
H. 펩티도글리칸의 교차연결고리이다.
I. 단백질 합성이다.
J. 세포막의 스테롤이다.

짧은 답 문제

다음에 대해 간략히 기술하시오:

1. 베타락탐β-lactam 항생제의 작용 유형과 내성 기전
2. 진단미생물검사실에서 사용하는 통상적으로 분리되는 세균의 항균제 감수성을 검사하는 방법
3. 항균제를 사용할 때 중요한 부작용
4. 항생제 내성을 개선하는데 농업의 역할

구두시험

1. 항생제 처방시 가장 영향을 주는 항생제 획득 내성의 종류는 무엇인가?
2. 항생제 내성이 증가하는 문제에서 새로운 항세균제를 개발하는데 가능한 표적은 무엇인가?

관련문항 짝짓기

1. I:
클로랄페니콜은 단백질 합성을 억제한다. 획득 내성은 클로람페니콜 아세틸 전이효소가 중재한다.

2. C:
아만티딘은 바이러스의 세포 융합을 억제한다. 범세계적 독감에 대한 우려로 독감의 초기 치료에 아만티딘의 사용에 대한 관심이 증가하였다.

3. H:
세팔로스포린은 베타락탐 항생제로 세포벽의 형성과정에서 펩티도글리칸의 격자짜임을 억제한다. 세균이 분열할 때 가장 활발하게 작용한다.

4. J:
폴린polyenes은 항진균제로 진균 세포막의 스테롤sterol을 저해한다. 스테롤이 있는 일부 포유동물에게 나타나는 이 계열 약제와 관련한 독성이기도 하다.

5. A:
전세계적으로 획득 항생제 내성은 증가하는 항생제 선택의 문제이다. 효과적인 항생제를 사용하는데 문제가 되는 다른 중요한 요인은 국소 감염에 효과적인 약제의 선택과 경구 항생제에 환자의 수용도 및 신장기능 저하, 항생제 알레르기이다.

6. D:
약제 추적감시는 겐타마이신 요법에서 적용하는데 활성 약제가 치료적 활성 농도를 유지하면서 독성농도에 도달하지 않음을 확인하는 것이다.

7. F:
획득 페니실린 내성은 베타락탐 효소의 작용으로 나타난다. 광범위 베타-락타마아제의 작용이기는 하지만 내재적으로 벤질페니실린에 내성이 있는 그람음성 막대균에서 나타나기도 한다. 이 효소는, 아미노글리코시드 유사효소처럼 항생제에 다른 구성요소를 부가하기 보다는, 베타-락탐 고리를 파괴한다.

8. G:
겐타마이신 내성은 보통 약물변화효소로 인하는데 표적부위의 요소를 첨가하거나 누락시킴으로써 화합물 분자 구조를 변화한다.

9. E:
시프로후록사신cyprofloxacin 내성은 항생제가 작용하는 DNA gyrase 효소(topoisomerase) 부위에 변화가 생겨서이다. 세포벽이나 단백질 합성에 작용하지 않는다.

10. B:
전파되는 세팔로스포린 내성은 광범위 베타-락타마아제 군에 속하는 베타-락타마아제로 인하는데, 베타-락타마아제는 항생제 내성을 전파시킬 수 있는 플라스미드나 전위유전단위 transposon에 존재한다.

짧은 답 문제

1. 펩티도글리칸 격자짜임 과정을 억제하는 과정을 포함한다. 그리고 베타-락탐 고리의 가수분해를 기술한다. 베타-락타마아제 영역과 특성을 개략한다. 페니실린 결합 단백질과 메치실린methicillin 내성에 대해 언급한다.
2. 통제된 혹은 안 된 원판확산검사를 기술한다. 세균최저억제 및 살균농도를 설명한다. 두 접근법의 한계를 언급한다.
3. 독성과 알레르기 및 생태학적 효과를 포함한다. 환자와 미생물에게 생긴 영향을 조목조목 기술하고 각각에 나타난 결과를 포함한다.
4. 항생제 내성에 관한 농업의 역할은 논란의 여지가 있다. 특별한 예(예. 글리코펩티드-내성 장알균)를 들어 개략하고 산업에만 비난하기 어려움을 설명한다.

구두시험

1. 메치실린 내성 포도알균(MRSA)과 반코마이신에 간헐적으로 감수성이 있는 포도알균 및 반코마이신 내성 장알균(VRE)이 시속적으로 퍼지는 것을 언급하여야 할 필요가 있고 그람음성 막대균에서 다약제내성(광범위 베타-락타마아제와 아미노글리코시드-유사 효소)도 언급한다. 이러한 모

든 상황은 병원 실무에서 치료적 선택을 감소시킨다. 그러나 세계적 시각에서 보면 내성 결핵균*Mycobacterium tuberculosis*과 내성 장티푸스균*Salmonella typhi* 및 페니실린 내성 임질균*Neisseria gonorrhoeae*, 크롤르킨cloroquine 내성 열대성말라리아원충*Plasmodium falciparum*이 항생제를 선택할 때 큰 문제이다.

2. 세포벽이나 단백질 합성에 작용하는 현존하는 범위의 약제를 약간 변화하는 것은 현재 치료적 영향력을 극적으로 확장시킬 수 없다. 제약학적 개발자의 주목을 받는 많은 세균의 생물학적 독특한 특성이 있으며 특히 세포내 부호화 관련 화합물과 예정된 세포사망 억제제와 스트레스-기아반응 조절제가 가능한 대상이다. 균막biofilm 형 내부(예. 의료용품 관련 감염에서)에 있는 세균에 대해 효과적인 약제나 투과성-중재permeability-mediated 광범위 내성에 효과가 있는 약제에 대한 요구가 절실하다.

장 5

감염성질환의 예방과 관리

Prevention and control of infectious diseases

개 요

대부분 감염의 원인미생물과 항균화학요법을 발견하기 이전에도 감염성질환을 예방하는 우리의 능력이 있었다. 과거에 높은 사망률을 보이던 감염에 효과적인 치료방법이 소개됨에 따라 감염성질환을 예방하고자 하는 요구는 감소하였다. 그러나 항균제에 대한 내성과 새로운 감염성질환과 치료가 불가능한 감염성질환의 증가는 질병의 예방에 대한 관심을 새롭게 하였다. 예방법의 범위를 확대하고자 하는 압력이 증가하는데 특히 유행 상황에 적용하기 위하여 폭넓은 예방법이 필요하다.

5.1 예방과 관리

학습목표

학습자는

- 관리와 예방의 차이를 이해하여야 한다.
- 감염성질환의 병리과정과 예방 사이의 연결 고리를 이해하여야 한다.
- 감염을 예방하는데 사용하는 전략의 범위를 알아야 한다.
- 선택적 항생제를 예방 투여하는 시기를 알아야 한다.

치료적 중재에 대한 전문가의 선입견은 감염성질환의 예방에 대한 무지와 혼란을 초래하였다. 어떤 의사는 예방의학을 진단의학 및 치료의학보다 열등하다고 간주한다. 그들은 예방은 공공보건이나 감염관리 및 예방의학, 산업보건 영역 전문가의 책임이라고 생각한다. 1940년대에 시작한 항균제의 발견과 1950년대와 1960년대 발전으로 감염성질환의 퇴치가 임박하였다는 예측을 낳았다. 이러한 예측은 단지 희망사항임이 증명되었다. 현재 사용 가능한 항균제로 모든 새로운 미생물을 제거할 수 없다. 사람면역결핍바이러스Human immunodeficiency virus(HIV)가 대표적인 예이다(20장 참조). 새로운 항균제에 미생물의 지속적이고 가차없는 적응 속도는 흔한 감염의 치료에 사용하였던 약제의 선택을 어렵게 하고 어떤 경우(특히 다약제내성 결핵균 혹은 약제내성 말라리아)는 기존의 치료법으로 질환의 치료가 불가능하게 되었다. 많은 치료적 중재의 제한으로 예방법에 대한 새로운 관심을 유도하였다.

발병기전과 예방

과거에 전염병을 예방하기 위하여 사용한 방법은 시행착오 과정을 통하여 서서히 발전하였다. 오늘날 예방적 전략의 틀은 감염의 병리적 과정에 대한 기계적인 자세한 이해를 기초한 좀더 사려깊은 과정에 기초한다. 이 과정의 실무적 목적(2장 참조)은 세 가지 전략으로 구분된다.

1. 감염체infective agent에 노출
2. 임상적 질환의 성립
3. 감염체의 이차적 전염dissemination

노출의 예방

개인이나 전체 지역사회 차원에서 노력하는 전략으로 감염성질환의 원인이 되는 미생물의 초기획득initial acquisition을 예방할 수 있다. 지역사회 전반에 걸친 활동은 지역사회와 공공보건 담당자의 책임과 근원source의 제거 및 전파transmission의 차단(예를 들어 매개곤충관리 insect vector control), 어느 것도 가능하지 않을 경우에 격리isolation하는 것이다. 감염의 미생물인자와 직면하는 각 시점을 물리적이나 화학적 혹은 절차적 방법으로 차단하는 것은 감염의 방벽이 될 수 있다. 그러나 어떤 예방책도 100% 완벽하지 않다. 확실한 예방효과가 필요할 때 흔히 여러 방책을 사용한다.

질환의 성립 예방

만약 미생물 병원체에 노출되는 것을 예방하는 것이 어렵거나 너무 늦었다면 감염의 합병증이나 임상적 예후를 피하기 위하여 적절한 선행치료를 시작하는 것이 가능하다(예. 세균성 심내막염의 예방). 이는 이환과 사망을 예방하는 것이고 질환관리라고 표현할 수 있다.

질환의 전파 예방

감염된 환자의 몸에서 미생물 병원체가 나오는 부분을 표적으로 하는 예방적 중재는 지표인 환자에게 이익이 아니지만 접촉체에게 질환의 전파를 차단할 수 있다. 오염된 임상 폐기물의 안전한 폐기는 감염관리에 중요한 부분이다. 모든 감염병이 전파되는 것은 아니어서(예. 많은 병원감염과 수막알균 패혈증) 이 경우 방어적 방법으로 이차적 전파를 예방하지 못한다.

감염예방의 전략

공공보건대책

항균요법이 인구집단에서 감염을 다루는 가장 효과적인 수단이 아니다. 차라리 감염성질환의 전반적 부담에 보다 큰 영향을 끼쳤던 것은 청결한 식수와 믿을 만한 하수관리와 매개동물관리이다. 대부분 선진국에서 실시하는 쉽게 전파되는 질환에 대응한 폭넓은 예방접종은 감염의 발생을 감소하는데 기여하였다.

안전한 식수

하수는 일반적으로 폐기되어 강이나 바다와 같은 자연의 수자원으로 배출된다. 하수와 식수를 분리하는 것은 장감염enteric infection을 예방하는데 유일한 가장 효과적인 수단일 것이다. 일반적으로 인간이 섭취하기에 적절한 식수는 침전sedimentation과 여과filtration 및 염소소독chlorination의 통합과정을 통해 정수되고 사람이 섭취하기 적절한 상태가 된다. 많은 나라에게 식수 표준에 대한 법규가 있다. 안전한 식수의 제공은 나머지 세계인구를 위한 중요하고 긴급한 문제이다.

안전한 식품연쇄망food chain

이론적으로 동물 접촉으로 인한 감염(인수공통감염 zoonotic infection)은 해당 동물과 접촉을 피하여 예방할 수 있다. 그러나 농업종사자나 수의사 및 애완동물 주인 등 위험에 노출되는 사람은 접촉을 피하는 것이 불가능하다. 공급된 식품이 오염된다면 감염의 위험이 증가할 수 있다. 결핵이나 브루셀라증brucellosis 질환이 없는 가축으로 관리하는 것은 인수공통질환의 감염원을 제거하지만 식품매개감염food-borne infection을 예방하기 위하여서는 처음 생산부터 섭취까지의 각 시점에서 식품을 방어(안전한 식품연쇄망)하여야 한다. 이는 제조과정과 포장 및 안전준비, 조리, 보관에 부패spoilage가 발생하지 않는 기술을 적용해야 한다. 냉장과 통조림 및 병 보관 등 식품을 안전하게 보존하는 많은 방법이 있고 소금이나 설탕 및 식초와 같은 보존제를 사용한다. 바로 준비한 신선한 식료품을 섭취하던 식생활이 먼 곳에서 약간의 보존제를 사용한 포장된 간편한 식품을 섭취하는 식생활로 변화된 것은 식품매개 병원체에게 폭넓은 기회를 제공하는 것이다. 즉석식품 직판장에서 빨리 준비된 식품을 많이 이용함에 따라 소비자는 식품매개 감염의 위험이 증가하는데 이는 조리시간이 위장관 병원체를 파괴하기에 부족하기 때문이다.

매개체 질환에 대처

많은 질환은 생물 매개체 혹은 무생물 매개체로 전파된다. 무생물 대상은 청결하게 할 수 있으나(아래 참조), 생물 매개체는 다양한 대상에 따라 예방 중재가 달라진다. 특히 곤충은 따뜻한 기온에서 감염성질환을 전파에 중요한 역할을 한다. 곤충 매개체를 박멸하거나 곤충이 인체 표면에 접촉하지 않도록 하는 것이 감염을 예방하는데 효과적인 방법이다(예. 모기장과 말라리아).

개인위생과 전문적 위생

공공보건과 지역사회 보건이 지역사회 내의 질환 예방 전략을 감독하고 감시하지만 방법을 수행하는 것은 전적으로 그 지역사회의 다른 구성원의 책임이다. 예를 들어 정수기사와 하수처리업무 및 농부와 요식업 보조자 모두 감염을 예방하는데 도움이 된다. 효과적인 예방은 개인 씻기 위생과 식품준비와 저장기술과 책임있는 성행위 등 기본적인 예방법 내에서 지역사회의 모든 구성원의 교육을 필요로 한다.

일단 감염이 지역사회에 진입하게 되면 위에 언급한 방법은 더 이상 적절하지 않다. 분리나 격리(한때 검역

quarantine이라고 함)로 인한 문제를 포함한 추가적 공공 보건 시도가 필요하겠다. 전염성질환이 있는 환자는 보통 질환기간 동안 감수성이 있는 대상과 비감염인으로부터 물리적으로 격리하여 치료한다. '격리' 라는 용어는 표준지침과 추가적 감염관리 수단을 포함하는 개념으로 대치되고 있다. 추가적 수단은 감염의 위험에 따라 다르고 표준지침은 모든 임상 현장에서 적용하는 것이다. 표준지침은 일반 환자 치료의 일부분이 되어야 하는 위생적 수단을 모두 포함하는데, 예를 들어 환자와 접촉 후 적절한 손씻기 등이다. 환자가 더 이상 감염 위해가 없을 때나 지역사회에 이미 성립된 경우는 추가적 감염관리 수단을 적용하는 것이 의미가 없다.

예방접종

감염과 투쟁하기 위한 인간면역체계의 활용은 질환의 세균설보다 먼저 이루어졌다. 마마바이러스poxvirus가 인체감염의 원인임을 발견하고 적용하기 이전에 우두바이러스vaccinia virus(소우두의 원인과 유사)를 천연두smallpox의 예방에 폭넓게 사용하였다. 세균설의 초기 주창자가 주장한 전염성질환의 병리과정에 대한 숙고에 의하여 질환을 예방하고 치료하는 면역기반immuno-based 전략(각각 면역예방법immunoprophylaxis과 면역치료immuno therapy)이 유도되었다. 많은 나라에서 어떤 예방접종을 언제 어떤 환경에서 실시하여야 하는지에 대한 자세한 예방접종 목록을 가지고 있다.

백신의 종류

세이빈 회백질척수염 백신Sabin polio vaccine같은 백신은 생균바이러스를 이용하여 방어적 면역반응을 자극하는 것이다. 이것은 의도적으로 대상에게 조제한 바이러스 균주를 노출시키는데 이 경우는 병원능력을 잃은 바이러스의 변종: 약독화시킨 생백신에 노출시킨 것이다. 다른 예는 홍역바이러스와 *Mycobacterium tuberculosis*의 BCGbacilli Calmette-Guerin 균주이다. 생백신은 매우 효과적인 면역원immunogen으로 오래 지속하는 방어면역protective immunity을 생산한다.

질환을 초래하는 모든 미생물을 안전하고 비병원성인 균주로 독성을 약화시킬 수 있는 것은 아니다. 어떤 백신은 문제의 미생물을 죽여서 만든다. 이러한 백신(예. 백일해pertussis와 파상풍tetanus 및 디프테리아diphteria)은 간혹 면역원성이 아니고 방어적 면역을 생성하기 위하여 일정기간 여러 용량이 필요하기도 하다. 방어적 효과가 시간 경과로 사라져서 나중에 추가 용량이 필요하기도 하다. 분자생물학의 발전은 질환의 원인이 되는 미생물의 구체적 요소를 밝히는 방향으로 움직인다. 어떤 경우는 유전공학을 이용하여 질환을 일으키지 않고 방어적 면역을 자극하는 미생물 구성요소를 대량생산하여 가능하다(B형간염hepatitis B 백신). 이러한 백신을 아단위백신subunit vaccine이라고 한다.

이상적으로 방어적 면역으로 발전하기 위하여 감염체에 노출되기 전에 예방접종immunisation을 실시하여야 한다. 그러나 불가항력적으로 효과적 획득면역이 없는 상태에서 노출이 생길 수 있다. 이러한 경우에 정제항체purified antibodies(면역혈청immune serum)를 특정 질환에 노출된 고위험 대상에게 투여한다. B형간염과 광견병rabies 및 파상풍, 수두varicella가 이에 해당한다.

예방접종 계획

대부분 선진국에서 실시하는 예방접종은 다음 질환을 위한 백신을 포함한다:

- 회백질척수염polio
- 디프테리아diphteria
- 백일해pertussis
- 파상풍tetanus
- 풍진rubella
- 볼거리mumps
- 홍역measles
- 인플루엔자균*Haemophilus influenzae*

다음 질환은 일부 국가나 고위험집단에게 선택적으로 실시한다:

- B형간염
- 결핵tuberculosis

질환 유형이나 보건 지출에 따라 예방접종 계획은 내용과 유형에 큰 차이가 있게 된다. 일반적으로 백신은 가능한 재원과 인적자원이 있으면 중요한 위험집단을 대상으로 실시할 수 있다. 사망이나 심각한 상병이 예상되고 중요한 사회경제적 영향을 초래하는 감염을 상당한 부분 예방할 수 있다는 긍정적인 측면이 있다면 예방접종을 고려하여야 한다.

예방화학요법

예방화학요법을 위해 항균제를 예방적 의미로 사용할

수 있다. 이것은 통상적으로 감염의 근원이나 전파단계에서 감염을 제거하는 것은 아니지만 미생물의 무균조직의 침투나 이차적 확산을 방해한다. 예방적 투여에 선택되는 약제는 되도록이면 하나의 미생물체를 목표로 하여야 한다. 다양한 종이 예상되면 예방요법은 기대되는 가장 일반적인 미생물체를 대상으로 하여야 한다. 이상적으로 선택된 항균제는 예상되는 미생물에 작용하여야 하고 독성이 없고 가격이 저렴하여야 한다.

많은 환자에서 정규적으로 예방적 항균제를 사용하고자 하는 필요에 의해 다양한 여러 예방적 투약계획서가 만들어졌다. 특정 투약계획서는 제대로 수행된 임상실험 clinical trial의 결과를 기초로 하여 환자군에게 적용하여야 한다. 대부분 요법은 다음과 같은 특징이 있다:

- 투여한 항균제는 위험이 가장 클 동안, 예 외과적 시술 중에, 관련된 조직의 농도가 최고에 도달하여야 하며
- 예방요법은 시술 후 24시간 이상 지속하지 않으며
- 예방적 항균제는 동일 환자의 추후 감염과 다른 감염의 치료에 사용하지 않는다.

외과적 실무에서 흔한 항생제 예방요법이란 전투약 premedication과 마취를 유도하는 시간에 투여하는 일회용량만을 의미한다. 외과 환자에게 예방화학요법이 필요한 기본적 두 이유는:

- 심하게 오염된 점막을 포함하는 시술로 인해 수술동안 미생물 오염의 위험이 클 때(예. 대장수술)
- 무균 인공삽입물prosthetic device(예. 인공심장판막 prosthetic heart valve이나 고관절대치hip replacement)을 사용할 때 심부감염deep infection을 유발하는 미생물의 접종inoculum 규모를 감소하기 위함이다.

수술에 앞서 감염이 있는 환자(예. 심부농양deep abscess이나 복합골절compound fracture)는 수술을 시작하기 전에 효과적 항균제 화학요법이 필요하다. 이는 예방적 투여가 아니고 시술 후에 즉시 중지하여야 하지도 않는다.

5.2 병원에서 감염예방

학습목표

학습자는

- 병원 환경에서 증가한 감염의 위험을 인지하여야 한다.
- 병원감염의 위험을 최소화하는 전략을 알아야 한다.

병원은 감염이 있는 환자가 더 많은 집단과 감염의 위험에 취약한 사람이 많은 집단으로 이루어진다. 병원종사자는 잠재적인 미생물의 위험으로부터 병원환자의 직접 접하는 환경을 보호하여야 할 특별한 책임이 있다.

손위생

병원에서 간호사와 의사의 손이 환자 사이의 감염 전파에 중요한 도구가 된다는 것은 잘 알려져 있다(그림 9).

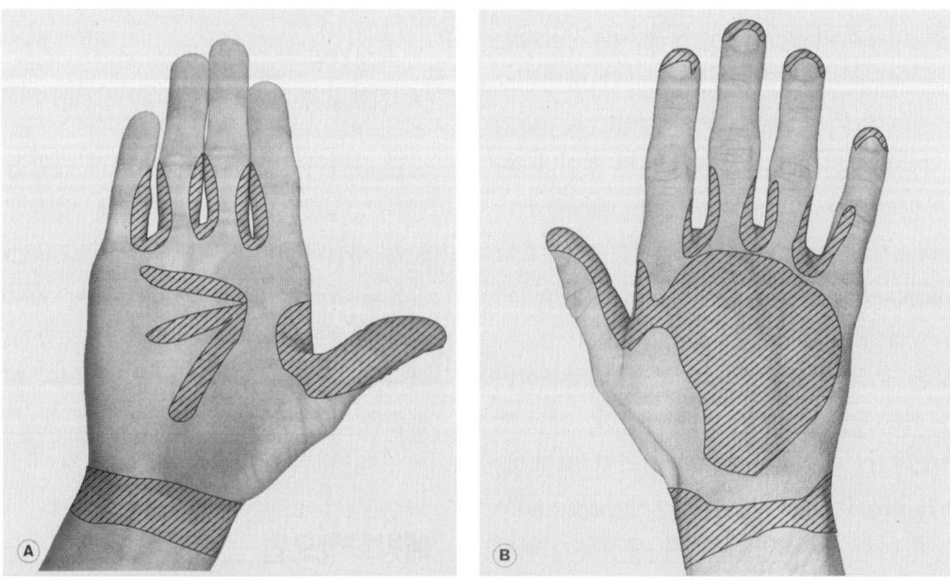

그림 9. 손바닥(A)과 손등(B)에서 특히 미생물이 많이 정착할 수 있는 부위

간단한 손위생 기술이 병원감염hospital acquired infection을 예방하는데 가장 효과적인 방법 중 하나이다. 따라서 의료종사자의 절반 미만만이 환자와 접촉하고 손을 씻는다는 사실은 놀라우며, 여러 조사에서 반복적으로 나타난 결과에서 의료종사자의 모든 집단 중 의사직이 가장 저조한 기록을 보여 준다는 것이다.

손씻는 방법에는 크게 두 유형이 있는데: 외과적 세정scrub(소독제를 사용하여 수 분동안 손목과 손의 모든 표면을 체계적으로 씻고 멸균수건으로 건조한 후 멸균장갑을 착용)과 표준씻기(소독제를 이용하여 10~20초간 손 표면을 씻고 세심하게 건조시키는 것)이다. 외과적 세정은 무균조직이나 멸균물품을 다룰 때 실시한다. 환자와 환자의 체액과 물리적으로 접촉한 전후에 표준 병원손씻기를 실시하여야 한다. 한 개인이 한번 손씻기를 실천하지 않는 것은 수일 동안 여러 직원 합동한 수고를 망치게 된다. 근래에 병원직원의 손씻기를 위하여 알코올 겔gel과 알코올 손씻기hand rub가 널리 통용된다. 이러한 겔이 표준 병원손씻기를 완전 대치할 수 있는 것은 아니다. 즉 피부를 보호하기 위한 다른 위생방법과 더불어 장갑을 착용하는 등 손씻기를 대체하는 방법에도 정규적으로 손세척이 필요하다는 것이다.

환자의 체표면

외과적 상처와 점막처럼 심하게 집락화된 부위에서 나오는 감염물질의 전파는 물리적 접촉을 피하므로 예방할 수 있다. 이는 손상 부위를 단순히 덮어 가려주면 된다(예. 외과적 상처의 치료). 환자가 적절한 기준의 개인위생을 유지할 수 없으므로 허약한 환자를 치료할 때 간호와 의사직원은 높은 수준의 전문적 및 개인위생을 지켜야 한다. 환자의 대변과 체액을 감염성이 있는 것으로 간주하고 다룰 때 주의하여야 한다.

소 독

화학적이나 물리적 수단을 이용하여 질환을 유발하는 미생물을 제거하는 것을 의미한다(표 4). 몸과 근처의 무생물 표면 위에 있는 미생물을 죽이므로 감염의 가능성을 감소시킨다. 오염제거의 수준은 소독제의 치사 수준에 오염된 미생물의 노출기간에 달려 있다(미생물의 부분상수는 시간단위로 죽게 되어 수적인 감소는 대수적이다).

화학적 소독제

대부분 소독제는 독성이 너무 강해서 전신적 항균화학요법을 사용할 수 없지만 일부 소독제는 체표면과 무생물 환경에서 미생물을 제거하는데 유용하다. 체표면에 사용하는 소독제는 피부소독제antiseptics라고 한다. 선택할 소독제를 범위는 크지만 실제 통상적으로 사용하는 것에 대해서만 알면 된다.

Chlorhexidine과 povidone iodine은 흔히 병원에서 손위생(세정scrub 혹은 손씻기)과 피부절개부위 소독에 사용한다. Chlorhexidine은 diphenyl 소독제로서 넓은 범위의 미생물에 작용한다. 사용 후에 피부에 소독력이 남아서 일부 세균 종에 대해 지속적으로 작용한다. Povidone iodine은 요오드계iodophor 화합물이다. 이는 항균 성능이 있는 활성 요오드iodine를 유리한다. 액체 iodine보다 활성이 크고 알레르기반응이 적다. 알코올은 단독으로 혹은 다른 약제와 함께 표면 소독제로 사용한다. 수용액의 아이소프로필isoprophyl 알코올은 흔히 사용하는 알코올소독제 중 가장 효과가 있다. 알코올을 피부소독에 사용할 때는 최대한 효과를 내기 위해 표면이 건조하기까지 기다려야 한다. 알데히드aldehyde 화합물은 모두 세균과 곰팡이 및 바이러스, 세균포자에 효과가 있다. 직접 인체 조직에 사용하기에는 독성이 크지만 깨지기 쉬운 기구의 오염 제거에 사용한다(glutaraldehyde 용액 혹은

표 4. 통상적 소독제의 용도

용도	소독제	유 형	주의사항
손위생, 체표면	클로르헥시딘chlorhexidine	이페닐기diphenyl	–
	포비돈 요오드povidone iodine	요오드포iodophor	알레르기 위험
	이소프로필알코올isoprophyl alcohol	알코올alcohol	체온손실diathermy 위험
의료기구	글루타알데히드glutaraldehyde	알데히드aldehyde	호흡기 자극
병원, 의원 환경	페놀액phenol solution	페놀phenol	피부접촉 금지
	차아염소산염hypochlorite	할로겐halogen	금속 부식성

formaldehyde 증기). 또 인체에 사용하기에 독성이 너무 큰 다른 소독제에 페놀계소독제phenolic disinfectant가 있다. 항균력이 광범위하며 병원입원실의 엎질러진 오염물에 사용한다.

저온살균pasteurisation

저온살균과정으로 액체를 소독할 때 열을 이용한다. 이는 증식형 세균을 죽일 수 있는 100℃ 이하의 온도에서 액체에 열을 가하는 것이다. 온도에 따라 가열하는 시간이 달라지는데: 63℃에는 30분 동안, 71℃에는 30초이다. 저온살균은 우유를 통해 감염이 전파되는 것을 예방하기 위하여 우유소독에 사용한다.

멸균sterilisation

멸균:

- 모든 살아있는 미생물을 제거하는 것이고
- 대부분 화학적 소독제로 멸균을 할 수 없다.

멸균된 외과 기구를 제공하는 것은 현대 외과적 실무에서 이룬 핵심적 성과 중 하나이다. 외과적 진료를 하는 모든 병원은 멸균과 수술장 포장과 다른 외과적 도구를 담당하는 특별한 부서가 있는데: 이 부서를 중앙공급실 central/theatre sterile supply department(CSSD/TSSD)이라고 부른다. 멸균상태를 만드는 가장 흔한 방법은 미생물 단백질의 변성시키는 열을 이용하는 방법이다. 상당한 고열에 장시간 노출시키지 않는 한 건열은 상대적으로 비효과적이다. 건열 방법은 유리제품이나 다른 고체 용품에 적절하다. 습열은 고압멸균기autoclave를 사용하는 방법인데 100℃ 이상의 온도를 얻기 위하여 압력을 가한 증기를 이용하는 것이다. 증기는 침투성이 강한 부하로 적절한 투과가 가능하다. 불활성 표면에 증기의 응결로 인한 압력의 저하는 추가적 증기의 부분유입을 초래하고 결과적으로 고압멸균기 작업량 전체에 열이 효율적인 분포되게 한다. 고압멸균기의 성능은 장치 내 온도를 측정하고 원하는 온도에 도달하면 영원히 색이 변하는 열에 민감한 띠를 이용하여 점검한다. 인간해면뇌병증human spongiform encephalopathies(예, Creuzfeldt-Jakob disease)의 프리온prion 인자에 오염된 것으로 생각되는 재사용하는 수술도구의 소독에는 훨씬 고온의 반복된 멸균과정과 나트륨수산화물sodium hydroxide으로 사전 처치가 필요할 것이다.

멸균을 하기 위한 그 외의 물리적 방법에는 자외선과 이온화방사선ionising radiation 및 상당히 작은 구멍으로 된 막을 이용한 여과법이 있다.

5.3 집단발생과 유행

학습목표

학습자는

- 유행을 인지하는 방법을 알아야 한다.
- 병원과 지역사회의 유행에 대처하는 방법을 알아야 한다.

인간 집단에서 감염성질환의 발생을 기술하는 정확한 용어로 사용하지 않는 한, '유행epidemic'과 '돌발outbreak'의 두 용어는 의료전문직에 의해 부정확하게 혼동하여 사용된다. 현성 사례 군집을 정확하게 하기 위하여 시간과 공간에 발생하는 따른 군집으로 해석하여야 한다. 지역신문에 보고된 의심되는 돌발사례는 구체적인 시간과 지역의 집적성으로 좀더 정확하게 기술된다. 이것은 언론계의 돌발사례를 전문가가 역학적 사건으로 인지하는 약간의 차이이다. 유행epidemic은 주어진 전염성질환이 특정 집단에서 통상 수준보다 더 많이 발생한 것이다. 만일 같은 질환이 약간 변동의 비율과 지속한다면 이를 토착성endemic이라고 한다. 유행의 발생은 존재하는 예방적 수단이 적절하지 않다는 것을 나타내며 추가 조치가 필요하다는 지표로 삼는다. 일반적으로 아래의 접근 전략을 고려하여야 한다:

1. 정확한 임상적 진단과 사례 기준
2. 미생물 원인의 분리
3. 예비 감시자료로 유행의 확정: 시작 시간과 각 사례의 개인적 상세 정보 및 지리적 위치에 대한 정보 수집
4. 실무가설의 도출: 가능한 원인과 근원 및 전파 수단
5. 중재: 근원을 제거하고 전파를 차단
6. 감시체계: 수행한 활동의 효과를 측정하고 이러한 활동의 조정할 필요를 제시

시간에 따른 사례의 빈도 막대그래프histogram를 그리는 것이 유용하다. 이는 '유행 곡선epidemic curve'을 나타내고 감염의 잠복기에 대한 단서(만일 알려져 있지 않다면)와 이차 전파의 존재를 제공한다(때로 '만연 propagation'이라고도 함).

지역사회 군집 사례

지역사회에서 유행이 발생하면 통상적으로 공공보건의사가 상황을 조정한다. 아래에 기술할 어떤 관리와 예방법을 단독으로 혹은 복합적으로 적용한다. 예를 들어 환경에서 감염의 근원을 평가하고 매개체 관리를 적용하고 사례를 치료하고 격리하며 주변 지역사회 구성원은 예방접종을 하며 고위험집단에 예방화학요법을 실시한다. 유행이 관리되고 나면 기존의 요소와 이의 발생에 기여한 요소를 검토하여야 한다. 이러한 요소에는 물 공급과 하수관리 혹은 과밀한 주거가 포함된다.

해결방법은 국가와 국가 간에 다양하다. 일반적으로 단서가 되는 개인은 다른 보건의료종사자와 공공보건기관과 연결된다. 그 개인은 지역사회에서 감염성질환의 감시체계 구축에 책임이 있다. 감시체계에 관여하는 사람은 개업의에서 나온 자료를 분석하고 모아서 평가하고 자료를 지역이나 국제 감시체계 데이터베이스에 포함시키기 위해 유포한다.

병원 군집 사례

특정 시간과 공간에 따라 병원감염 군집 사례가 발생하면 감염관리팀이 대응을 한다. 많은 나라에서 감염관리팀은 의사(보통 미생물학자나 감염성질환 의사)와 병원감염관리에 전문가 교육을 받은 간호사(감염관리간호사 infection control practitioner)이다. 팀의 기능은 병원환자에서 감염을 봉쇄하고 예방하는 것이다. 미국에서는 보통 감염성질환에 훈련을 받은 병원역학자와 감염관리간호사 팀이 감염관리를 한다. 특히 병원감염(nosocomial infection)의 지속적 감시체계 구축에 치중한다.

일반 대중매체의 '돌발outbreak'과 '유행epidemic'의 부정확한 용어 사용으로 사건이 극화되어 힘든 상황에 혼돈이 더 가중된다. 병원의 돌발감염에 대하여 대중매체는 집중적 관심을 갖는다. 매체를 다루는 경험이 있는 대변인이 요약한 일정보고는 심각한 병원감염 문제를 관리하는데 중요한 측면이다.

관련문항 짝짓기

다음은 미완성 문장의 목록이다:

1. Chemoprophylaxis
2. Chlorhexdine
3. Glutaraldehyde
4. 손씻기
5. Hapatitis B vaccine
6. Measles vaccine
7. Polio vaccine
8. Drinking water의 purification

아래 목록에서 위의 목록 중 가장 짝이 맞는 항목을 고르시오. 각 항목은 한 번 혹은 한 번 이상 아니면 해당사항이 없을 수도 있다.

A. 약독화된 생백신이다.
B. 아단위subunit 예방접종이다.
C. 약독화시킨 형과 사균형이 가능하다.
D. 보통 병원 소독제로 사용하나 피부소독제antiseptics는 아니다.
E. 보통 피부소독제로 사용한다.
F. 독자적으로 지역사회 감염을 예방하기 위한 가장 효과적인 수단이다.
G. 독자적으로 병원감염을 예방하기 위한 가장 효과적인 수단이다.
H. 외과적 시술동안 항생제 농도가 정점에 이르어야 한다.

짧은 답 문제

다음에 대해 간략히 기술하시오:

1. 음식이 질환의 원인이 되는 미생물에 오염되는 시점은 언제이고 발생을 예방하는 방법
2. 감염성질환의 맥락에서 '격리isolation'는 무엇을 의미하는가?
3. 임상 실무에서 오염 제거의 물리적 방법은 어떻게 작용하고 적용 원리는 무엇인가?
4. 변종 Creuzfeldt-Jakob병의 관리에서 외과 기구의 소독

구두시험

1. 감염을 예방하는 방법 중 단독으로 효과가 가장 큰 방법은 무엇인가?
2. 만일 포도알균 상처감염의 유행이 의심된다면 무엇을 할 것인가?

관련문항 짝짓기

1. H:
예방적 항생제antibiotic prophylaxis는 창상감염 예방을 위해 무균적 기법과 국소 피부 소독과 더불어 복합적으로 적용한다. 사전투약과 더불어 투입하여 시술하는 동안 조직에서 항생제의 최고 수준이 유지되도록 하는 것이 목적이다.

2. E:
클로르헥시딘chlorhexidine은 독성이 적은 피부소독제로 병원에서 널리 사용한다. 따라서 이는 피부소독제의 한 종류이다.

3. D:
글루타르알데히드glutaraldehyde는 강력한 소독제이어서 피부소독제로는 너무 자극적이다. 외과기구의 강한소독high-level disinfectant에 광범위하게 사용한다.

4. G:
병원감염은 직원의 손에 의해 쉽게 전파되므로 손씻기와 다른 손위생 방법은 병원감염을 예방하는데 막대한 기여를 한다. 이의 근거는 인정하지 않을 수 없다. 방법은 간단하지만, 간단한 손씻기의 실천률도 절대로 100%에 이르지 않고 많은 임상현장에서 아주 부진하다.

5. B:
B형간염 예방접종은 B형간염 바이러스 표면 항체를 정제하여 만든다. 따라서 이는 아단위subunit 백신이다.

6. A:
홍역 백신은 홍역 바이러스를 생약독화live attenuated 시켜서 만든다. 생백신이므로 백신의 생산과 투여과정에 냉장상태cold chain를 유지하여야 한다.

7. C:
소아마비 백신은 생약독화백신liveattenuated vaccine(Sabin)과 사백신killed vaccine(Salk)이 있다. 두 유형 모두가 질환 예방에 효과가 있어 어떤 백신을 선택하는가는 아직 쟁점 사항이다.

8. F:
지난 2세기 동안 청결한 식수를 제공하는 것 하나만으로도 공공보건에 기여하는 바가 컸었다. 마시기에 적합한 물 공급의 정수와 운반과정이 복잡하지만 가장 중요한 개념은 하수와 식수를 분리하는 것이다. 지구상 인구 중 많은 집단이 아직 이러한 기본 자원의 혜택을 받지 못한다.

짧은 답 문제

1. 답변은 생재료에서 소비까지 식품 생산의 경로에 대한 이해를 담아야 한다. 아마도 삽화를 곁들인 흐름도 같은 체계적 접근은 주요한 예방적 방법의 누락을 피하는데 도움이 될 것이다.
2. 전파를 차단하는 용어로 설명한다. 다른 여러 격리의 종류를 기술하고, 임상 실무에서 무엇을 달성하기 위하여 어떻게 적용하는가를 설명하다.
3. 간단하게 표로 답변할 수 있다. 건열과 습열(고압멸균과 저온살균) 및 자외선과 감마방사선gamma radiation, 여과를 언급하여야 한다.
4. vCJD는 추가적 대책이 필요하다. CJD가 있는 환자의 신경외과나 다른 고위험시술에 사용한 기구는 폐기할 필요가 있다. 기타 대책은 사용 후에 주의하여 철저하게 세척한 후에 보통보다 고온의 고압멸균을 하고 기구의 행적을 추적하며 수술환자의 선별을 세심하게 한다.

구두시험

1. 일반 지역사회에서 먹을 수 있는 깨끗한 물의 공급은 사람오물과 분리하여 관리한다. 예방접종과 전반적 영양의 개선은 역시 감염 예방에 의미가 있어 왔다. 특정한 의료적 중재는 인간집단의 건강에 기여한 영향력을 주장하기에는 기대만큼 효과가 크지 않다. 병원 실무에서 고수준의 손위생 하나가 가장 중요하고 효과적인 예방법이다. 수술장 기구의 멸균과 소독제 및 피부소독제의 폭넓은 사용도 역시 광범위한 예방적 효과가 있었다.
2. 미리 수집할 수 있는 만큼의 정보로 문제를 규정한다. 기술역학: 감염환자의 시간과 장소와 시술 및 외과적 팀 등등. 세균학: 상세한 분리와 항생제 감수성 유형. 감염관리팀과

함께 실무 가설을 도출하고, 예비적 중재를 도입하고, 분자형결정molecular typing을 준비한다. 군집 사례는 규명 오류에 의하여 때로 거짓돌발pseudo-outbreak로 밝혀지기도 한다. 세균형 결정은 같은 종에서 연관성이 없는 세균주를 분리하는데 도움이 된다. 마지막으로 간호단위를 위하여 확정적 관리방법과 교육적 지원을 한다.

Master Medicine

단원 B : 감염성질환의 이해

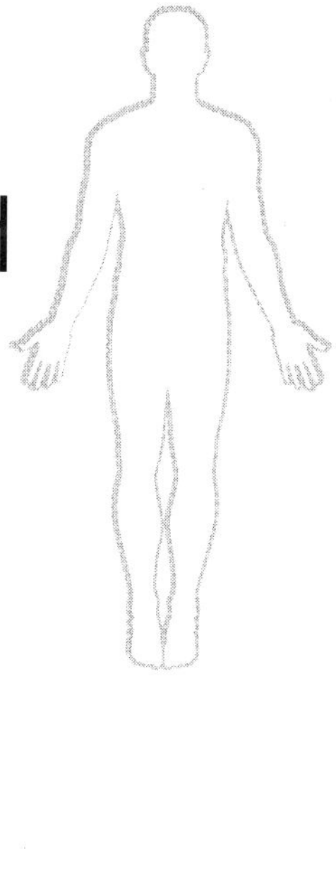

장 6

피부와 연조직의 감염

Infections of the skin and soft tissues

개 요

피부는 인체의 바깥 환경과 인체 조직 사이에 존재하는 중요한 방어기전이다. 이 장벽을 뚫고 미생물이 침입하면 피부와 피부하부 조직인 연조직에 감염이 발생한다. 이때 미생물의 종류, 신체조직 반응, 감염의 위치 등에 따라 그 결과가 달라진다. 피부는 신체의 다른 부위 감염 증세를 표현하기도 하는데 이 장에서는 1차적인 피부 감염과 연조직 감염만 다루고자 한다.

6.1 발병기전

학습목표

학습자는
- 피부조직의 물리적 방어 역할을 이해해야 한다.
- 피부 감염에 관여하는 위험요인을 알아야 한다.

정상 피부에서의 미생물 성장 여부는 건조상태, 고염도, 기존에 존재하던 상주 미생물의 방해효과, 외피의 손상 등을 포함한 여러 복합적 요인들에 의해 좌우된다. 피부로 미생물이 침입되는 것을 예방하기 위해서는 정상적인 표피, 특히 각질층이 완전히 보존되어야 한다. 즉 피부 표피의 손상이 없다면 매우 작은 크기의 미생물이라 할지라도 피부와 연조직 감염을 잘 일으킬 수 없다. 감염의 위험은 높은 습도(덥고 축축한 기후)와 이물질 또는 괴사조직에 의해 증가한다.

6.2 진 단

학습목표

학습자는
- 피부와 연조직 감염의 증세와 증상을 이해해야 한다.
- 진단적 조사가 가능해야 한다.

임상적 양상

피부와 연조직 감염의 표면상 위치는 임상증상, 즉 피부의 발적과 부종 및 염증성 삼출물을 포함하는 감염증세를 통해 조기에 알 수 있다. 또한 피부의 벗겨짐, 표피박리, 수포형성과 같은 증상으로 특정 감염을 감별할 수 있다. 이런 특징들을 알면 침입한 미생물 종류를 인지하기 쉬워진다. 피부병변의 위치와 수 및 변화양상 또는 열, 빠른맥tachycardia, 쇼크shock와 같은 전신적인 특징에 의해서도 구별된다.

검사실 검사

피부나 표피감염 환자들로부터 가장 쉽게 채취할 수 있는 검체는 염증에서 분비되는 삼출물이다. 검사실로 보낼 삼출물은 배양조건이 까다로운 세균 종류인 경우 균의 생존이 유지되도록 디자인된 특수 운반용기를 이용하는 것이 건조한 면봉으로 채취하는 것보다 낫다. 삼출물이나 손상된 피부가 없는 병변은 조직액을 주사바늘로 흡인하여 검체를 채취한다. 이때 사용하는 바늘은 의료직원의 자상사고 위험 가능성이 있다. 세균용 면봉은 피부 곰팡이 감염을 검사하는데는 적합하지 않다. 곰팡이 감염은 피부를 긁어낸 부스러기 또는 손톱 깎은 것 등을 특별한 종이 용기에 넣어서 실험실로 보내는 것이 가장 진단하기 쉽다. 혈액 배양은 고열 또는 전신적 감염 증세가 있는 환자에게 실시해야 한다. 그람 염색된 염증성 삼출물은 현미경검사가 필수적이다. 이 검사는 세균 감염에서 원인적 염증 세포의 존재와 세균성 병원균에 대한 초기 정보를 제공할 수 있다.

검체는 하룻밤 정도 배양선택배지나 비선택배지에 접종시켜 배양한다. 만일 무산소성 감염 가능성이 있는 경우는 무산소성 기체 용기 또는 고용량 무산소성 캐비닛에서 배양된다. 초기 배양 결과는 간단한 bench-top 테스트에 기초하여 18~24시간 후에 얻어질 수 있다. 하지만 희귀 세균과 천천히 성장하는(무산소성 등) 균종류는 성장하는데 최소한 48시간이 걸린다. 최종 원인균 확인과 항균제 감수성 테스트는 24시간이 더 걸린다. 반복 채취가 어려운 검체는 무산소성 완숙영양배지와 같은 영양이 풍부한 배지에 배양해야 한다. 만일 최종 보고 전에 여러 작업이 끝나지 않는다면 검사실은 중간보고를 먼저 해야 할 것이다.

곰팡이균류 진단을 위한 검체는 현미경으로 검사한 후 바로 임상적으로 유용한 정보를 제공할 수 있다. 칼륨 수산화물은 피부 비늘, 머리카락, 손톱 등을 부드럽게 하여 곰팡이 균사가 손상없이 떨어지도록 하는 데 사용된다. 초기의 검사실 추정 진단은 진균학적으로 특수배지를 이용해 배양함으로써 확정할 수 있다. 만일 바이러스 감염이 의심될 때는 손상된 피부에서 채취한 조직액 검체를 핵산증폭검사polymerase chain reaction(PCR), 전자현미경검사, 바이러스배양검사 또는 면역형광검사를 위해 검사실로 보낸다. 전자현미경검사는 작은 병원에서는 불가능하나 어떤 감염인 경우는 당일에 진단이 가능하다.

6.3 관 리

학습목표

학습자는

- 항균제 화학요법의 선택을 좌우하는 기본 원칙을 알아야 한다.
- 피부와 연조직 감염을 예방하는 기술을 인지해야 한다.

화학요법

연조직 감염을 위한 항균화학요법으로 넓은 범위의 항균제를 쓴다. 항균제의 올바른 선택은 임상적 진단과 검사실 진단에 의존한다. 어떤 특별한 감염(예. 절종)은 항균제 치료가 대개 필요하지 않다. 그러므로 항균제 내성 증가를 예방하기 위해 항균제를 잘 선택하고 되도록 사용을 피해야 한다. 깊은 연조직 감염이 생겼을 때 항균제는 대개 필요하다. 황색포도알균*Staphylococcus aureus* 감염은 너무 흔하기 때문에 대부분의 항포도알균 anti-staphylococcal 항균제는 추정적 치료의 한 부분으로 사용된다. 깊이 관통한 상처와 괴사 또는 이물질을 동반한 창상은 무산소균(혐기성균) 감염의 위험이 크므로 적절한 항무산소성 약물이 필요하다. 추정적 항균제 치료는 병원체의 치료범위가 넓고 항균제 내성 문제가 크므로 검사실의 항균제 감수성 검사 결과를 확인하여 변경해야 할 것이다. 그러나 오래된 피부병변의 피부나 연조직으로부터 분리된 모든 미생물의 종류가 반드시 감염 원인균은 아니다.

예 방

어떤 연조직 감염, 특히 표면상에 있는 창상들은 예방할 수 있다. 간단하게 무균적으로 상처를 세척하거나 깨끗하고 건조하게 피부 표면을 유지(필요 시 상처 드레싱과 함께)하는 것은 상처가 아물지 않은 동안 감염 예방을 도와준다. 외과적 수술절차 기간 동안 사용되는 많은 방법들은 수술 창상감염(제17장 참조)을 예방하는 원리와 같다. 수술 후 연조직 상처의 무산소균 감염은 약화된 조직과 이물질을 제거함으로써 예방될 수 있다. 파상풍 예방주사는 면역 과거력에 따라 투여해야 한다.

6.4 질병과 증후군

학습목표

학습자는

- 연조직에 연관된 피부의 주요 감염을 알아야 한다.
- 그들의 임상적 관리를 기본으로 연조직 감염 발생에 영향을 끼치는 요인을 알아야 한다.

피부와 연조직에 가장 영향을 끼치는 감염성질환(그림 10)은 다음과 같이 구분할 수 있다.

- 피부 표면으로 확대되는 경우
- 피부 부속기관에 국한된 경우
- 깊은 연조직에 연관된 경우
- 직업적, 환경적 또는 지역적 노출과 관련되는 경우

피부 표면으로 확대되는 감염

이러한 상태들은 주로 세균이나 진균에 의해 발생한다(표 5).

봉와직염cellulitis

봉와직염은 상처, 피부병, 궤양 또는 화상의 합병증으로 나타날 수 있다. 이 감염을 일으키는 세균은 각질화된 표피를 파괴시켜 접근한다. 봉와직염의 특징은 발적, 종창, 삼출이다. 그 부위는 단독erysipelas과 비교하면 대개 점차적으로 진행된다. 국소적으로 림프결절이 확대되거나 고열과 심계항진과 같은 전신적 감염 증세가 나타날 수 있다.

진단을 위한 가장 좋은 검체는 세균채취검사bacteriological swab이지만 감염부위의 진행에 따라 주위 조직액을 주사바늘로 흡인할 수도 있다.

그람염색 추정 결과에 따라 항균제 선택에 도움을 줄 수 있다. 봉와직염의 가장 흔한 원인균은 황색포도알균이다. 예방접종을 하지 않은 취학연령 이전 아동의 봉와직염은 헤모필리우스 인플루엔자*Hemophilus influenza*에 의해서 야기된다. 성인의 치료 조치는 플루클록사실린flucloxacillin과 같은 항페니실린 항균제가 있고, 아동의 치료는 앰피실린ampicillin이나 헤모필리우스 인플루엔자에 효과적인 다른 항균제를 사용한다.

창상감염wound infection

봉와직염은 외상, 수술 또는 물렸을 때 상처를 악화시킨다. 세균은 침투 후 짧은 시간 안에 균이 없는 무균조직으로 들어간다. 죽은 조직, 혈종 또는 먼지나 봉합부위 등 이물질이 있을 때 주로 감염을 일으킨다. 황색포도알균은 가장 흔한 감염균이고, 무산소균도 깊이 침투된 상처나 흙에 의해서 오염된 상처의 감염 원인균이 된다. 사슬알균 또한 종종 분리된다. *Pasteurella multocida* 감염은 개나 고양이에 의해 물려 생긴 상처감염을 발생시키며 페니실린에 약하다. 사람의 치아와 접촉(물림 또는 주먹질로 인한 상처) 후에 생긴 상처는 무산소균과 구강내 다른 세균 때문에 감염 위험성이 높다. 이러한 감염은 상처가 겉보기에 매우 사소해 보여도 치료가 힘들거나 정밀한 수술이나 항균제 치료가 필요할 수도 있다.

감염된 화상infected burns

화상은 황색포도알균과 사슬알균으로 말미암은 피부감염의 위험을 증가시키는 외상의 한 종류이다. 화상 표면에 분비되는 삼출물 또한 미생물이 성장하는데 좋은 환경을 제공한다. 화상에 의한 사망자 수의 약 50%는 감염 때문이고, 또한 감염은 어떤 종류의 화상병동에서 가장 중대한 문제이다. 화상 에스카eschar에는 세균 정착(집락형성)colonization이 쉽게 된다. 감염 증세는 에스카eschar가 푸르게 변하다가 급작스럽게 떨어져 나가는 것이다. 화상부위를 촉진하는 행위는 균혈증이나 전신적 감염 위험을 증가시킨다.

화상 표면으로부터의 균 배양은 제한되어 있다. 그러나 화상부위 생검 배양균의 점진적인 수량 증가는 좋지 않

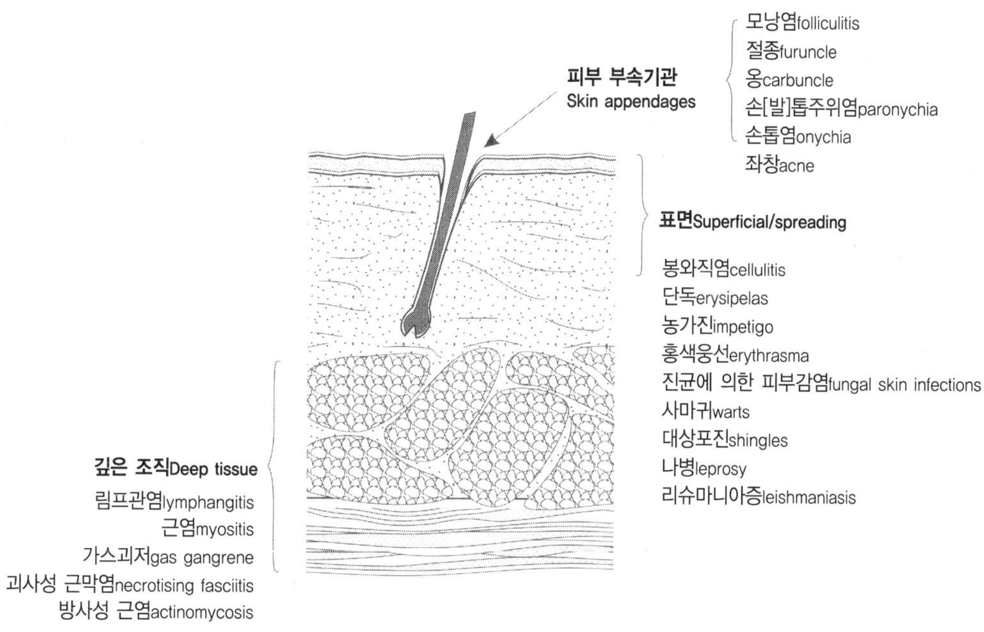

그림. 10 피부와 연조직의 감염

표 5. 피부 표면으로 확대되는 감염

감염	양상
세균류	
봉와직염: 창상감염, 감염된 화상, 감염된 궤양	급성으로 피부와 피부밑조직에 감염이 퍼져나감
단독	*Streptococcus pyogenes*에 의한 피부 감염; 림프를 침범할 수 있다.
농가진	아이들에게 발생하는 외피 표면의 급성 감염
홍색웅선	샅굴부위(서혜부)나 겨드랑이에 주로 갈색에 가까운 붉은반점이 나타나고 부위가 가렵다.
진균류	
백선	중심부가 반반한 염증성 반점
피부 칸디다증	밝은 붉은색의 작은 위성 농포 병변
비강진	피부를 거칠게 보이게 하는 반점 구진macular-papular 병변
바이러스	
사마귀	뿔같이 딱딱한 구진, 각막비후증hyperkeratosis
대상포진	통증이 심한 소낭포성vesicular 하나 이상의 피부 발진 병변을 가진다.

은 예후를 말해준다.

비경구적인 항균제는 에스카에 효과적으로 침투하지 않으므로 이러한 환자들에게 비경구적 항균제는 전신적 감염 증세 치료를 위해 남겨 두어야 한다. 피부 연고제 종류는 화상부위의 균 정착을 느리게 하는데 효과가 있다(예를 들어, 질산은이나 초산염). 처치는 화상의 외과적 제거deroofing가 필요하다.

감염된 궤양infected ulcers

욕창과 정맥류 궤양은 파손된 피부와 축축한 표면을 제공하여 하부 위장관이나 피부 토박이균의 미생물 침투에 의한 균 정착을 쉽게 한다. 이러한 이유로 봉와직염, 패혈성 혈전성 정맥류thrombophlebitis, 2차적 균혈증 등의 원인이 된다. 관련된 균종은 Staphylococci, Streptococci, Enterobacteriaceae, *P. aeruginosa*와 무산소균이 있다.

이러한 손상으로부터 얻은 삼출물 검체에는 대개 침입세균이 복합적으로 존재한다.

항균제 치료는 감염이 퍼져 나가거나 전신적 감염 증상을 가진 환자들에게만 사용되어야 한다. 그 외에는 국소 소독제가 사용되어야 한다.

단독erysipelas

단독은 봉와직염과 외관상 구별된다. 주로 얼굴이나 궤양 전 단계, 찰과상 또는 림프가 손상된 적이 있는 다리 부분에 발적이 나타난다. 그 병변은 피부 림프액 순환장애로 볼록하게 나온 부분이 있다. 고열이 있고 5%의 환자에게서 패혈증이 있다.

그 진단을 위한 검체 확인법은 어렵지만 조직액을 주사기로 흡인하여 진단을 확정하는 근거가 된다. 그 증상은 그룹 A 사슬알균*S. pyogenes*에 의해 야기된다.

경구로 페니실린을 투여하는 것이 가장 좋은 치료이며, 환자가 열이 있다면 벤질 페니실린이 사용되어야 한다.

농가진impetigo

농가진의 병변은 고통이 없고, 융합성 소포와 농포에서 마른 누런 외피 조각으로 변한다. 농가진은 뜨겁고 습한 계절이나 열악하고 번잡한 주택환경에서 더 빈번히 발생한다.

감염균의 원인은 외피 하부의 삼출물 배양으로 확인된다. 외피를 면봉으로 닦아 얻은 표본은 적합하지 않다. 가장 흔한 원인균은 사슬알균이고, 황색포도알균은 두 번째로 흔한 원인이다.

경구나 근육주사로 페니실린이 가장 좋은 치료법이며, 국소연고제는 덜 효과적이다.

수포성 농가진bullous impetigo

수포가 큰 물집(안의 물기와 얇은 껍질 안의 빨간 표면)을 만드는 것과 비슷한 상태이다. 열은 흔하지 않다. 수포성 농가진은 신생아나 유아에게 주로 나타나며 황색포도알균에 의해 발생한다.

치료는 flucloxacillin과 같은 항페니실린 항균제가 있다.

포도알균의 화상 피부증

staphylococcal scalded skin syndrome

이 증후군은 특별한 종류의 황색포도알균에 의해 증세가 비슷하게 나타나는 감염증이며, 주로 취학연령 이상 아이들에게 생긴다. 열은 흔히 발생하며 성홍열과 같은 뾰루지가 생긴다.

홍색융선erythrasma

병변부위는 튀어나오지 않는 확연한 선을 가진다. *Corynebacterium minutissimum*에 의해 발생하며 비강진과 구분되어야 한다. 이 구분은 자외선 아래에서 임상적으로 검사함으로써 가능하다. 홍진은 산호빛 분홍색이다. 치료는 erythromycin으로 한다.

진균에 의한 피부 감염

균이나 세균에 의한 피부 감염은 임상적 관찰이나 간단한 검사실 조사로 구분될 수 있다. 진균 감염을 진단하기 위해서는 끝이 둥근 특정한 종류의 나이프를 이용해 상처 끝부위를 살짝 긁어 표본을 추출해야 한다. 긁어낸 부분은 검은 종이상자에 보관하여 현미경 관찰을 위해 보내져야 한다. 현미경 관찰을 위한 준비로는 현존하는 진균체를 노출시키기 위한 수산화칼륨 조치와 함께 케라틴 흡수가 필요하다. 속과 종의 확인을 위해 서 진균 배양검사(세균 배양균보다 시간 오래 걸림)가 요구된다. 진균에 의한 피부 감염은 백선, 피부의 칸디다증, 비강진을 포함한다.

백선ringworm/tinea

이 감염 증상은 피부에 기생하는 진균에 의해 생긴다. 백선이란 이름은 벌레에 의해서 생긴다고 한때 알려졌었기 때문에 지어졌다. 상처는 부어오른 가장자리와 어느 정도 멀쩡해 보이는 가운데(그래서 고리라는 이름)의 모양의 병변이다. 백선의 다양한 종류들은 진균 종류보다는 그들이 어디에 생기느냐의 부위에 따라 이름 지어졌다.

- tinea capitis : 머리
- tinea corporis : 몸
- tinea cruris : 허벅지 안쪽
- tinea pedis : 발

진단은 피부를 긁어 진균 배양검사를 한다. 균종은 상처부위와 일치하지 않으며 분리된 균종은 지역적으로 다양하다. 일반적으로 이들은 *Trichophyton*, *Microsporon*나 *Epidermophyton* 속에 속한다.

심하지 않은 피부 감염은 스스로 자가면역에 의해 나을 수도 있고, 국소 항곰팡이 연고제로 치료가 가능하다. 경구 치료가 요구될 때는 imidazole 또는 griseofulvin이 사용된다. 스테로이드를 포함하고 있는 국소연고제는 피해야 한다.

피부 칸디다증cutaneus candidiasis

이스트, 특히 *Candida albicans*는 축축한 표피에 다양하고 표면적인 감염을 발생시킨다. 이러한 감염들은 일반적으로 마찰에 약한 습한 피부 표면에 나타난다. 가장 흔하게는 비만 여성의 살이 겹치는 부분, 아기의 성기부분과 엉덩이(기저귀피부염)이다. 처음 발견된 병변으로부터 멀리 떨어진 곳에도 나타날 수 있다.

진단상의 검사실 확인은 삼출물에 생리식염수를 첨가하여 현미경으로 관찰하거나 Sabouraud's 매체에 진균배양을 하여 관찰 가능하다.

치료는 imidazole과 경구로 nystatin으로 한다. 감염된 피부부위를 건조하게 유지하는 것이 빠른 회복에 도움이 된다.

비강진pityriasis(tinea versicolor)

비강진은 다양한 색깔의 백선으로 알려져 있으며 피부에 거친 표면을 만들어 병변부위를 광범위하게 섬세한 macular-papular 부위로 만든다. 밝은 피부에서는 햇볕에 의한 손상을 예방하는 반면, 어두운 피부에서는 색소탈색을 일으킬 수 있다. 이러한 증상은 *Malassezia furfur*, *Pityriasis orbiculare* 또는 *Pityriasis ovale*와 같은 이름의 균종에 의해 야기된다. 이는 비듬의 형성과 관련되어 있기도 하다.

진단은 주로 임상증세나 수산화나트륨으로 처리한 검체를 현미경검사를 통하여 가능하다.

치료는 셀레늄이나 위트필드Whitfield 연고로 한다.

바이러스에 의한 피부감염

사마귀warts

사마귀는 외피의 기저부에서 잠복기를 거친 세포들이 외피로 이상 증식되어 생기는 것으로 작은 DNA 바이러스인 사람유두종바이러스 감염에 의해 발생한다. 이 바이러스에 의한 초기 증상은 아마도 점막 또는 작은 피부 외상부분을 통해 발생한다. 사마귀는 자기 제한적이며, 보통의 면역체계를 가진 일반인에게는 특별한 치료를 필요로 하지 않는다. 그러나 이 감염은 에이즈 환자에게는 면역체계의 이상 때문에 그 영향이 광범위할 수 있다. 자궁목의 원주 편평상피 감염은 경부 이형성이나(매우 작은 퍼센트의 경우이긴 하지만) 자궁암을 야기시킬 수 있다. 성관계 동안 바이러스 전파는 성기부분에 사마귀를 가진 파트너와의 성 접촉을 피하거나 피임기구를 사용함으로써 예방할 수 있다.

대상포진shingles

이 감염은 주로 흉부나 하복부에 발생하며 때로는 얼굴이나 몸에 다른 부위에 나타나기도 한다. Varicella-zoster 바이러스, 즉 원래 수두를 일으켰던 수두바이러스가 감각신경절 아래에 잠재해 있다가 활동을 다시 시작하므로 발생한다. 활동재생의 원인은 잘 알려지지 않았으나 폐렴알균에 의한 폐렴 등 신체적인 스트레스 반응과 관련이 있다. 상태는 자기 제한적이며 어떠한 종류의 항바이러스 치료제에도 잘 반응하지 않는다. 증상 완화는 어렵다. 왜냐하면 통증의 근원이 갈비뼈 사이 신경절에 있기 때문이다. AIDS 환자의 경우는 증세가 오래 지속되기도 한다. 바이러스 입자의 확대를 막기 위해 손상부위를 가리면 효과가 있다. 대상포진과 접촉 후에 수두는 줄어들 수 있으나, 수두와의 접촉의 결과로 대상포진이 즉각적으로 줄어들지는 못한다.

피부 부속기관의 감염

피부의 다양한 부속기관은 접촉 감염성 병원체가 침입해 들어가는 접촉점이나 병터가 된다. 특히 머리카락, 손톱, 기름샘은 몇몇 일반감염 위치로써 인지된다.

모낭염folliculitis

모낭염은 일반적으로 황색포도알균에 의해 야기되고 피부의 털구멍에서 발생한다. 특히 남자의 턱수염 위치에서 발생한다. 다양한 구진형성은 농포와 함께 털주머니(모낭)에 생긴다.

조건이 다양하여－뜨거운 통 안의 모낭염－다량의 녹농균으로 오염된 따뜻한 물에 몸을 담근 후 발생한다. 이 원인은 염증구역에 의해 알 수 있다. 예를 들면, 모낭염이 사람의 수영복 밖으로 노출된 부분에만 생기기도 한다. 모낭염은 일반적으로 서서히 사라진다. 하지만 종기boils로 알려진 깊은 염증성 작은 혹이 되기도 한다.

절종furuncle(boil)

절종은 대개 황색포도알균에 의해 생기며 모낭염 주변 병터에 생긴다. 절종은 심한 발한(대량의 땀) 또는 마찰이 쉬운 피부의 털주머니에서 발생하는 경향이 있다.

이 질환은 서서히 사라지며 항균제의 치료가 필요없다. 국소부위를 뜨겁게 하여 고름을 배출하는 배농법으로 증상이 완화된다. 절종 조직의 재발은 개인에 따라 종종 발생한다. 재발 위험은 피부보호를 하고 신체 위생을 향상시킴으로써 감소시킬 수 있다. 만약 치료에 실패하면, 다시 짧은 기간동안 포도알균 항균제를 복용하거나 항균제를 부위에 바르거나 소독약을 사용하여 처치해야 한다.

옹carbuncle

옹은 드물다. 그러나 종기의 심각한 합병증이 당뇨병 환자와 스테로이드 치료를 받는 환자에게 발생하는 경향이 있다. 옹은 여러 개의 배농부위를 가지고 있고 융합된 형태로 피부안 고름집(종기) 덩어리를 형성한다. 목덜미, 넓적다리 등에 생긴다. 황색포도알균이 일반적 원인균으로 검출된다. 인접 구조에 퍼지고 온몸의 순환을 따라 번질 수도 있다.

이 질환은 그 부위에 뜨거운 열과 습기를 유지하여 표면을 외과적으로 배농하기도 하고, 포도알균 항균제를 사용하기도 한다.

표 6. 피부 부속기관의 감염

감염	양상
모낭염folliculitis	머리카락 모낭 감염의 구진papules
절종furuncle	성난 농포 덩어리 모양의 피부의 급성 농포성 염증
옹carbuncle	여러 개의 배농부위가 융합하는 형태로 유착된 고름집 덩어리
손[발]톱주위염paonychia	물에 자주 손을 담그는 사람에게 생기는 손톱주위 염증
손톱염onychia	손톱이 비틀리고 변색이 일어나는 손톱감염
좌창acne	여드름, 폐색된 피부샘 감염

손[발]톱주위염paronychia

손[발]톱주위염은 일반적으로 칸디다균, 포도알균, 녹농균에 의해 야기된다. 진단은 현미경 사용과 손[발]톱주름으로부터 고름을 짜내 배양하는 방법이 있다. 배농과 손을 완전히 말리는 것으로 치료할 수 있다. 가끔 항균제나 항곰팡이 제제가 필요할 수도 있다.

손[발]톱염onychia

손[발]톱염은 손톱이나 발톱이 비틀어지고 손톱의 변색이 있을 때 확실히 알 수 있다. 대부분 이미 손상되어진 손[발]톱에 종종 영향을 미친다. 일반적으로 큰 엄지발톱에 영향을 미친다. 진단은 현미경검사와 깎은 손톱을 배양하여 내릴 수 있다. 이 질환은 근원적으로 치료하기 어렵고 그리세오풀빈griseofulvin 또는 더 새로운 항곰팡이 제제인 terbinafin과 같은 약으로 치료 가능하다. 항곰팡이 제제에 효과가 없을 경우 전문가의 자문에 따라 *laissez-faire* 접근법을 사용할 수 있다(큰 발톱의 경우 몇 달이 걸린다).

좌창acne

사춘기 동안 기름샘의 분비물 생산이 증가할 당시 개두(면포형 여드름) 또는 흑두와 함께 몇몇 기름샘들의 분비물 배출이 방해된 결과로서 일어난다. 폐색된 피부샘의 감염은 농포로 발전되는 작은 수포의 형성을 시작으로 생긴다. 그람양성세균, 무산소성 막대균, 여드름 등 원인균은 그 농포형성 과정에 관여한다. 그러나 검체의 균 분리는 대부분 임상에서 진단을 위해 하지 않는다.

가벼운 증상은 특수한 치료가 필요 없다. 그러나 질환이 드물게 위중한 상태에서는 테트라사이클린tetracycline 또는 레티노이드retinoid 등을 사용한다.

더 깊은 조직의 감염

더 깊은 조직의 감염은 일반적으로 피부 연조직 외상의 결과로 생기는 감염으로 대부분 생명을 위협하는 질환을 포함하고 있다(표 7). 파상풍은 독소를 생성하는 질환으로 잠재적으로 생명을 위협하는 피부 외상의 합병증이다.

림프관염lymphangitis

림프관염은 말초조직 주위의 림프관들의 급성 또는 만성감염이다.

급성 림프관염acute lymphangitis

급성 림프관염은 피부와 비대해진 림프절 안에 가느다란 적색 선이 결합되어 있는 감염이다. 상처를 받은 부위의 가장 가까운 림프에 감염이 일어난다. 일반적인 원인균은 *Streptococcus pyogenes*이다. 폐혈증과 함께 온몸으로 감염이 퍼져갈 수도 있다. 감염은 또한 림프관의 봉쇄와 이차적 림프부종을 일으키기도 한다. 진단은 대부분 임상적으로 한다. 그러나 만일 환자가 열이 날 경우 혈액배양 검사를 실시해야 한다.

치료법으로는 근육주사나 정맥주사로 penicillin을 투여할 수 있다.

신체 말단이 부어오를 수 있으므로 연조직의 배농을 돕기 위해 감염부위를 올려야만 한다.

만성 림프관염chronic lymphangitis

만성 림프관염은 스포로트리쿰증*Sporothrix schenckii* 균류와 선충류인 반크롭트사상충과 말레이사상충을 포함한 여러 유기체에 의해 발생한다. 스포로트릭스 삼염은(sportrichosis) 식물에 의해 야기되는 작은 외상의 결과로 생기며(예를 들면, 장미의 가시) 림프관을 따라 작은 혹같은 피부밑 결절을 이룬다. 진단은 분비되는 삼출물을 현미경으로 검사하거나 곰팡이 배양에 의해 확인할 수 있다. 치료는 요오드화칼륨 용액 또는 itraconazole(항진균제)을 사용한다. 반크로프트사상충 *Wuchereria*과 부르지아균*Brugia* spp. 감염 시에는 유방 또는 음낭, 사지비대가 림프관의 폐색 때문에 생긴다. 이 감염은 아프리카 그리고 아시아 일부에서 사는 빨간집모기가 매개체가 되어 전파된다. 조직의 넓은 범위가 비대해지고, 만성적으로 치료하지 않을 경우 코끼리상피증elephantiasis으로 알려진 감염을 유발한다. 이 질환을 가지고 있는 환자들의 림프관 손상 악화는 사슬알균에 의해 급성 림프관염의 재발을 일으키기도 한다. 질병의 원인이 되는 기생충의 특징적 단계는 미세 사상충으로 얇은 혈액도말 표본의 현미경검사에 의해 이른 단계에 확인될 수 있다. 검체채취를 위한 최적의 시기는 그 지역에 유행하고 있는 기생충 종에 따라 다르다.

치료는 디에틸카바마진diethylcarbamazine으로 하되 질병의 초기 단계에 더욱 효과적이다. 예방은 매개체인 모기를 없애고, 모기와의 접촉을 피하는 것이다.

바퀴살균증actinomycosis

바퀴살균증(방선균증)은 바퀴살균 종에 의해 초래되는 깊은 화농성 감염이다. 화농성 병터는 목 얼굴부위, 가슴

표 7. 더 깊은 연조직의 감염

감염	양상
림프관염	
급성	말초림프관을 따라 피부에 엷은 붉은색 줄무늬와 커진 림프절이 보인다.
만성	림프관lymphatic vessel의 선에 작은 혹같은 부종; 비대화된 림프관을 배농한 후 코끼리상피증elephantiasis이 나타날 수도 있다.
바퀴살균증	고름 삼출물이 깊은 화농성 만성 비공 등의 염증 근육에 생긴 감염으로 느낌이 딱딱하고 열과 동통을 동반한다.
가스괴저	무산소성 상태에서 발생하며 근육에 동통이 있고 전신 증세로 열과 불안, 창백함이 나타나고 피부에 액체가 차 있는 물집이 나타나 터진다.
파상풍	손상된 연조직의 감염을 따라 근육에 파상풍 경직이 일어난다.
괴사성 근막염	조직을 따라 퍼져나가는 피하 연조직 감염의 깊은 띠를 형성하고 물집이 터져 피부가 손상된다.
무산소성 깊은 연조직 감염	산소성 및 무산소성 균이 섞여 진행적이고 파괴적인 감염을 일으킨다.

우리(흉곽) 또는 복부에 수술을 받거나 작은 상처가 있을 때 생긴다. 이는 만곡sinus 부위에 화농성 삼출물인 노란 반점을 'sulphur granules' 포함하는 화농을 형성하는 만성염증이다. 원인은 그람양성세균류인 바퀴살균(방선균)으로서 대부분 일반적으로 *Actinomyces israelii*(구강에 상주하는 무산소성 바퀴살균)에 의해 생긴다.

진단은 화농성 삼출물을 그람 염색함으로써 할 수 있다. 바퀴살균류는 성장을 위해 최소 산소량 환경 또는 무산소성 환경이 요구된다. 그리고 균 동정기간이 오래 걸릴 수도 있다. 치료는 페니실린으로 한다.

여성은 자궁내 피임기구 사용으로 골반내 바퀴살균증에 걸리기 쉽다. 바퀴살균류는 자궁경관 검사를 통해 진단되고, 장치를 제거함으로써 치료될 수 있다. 그러나 페니실린 치료가 소량 필요할 지도 모른다.

근육염myositis

근육염은 황색포도알균에 의해 초래되는 근육내 감염이다. 열과 통증이 있다. 영향 받기 쉬운 근육은 나무같이 'woody' 딱딱하게 느껴질 수 있다.

고름은 짜서 배출시킨 후 현미경검사를 위해 보내고 가능하다면 초점수집이라는 배양으로 확인할 수 있다.

추정적으로 항균제 치료는 포도알균 병원체를 염두에 두고 정맥주사를 해야 한다.

가스괴저gas gangrene

가스괴저는 근육을 포함한 연조직과 인접한 부위의 피부감염이며 클로스트리듐*Clostridium perfringens*(일반적으로 웰치균) 종류의 독소를 산출하는 무산소성 박테리아에 의해 초래된다. 허혈성 근육 또는 죽은 근육에서 발생되고, 관통하는 외상이나 말초혈관 질병 후 올 수 있다. 처음 임상적 증세는 종종 근육의 통증이다. 환자는 창백하고 중간 정도의 열과 불안함을 호소한다. 이후에는 부위가 변하면서 액체가 찬 물집형태가 나타나면서 터지게 된다. 증세가 악화되면 환자에게 쇼크나 콩팥기능상실(신부전)이 일어난다.

터진 물집 또는 파괴된 피부로부터의 혈장 삼출물은 즉시 그람 염색을 위해 검사실로 보내져야 한다. 이것은 그람양성 세균 덩어리로 보여질 수 있다. 그러나 포자는 일반적으로 임상검체에서 나타나지 않는다. 24~28시간동안 검체 확인이 지연되거나, 독소산출의 증거 레시티나아제(인지질을 가수분해하는 효소)나, Nagler 방법은 시간이 너무 걸려 환자의 치료를 도울 수 없다. 손상된 근육조직의 X-ray 검사는 진단에 도움이 될 수도 있다. 그 후 박테리아의 물질대사로 인해 생기는 가스에 의해 근육 구획의 윤곽이 나타날 수 있다.

치료

신속한 치료는 생명을 구하며 괴사조직을 외과절제술을 통해 제거함으로써 치료할 수 있다. Benzylpencillin 항균제(정맥주사) 그리고 고압산소(조직의 산소섭취 향상)가 필요하다. 최선의 치료를 할지라도 사망률이 높다. 몇몇 가스괴저의 경우 주의깊은 상처 세척과 외상 상처의 표면절제술에 의해 예방할 수 있다. 전시에 난 상처는 폐쇄하지 않으면 가스괴저 예방에 도움이 된다.

파상풍tetanus

파상풍은 *Clostridium tetani*(파상풍균)에 의해 생산된 독소에 의해 생기는 마비상태이다. 파상풍은 연조직 외생의 합병증으로 진짜 감염이 아니며, 피부 또는 연조직과 관련된 질병도 아닌 생명에 위협이 되는 연조직 손상의 합병증이다(파상풍은 몇몇 개발도상국에서 신생아들이 전통적인 출산보조원에 의해서 흙이나 변에 의해 배꼽부위가 오염되어 발생한다).

파상풍은 대개 연조직을 뚫는 부상, 즉 농업, 원예 또는 도로상 교통사고에서 연조직이 손상되어 생긴다. 그람양성, 포자형성spore-forming, 무산소성 막대균bacillus인 *Clostridium tetani*로 오염되기 때문에 발생한다. 이 오염물질들은 **tetanospasmin(파상풍독소)**이라고 불리는 독소를 생산한다. 그 독소는 전체 신경조직의 신경전달물질 억제제의 작용을 차단하고 glycine과 GABA, 운동자극을 극대화시킨다. 파상풍을 앓는 환자는 근육다발의 강직성 경련으로 고통을 받으며, 주로 안면과 호흡기 근육에서 일어난다. 근육이 굳어지는 강축증은 호흡곤란을 초래하고 인공호흡기를 필요로 하게 될 수 있다. 심한 경우, 부상과 발병의 시간 간격이 짧고, 근육경련의 빈도가 급격히 증가하는 심각한 질환이다.

검사실 검사는 진단에 별 도움이 되지 않는다.

예 방

비록 항균제(정맥 페니실린)와 항독소(사람 파상풍 면역글로불린)를 주입한다 하더라도 파상풍에 걸린 환자 질병과정에 많은 효과를 기대할 수 없다. 치료는 주로 호흡기능이 정상적으로 되돌아갈 때까지 한다. 요점은 즉 면역학적 예방인데, 많은 나라에서 연조직 외상(외부이물질과 죽은 조직의 제거)의 적극적인 관리를 통해 파상풍을 예방해 왔다.

예방접종은 파상풍 톡소이드(3회 formalin-denatured)를 주사하는 것인데, 출산 후 몇 달 후에 시작해서 약 3~6개월 후 끝낸다. 즉 출산부터 6개월 사이에 예방접종을 3번 한다. 면역은 평생 효력이 지속되지 않으며, 추가접종은 10년 간격으로 한다. 이 프로그램은 다음과 같은 부상 후에는 예방접종을 더 추가한다.

- 청결, 경미한 상처 : 10년 내 3번 혹은 그 이상의 접종을 한 경우가 아닌 경우 톡소이드의 추가접종이 필요하다.
- 다른 상해 : 만약 10년 내 2번 또는 10년 전에 2번 접종을 한 경우 톡소이드 추가접종을 실시한다; 한 번 또는 전혀 하지 않았거나 확실히 모르는 경우는 면역글로불린을 투여한다.

괴사성 근막염necrotising fasciitis

괴사성 근막염은 얕은근막과 깊은근막을 포함하는 피하연조직의 감염이다.

대개 화농사슬알균에 의해 발생하지만 다른 세균들에 의해서 발생할 수 있다. 감염은 연조직면을 따라 퍼지고, 특히 다리의 깊은 연막이 그러하다. 현상은 당뇨병이나 말초혈관염을 지닌 환자에게 더 빈번하다.

실험실 진단은 현미경과 괴사성 이물질이나 삼출물의 배양검사에 의해 진단된다. 혈액배양검사blood culture는 대개 양성이다.

정맥주사로 ampicillin, gentamicin과 metronai-dazole의 투여는 대중요법으로 쓰여진다. 근막면의 수술적 배농과 연막의 절개가 필요할 수 있다.

무산소성 깊은 연조직 감염

무산소성 깊은 연조직 감염의 정확한 분류는 힘들다: 대개는 산소성과 무산소성 박테리아가 혼합 감염을 일으킨다. 이러한 혼합은 파괴적이고 악화된 증세를 일으킬 수도 있다.

검체는 무산소성 용기에 담아 바로 검사실에 운반되어야 한다. 검사실은 감염에 주의해야 하나, 배양검사 시 얻어지는 혼합 세균의 성장은 별 염려가 없다.

단일 항균제 약물치료는 부적절할지도 모른다. ampicillin, gentamicin과 metronidazole과 같은 약물의 혼합은 염증 삼출물의 그람 염색 결과에 의해 사용되어져야 한다.

직업과 환경 또는 지형과 관련된 감염

특정 감염은 특수한 환경에 노출되어 발생한다(표 8). 이는 직업일 수도 있고 지형적인 면과 관련되어 있을 수도 있다. 또한 확실히 국제 여행자 수의 증가와 직업적 면에 관련성이 있다.

나병leprosy(Hansen's disease)

나병은 세계적으로 퍼져 있는데, 특히 아프리카, 인도, 아시아 등에 많고, 느리게 자라는 항산균acid-fast bacillus인 나병균*Mycobacterium leprae*에 의해 발병된다. 비말전파에 의해 퍼지기도 한다. 질병의 범위는 TT(공통

tuberculoid 형태)에서부터 LL(lepromatous form)까지 존재한다. 이 기간 사이사이 중복기간에 BT, BB와 BL 등이 나타난다. 두 가지 주요 임상적 형태는 TT형과 LL 형이 있다.

*TT*형:

- 한 개 또는 몇 개의 비대칭 결절
- 색소침착저하증
- 무감각
- 인접한 신경비대
- lepromin test 양성

*LL*형:

- 대칭적인 반점
- 구진 또는 플라크
- 과도한 피부 병발
- 비대된 귓불과 안면조직
- lepromin test 음성

진단은 주로 임상적으로 하며, 피부를 긁어 펴 바른 검체를 항산균 확인을 위한 항산염색을 하기도 하고 생검으로 확정할 수 있다.

관리

치료 중 가장 좋은 방법은 장기간 작용하는 sulfhonamide와 내성 방지를 위한 rephampicin을 사용한다. TT형을 제외한 대부분의 형태는 clofazimine가 좋다. 부작용은 처치기간 중 자주 발생하며 심한 경우 **erythema nodosum leprosum**(ENL)을 일으켜 생명에 지장을 주기도 한다. 예방은 비말감염 전파를 예방해야 하며 Bacille Calmette-Guérin(BCG) 예방접종을 하면 약간의 예방이 가능하다.

피부 탄저병cutaneous anthrax

탄저병은 인수공통zoonotic 질환이며 직업 노출, 즉 대개 농사꾼이나 염소털, 울, 짐승의 가죽과 같은 동물 생산물을 다루는 사람이나 미국에서 우편물을 다루는 사람에게서 피부 탄저병이 발생되었다. 미국에서는 유도된 생물학적 무기로 사용되어 폐탄저 질환으로 몇몇 사망자를 초래하여 대규모의 노출위험에 직면하기도 했다. 이는 탄저균의 아포형성spore-forming, 그람양성 막대균인 *Bacillus anthracis*과 관련이 있다.

진단은 현미경검사나 미생물 배양검사, 핵산 증폭에 의해 내려진다.

치료는 benzylpenicillin으로 정맥주사하고, 예방은 동물로부터 질병의 전파를 억제하는 것이다. 고위험 환자군에는 백신을 투여할 수 있다.

유단독erysipeloid

유단독은 종종 정육점, 어업 종사자의 손에서 발생한다. 손의 상처는 통증이 심하고 인접한 관절까지 종종 아프거나 뻣뻣한 감염증세가 있다. 유단독은 아포를 형성하지 않는non-spore-forming, 그람양성 막대균인 단독균 *Erysipelothrix rhusiopathiae*에 의해 생긴다.

진단은 현미경검사나 상처나 생검으로부터 조직액 미생물 배양검사로 내려진다.

표 8. 직업과 환경 또는 지형과 관련된 감염

감염	관련	양상
나병	G/E	나병균에 의한 피부와 피부 인접부위 감염; 감염체의 특성에 따라 감염과정과 형태가 다르다.
피부 탄저병	O	근본적으로 궤양을 일으키는 가려운 구진으로 소낭포에 의해 둘러싸여 있다; 후에 궤양을 동반한 검은 에스카eschar를 형성한다.
유단독	O	병변은 염증을 일으킨 부위에 단독같이 경계선이 분명한 붉고 융기된 프라그같은 조각이 생긴다. 여러 다른 세균이 병인이 된다.
물고기수조육아종	E	물고기 탱크나 수영장에서 작은 상처를 입은 경우 외상부위에 육아종이 생긴다.
양아구창	O	팔다리에 나타나는 큰 둥근모양의 병변
피부 디프테리아	G/E	더러운 회색 막을 가진 만성 피부궤양
열대성 궤양	G	통증이 심한 만성 피부궤양
피부리슈만편모충	G	얼굴이나 팔다리에 만성 지속성 궤양이나 헐은 피부증; 기생체에 따라 병변이 다르다.

* O, 직업관련; E, 환경관련; G,지형관련

치료는 페니실린으로 하지만 상처는 종종 서서히 없어진다.

물고기수조육아종fish tank granuloma

물고기수조육아종은 외상부위에 화농성 또는 육아종 상처를 일으킨다. *Mycobacterium marinum*이 원인균으로 비정형 mycobacteria 균종의 하나이다. 물고기 수조와 수영장과 관련되며 적절하게 저온을 유지할 경우 발생한다.

진단은 삼출물의 항산염색이나 상처로부터 긁어낸 것을 확인하므로 내려진다. Mycobacteria의 미생물 배양검사는 항산성 막대균bacili의 정의가 확고하게 정해져야 할 수 있다.

항결핵약(예. rifampicin과 ethambutol)으로 치료가 가능하다.

양아구창orf

양아구창은 새끼 양과 빈번하게 접촉하는 농부에게서 발생되며, poxvirus에 의해 일어난다. 큰 결정적 손상부위들은 팔다리에서 일어난다. 큰 타원의 poxvirus 입자는 핵산증폭nucleic acid amplification(PCR)과 전자현미경으로 볼 수 있다.

이 상태는 특별한 치료 없이 자연적으로 치유된다.

피부 디프테리아cutaneous diphtheria

피부 디프테리아는 더러운 만성 피부궤양 형태로 회색을 띤다. 피부 디프테리아는 대개 열대성 기후, 가난한 자와 노숙자들 사이에서 발생한다. 디프테리아균에 의해 발생하지만, 황색포도알균과 사슬알균에 의해서도 발생한다. 이 궤양은 항독소 치료에 반응하지 않지만 고전적인 디프테리아의 저장소 역할을 할 수 있다.

열대성 궤양tropical ulcer

열대성 궤양은 통증이 심하고, 열대지방에서 사는 사람들에게 생기는 만성 피부궤양이다. 가장자리가 부어 올라 있다. 주로 다리부위에 발생한다. 세균의 종류는 배양이 어려운 spirochaetes를 포함하는 *Borrelia vincenti*와 방추균 등에 의해 발생한다. 진단은 임상적으로 한다.

치료는 젖은 드레싱과 페니실린 그리고 청결유지, 비유착성 파라핀 드레싱을 혼합하여 사용 가능하다.

열대성 궤양은 열대지방에서 자주 발생하는 브룰리 Buruli 궤양과는 구분해야 한다. 후기에는 피부괴사를 일으키는 난치성 피부궤양을 일으키는 괴사성 피부궤양이 되기도 한다. 브룰리 궤양의 장기간 치료는 항결핵 약물의 영향을 받는다.

피하 리슈만 편모충증cutaneous leishmaniasis

Cutaneous leishmaniasis는 암컷 모래파리Leishmania에게 물려서 전파되는 genus Leishmania 원충에 의해 발생하는 기생충 감염이다. Cutaneous leishmaniasis증의 병터는 특별한 기관, 지형적인 위치, 첫 번째 저장되었던 병터 그리고 숙주 반응에 의해 많은 차이가 있다. 아프리카 일부분, 중동에서 발생하는 경우 대개 공통된 부분은 지속적인 부풀어 오른 피부 가장자리의 손상이다. 대개 얼굴이나 팔다리에 생긴다. 피부점막 리슈만 편모충증은 남아프리카에서 찾아 볼 수 있다.

진단은 피부 생검에서 *Leishmania* spp.를 찾아내므로 가능하다.

치료는 피부 오가pentavalent 안티몬제 약물로 한다. 모래파리와의 접촉을 피하거나 야생 설치류(쥐류)의 병원소를 제거함으로써 제한적이긴 하지만 예방할 수 있다. 피부 상해에 의한 *Leishmania* spp. 감염을 예방하는 백신은 일부 나라에서 이미 사용되고 있다.

6.5 미생물

상자 1은 제6장에서 언급한 미생물의 목록이다. 자세한 내용은 제시한 쪽을 참고하면 된다.

상자 1. 피부와 연조직의 감염균

세균	쪽
황색포도알균*Staphylococcus aureus*	235
고름사슬알균*Streptococcus pyogenes*	237
녹농균*Pseudomonas aeruginosa*	243
클로스트리듐 퍼프린젠스*Clostridium perfringens*	240
파상풍균*Clostridium tetani*	241
탄저균*Bacillus anthracis*	239
디프테리아균*Corynebacterium diphtheriae*	239, 240
코리네박테륨 미누티시뭄*Corynebacterium minutissimum*	–
여드름균*Propionibacterium acnes*	–
파스튜렐라 멀토시다*Pasteurella multocida*	246
헤모필리우스 인플루엔자*Haemophilus influenzae*	245
단독균*Erysipelothrix rhusiopathiae*	239
바퀴살균(방선균)*Actinomyces israelii*	240
미코박테륨 울서런스*Mycobacterium ulcerans*	249
미코박테륨 마리눔(마진홍역)*Mycobacterium marinum*	249
나병균*Mycobacterium leprae*	248

곰팡이	쪽
백선균*Trichophyton* spp.	268
소포자균속*Microsporum* spp.	267
표피균*Epidermophyton* spp.	267
피터로스포룸오발(지루성피부염)*Pityrosporum ovale*	268
칸디다 알비칸스(칸디다증)*Candida albicans*	267
스포로트릭스 스켕키*Sporothrix schenckii*	268
바이러스	
사람유두종바이러스(자궁경부암 원인)human papilloma virus	254
수두대상포진바이러스Varicella-zoster virus	254
양아구창바이러스Orf virus	254
수두바이러스Poxvirus	254
기생충	
리슈만편모충종*Leishmania* spp.	261
반크로프트사상충, 말레이사상충*Wuchereria, Brugia* spp.	263

관련문항 짝짓기

1부

다음은 미생물의 종류이다.

1. DNA 바이러스, 사람유두종바이러스human papillomavirus
2. 그람양성 막대균*Corynebacterium minutissimum*
3. 그람양성 박테륨*Staphylococcus aureus*
4. 그람양성 박테륨*Streptococcus pyogenes*
5. 선충류nematode 또는 회충roundworm *Wuchereria bancrofti*

아래 목록에서 위 목록과 가장 짝이 잘 맞는 항목을 고르시오. 각 항목은 한 번 혹은 한 번 이상 아니면 해당 사항이 없을 수도 있다.

A. 종창carbuncle
B. 만성 림프관염chronic lymphangitis
C. 단독erysipelas
D. 홍색음반erythrasma
E. 수족관육아종fish tank granuloma
F. 사마귀warts

2부

다음은 임상증상이다.

6. 27세의 정원사가 턱부위에 강직이 점점 심해졌다. 그후 숨쉬기가 힘들어지고 마침내 인공호흡기가 필요했다. 그의 얼굴과 가슴벽근육에 통증을 동반한 강직이 되풀이되면서 지속적으로 일어났다. 첫 증세가 시작되고 하루 반가량 증세가 진행되었다. 그는 몇 주전 여러 차례 작은 찔림사고를 경험했다. 그는 아동기에 예방접종을 하지 않았다.

7. 31세의 시골에서 목축을 생업으로 하는 환자의 팔뚝 아랫부분에 상처가 생겼다. 처음에는 상처부위가 구진습진papule 형태로 시작되어 점차 소낭포vesicular를 이루고 중간부분이 터져 움푹 파인 크레이터crater를 형성하였다.

8. 37세의 인도대륙을 방문한 사람의 팔뚝 아랫부분 피부가 한 조각 탈색되었다. 검사결과 가장자리 부분에 약간 염증증세를 보이고 중심부에 감각이 무디어졌다. 가까이 있는 자신경(척골신경)이 쉽게 만져졌다.

9. 비만증이 있고 잘 조절되지 않는 임신성 당뇨병을 앓고 있는 61세 여성에게 발열, 복통, 배꼽 주위가 벗겨지는 증세가 있다. 복부의 두 부분 모두 단단함이 감지되고 종주궤양punched out ulcer을 동반하였고 이 부위는 24시간이 지나자 점점 커졌다. 궤양부위를 수술하는 중 진단을 위한 검체가 채취되었고, 복부 외벽의 조직에도 손상부위가 발견되었다.

10. 75세의 애연가의 말초동맥질환이 오른쪽 다리 아랫부분에 생겼다. 색이 푸르고 겉면은 물집이 생기고 열이 났다. 그의 혈압이 떨어졌다. 방사선검사에서 다리쪽 근육에 가스가 차 있는 것이 나타났다.

아래 목록에서 위 목록과 가장 짝이 잘 맞는 항목을 고르시오. 각 항목은 한 번 혹은 한 번 이상 아니면 해당 사항이 없을 수도 있다.

G. 나병*Mycobacterium leprae*
H. *Mycobacterium marinum*
I. 복합적인 그람양성과 그람음성세균
J. 가스괴저균*Clostridium perfringens*
K. 파상풍균*Clostridium tetani*
L. 탄저균*Bacillus anthracis*
M. 바퀴살균(방선균)*Actinomyces israelii*

사례문제

사례 1

75세 여자의 정맥 혈류저하 궤양venous stasis ulcer을 앓고 있는 여성의 궤양 주위가 붉어지고 항균제를 사용해 드레싱을 한 궤양부위에 심한 가려움증을 호소했다. 궤양 표면에서 삼출물을 채취하여 실시한 미생물 배양검사에서는 gentamycin에 내성을 지닌 *Enterobacter* spp.가 배양되었고 환자는 고열은 없었다.

1. 궤양이 왜 염증이 될 수 있겠는가?
2. Gentamycin 내성에 무슨 이유를 들 수 있을까?
3. 좋은 효과를 위해 어떤 약제를 바르는 것이 좋을까?

사례 2

42세의 정육점 주인이 그의 아래팔에 푸르스름하고 붉은반점patch이 생겼다고 한다. 그는 정육점에서 죽은 돼지고기를 다루다가 작은 흠집이 생긴 것이다.

1. 이것은 무슨 상태라 할 수 있는가?
2. 어떤 미생물이 원인균이 되었을까?
3. 어떻게 진단을 확진할 수 있을까?

자료해석

동남아시아에서 온 젊은 남자에게 아래팔에 탈색이 일어난 소결절의 반점이 생겼다. 검사결과 그 부위는 무감각하고 자신경이 두터워져 만져졌다. 피부절편skin scraping과 피부파편 도말표본split skin smear 검사를 실시했고 결과는 다음과 같다.

- 피부절편skin scraping : 곰팡이균은 보이지 않았다.
- 피부파편 도말표본split skin smear : 항산막대균(결핵을 의심할 수 있는)은 없었다.

1. 어떤 피부질환이라 할 수 있는가?
2. 두 가지 피부검사에서 음성이 나온 경우 진단이 가능할까?
3. 정확한 진단을 위해 다른 어떤 피부검사를 할 수 있을까?
4. 두 가지 검사들이 진단에 도움이 되었는가?
5. 이러한 결과가 항균제 선택 사용에 도움이 될까?

객관적 틀에 의한 임상점검

2일간 열이 있었던 73세의 남자가 오른쪽 종아리의 표면에 통증을 동반했다. 그는 흡연습관 때문에 말초동맥질환을 앓고 정맥수술을 한 것으로 알려졌다. 통증이 있는 종아리를 검사한 결과 중앙 피부가 갈라지고 거무스름한 푸른 부위가 있었고 훨씬 넓은 부위에 단단하고 파동이 느껴지는 부위가 있었다. 두 발의 말초맥박은 약했다. 두 다리의 영상사진을 비교하면 오른쪽이 조직면이 갈라져 있다. 긴급한 수술이 이루어졌다. 다음에 답하라.

1. 이러한 현상은 오른쪽 종아리에 봉와직염을 진단할 수 있는가?
2. 넓은 부위의 단단한 면이나 영상의학검사에서의 변화는 같은 병리학적 과정을 나타내는가?
3. 다른 검사없이 심정맥혈전증(deep vein thrombosis)을 의심할 수 있을까?
4. 수술과정이 진단과 치료에 효과가 있을까?
5. A 그룹 Streptococci에 효과적인 항균제 요법은?

짧은 답 문제

다음에 대하여 짧은 답을 쓰시오.

1. 창상감염이 생기는 중요요소는?
2. 왜 파상풍은 연조직 감염과 관계가 있다고 보는가?
3. 일반적인 곰팡이 피부 감염들
4. 가스괴저gas gangrene

구두시험

열대지방의 연조직 감염은 온대지방의 연조직 감염과 어떻게 다른가?

관련문항 짝짓기

1부

1. F:

사람유두종바이러스는 사마귀warts, 피부 병터의 각화과다병변 hyper keratotic lesion의 원인이다.

2. D:

*Corynebactium minutissimum*은 그람양성 막대균이며 피부의 색소침착 반점을 만든다. 자외선 밑에서는 산호빛 붉은반점으로 자란다. 그 부위를 홍색음선erythrasma이라 한다.

3. A:

황색포도알균*Staphylococcus aureus*은 그람양성 알균이며 넓은 부위에 화농과 연조직 감염을 일으킨다. 큰 종창carbuncle은 포도알균에 의한 것이며 다발성 동공sinuses으로 목덜미에 파괴적인 부위를 만든다. 단독erysipelas은 대개 화농사슬알균 *Streptococcus pyogenes*에 의한 것이다.

4. C:

화농사슬알균*Streptococcus pyogenes*, A 그룹 베타용혈사슬알균은 단독erysipelas, 대상포진, 고름궤양증(농창)ecthyma, 급성 림프관염lymphangitis, 궤사성 근막염fasciitis 등의 여러 피부감염 원인이 된다. 이는 림프관염의 급성, 만성적 감염의 두 번째 원인이 된다. 단독은 벗겨지지 않은 피부에 염증 반점 구별이 뚜렷한 피부의 비화농성 감염이다.

5. B:

만성 림프관염은 림프관에 손상을 준다. 이는 림프의 배액을 손상시켜 림프부종을 일으킨다. 여기에는 많은 이유가 있는데 초기 급성감염과 비감염 원인들이 있다.

선충류 또는 회충roundworm/nematode *Wuchereria bancrofti*가 가장 적당한 답이다. 이 기생충이 다리 하부에 림프부종을 일으킨다. 코끼리피부병이라고도 하는데 질환에 걸린 다리가 코끼리 다리처럼 두꺼워지는 것으로 알려져 있다.

2부

6. K:

파상풍균*Clostridium tetani*에 의한 신경독이 원인이 된 파상풍의 과정이라고 볼 수 있다. 정원을 돌보던 중 작은 상처가 생겼을 때 파상풍균이 침입하여 생겼다고 볼 수 있고, 이 생명을 위협하는 감염을 예방하기 위해서는 상처를 소독하고 사전에 파상풍 예방접종을 실시해야 한다.

7. L:

피부탄저를 형성하고 악성 고름물집을 만든다. 탄저막대균에 의한 감염이며 농업에 종사하는 사람들에게 나타난다. 감염은 페니실린, 독시사이클린doxycycline 또는 시프로프록사신 ciprofloxacin 등으로 치료된다.

8. G:

탈색이 되고 무감각한 홍반의 반점이 생겨나고 신경이 두꺼워져 나병과 같은 모습을 보이며 남아메리카와 인도 대륙 등 여러 곳에서 발생하고 있다. 감염명은 나병균*Mycobacterium leprae*이다.

9. I:

당뇨병을 잘 관리하지 못하거나 비만일 경우 복부 궤양이 생기고 상승synergistic 괴저가 생긴다. 이러한 상태를 여러 가지로 부르는데 무산소균이나 A 그룹 베타용혈사슬알균 등을 포함한 여러 균들이 복합적인 원인이 된다.

10. J:

열, 근육통, 피부에 물집이 생기고, 근육의 가스는 가스괴저를 설명한 것이다. *Clostridium perfringens*균은 무산소성 그람양성 막대균이다. 근육괴저를 일으키며 외상의 상처를 잘 관리하지 않을 때나 전쟁 때 상처를 받은 경우, 자동차 사고 시 동맥혈관으로 균이 들어가 발생한다.

사례문제

사례 1

1. 과민성 봉와직염
2. 도포성 항균제를 사용하여 gentamycin에 내성이 생김
3. 피부소독제(예. 포비돈 아이오다인povidine iodine)

사례 2

1. 유사단독erysipeloid
2. 단독균*Erysipelothrix rhusiopathiae*
3. 조직의 흡인으로 그람 염색 및 배양검사로 아포를 형성하지 않는 그람양성 막대균 검출

자료해석

1. 나병(한센병)
2. 아니오. 나병의 피부병변에는 매우 적은 양의 항산성 막대균이 있다.
3. lepromin 검사 양성이 많다.
4. 아니오. 진단검사의학과에서 이 균을 배양할 수 없다.
5. 이런 결과를 종합할 때 환자는 TT 나병을 의심할 수 있다.

객관적 틀에 의한 임상점검

1. 아니오. 임상적 양상이 피부의 봉와직염이라기 보다는 괴사성 근막염fasciitis에 가깝다.
2. 예. 둘 다 심정맥혈전증deep vein thrombosis이 진행되는 것으로 보아야 한다.
3. 아니오. 가능성이 낮지만 DVT는 자외선 검사에 의해 제외되어야 한다.
4. 예. 빠른 시간내 수술을 하고 괴사가 일어난 부분에 진단을 확진하고 병변을 열어 괴사조직을 떼어내는 것이 좋다.
5. 예. 그룹 A 베타용혈사슬알균은 일반적으로 환자의 괴사된 근막염에서 검출된다. 그런데 환자의 상태는 그룹 A사슬알균 패혈증에 가깝다. 높은 용량의 밴잘페니실린이 자주 사용되고 clindamycin과 복합적으로 사용된다. 하지만 광범위항균제의 사용으로 단일 균주나 복합균주에 의한 괴사성 근막염을 치료할 수 있다.

짧은 답 문제

1. 환자와 미생물의 요소를 쓴다. 외상이나 수술, 화상과 물림 창상의 예를 사용한다.
2. 연조직 외상의 합병증이다. 생명을 위협하는 상태는 균의 독성에 의한 것이며 예방을 강조해야 한다. 파상풍의 예방약에 대한 최신 접근이 중요하다.
3. 피부 감염으로는 칸디다증candidasis, 잔비늘증pityriasis이 있다.
4. 박테리아, 병인, 역학, 진단, 처치와 예방을 다루어야 한다.

구두시험

많은 연조직 감염은 열, 곤충, 위생 등이 복합적인 따뜻한 날씨에 일반적이다. 열대궤양이나 나병은 따뜻한 기후에서만 나타난다. 답을 설명하기 위해 대표적인 세균, 곰팡이균이나 기생충 감염을 선택할 수 있다.

장 7

호흡기계 감염

Infection of the respiratory tract

개 요

이 장에서는 상기도와 하기도로 구성된 호흡기계의 감염을 다룬다. 대부분 사람들은 일반적인 처치로 쉽게 치료할 수 있는 상기도 감염을 경험한다. 하기도 감염은 드물고 위중한 질환의 원인이 되거나 생명을 잃기도 한다. 적절한 진단과 화학요법은 임상의사나 검사 담당의사에게 큰 도전이 되기도 한다. 여러 호흡기 감염질환의 성공적인 예방전략을 알아보는 것이 중요하다.

7.1 발병기전

학습목표

학습자는

- 호흡기계 감염이 발생하는 과정을 이해해야 한다.
- 병원체가 어떻게 방어기전을 뚫는지를 알아야 한다.
- 어떤 요소가 호흡기 감염의 치료를 돕는지 이해해야 한다.

호흡기계의 기본 기능은 가스교환이다. 그러므로 항상 세균, 바이러스, 포자와 같은 미립자를 포함한 기체의 환경과 접해 있다. 손상되지 않은 호흡기계는 공기에 노출되어 있더라도 대부분의 미립자들이 코털과 비인두 뒤쪽 표면을 덮고 있는 점액에 의해 여과되고 걸러진다. 후두덮개의 폐쇄반사와 기침반사는 모두 미생물이 하기도에 도달할 위험을 줄여준다. 즉 기관과 기관지에 도달할 만큼 작은 미립자는 기관지점액에 들러붙거나 섬모 작용에 의해 구강인두로 몰아내어진다. 항균물질 역시 미생물이 더 진전하지 못하도록 하고 호흡기 분비물을 밖으로 배출한다. 이들은 lysozyme lactoferrin IgA를 포함한다.

크기가 5~10μm인 미립자는 하기도로 들어가 허피(폐)나 심지어 허파꽈리(폐포)까지 침입할 수 있다. 허파꽈리의 큰포식세포는 침입한 병원균을 잡아먹는다. 만약 큰포식세포가 먹히면 호중구는 염증반응을 통하여 회복시킨다. 호흡기계 방어는 미생물 공격에 대해 반사적으로 반응한다. 하기도의 병원성 미생물 획득은 주로 흡입에 의한 것이다. 그러나 흡기, 점막, 혈행성 전파로도 일어날 수 있다. 대부분 건강한 폐에서 기관 분기부를 넘는 세균은 거의 없다.

호흡기계 침범 병원균은 숙주의 방어벽을 뚫고 침범한다. 예를 들어 Influenza virus는 점막상피에 부착되는 독특한 표면 항원이 있다. 이 바이러스는 또한 주기적으로 유전자 재배열을 한다. 그 결과 일반적인 개체에서 효과적인 면역반응을 할 수 없도록 하는 단백질을 만들어 새로운 형이 나타난다. *Streptococcus pneumoniae*와 *Haemophilus influenzae*는 둘 다 점막의 IgA를 무력하게 하는 효소를 생산한다. 캡슐이 있는 세균capsulated bacteria인 mycobacteria는 모두 식작용에 저항한다. 바이러스에 의해 감기가 발생하는 것을 제외하면 국소조직의 침투는 보통 손상을 입기 전에 나타난다.

사람들의 행동습관 또한 호흡기계 감염의 위험성을 증가시킬 수 있다. 담배 피우는 것은 섬모기능의 능률을 떨어뜨리고 많은 점성의 호흡기 분비물을 생산시킨다. 응급상황에서 기관지 삽관을 함으로써 상부 호흡기계를 통하지 않고, 하기도 허파로 직접 미생물이 유입되기도 한다.

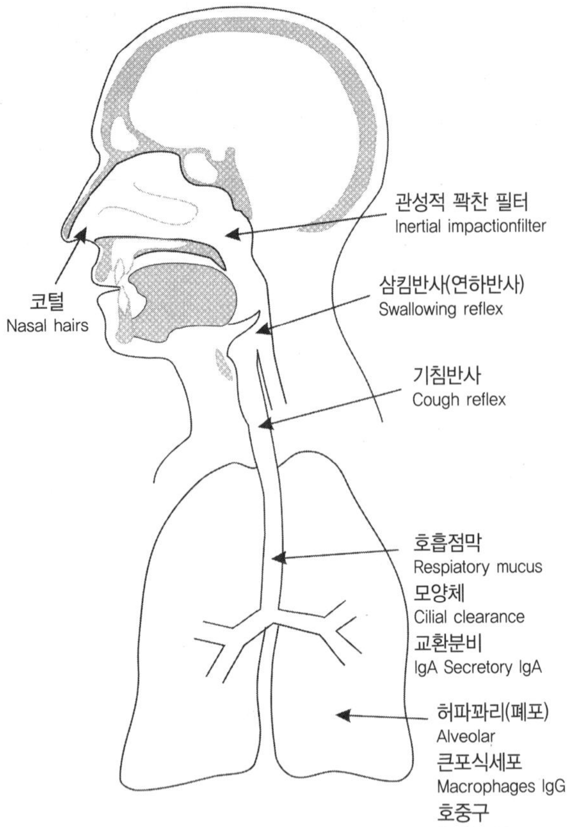

그림. 11 호흡기계의 방어기전

7.2 진 단

학습목표

학습자는

- 호흡기계 감염을 일으키는 부위와 그 임상적 특징을 안다.
- 호흡기계 손상을 사정할 수 있다.
- 미생물적 원인을 찾아 낼 수 있다.

임상적 양상

호흡기계 감염의 특징은 주로 국소부위 염증의 위치나 염증 진행방향에 달려 있다. 그래서 비인두의 감염은 콧소리를 나게 하고 기관지염은 기침과 가래 생산, 폐렴은 기침, 가래뿐 아니라 호흡수와 가슴 방사선 사진 변화를 일으킨다.

대부분 상부 호흡기계 감염은 바이러스에 의해 발생하고 저절로 낫는다. 의사의 역할은 환자를 안심시키고 특별한 항균 화학요법과 광범위한 지지요법을 제공함으로써 위중한 세균감염을 예방하는데 있다. 하기도 호흡기계 감염은 심각한 증세로 말미암아 사망할 수도 있다.

검사실 검사

질병력, 신체검사, 흉부 X-ray, 검사실 검사는 호흡기계 상태, 정도, 원인 병원균의 동일성 등에 초점을 둔다. 병원균의 범위가 넓다는 것을 고려해야 하므로 가능한 한 빨리 병력, 검사, 예비 결과의 정보를 찾아 병원균을 찾아야 한다. 담배로 인한 허파질환 병력, 최근 여행을 한 적이 있는지, 직업이 무엇인지, 애완동물을 키우는지, 유사한 증상과의 접촉을 한 적이 있는지 등을 조사해야 한다.

진단을 위한 검체는 호흡기계로부터 얻을 수 있지만 구강의 정상 세균들에 인해 자주 오염된다. 하부 호흡기계 검체의 오염을 예방하기 위해 상부 호흡기계를 통과bypass하여 검체를 채취해야 한다. 흉부 X-ray 사진은 하부 호흡기계 감염을 평가하는 기초적인 과정이고, 청진으로 감지할 수 있는 징후보다 더 확실하게 질병의 진행 정도를 제공한다. 흉부 사진은 전후posterio-anterior 사진을 일반적으로 사용하지만 측면lateral 사진 역시 가치있고 특별한 정보를 제공한다. 혈액의 가스 분석은 급성 호흡기 질병이 의심되면 반드시 해야 한다. 폐렴[허파염]의 지표는 호흡수가 분당 30회보다 많아지는 것인데 저산소증, 고탄산증 또는 최근에 방사선 사진의 불투명도 확장, 쇼크shock, 신부전증 등과 같은 증세가 나타난다.

7.3 관 리

학습목표

학습자는

- 항균제 사용을 할 경우를 알아야 한다.
- 가장 적절한 항균제를 고를 수 있는 법을 안다.
- 감염 예방법과 전파 예방법을 안다

화학요법

호흡기계 감염의 항균성 치료는 감염 원인이 되는 미생물의 종류뿐 아니라 균의 처음 침범한 부위에 따라 질병을 구분하고 질병의 심한 정도에 따라 다르다. 보통 상부 호흡기계 감염은 생명을 위협하는 경우는 드물고 많은 경우 자연 치유되므로 특별한 화학요법 없이 상기도 감염을 치료할 수 있다. 그러나 인두염과 같은 명백한 경증의 감염도 특별한 화학요법을 해야 할 경우가 있다. 이때 항균제를 누가, 언제 사용했느냐를 아는 것은 중요하다. 하기도 호흡기계 감염은 질환자 수와 사망자 수에 중요한 영향을 미친다. 항균제는 감염과정에 가능한 한 빨리 사용해야 한다. 문제는 선택범위가 넓다는 것이다. 미생물에 의해 심각한 질환을 앓고 있는 환자는 가장 적절한 추측을 필요로 한다. 화학요법의 초기 선택을 한 후에는 검사실 결과가 나올 때까지 기다리고 그 결과를 바탕으로 약물을 수정해야 한다. 입원을 해야 하는 폐렴 환자는 보통 비경구 항균제가 요구된다. 증상이나 증후에 기초한 치료법의 선택이 좋은 해결 방법이다. 적절한 항균제의 선택과 입원 결정, 적극적인 지지 간호는 검사실의 결과를 기다릴 필요가 없다.

예 방

과거에는 호흡기계 감염의 심각성과 전파 가능성 등이 예방의 범위를 결정하였다. Influenza는 생백신으로 된 예방주사로 예방할 수 있다. 특히 유행하는 종의 돌연변이 변화는 정기적인 백신의 예방접종을 다시 하도록 한다. 즉 노인이나 심장기능상실(심부전) 및 콩팥기능상실(신부전)을 가진 환자는 인플루엔자 감염 시 고위험 집단이다. 폐렴알균의 감염 또한 예방주사에 의해 예방된다. Influenza는 유행한 균종이 돌연변이 되므로, 여러 균을 혼합한 백신 구성 변경이 요구된다. 폐결핵 *Mycobacterium tuberculosis*의 감염은 BCG(baciillus Calmette-Guérin) 생백신 예방주사로 예방할 수 있다. 병원에서는 Influenza와 폐렴 등의 호흡기계 감염 전파는 감염관리를 위한 격리 절차에 의해 예방된다. 다른 환자와 면역성이 없는 환자로부터 환자를 분리시켜 간호하는 것을 포함한 특별한 예방조치가 필요하다. 직원과 다른 방문자들 역시 여과 마스크와 앞치마를 착용한다. 개인 위생수준으로 기침이나 재채기를 할 때 입을 가리는 것은 간단하지만 호흡기계 병원균의 전파를 효과적으로 예방하는 방법이다.

7.4 질병과 증후군

학습목표

학습자는

- 호흡기계 주요 감염을 알아야 한다.
- 발생에 영향을 끼치는 요인을 알아야 한다.
- 기본적인 임상적 처치를 이해해야 한다.

주요 호흡기계 감염증은 표 9에 나열되어 있다.

인두염pharyngitis

인두염은 목구멍에 염증이 생긴 것이다. 결과적으로 삼킬 때마다 고통스럽고 목이 붓고 인두의 점막이 빨갛게 된다. 원인은 호흡기바이러스(rhinovirus, coronavirus, adenovirus, influenza virus, parainfluenza virus, respiratory syncytial virus), Epstein-Barr virus, coxsackievirus 등이 있다.

증상별 원인균 :

- 결막염 : adenovirus
- 무기력과 불쾌와 같은 구조상 징후나 편도 삼출물 : Epstein-Barr virus
- 후두부 궤양 : coxsackie virus
- 급성 발병, 인두손상, 목젖의 부종 : *Streptococcus pyogenes*(Streptococcus A 그룹)
- 예방접종을 하지 않은 회백색의 인두의 가피막 : *Corynebacterium diphtheriae*

박테리아성 인두염

박테리아성 인두염은 흔하지 않고 대부분의 원인은 *S. pyogenes*에 의해서 발생한다. 드문 박테리아성의 원인균은 *Neisseria gonorrhoeae*, *Mycoplasma pneumoniae*, *C. diphtheriae*, *Arcanobacterium haemolyticum*이 있다. 발생률이 가장 높은 시기는 온대기후에서는 봄과 가을의 사이이고, 열대지방에는 우기 동안에 많이 발생한다. 인두염의 균 전달은 많은 사람이 있는 장소에서 증가하게 된다. 비말전파와 직접전파로 전달된다.

바이러스성 인두염

바이러스성 인두염은 특별한 병인적 진단이 요구되지 않고 저절로 좋아지는 형태로 나타난다.

진 단

Epstein-Barr virus 감염이 의심되면 총혈액량, 혈관막, Paul-Bunnell test가 요구된다.

이 검사는 아시안인에게는 민감하지 않다. 이것은 IgM 바이러스의 단백질 외각에서 찾을 수 있다. 인두염에서 가장 흔하게 요구되어지는 검사는 *S. pyogenes*의 발견이다. 이 종은 피로 만든 배지에 미생물 검사를 하여 검출한다. 그리고 차후에 특별 그룹의 다당류 유액 응집반응을 하거나 직접 항원을 검출한다. 다른 방법으로 진성감염으로부터 oropharyngeal 군체형성을 구별할 수 있다.

표 9. 더 깊은 조직의 감염

감염	양상
인두염pharyngitis	목의 급성감염, 인두점막이 붓고 침을 삼킬 때 통증을 동반한다.
일반감기common cold	저절로 낫는 코감기, 콧물이 분비되고 코가 막히고 불편하고 재채기를 한다.
Influenza	급성, 대부분 저절로 낫는다, 바이러스성 호흡기와 전신 감염을 말한다.
중이염	중이의 급성염증
외이도염	외이도의 염증
급성 부비강염	부비강 전체의 감염(턱뼈, 앞이마, 벌집굴 또는 나비굴)
후두염	후두의 염증, 목이 쉬거나 목소리 상실
기관지염	기침과 가래가 나옴; 급성 또는 만성
폐렴	
급성, 지역사회 획득	병원에 입원한 즉시 발생; 기침, 흉부 증상과 열
급성, 병원내 획득	병원 내 있는 환자에게 발생; 일반적으로 흉부 촬영에 의해 진단
만성	오랜 기간을 두고 진행되어온 감염; 흉부 촬영에 의한 진단
에이즈(AIDS)	제18장 참조
폐결핵	기침과 재채기, 열, 식은땀, 체중감소와 각혈, 흉부 사진 변화
가슴고름집(농흉)	가슴막(흉막)에 고름이 찬 상태
Croup, Epiglottis, Bronchiolitis	제16장 참조

AIDS, 후천면역결핍증후군

그러나 단지 미생물배양검사culture는 항원의 감수성 테스트에만 허용된다.

N. gonorrhoea, *Mycoplasma* spp., *Arcanobacterium* spp., *Corynebacterium* spp.의 감염은 극소량이고, 검사실에서 감염될 수 있고, 전문가는 일반적인 균배양을 사용하지 않는다.

치료

사슬알균에 의한 인두염일 때는 구강용 페니실린과 erythromycin을 사용한다. 1차적 감염 후에 치료한다. 그러나 감염 전 주요한 세균을 감소시키는 것이 감염 후 유증인 류마티스성 심장질환, 사구체신염, Sydenham's chorea 등을 감소시킨다. 선진국에서는 사슬알균인두염의 항균제 치료가 필요한지에 대해 의문을 가지고 있었다. 사슬알균의 휴유증은 매우 드물다. 그러나 최근 유럽과 북미에서 이 과정이 변화되고 있다.

사슬알균인두염의 다른 합병증은 선홍열(최근 선진국에서는 흔하지 않다.)이다. 사슬알균 독성 쇼크 증상, **편도주위고름집(편도주위농양)quinsy**이 포함된다. 편도선염은 이차 감염으로 생긴다. 이 감염은 페니실린에 민감하다. 화농성 환부에서 고름(농)을 제거해야 한다.

감기common cold

감기는 널리 퍼지는 감염이다. 특히 봄과 가을 환절기에 어린 아이와 그들의 부모에서 나타난다. 몸의 건강상태는 감기 병원체와 관련이 있다. 감기는 리노바이러스rhinovirus에 의해 발생한다. 감기에 걸리면 콧물이 나오고 코가 막히기도 하고 재채기가 나온다. 인두염과 기침과 함께 열과 근육통이 생긴다. 항균제를 사용할 필요가 없고 치료는 증상을 제한적으로 완화시킬 수 있다. 흔한 감기 호흡기성 바이러스의 원인균은 효과적인 백신의 개발로 막을 수 있다.

인플루엔자influenza

유행적 감염이나 풍토병적 인플루엔자의 경우 인플루엔자 그룹 A~C가 원인이다. 몇몇 인플루엔자는 흔한 감기 증상이 나타난다. 그러나 인플루엔자는 전신적이고 심한 호흡기계 증상이 더 뚜렷하다. 열, 기운이 없고 근육통이 매우 흔하다. 인플루엔자 바이러스는 분절된 게놈 RNA 바이러스 중 하나이다. 두 가지의 주요한 표면 항원은 인플루엔자 유행을 일으키는데 헤모글루틴haemagglutinin, 뉴라민산을 가수분해하는 효소로 그 양상을 알 수 있다. 유행적으로 인플루엔자가 전파될 때 자주 항원의 변이가 일어나기도 한다. 인플루엔자의 다른 변형된 형태는 유행적으로 일어나는 항원기질 변화의 결과이다. 이것은 항원 표적물이 먼저 나타난다. 인플루엔자 유행 결과 항원이 바뀐다. 변형된 인플루엔자 바이러스 항원은 높은 사망률을 나타내며, 심폐기능의 쇠약 또는 속발성 박테리아성 폐렴(원인은 *Staphylococcus aureus, S. pneumoniae*)이 합병증으로 나타날 수 있다.

진단

진단은 보통 임상적으로 하고 혈청검사를 실시하고 범대륙적 유행 여부를 확인하여 내려진다.

치료

치료의 목적은 증상경감과 합병증의 치료이다. 치료약물 중에 아멘티딘amantidine은 A형 인플루엔자의 초기감염에 사용하는 것이 좋으며, 새로운 치료제인 neuraminidase 억제제는 인플루엔자 감염 증상기간을 단축시키는 장점도 있다. 백신vaccine은 유용하지만 단지 이전에 유행되어 항체가 형성된 균에만 효과가 높다. 합병증을 가졌거나 심장이나 호흡기 질환이 있는 노인 환자, 신장기능이 부진하거나 병원성이 높은 인플루엔자가 유행할 때 백신을 주사한다. 직업상 고위험군에게 백신을 주사할 수 있다.

중이염otitis media

중이염은 중이[가운데귀]에 급성 염증이 생기는 것이다. 어린 아이들에게 매우 흔하다. 유스타키오관이 짧고 수평이기 때문이다. 또한 이전에 생겼던 호흡기계 감염 때문에 관의 끝을 림프액 조직액이 막아서 발생한다. 증상으로 화농성의 액체가 고막에 모여 딱딱해지고 후에 이것이 벽에 붙어 고막의 벽이 찢어진다. 감염의 대부분 원인은 *S. pneumoniae, H. influenzae*이다. 열과 국소적 통증이 일반적 증상이다. 중이염 분비기관샘을 포함하는 흔한 합병증은 소리가 잘 안 들리게 된다. 더 심해지게 되면 뇌막염 그리고 유양돌기염이 되기도 한다.

진단

일반적으로 임상적 증세로 진단한다. 고막의 막을 조사해야 한다. 병인의 원인균 진단은 중이의 미생물검사를 위해 화농성 삼출물을 채취하여 검사한다. 고막을 경유하여 배출되는 삼출물로 검사가 가능하다.

치료

항균제의 치료는 항균제(예를 들면, 구강 ampicillin 또는 erythromycin 7~10일 동안)를 쓴다. 합병증을 수반하지 않는 급성 중이염은 추천된 소염치료제와 둘 중에 선택하여 사용한다.

외이도염otitis externa

귀의 관 외부 염증은 대부분 hyphae-forming fungus *Aspergillus niger*이 원인이 된다.

진단은 귀에서 나온 삼출물의 곰팡이 배양을 통해 내린다. 귀 세척과 치료는 알루미늄 초산염으로 충분하다. 주요한 항균제 조제약이 필요하다. 몇몇 생명을 위협하는 변형된, 당뇨병 환자에서 악성 외이도염의 경우 원인은 *Pseudomonas aeruginosa*이다. *Pseudomonas spp.*를 사멸시키는 항균제를 치료제로 사용한다.

급성 부비강염acute sinusitis

상기도 감염으로부터 시작되어 인후로 박테리아가 퍼져나가 부비강 전체(턱뼈, 앞이마, 벌집굴 또는 나비굴)에 감염을 일으킨다. 가장 흔한 박테리아는 *S. pneumoniae*와 *H. Influenzae*이다. 부비강[코곁굴]이 분비물로 가득 차게 되면 목소리가 변하고 코 주변에 매우 불편한 느낌을 갖는다.

진단

대부분 임상증상에 의해 진단을 내리나 방사선 촬영으로 부비강에 분비물이 차 있는 것을 볼 수 있다. 박테리아를 찾아내기 위해 검체를 채취하기가 힘들다.

치료

점액의 배출을 돕는 울혈제거제를 사용할 수 있고 심각하거나 만성적인 감염인 경우는 수술이 필요할 수도 있다. 경구용 항균제 사용도 필요하다(ampicillin 또는 erythromycin).

후두염laryngitis

호흡기계 바이러스 일종에 의해서 감염되는 것이 원인이다. 저절로 낫기도 한다. 목이 쉬거나 목소리가 안나오기도 한다. 일반 감기나 인플루엔자처럼 보일 수도 있다. 특별한 항균제 치료는 필요하지 않다.

기관지염bronchitis

급성 기관지염, 기관지기관지염, 만성 기관지악화증 등이 세 가지 증상과 관련이 있다.

급성 기관지염은 기침, 가래가 나타난다. 그러나 흉부

X-ray의 방사선 사진은 변하지 않는다. *M. pneumoniae*에 의해 감염된다.

기관지기관지염은 급성 발병기간 동안 가래의 생성이 동반되지 않은 기침을 한다. 이 감염의 원인균은 influenza virus이다. 증상은 열과 근육통이다.

만성 기관지악화증은 만성으로 기침을 할 때 다량의 화농성 객담이 배출된다. 호흡기 바이러스와 *S. pneumoniae* 또는 *H. influenzae*가 감염의 원인이다.

진단

실제로 이 세 가지 상태 사이에 증상이 겹치기도 한다. 객담 미생물검사는 진단적 가치가 별로 없다. 치료 48시간 후에도 반응이 없을 때 객담검사를 할 수 있다.

치료

몇몇 환자는 며칠 간의 경구 항균제 치료가 도움이 된다. 그러나 많은 환자는 치료가 별 소용이 없다. 심장과 호흡기계의 쇠퇴가 있는 환자는 인플루엔자와 폐렴쌍알균의 감염예방 백신을 사용해야 한다.

지역사회에서 감염된 급성폐렴

급성폐렴은 입원 전 혹은 입원 후에 즉시 발병한다. 이는 세계적으로 사망 원인으로 가장 흔한 감염요인 중 하나이다. 급성폐렴 환자들은 보통 기침을 하고, 흉곽통증과 열이 동반된다. 기침을 할 때 화농성 객담을 생성하거나 그렇지 않을 수도 있다. 흉곽통증은 다양하고 개인적으로 주관적인 해석을 할 수 있다. 허파조직에 이상 증세가 나타나며 공기가 있는 부위에 액체가 차기도 한다. 가장 중요한 급성폐렴의 결과로서는 호흡기능의 손상이 있으며 진단 시 가장 우선적으로 사정되어야 한다. 병원체의 동정을 통해 항균제의 선택을 결정할 것이다. 환자의 과거력, 진찰, 흉부 X-ray 등으로 급성폐렴 유발 병원체의 단서를 찾아낼 수 있다.

급성폐렴의 4가지 주된 임상 병리적 패턴은 다음과 같다.

- 폐엽성 폐렴
  - 허파의 경화는 폐엽과 구획의 경계에 의해 분리된다.
  - 대부분 *S. pneumoniae*에 의해서 유발된다.
  - *S. aureus, S. pyogenes*나 *Legionella pneumophila*가 원인이 되기도 한다.
- 기관지 폐렴
  - 큰 기도 주위에 울퉁불퉁한 경화
  - *S. pneumoniae, H. influenzae, S. aureus, L. pneumophila*에 의해 유발된다.
- 간질성 폐렴
  - 폐에 간질성 침윤이 좋은 부위
  - 보통 객담생성은 없다.
  - *Legionella* spp., *Mycoplasma* spp. 또는 virus에 의해 유발된다.
  - 처음 치료는 erythromycin으로 한다.
- 흡인성 폐렴
  - 위, 구강 내용물의 흡인에 따른다.
  - 물리적, 화학적 손상에 의해서 보통 피해를 입는다.
  - 좌하엽 첨부와 우하엽 둘 중 어느 쪽이든 활발하지 못하다면 흉부 X-ray의 변화가 온다.
  - 세균의 손상은 입의 streptococci 또는 무산소성 생물에 의해 유발된다.

발병원인

원인이 되는 유기체는 관찰된 징후의 형태에 의해서 표 10과 같다.

진단

가정 치료요법의 선택은 객담 그람염색 결과에 의해서 제한적이 될 수도 있다. 배양검사 결과 후 항균제 감수성 결과는 처음 치료 선택을 더디게 할 수 있다.

객담검체는 구강 토박이균(상재균)에 의해 오염이 최소화 되도록 채취하여야 한다. 깊은 기침객담은 아침에 처음 뱉은 것을 모으는 것이 가장 좋다. 이는 먼저 양치질을 한 후에 채취한다. 물리치료사들은 환자가 검체를 뱉기 어려울 때 도와주어야 한다. 단단하고 비틀어 여는 마개용기를 사용해야 하고 그것으로 외부 표면으로부터의 오염을 피하는 방법을 교육시킨다. 구강 토박이균에 의한 검체오염은 입을 통하지 않고 검체를 채취하는 방법으로 피할 수 있다. 이는 경기관 흡인, 기관지경 같은 검체 모으는 기구로 채취한다. 기관지, 가슴안(흉강)을 통한 얻어진 검체를 검사실에 보낸다. 모든 기술들은 시간, 기술, 특별한 기구들이 요구되고, 원하지 않는 부작용이 유발될지도 모른다. 환자가 열이 난다면 혈액배양을 해야 한다.

그람 염색에 기초한 중간 결과는 검체의 검사실 수취 후 가장 빠른 시간에 맞추어 할 수 있다. 오염되었다면 단일 유기체 형태, 즉 다형핵 또는 단핵호중구가 가득하고 그 결과는 즉시 적절한 결정을 내리는데 공헌한다.

다량의 침에 구강상피세포가 출현하는 것은 세균학상부

표 10. 다른 종류의 박테리아가 원인이 된 폐렴의 종류

감 염	양 상
Streptococcus pneumoniae	갑작스러운 발병 늑막동통, 열, 녹색가래, 목따가움
Klebsiella pneumoniae	탁하고, 끈적이는 붉은색 가래
Staphylococcus aureus	인플루엔자에 따른 폐렴
Streptococcus pneumoniae	만성 기관지염에 따른 폐렴
Haemophilus influenzae	만성 기관지염에 따른 폐렴
Mycoplasma pneumoniae	가족간 접촉으로 젊은이에게 객담이 없는 기침과 인두염; 폐영상사진 양성에도 걸어다닐 수 있음
Legionella pneumophila	중년 남성에게나 흡연자, 호텔 샤워시설이나 에어콘에 노출되어 객담없는 기침, 혼돈과 설사가 동반됨
Mycobacterium tuberculosis	상배엽의 딱딱한 모양 폐문림프절hilar lymphadenopathy, 이상 방랑자나 알코올중독자
Chlamydia psittaci	앵무새나 그와 비슷한 종류의 새와 밀접한 접촉을 한 경우

적당한 검체임을 암시한다. 이는 진단시 정규검사가 힘든 *Mycoplasma*, *Legionella* 또는 *Mycobacterium* spp.를 경계하는 것이 중요한다. 이 때문에 유기체들은 검출을 위해 일정치 않은 처리가 모두 요구된다.

어떤 검사실은 Legionella와 *Chlamydia* spp.의 면역형광 검사 결과를 직접 또는 간접적으로 제공한다. 레지오넬라와 미코플라스마는 배양될 수 있지만 혈청학적 방법들과 비교하여 낮은 검출률을 보인다. 하지만 두 번째 적정농도의 혈청을 만들기 위해 필요한 시간지체는 환자관리에 더 적절히 이용 가능한 정보를 얻게 해준다.

치 료

급성폐렴의 대중적 치료법은 종종 원인균이 어떤 것이냐에 따라 적절한 항균제를 사용한다. 화학요법 처방으로 병원체를 다량 없앨 수 있는 경우는 실질적으로 드물다. 항균제는 항균효과를 최대한 나타내는 것으로 선택해야 한다. 이는 보통 정맥주사를 이용한다. 대중적인 요법의 반응을 주의깊게 살펴야 한다.

그러나 반응은 즉각적이지 않을 수도 있고, 어떤 환자들은 최상의 항균요법에도 불구하고 사망하기도 한다. 그러므로 효과를 보기 위해 특정한 항생물질을 결정하는 것은 어렵다. 가슴 방사선 촬영 결과는 임상증세가 좋아지고 나서 점점 좋아진다.

예 방

폐렴알균에 의한 폐렴은 여러 균 백신을 포함한 백신으로 예방할 수 있다. 예방은 단지 부분적이다. 상대적으로 유행의 종결은 유행경향이 바뀌기 때문이다. 그러므로 백신은 가장 심한 위험이 있는 사람으로만 제한된다: 즉 노인, 흉곽[가슴우리]이나 심장질환자, 만성 콩팥기능상실(신부전)증, 비장절제술이 행해진 환자 등이다.

레지오넬라 감염증은 공중위생을 평가하고, 냉각기 등을 소독하거나 오염된 분무기기를 찾아내어 소독함으로써 예방할 수 있다. 예로 증발응축장치와 에어컨 등이 있다.

급성 병원성 폐렴

폐렴은 병원성 감염 중 세 번째로 흔한 병이지만 사망률이 높은 질환 중 하나이기도 한다. 흡연자, 이전에 흉곽질환 또는 수술환자, 산소공급을 받고 있는 심각한 질환자들에게 악영향을 미친다. 이러한 그룹은 가장 높은 폐렴 위험성을 지니게 된다. 병원성 폐렴은 종종 *P. aeruginosa, S. aureus*, 장내세균에 의해 유발된다. 드물게는 레지오넬라 또는 호흡기계 바이러스가 관련되기도 한다. *S. aureus* pneumonia와 충격에 의한 뇌손상은 특별한 연관성이 있다. 인공호흡기로 산소를 공급받는 환자들은 위나 입에 있던 세균이 허파로 흘러내려가 집락화하는 경향이 있다. 이 유기체들은 기관튜브 밖을 따라 기관으로 들어간다. 때때로 인공호흡기나 다른 호흡기계 보조장치에 있는 기관튜브를 통해 세균이 허파로 침입해 들어간다.

진 단

병원성 폐렴은 전형적으로 지역사회에서 감염된 폐렴보다 서서히 진행되고 단계적이다. 보통 폐렴 징후는 화농성 객담, 열, 백혈구 수치 상승과 X-ray 촬영 시 침윤이다. 임상적 진단은 확인이 힘들고, 기관 분비물의 세균학상의 검사는 기관의 상부 호흡기계 세균성 토박이균의 확장을 증명할 것이다. 기관지 내시경 튜브를 잘 보호하여 상기도 분비물이 오염되지 않도록 기관지 분비물을 채취해야 적절한 박테리아 검체를 얻어낼 수 있고, 수집기술은 치료되지 않은 환자들에게 중요하다.

관리

항균제 사용은 검체에서 확인된 검체의 항균제 감수성 검사결과에 따라 대중적으로 쓰던 항균제를 감수성 있는 항균제로 바꿀 수 있다. 병원성 폐렴이 심해진 많은 환자들은 이미 쇠약해져 있고, 최상의 항균요법에 반응이 없을 수도 있다. 아직까지 병원성 폐렴에 대항하는 예방법은 제공되지 않았으며, 예방적 항균제로 예방하는 방법은 별 효과가 없다.

만성폐렴chronic pneumonia

만성폐렴은 잠행성으로 서서히 시작되며 급성폐렴보다 장기적인 특성을 가진다. 이는 단일 징후가 아니라 복합적이다. 그래서 진단은 X선 촬영으로 내린다. 열은 잘 변하고, 열이 있는 경우 야행성 발한과 오한을 동반 할 수도 있다. 체중감소와 식욕감퇴가 나타나는 것은 만성 패혈증의 특징이다. 기침은 화농성 객담을 생성할지도 모르고, 때때로 핏자국이 있을 수도 있다. 감염이 아닌 만성폐렴을 유발하는 요인으로 종양과 결합조직 질환을 포함한다. 그 가장 흔한 유발요인은 폐결핵이다. 다른 감염 요인은 비전형적 미코박테리아, 다른 박테리아, 곰팡이를 포함한다.

진단

꼼꼼하게 과거력을 살피고 임상적으로 검토하는 것이 중요하다. 만성폐렴은 몇 개월간 화학요법을 해야 할 수도 있기 때문이다. 최대한 정밀한 검사를 시도해야 한다. 조사는 모든 급성폐렴 증세 확인을 위한 검사를 포함한다. 객담검사는 항산성 염색, 실버 염색, 조직학적 검사를 수행한다. 이는 미코박테리아, 곰팡이, 종양 진단을 제외하는데 도움을 줄 것이다.

만성폐렴 상태는 항균요법이 시작되기 전에 진단검사의 완료가 필요하다. 어떤 상태는 몇 개월 간 화학요법을 해야 할지 모르므로 환자의 진단적 검사를 완결하는 것이 중요하다. 즉 환자의 치료를 연장하기 전에 특이한 진단이 있는지 가능한 모든 것을 알아보는 것이 중요한다.

폐결핵pulmonary tuberculosis

만성폐렴은 흔히 *M. tuberculosis*에 의해 나타나고, 여기에는 폐결핵과 몇 가지 다른 면이 있다.

- 급성 기관지 폐렴
- 폐의 공동화
- 좁쌀모양의 결핵
- 병터의 초기 복합적, 폐 주위의 질환 그리고 폐문의 림프종은 가슴 방사선 촬영으로 흔히 발견된다.

폐결핵은 개발도상국에 흔한 질환이다. 선진국에서는 20세기를 넘어서 많이 줄었으나, 최근에 도시의 빈곤층과 AIDS 환자 때문에 폐결핵 발병률이 점점 올라가고 있다. 폐결핵 초기 감염은 결핵환자에게서 나온 균이 공기를 통해 전파된다. 충분한 방어력이 있는 경우는 방어력을 가진다. 두껍고 지질 함유된 미코박테리아의 세포벽은 식균작용에 저항한다. 흡인된 세균은 중심에 괴사를 일으키는 육아종 형태와 섬유질에 둘러싸여 보호된다. 면역은 세포매개면역에 의한다. 초기 결핵성 폐결핵은 세포매개면역이 정상적이지 않은 때 감염증을 일으킨다. 2차 감염으로 폐에 오른쪽 또는 왼쪽 꼭대기 부분에 종종 재활성화된 폐결핵이 재발해 생길 수도 있다.

진단

열, 야행성 발한, 체중감소, 오한은 폐결핵의 임상적 특징이다. X선 촬영에서의 동공 출현은 보다 중요한 임상적 특징이 된다. 일반적인 그람 염색에 더하여 항산성 염색을 시도해야 한다. 3번의 객담검사를 이른 아침에 받아야 하고, 이 객담은 감염 위험이 많은 검체로 간주되어야 한다. 그 병동이나 환자 운반인, 검사실 스텝에게 적절한 감염 전파에 대한 경고를 해야 한다. 항산성 염색의 결과는 동일한 날짜에 제공될 수 있지만 배양검사는 미코박테리아의 성장률이 저조하므로 동일성과 감수성 결과를 얻는데 몇 주가 소요된다. 객담이 거의 없는 환자들과 어린이들은 진단상 도움이 되는 검체를 얻기 위해 기관지내시경 또는 위생검을 한다. 핵산확대검사는 객담도말검체에 양성을 나타내는 *M. tuberculosis* 감염증의 증거를 훨씬 더 빠르게 제공할 수 있다. 핵산분석법(PCR)은 폐결핵을 확진하는데 시간을 단축할 수 있다. 빠른 자동화된 분석기들은 감수성 검사의 증거를 기초로 배양시간을 단축한다. 그러나 다제내성을 가진 *M. tuberculosis*의 출현을 고려한 배양검사는 몇 주가 소요될 수도 있다. 16S 리보솜 위치의 속발성 세균성 유전인자는 *M. tuberculosis*를 분리하는데 사용된다.

치료

현재 치료법은 다른 세포, 세포 밖의 위치하는 식세포,

육아종, 호흡기 분비물 등에 충분한 항균작용을 하는 몇몇 항균제를 쓴다. 많은 다른 처방들이 평가되었다. 그러나 가장 효과적인 방법으로는 2~4주간 집중적으로 네 가지의 다른 화학제를 처방하여 5~9개월 치료를 지속함으로써 병원체를 줄일 수 있다. 환자에게 항산성 간균이 있다면 잠재적으로 2차 감염의 원인이 되기도 하는데 이는 객담검사에 의해 진단될 수 있다. 최근 치료 처방들은 며칠 이내에 균들이 감염성이 없는 상태로 만들어야 한다. 약을 철저히 복용하지 않는 환자는 처치를 지속하기 위한 방법을 써야 한다. 보통 일반적으로 사용되는 항결핵제로는 리팜핀, 이소니아지드, 에탐부톨, 피라지나마이드, 스트렙토마이신이 있다.

예 방

예방은 투베르쿨린 피부반응 검사에 의하여 반응이 없는 것을 확인한 후에 BCG 생백신을 피내로 주사한다. 어떤 나라에서는 소를 중요한 특별 감염원으로 본다. 우유의 저온멸균, 고기검열, 국제적인 소 육질 저장법규는 동물성 결핵감염을 예방하는데 중요하다.

가슴고름집empyema

가슴고름집(농흉)은 늑막의 공간 안에 화농성의 체액이 축적된 것이다. 이는 기저질환인 폐렴으로부터 직접적인 확대에 의해 야기된다. 이 감염은 흉부의 외상으로 침투 또는 먼 병터로부터의 혈행성의 감염전파가 원인이다. 감염은 여러 박테리아, 즉 *S. aureus*, Enterobacteriaceae, streptococci, 무산소균(혐기성균)을 포함한 세균의 종류에 의해 야기된다.

진 단

늑막의 삼출물과 가스-체액 경계는 가슴 방사선 검사로 분명히 알 수 있다(측면 흉곽촬영이 더 진단하기 쉽다). 또한 영향을 받은 부위는 충격에 무딜 것이다. 화농성 체액 채집은 진단과 치료의 목적을 위해 요구된다. 가급적이면 배액절차를 시작하기 전에 검사실에 검체를 전달하여 무산소균 배양을 해야 한다. 흉부 외과술 여부에 대한 판단은 빨리 결정해야 한다.

처 치

대중적인 항균제 치료는 그람 염색 결과에 의존하지만 무산소균에 대항하는 병원체를 포함하여야 한다. 예를 들면 메트로니다졸이 있다.

7.5 미생물

상자 2는 제7장에서 언급한 미생물의 목록이다. 자세한 내용은 제시한 쪽을 참고하면 된다.

상자 2. 호흡기계 감염균

세균	쪽
폐렴사슬알균*Streptococcus pneumoniae*	238
황색포도알균*Staphylococcus aureus*	235
디프테리아균*Corynebacterium diphtheriae*	239, 240
폐렴막대균*Klebsiella pneumoniae*	242
녹농균*Pseudomonas aeruginosa*	243
헤모필리우스 인플루엔자*Haemophilus influenzae*	245
레지오넬라폐렴*Legionella pneumophila*	246
미코플라스마폐렴*Mycoplasma pneumoniae*	249
클라미디아균*Chlamydia* spp.	249
사슬알균*Streptococcus pyogenes*	237
결핵균*Mycobacterium tuberculosis*	248
결핵균종*Mycobacterium* spp.	248, 249
용혈성 아카노박테리아균*Arcanobacterium haemolyticum*	–
카탈알균(그람음성 쌍알균)*Moraxella catarrhalis*	247

곰팡이	쪽
누룩곰팡이균, 검은곰팡이균*Aspergillus niger*	267
바이러스	
리노바이러스Rhinoviruses	257
코로나바이러스(호흡기감염바이러스)Coronaviruses	255
콕사키바이러스Coxsackieviruses	256
아데노바이러스(인두염바이러스)Adenoviruses	253
독감바이러스Influenza virus	255
파라인플루엔자바이러스Parainfluenza viruses	256
호흡기세포융합바이러스Respiratory syncytial virus	256
엡스타인바바이러스(종양세포발병바이러스)Epstein-Barr virus	254

관련문항 짝짓기

1부

다음은 미생물의 종류이다.

1. 소형 그람음성 막대균*Bordetella pertussis*
2. 복합결합 무산소성 박테리아
3. 세포벽-결핍 박테륨*Mycoplasma pneumoniae*
4. 옥시다아제oxidase-양성, 그람음성 막대균*Pseudomonas aeruginosa*
5. 리노바이러스rhinovirus 그룹의 RNA 바이러스

아래 목록에서 위 목록과 가장 짝이 잘 맞는 항목을 고르시오. 각 항목은 한 번 혹은 한 번 이상 아니면 해당 사항이 없을 수도 있다.

A. 비전형적 폐렴
B. 기관지확장증bronchiectasis
C. 일반 감기
D. 가슴고름집(농흉)empyema
E. 인공호흡기 관련 폐렴
F. *Haemophilus influenzae*
G. Influenza virus
H. *Mycobacterium tuberculosis*
I. *Streptococcus pneumoniae*
J. *Streptococcus pyogenes*

2부

다음은 임상증상이다.

6. 17세의 남학생이 목이 붓고 따가움을 호소하며 삼키기가 힘들다고 한다.
7. 42세의 환자가 가래가 있는 기침을 하고 열이 있으며 숨이 차고 오른쪽 중앙 흉부를 타진했을 때 둔탁한 소리가 들리고 기관지로 호흡하며 흉부 영상사진에서 오른쪽 폐 중엽 부분의 불투명도가 높아져 있다.
8. 48세의 여성이 갑작스럽게 열이 나고 힘이 없고 근육통을 호소한다. 기침이나 발진은 없다.
9. 58세 남성이 만성폐쇄성 허파질환의 기왕력이 있고 최근들어 화농성 가래량이 증가했다.
10. 68세의 아시아 남성이 만성적으로 기침을 하고 밤에 땀을 흘리며 체중이 줄고 최근에 가래에서 혈액이 묻어나왔다.

아래 목록에서 위 목록과 가장 짝이 잘 맞는 항목을 고르시오. 각 항목은 한 번 혹은 한 번 이상 아니면 해당 사항이 없을 수도 있다.

사례문제

사례 1

3세 된 남자 아이가 외래로 왔다. 그는 매우 불안정했고 음식을 먹지 않았으며 왼쪽 귀가 쑤시고 아파다고 했다. 그의 일반의general practitioner(GP)는 그가 중간 정도의 목 염증이 있고, 왼쪽 고막에 붉고 움직이지 않는 고막이 있다고 하고 항균제가 들지 않은 복용약을 처방했다. 그리고 세균검사를 위해 면봉을 그의 엄마에게 주었다. 그녀는 1살 된 여동생도 목이 아프다고 했다.

1. 이 아이에게 가능한 병명은?
2. GP가 처방한 것은 무엇일까?
3. 왜 면봉으로 검체를 채취하여 검사를 해야 할까?
4. 작은 아이는 같은 증세를 보이는 것일까?

사례 2

16세의 학생이 교통사고로 머리에 심한 손상을 받고 중환자실에 입원했다. 그는 입원 4일째까지 인공호흡기를 사용해야 했고 열이 나기 시작하면서 백혈구 수가 올라갔다. 간호사가 환자의 머리에 화농성 혈액이 묻어나는 기관 분비물을 확인했고 이 검체를 진단검사의학과로 보냈다. 그람 염색에서는 그람양성 알균으로 나왔고 항균제 감수성 검사가 계속되었다. 정맥주사를 통한 flucloxacillin이 시작되었다. 이틀 후 fucide 산을 추가했고 계속적인 중환자실 처치가 이루어졌다. 환자는 심한 *Pseudomonas aeruginosa* 감염이 2주간 계속되었으나 살아났고 1년 정도 지나자 퇴원할 수 있었다.

1. 처음 감염은 어떤 종류의 감염이었나?
2. 왜 flucloxacillin을 선택했을까?
3. 검체를 모으기 위해 기관지 흡인을 하는 것은 얼마나 믿을 만 할까?

자료해석

표 11은 57세의 남성 애연가에 대한 내용이다. 그는 열이 있고 혼돈스러워하며 설사와 가래가 없는 기침을 한다.

1. 어떤 경우의 임상적 특징이며, 이 감염에 원인이 될 수 있는 세균 중 이 보고서에 아직 보고되지 않은 것은 무엇일까?
2. 음성이 나온 보고서로 당신이 1번 답안에서 대답한 감염균일 가능성은 있는가?
3. 이 보고서에서 말하는 각 세균의 현존은 무엇을 의미하는 것일까?
4. 어떤 다른 미생물 검사가 당신이 이 경우를 제대로 진단하는데 도움이 될까?

표 11. 자료 해석을 위한 보고

검사	결과	
기관지허파꽈리bronchoalveolar 세척수lavage fluid		
현미경	백혈구	+++
	탈락상피세포epitherlial cell	+
	단핵세포monocytes	+
	그람 염색	여러 균의 혼합
	항산성 염색 : 항산성균 보이지 않음	
	미코박테리아mycobacteria : 배양검사 결과는 따로 보고	
Culture	혼합 세균 *Moraxella catarrhalis, Pseudomonas aeruginosa,* viridans 그룹 streptococci	
*Moraxella catarrhalis, Pseudomonas aeruginosa*의 항균제 감수성		
Amoxicillin	R	
Augmentin	S	
Doxycycline	S	
Co-trimoxazole	R	S
Gentamycin	S	S
Ciprofloxacin	S	S
Timentin	S	S

객관적 틀에 의한 임상점검

열이 있는 48세의 남성이 가래가 있는 기침을 하며 숨이 가빠지기 시작하면서 입원했다. 체온 38.5℃였고, 맥박은 120번 정도 뛰었으며, 호흡 수 22번/분이었다. 흉부검사에서 오른쪽 허파 팽창이 줄어들었고, 숨소리는 작고 오른쪽 폐중엽 부근에서 타진상 둔탁음이 들렸으며, 푸르스름한 가래가 나온다. 흉부 방사선 사진에서 불투명도가 오른쪽 중간부분에 높았다. 동맥 혈액으로 혈액가스 농도를 측정했고 산소결핍증과 호흡성 산증respiratory acidosis이 나타나 있다. 다음을 답하시오.

1. 이 환자는 폐엽성 폐렴인가?
2. 이와같은 폐렴은 대부분 *Streptococcus pneumoniae* 감염 때문인가?
3. *Legionella pneumophilia*와 같은 다른 균에 의한 폐엽성 폐렴은 아닌가?
4. 이 감염을 즉각적으로 치료하기 위해 다른 어떤 세균학적 검사를 실시하는 것이 좋을까?
5. 항균제에 내성이 있는 *Streptococcus pneumoniae* 의 치료를 위해 ceftriaxone을 처음 사용해야만 할까?

짧은 답 문제

다음에 대하여 짧은 답을 쓰시오.

1. 왜 건강인에게 허파는 세균 오염이 되지 않을까?
2. 알고 있는 하기도 감염진단을 위한 미생물학적 방법을 말해보시오. 또한 어떻게 구강 토박이균에 의한 오염을 막을 수 있는가?
3. 인플루엔자와 그 합병증
4. 급성 기관지염과 그 처치에 대해 임상적으로 설명하시오.

구두시험

1. 상기도 감염에 중요한 바이러스는?
2. 지역사회 획득 급성폐렴의 진단을 위해 사용할 수 있는 미생물검사는? 결과가 항균제 치료의 선택에 어떤 영향을 주는가?
3. 지역사회 획득 폐렴에서 진단을 위한 원인규명보다는 즉각적인 임상적 처치가 중요하게 여겨진다. 즉각적인 대응 행동방향을 위한 주요 지침은?

관련문항 짝짓기

1부

1. B

기관지확장증은 영구적 큰 기도의 확장이다. 자주 가래가 있는 기침을 동반하고 탁한 호흡기 분비물이 나온다. 가래에서 *Pseudomonas aeruginosa*가 검출되기도 하며 비정상적으로 하기도에 정착되어 있기도 하지만 감염증세가 악화되지는 않는다. *Bordetella pertussis*에 의한 감염으로 백일해 기침whooping cough을 심하게 앓는 것이 손상이 생기는 원인이 될 수 있다.

2. D

무산소균이 호흡기에 가슴고름집(농흉)이나 폐 농포 등 침습적 화농성 감염의 원인이 된다. 이곳에는 가슴고름집이 있으므로 늑막강에 고름이 고여 있는 것이라 본다.

3. A

비전형적 폐렴*Mycobacteria pneumoniae*가 자극적인 기침을 하는 폐렴의 원인이 된다. 그러나 원래 건강한 젊은 성인의 경우는 소량 또는 거의 호흡기 분비물이 없다. 증세가 비슷한 *Chlamydia pneumoniae*와 *Legionella pneumophila*는 없다.

4. E

*Pseudomonas aeruginosa*는 그람음성 막대균이며 옥시다아제에 양성 반응을 보인다. 인공호흡기를 보유한 환자나 이전에 호흡기 질환을 앓았던 환자의 호흡기 감염의 원인이 된다. 녹농균은 가끔 가슴고름집(농흉)empyema의 원인이 된다. 또한 비정상적인 하기도 감염의 정착균으로 기관지확장증 환자에게서도 분리될 수 있다.

5. C:

Rhinovirus는 일반적인 바이러스 그룹으로 coronavirus계와 함께 일반 감기의 원인이 된다. 바이러스에 의한 폐렴에 의한 비전형적 폐렴을 유발하기도 한다. 하지만 rhinovirus는 심한 하기도 감염은 일으키지 않는다.

2부

6. J:

목이 아프거나 인두염은 여러 원인이 있다. 상기도 감염의 가장 일반적인 원인은 바이러스에 의한 것이다. 하지만 정답은 그룹 A Streptococci라고도 말하는 *Streptococcus pyogenes* 이 정답이다.

7. I:

열과 가래가 있는 기침은 폐렴일 가능성이 있다. 특히 영상촬영에서 오른쪽 허파의 중간엽에 경화현상을 나타내는 것을 볼 때 더욱 그렇다. 이럴 경우 가장 중요한 원인균은 *Streptococcus pneumoniae*이다.

8. G:

고열과 전신 통증, 기침이나 발진 등이 별로 없는 경우는 인플루엔자를 의심할 수 있다. 상기도 감염 증세의 가장 많은 경우는 일반 감기이지만 이 경우는 인플루엔자 바이러스가 원인이다.

9. F:

만성 장애성 폐질환으로 화농성 가래가 많이 나올 경우는 만성 기관지염일 가능성이 크다. 구조적인 증상으로 인플루엔자 바이러스에 의한 감염과는 다른 양상을 보인다. 이럴 경우 가장 흔한 세균은 *Haemophilus influenzae*라 할 수 있다.

10. H:

만성 기침, 체중감소, 가래, 밤에 식은 땀 등은 폐결핵의 증세이다. 결핵은 *Mycobacterium tuberculosis*가 원인균이다. 기관지암과 같은 감염이 아닌 질환과의 진단적 차이가 있다. *S. pneamonial*은 객담에 혈액이 섞여 나오기도 하지만 각혈을 하는 일은 드물다. 또한 감염이 원인일 경우는 현재 제시하는 경웁다 훨씬 급성으로 진행된다.

사례문제

사례 1

1. 이 환자는 급성 중이염을 앓고 있다.
2. 이는 본래 구강 소염제decongestant로 치료될 수 있다.
3. 아이의 고막이 파열되어 분비물이 나온다면 귀의 고름 검체를 면봉으로 채취해 배양검사를 내보낼 수 있도록 준비해야 한다.
4. 2차 중이염에 소년이 먼저 걸리고 같은 상기도 감염에 여동생도 걸렸다. 그들의 엄마는 여동생에게 예방적 항균제

가 필요하지 않다고 하였다.

사례 2

1. 처음 감염은 병원에서 얻어진 폐렴이다. 그리고 그가 기계적 호흡을 한 이래로 생긴 인공호흡기와 관련된 폐렴일 수 있다고 본다.
2. Flucloxacillin은 흔히 포도알균 감염이 의심될 때 사용한다. 이 균은 머리에 외상 환자의 경우 더욱 흔히 사용한다(이틀 후 포도알균으로 확인된 후 fusidic acid를 더 사용하였다).
3. 인공호흡기를 사용하는 환자의 기관지 흡입은 상기도균으로 오염될 가능성이 있다. 기관지경을 사용하여 인공호흡기를 하고 있는 환자들의 검체를 채취하는 편이 나으나 이런 기술은 종합병원에서만 가능하다.

자료해석

1. *Legionella* spp.
2. 아니오. 배양검사 결과나 핵산증폭검사 모두 가장 민감도 높은 레지오넬라의 진단도구는 아니다. 소변 항원검사가 최근에는 가장 민감도 높은 진단방법이다.
3. 여기에 제시된 세균은 구강인두oropharynx를 통과하여 나오는 동안 오염이 일어난 기관지내시경검사 기구의 끝에서 분리되었을 수 있다. *M. catarrhalis*와 viridans 그룹 사슬알균은 구강인두의 토박이균commensals이다. *P. aeruginosa*는 병원에 있는 환자의 구강인두에 자주 집락화된 균이며, 장기간 입원한 환자, 기저질환의 심각도, 광범위항균제에 노출된 정도 등에 따라 집락화 가능성이 높아진다.
4. 레지오넬라증은 혈청학적인 검사와 배양검사, 소변 항원검사, 핵산의 증폭 등의 검사를 할 수 있다. 다른 호흡기 질환의 병인을 확인하기 위해서는 다른 혈청학적 검사가 필요하다.

객관적 틀에 의한 임상점검

1. 예. 그는 오른쪽 폐중엽에 폐렴이 있다.
2. 예. 이는 지역사회에서 발생하는 폐렴의 가장 흔한 원인이다.
3. 예. 다른 레지오넬라와 기타 세균들은 폐렴의 원인일 수 있다.
4. 예. 폐렴감염을 의심하는 경우 호중구와 많은 그람양성세균주들은 수가 많이 늘어난다. 그 결과는 미생물 검사실에서 단 몇 분 안에 처리 가능해야 한다.
5. 아니오. 환자가 뇌막염이 아닌 이상 *S. pneumoniae* 감염을 의심하여 페니실린을 사용한 처치가 실패하여 내성이 생긴 경우로 보기 어렵다. 이는 ceftriaxone 같은 항균제가 적절한 항균제이다. 그러나 폐엽의 폐렴에는 높은 농도의 정맥주사용 benzylpenicillin이 사용하기 좋다.

짧은 답 문제

1. 해부학적, 물리학적 호흡기계의 방어기전을 복습하시오.
2. 기관지경을 사용해서 인공호흡기를 하고 있는 환자들의 검체를 채취하는 편이 낫다.
3. 인플루엔자의 표면항원의 변동, 상피의 손상과 포도알균 폐렴의 결과, 병인론을 제시하도록 한다.
4. 급성 기관지염, 기관과 기관지의 염증 그리고 만성 기관지염으로의 악화 등 3가지를 간략하게 설명한다.

구두시험

1. 예. 의학적 자문과 항균제 처방의 이유는 공통적이다. 당신은 최소한 일반 감기와 인두염을 구별해야 한다. 가능하다면 바이러스 병인학, 역학, 공중보건학과 부작용 등을 말하라.
2. 현미경 또는 호흡기계 분비물의 미생물 배양검사, 핵산 증폭검사, 소변 항원검사 등이 *Legionella pneumophila*의 검사이고 오직 그람염색이나 항산성 염색 결과, 소변 항원검사가 즉시 항균제 사용법을 알려줄 수 있다. 소변 항원검사는 즉시 항균제 사용 PCR을 정비할 수 있다. PCR은 오래 걸리는데, 미생물 배양검사는 비교할 수 없을 정도로 오래 걸린다. 미생물 검사는 결과가 느리고 어떤 때는 결정을 지을 수 없는 결론을 보여주기도 한다. 환자가 회복될 즈음에 항체가 올라가므로 혈청학은 급성기에는 별 소용이 없다.
3. 심한 호흡기 감염은 (1) 환자 입원이 필요한지, (2) 집중 호흡기 처치가 필요한지에 따라 주요 지침이 달라진다. 중요점은 호흡수, 혈액요소, 혈압, PaO_2(동맥혈 산소량)의 하강, 흉부 사진에서 양쪽 허파가 모두 나빠진 경우 등이다. 임상적 처치를 위한 주요지침은 호흡 수, 혈액검사, BP, 흉부사진 등에 따라 달라진다.

위장관계와 그 주변 기관의 감염

Infections of the gastrointestinal tract and related organs

8.1 발병기전

개 요

이 장에서는 위장관계 간, 담도와 췌장 등에 발생하는 일반적인 감염을 알아본다. 위장관계 감염은 세계적으로 개발도상국에서 사망률이 높은 질환이고 질병 발생률도 높다. 위장관계 감염 발생률은 특히 마시는 물이나 음식의 위생상태 등에 의해 영향을 받는다. 그리고 그 원인균은 매우 넓은 범위의 미생물을 포함한다.

학습목표

학습자는

- 감염의 전파의 기본 의미를 파악해야 한다.
- 장의 자연적인 방어능력을 이해해야 한다.
- 미생물이 어떻게 위의 방어작용을 피할 수 있는지 파악해야 한다.

장 감염의 주요 전파 수단은 음료나 음식을 통해서, 손에서 입으로 접촉을 통해서이다. 대변-구강 감염은 처음에 음식물 섭취시 위로 병원균이 들어갔을 때, 위산의 강한 살균효과에 영향을 받는다. 위산 생산이 충분하지 못하면(위절제술 후 히스타민 H_2 수용체로 처치한 경우) 장의 감염 위험이 증가하게 된다. 이는 적은 양의 미생물이 소장에 이르는 동안 생존, 성장, 번식하기 때문이다.

위장을 통과한 병원균, 특히 무산소균들은 소장에 이르기까지 다른 세균들과 함께 경쟁적으로 성장하면서 감염을 일으킬 정도의 수량으로 급증한다. 소장의 담즙과 소화효소는 대부분의 세균들이 자라는 것을 제한한다. 또한 장의 꿈틀운동 역시 장을 지속적으로 움직여 세균의 성장을 억제한다. 장의 가장 표피층인 점막은 직접적으로 상피 표면에 근접한 토박이균(상재균)의 밀도를 제한한다. 미생물 토박이균무리의 존재는 감염을 막는다. 그리고 정상 토박이균무리가 위협을 받을 경우 장의 감염 위험성은 증가한다. 점액의 얇은 층은 윤활제의 역할과 IgA를 포함한 다양한 방어작용을 하므로, 소장과 대장점막을 보호한다. 점액성 면역은 완전히 이해되지 않는다. 점액의 표면에 체액성 면역, 큰포식세포의 조직과 장과 관련된 림프조직의 결합은 숙주 조직과 간문의 순환을 통한 장내 병원균 출입을 막는다.

미생물은 방어기전을 피할 수 있는 전략을 개발한다. 즉 장독소의 생산, 장의 점막에 국소적인 침입 또는 광범위한 침입에 의해 장이 손상된다. 이들은 감염된 장기를 자기들이 좋아하는 생리적 환경으로 바꾸는 독소를 생산하기도 하고, 숙주 조직에 침입하기 위해 큰포식세포 안에서 생존하기도 한다. **콜레라 독소cholera toxin**는 분자 단위에서 이해하기 가장 좋다(그림 12). 콜레라를 일으키는 *Vibrio cholerae*는 장점막세포에 괴사를 가져오는 펩티드 독소를 생산한다. 그것의 혈청화학sterochemistry적 변화는 활동성 고분자들이 독소를 세포 내로 보내는 원인이 된다. 이때 활동성 고분자들이 아데닐시클라아제의 활동을 변화시킨다. 이는 에너지 의존성 나트륨 펌프sodium pump 작용을 방해한다. 물은 장에 정체되기 때문에 설사가 생긴다. 다른 장 감염균도 콜레라 독소와 같은 역할을 한다. 그러나 꿈틀운동의 증가, 팽창반응이나 자극원의 자극 등은 설사를 일으키는 다른 메커니즘이다. 많은 경우, 설사의 생리적 현상은 완전히 이해되지는 않는다.

바이러스성 장 감염과 간염은 독소의 활동이 아니라 숙

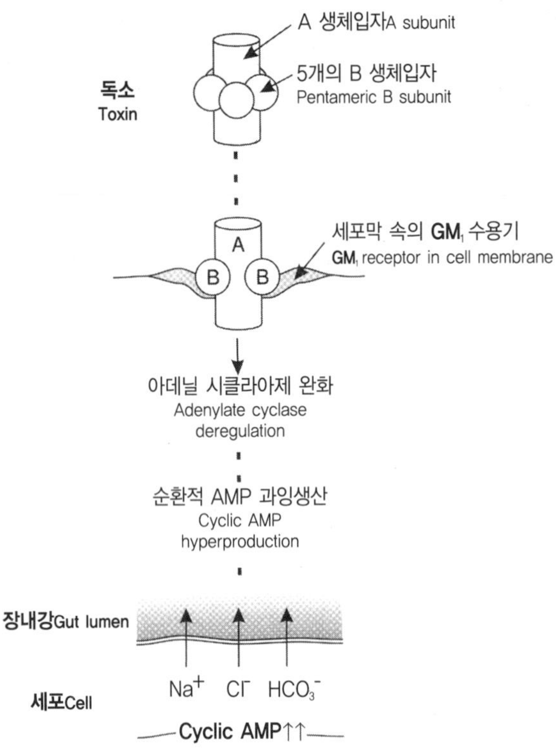

그림. 12 콜레라 독소의 활동

주의 면역반응 결과이다. 간염은 급성감염에서 충분한 면역반응을 늘리지 못해 만성간염 또는 숙주 간세포 안에서 바이러스 집합이 되어 생기는 결과이다. 결국은 간암을 일으키기도 한다.

8.2 진 단

학습목표

학습자는

- 위장관 감염의 증세와 증상을 파악해야 한다.
- 원인 미생물을 확인 할 수 있는 검사실 검사법을 알아야 한다.

임상적 양상

장 감염은 다양한 증상과 징후를 나타낸다. 환자에게 의학적 치료가 필요한 감염의 주요 증세는 설사, 지방변, 구토, 복부 통증이다.

***설사**diarrhoea.* 설사는 앓고 있는 사람에게 여러 가지를 의미한다. 각자 앓고 있는 사람에 따라 서로 다른 의미가 있을 수 있다. 이를 정확하게 일일이 열거하는 것이 중요하다. 대변이 액체이거나 확실한 설사인지 여부, 하루에 얼마나 배변을 하는지 여부, 대변에서 피나 고름이 섞여 나오고 있는지, 긴박하게 배변감을 느꼈지만 배변이 안 되는 상태 등에는 대변검사를 해 보는 것이 도움이 된다.

***구토**vomiting.* 구토는 구역질이 시작된 시간과 기간, 감염된 음식을 섭취한 후 바로 시작되는지 여부, 환자가 최근에 먹고 마신 것 등에 대해 상세히 물어보는 것이 중요하다.

지방변은 배변이 희거나 부피가 큰 변으로 흡수장애를 나타난다. 어떤 경우에는 장 감염의 결과로 지방이 흡수되지 않는다.

***복통**steatorrhoea.* 복통은 복부 내부(가끔은 외복부)의 많은 증상들을 의미한다. 감염이 원인이 되는 경우는 드물다. 복통이 있을 때는 감염이 아닌 다른 진단도 염두에 두어야 한다. 통증이 있으면 어디에 정확히 있는지, 통증형태가 달라지는 양상, 복부 통증의 특징, 변화, 방사방향, 시작 시간, 변화 요소와 동시에 존재하는 증상의 모든 병력을 조사해야 한다. 설사와 관련된 통증은 결장 등의 과도한 꿈틀(연동)운동으로 생긴다. 간염, 담즙[쓸개즙], 췌장[이자] 감염과 관련된 통증은 매우 고통스럽고, 복부의 중앙에서 시작된다. 오른쪽 상복부(RUQ)의 통증은 간이나 담관질환을 의미한다.

***황달**jaundice.* 황달은 간과 담관[쓸개관] 감염의 특징이다. 간염은 간세포성인 반면에 담관 감염은 종종 폐쇄성이다. 혈청 빌리루빈이 증가했을 때, 환자는 시각적으로 노랗지는 않지만 공막이 노랗게 변한다. 간기능검사는 황달의 이유를 확실하게 알려준다. 황달의 특징으로 환자의 대변과 소변이 빌리루빈 때문에 노랗게 바뀐다.

검사실 검사

대변의 검사실 검사는 환자의 장 감염을 확인하는 데 필수적이다. 현미경검사는 급성감염 동안 *Campylobacter* 종 등 다양한 장의 기생충과 백혈구를 검출하는데 사용된다. 전자현미경은 때때로 바이러스성 감염을 확인하는 데 사용한다. 미생물 배양검사는 살모넬라균Salmonella, 이질균Shigella, 캄필로박터균Campylobactor, 콜레라균vibrio의 존재와 다른 장 감염을 일으키는 세균을 감지하는데 광범위하게 사용된다. 대변 검체에는 수많은 세균과 세균 종이 존재하므로 공생하는 미생물의 생존을 억압하는 선택배지가 필요하다. 살모넬라와 이질균종은 non-lactose 형성을 자극하는 유형의 선택배지를 사용한다. 대부분 검사실에서는 몇 개의 배지를 혼합해서 사용하는데, 예를 들면 XLD 배지, DCG 배지와 질 높은 액체 배지는 이들 Salmonella와 *Campylobacter* 매개물의 수를 증가시킨다. *Campylobacter jejuni*는 43℃에서 자라므로 43℃에서 항생물질을 포함하는 선택배지에 배양한다. *E. coli*나 vibrios로 인한 장독소 생성, 장병원성 생성, 장출혈이 의심될 때, 부가적으로 선택배지를 이용하게 된다. *Vibrio cholerae*은 알칼리 펩톤 액체에서 배양할 수 있다. *E. coli*는 MacConkey 배지를 이용하고 장출혈성 대장균은 sorbitol MacConkey 배지를 이용한다. 그러므로 검사실 직원이 올바른 배지를 선택할 때, 임상의사와 검사실이 적절한 정보 교환을 통해 적절한 균배양을 할 수 있다. 장의 병원균 감염 가능성의 예비검사는 생화학적인 검사와 혈청응집반응 검사를 조합해서 확진된다. 이 검사들은 시간이 걸리며, 검체를 채취한 후 48~72시간 내에 특정 세균이 존재하고 있는지 여부를 확인한다. 이들 감염은 항균제 치료가 거의 필요 없기 때문에 항균제 감수성 검사는 흔히 수행되지 않는다. 장 감염이 급증된 경우 그 원인을 추적하는 과정에서 많은 혈청학적 분석이나, 박테리오파지 타이핑과 PFGE pulsed-field gel electrophoresis 방법과 같은 분자 역학적 molecular typing 방법들을 사용한다. 이로서 감염이 같은 종에서 퍼져나가 유행을 일으킨 집단감염인지 여부를 확인할 수 있다. 장 감염의 검사실 진단을 빨리 하는 방법으로 로타바이러스 항원을 감지하는 ELISAenzyme-linked immunosorbent assay 검사로 로타바이러스 감염을 확인할 수 있다; 원인균의 유전자 조사와 핵산 확산검사법은 사용이 가능해지고 있다. 새로운 분자역학 기술을 적용하는데 문제점은 공생하는 수많은 세균무리 속에서 병원균을 구별해 내는 문제이다. 검사실에서 생체내 분자역학적 방법으로의 세균 추출/정화단계는 그 검사의 감수성을 감소시킬 수 있다. 다른 문제는 흔한 병인성 박테리아의 종류가 점점 복잡해지고 있다. 예를 들어 살모넬라종은 이미 2천 개 이상의 혈청형을 가지고 있다. 그러므로 분자 생물학적 검사는 최초 검출 시 감수성을 증가시킬 수는 있으나 전통적인 배양방법이 의심되는 질환의 집단감염에 대한 역학적인 연구에 사용한다.

바이러스에 인한 질병인 간염은 혈청학적 방법인 자동화 ELISA 검사나 방사선 면역분석으로 감지할 수 있다. 장 감염의 조사 가능성은 내시경, 방사선과 화상 진찰 기술과 조직학 연구로 가능하다.

위장계와 연관된 기관의 감염 합병증은 다른 장기 조직을 따라 전이되는 것이 포함된다.

8.3 관 리

학습목표

학습자는

- 항균제 요법이 필요한 때와 그렇지 않은 때를 알아야 한다.
- 설사 시 탈수 환자의 수분 보충요법의 가치를 이해해야 한다.
- 장 감염을 예방하기 위한 공중보건법을 알아야 한다.

화학요법

가장 흔한 장 감염은 다행히 자기 제한적이고 건강한 환자에게는 항균제 치료가 필요하지 않다. 세균성 장 감염의 항균제 치료는 질환의 심각성을 더욱 증가시킬 수 있다. 전 세계적으로 설사로 인한 사망은 급성 수분부족, 영양불량의 결과이다. 즉 급성 설사로 인한 사망의 위험 요인은 수분공급과 전해질의 감소이다. 수분부족일 경우 정맥주사로 체액을 공급해야 한다. 그러나 많은 환자들의 경우 생리식염수, 포도당과 깨끗한 물의 혼합액을 구강으로 섭취시켜 수분공급을 하므로 치료한다. 구강 수분공급 치료는 빨리 시작할수록 악화를 막으며 비싼 수액요법을 대신 할 수 있다. 구강으로 염분과 포도당이 포함된 수분을 공급할 경우 장점막세포의 세포막에서 에너지원인 나트륨 펌프Sodium pump를 작동시킨다. 이 체계는 콜레라와 같은 장독소에 의한 설사에는 효과가 없다. 구강으로 공급하는 염분수분은 WHO에서 추천하는 일정 비율이 있다. 즉 스푼으로 소금과 설탕의 비율을 정확히 측정하여 구강 수분공급 수액을 만든다. 항균제 치료는 소수의 특별한 장 감염을 제외하고는 필요하지 않다. 특히 이차 감염의 위험이 있을 때, 음식 제공자 등의 검체를 추적하여 감염균 방출을 확인하고 제거하는데 필요하다.

간, 담관과 췌장의 세균성 감염과 기생충 감염은 원인 미생물에 대한 기초 지식에 근거하여 적당한 항균제 치료를 할 수 있다. 충분한 양의 항균제 사용이 감염균을 없애는데 필수적이다.

예 방

장 감염 예방의 가장 중요한 방법은 병원체가 없는 음용수의 공급이다. 다른 방법으로는 식품위생과 오물(쓰레기) 처리를 포함하는 공중건강법이다. 안전한 음용수의 주된 기본은 여과작용과 염소 소독법을 통한 물의 정화와 하수처리 경로로부터 음용수를 근원적으로 분리하는 것이다. 이러한 방법들은 선진국에서 장티푸스, 콜레라와 같은 장 감염 예방을 위해 쓰는 오래된 방법이다. 개발도상국에서의 안전한 음용수에 대한 요구도는 음용수 제공능력보다 더 빠르게 증가하고 있다. 병원균 없는 음용수의 제공은 전 세계적으로 중요한 공중보건의 선결과제이다. 오물 처리방식은 종종 안전한 물 공급과 연관된다. 자연적 수로는 종종 하수처리의 편리한 수단으로 사용되기 때문이다. 음용수 공급과 하수처리의 분리가 이루어지지 않을 경우 장 감염 위험이 크게 증가한다. 지리상 또는 기후적 요인으로 사람들이 이용 가능한 물의 양이 제한된 곳에서는 하수처리 방법을 사용하여 감소되는 물의 양을 충족시켜 줄 수 있다.

식품위생은 장 감염 예방의 또 다른 중요한 방법이다. 장 병원균은 식품의 제조와 소비과정의 어느 때에든 식품을 오염시킬 수 있다. 일반적으로 육류와 유제품은 동물이 감염 원인이 되는 미생물 또는 미생물 군락에 의해 오염 등이 감염 매개체가 될 수 있다(예. 동물감염zoonotic infection－감염성 물질이 동물과 사람 사이를 이동하는 것을 말함). 과일과 야채는 비료와 같이 땅을 비옥하게 하는 물질이나 땅 속에 있는 유기체에 의해 쉽게 오염이 된다(특히, 인간의 오물로 혼합하거나 분뇨를 비료로 사용 시). 모든 음식들은 낮은 산도pH(식초)나 저온, 고염과 고당의 농도에서 보관하지 않으면 준비과정과 조리 후 보관기간 동안 쉽게 오염된다. 차가운 환경은 오염을 막을 수 없지만, 감염 미생물의 성장을 제한할 수 있다. 조리되지 않은 고기와 조리된 고기를 함께 보관하는 것은 식품을 세균성 병원체로 쉽게 오염시킬 수 있다.

노출 전(사전노출) 백신은 장티푸스, A형간염을 포함한 장 경로를 통해 생기는 몇 가지 감염에 사용할 수 있다. 혈액성 B형간염 또한 사전노출 백신(예방접종)이나 면역글로불린 항체의 사후노출 관리로 예방될 수 있다.

8.4 질병과 증후군

학습목표

학습자는

- 위장관계의 구조와 관련된 주요 원인을 알아야 한다.
- 감염이 일어나는데 영향을 미치는 요인을 이해해야 한다.
- 임상적으로 관리할 수 있는 기본 지식을 알아야 한다.

주요 장 관계와 관련된 감염은 표 12를 참고한다.

장티푸스는 비록 위장계 감염을 통해 발생하지만, 장티푸스의 주된 특징은 발열이고, 국제 여행을 하는 사람들에게 종종 나타나므로 제18장에서 다시 다루기로 한다.

식중독food poisoning

식중독은 과도하게 오염된 음식을 섭취해 발생하는 위장계 감염이지만 음식에 있는 독소가 활성화된 결과로 올 수도 있다. 식중독을 일으키는 화학성 독소는 고등어류의 생선 독소scombrotoxin, 독버섯, 기타 곰팡이류에서 오는 독소fungaltoxin, 복어의 독소tetrodotoxin를 포함한다.

미생물에 의한 식중독은 몇 가지 임상적 특징을 갖고 있다. 음식을 섭취한 직후나 한 시간 내의 구토 증세는 *Staphylococcus aureus*나 *Bacillus cereus*에 의한 것이다. 이러한 장독소들은 위에서 흡수되고, 구토조절 중추를 통해 활동한다. 이러한 미생물에 의한 식중독에서 설사는 전형적 특징은 아니다. 구토물로부터 원인 미생물의 분리시도는 가능하지 않다. 주의깊은 음식력은 좀더 확실히 원인을 확인 가능케 한다. 공중보건 역학조사는 음식물의 샘플링에 의해 진단한다.

Staphylococcus aureus 식중독은 소금에 절인 육류 가공품, 해산물(새우 종류), 유제품(크림 종류)의 오염으로 발생한다. *Baciilus cereus*는 그람양성, 아포형성 막대균으로 기름에 튀긴 쌀과 튀기기 전에 오랫동안 삶았던 밥과 관련되어 있다. 조리 전 약하게 가열된 막대균은 초기 가열과정에서 생존한 아포의 발아에 자극을 도와준다.

만약 오염된 음식 섭취 후 12~24시간 후 구토가 유발되거나 복부 산통이 나타난다면 *Clostridium perfringens*에 의한 것이다. 이러한 그람양성, 아포형성의 혈청형(항원형) 바실러스는 소장에서 활동하는 장독소를 생산하며, 설사도 나타날 수 있다. 이와 가장 관계있는 식품은 조리하기 전 재가열한 찬 고기이다. 재가열은 초기 조리단계에 생존한 아포의 발아자극에 충분하다. 무산소균인 *Clostridium perfringens* 검출을 위한 대변 표본의 배양은 효과가 있을지 모르나, 반정량적 방법이 사용되는 경우 균의 혈청형 분류가 가능하다. 이러한 종류는 공생적인 결장 정상 토박이균무리와 비슷하기 때문이다.

살모넬라나 캄피로박터 종에 의한 높은 수준의 오염은 식중독증후군을 일으킨다. 그러나 대체로 이러한 종류는 장점막의 세균 침입에 의한 장염과 관련이 있다. 감염 매개체가 오염된 식품이라는 사실은, 엄격한 판단에서 식중독이 아니라는 검사결과가 나왔더라도 공중위생과 합법적인(공중의) 목적을 위해 식품에 기인한 감염으로 간주한다.

이 같은 증후군은 자기 제한적이기 때문에 항균성 화학

표 12. 위장관계와 그 주변기관과 관련된 감염질환

감염	양상
• 위장관계gastrointestinal tract	
식중독	균이나 독소가 음식에 있어 급성 위장관 감염의 원인이 되는 것
감염성 설사	묽은 물같은 설사. 장에 있는 미생물이나 그 독소에 의해 기인된 설사
장열	제19장 참조
감염성 대장염	감염에 의해 대장에 염증이 생긴 것
감염성 흡수장애	다양한, 창백함, 다량의 불쾌한, 대변, 가스팽만, 설사, 체증감소, 빈혈
직장염	동통과 분비물을 동반한 곧창자의 염증
• 간liver	
간염	간세포의 손상; 황달, 동통, 메스꺼움, 식욕부진
간고름집	고름주머니, 고열, 동통
• 담낭과 담관gall bladder & biliary tract	
담낭염	쓸개의 염증; 고열, 오한, 동통
담관염	쓸개관 막힘; 고열, 황달, 오한
• 췌장pancreas	
췌장염	이자의 염증; 세균성 패혈증이 이차적으로 발생 가능함; 갑작스럽게 시작되는 극심한 복부통증, 쇼크

요법(항균제 치료)이 필요하지 않다. 이들은 적절한 검사실 검사, 또는 같은 원인으로부터 더 이상의 감염을 예방하기 위해 음식력을 만들어 계속 조사해야 한다. 식중독은 많은 국가에서 통제해야 할 질병(전염병)이다. 식중독 일반적 원인에 관한 지역이나 국가의 식중독 발생 통계치가 공중위생과 공공기관에서 흔히 이용된다.

전염성 설사infective diarrhoea

전염성 설사는 흔히 위장염이라고 부른다. 그러나 이 용어는 위가 침습적인 질병의 발생장소가 아니기 때문에 부적절하다. 구토가 장 감염의 특징이라 할 때, 구토는 위점막의 침입보다 오히려 중추신경의 활동을 통해 시작되기 때문이다. 전염성 설사의 병리과정은 흔히 장염으로 나타나지만 몇몇 특이한 상태의 설사는 장 점막의 침입이 없이 독소의 활동으로만 발생한다(예. 콜레라). 발병은 대개 원인 미생물의 음식물 섭취 12~48시간 후에 일어난다. 최악의 경우인, 분비성 설사는 장액이 심하게 유출되는 결과를 초래한다. 이러한 심한 체액소실은 저혈량성 쇼크와 콩팥기능상실(신부전)을 유발할 위험이 있다. 이러한 현상은 심각한 콜레라의 경우에 일어난다.

비브리오균종*Vibrio* species

콜레라cholera는 그람음성세균이며, 콤마 모양의 미생물인 비브리오 콜레라균*V. cholerae*에 의해 발생한다. 많은 콜레라 환자들은 엘토르형 콜레라균에 감염되었을 때 적은 양의 설사를 보인다. 콜레라의 주요 숙주(보균자)는 감염된 환자 개체이고, 불충분한 위생설비 상태, 난민촌과 빈곤한 도시 주변의 혼잡한 지역에서 가장 쉽게 전파된다. 다른 비브리오종은 설사병을 유발하고 몇몇 비브리오균 또한 침습적인 장 감염을 일으킨다. 이들 종의 몇몇은 오염된 하수에서 자란 조개(갑각류 동물) 속에 존재한다. 설사는 비브리오 콜레라균이나 박테리아가 운반하는 콜레라 독소에 의해 유발되며, 기본적인 관리로는 수분공급과 균 전파를 방지하는 것이다. 검사실 시설들이 이용 가능하다면, 장 병원균 채취를 위해 대변 배양검사를 실시하고, 비브리오 콜레라균을 검출하기 위해 TCBS(티오황산염, 담즙산염, 자당) 선택배지를 사용한다(반응 시 노란색 집락을 형성). 테트라사이클린을 투여하면 세균의 배설을 줄이고 증상의 지속기간을 단축시킨다. 장독소 대장균은 콜레라와 유사한 분비성 설사를 일으키는데, 특히 해외 여행자들에게 나타난다.

로타바이러스rotavirus

취학 전 아동에게 흔히 나타나는 설사는 로타바이러스에 의한 감염이다. 이 감염은 쉽게 선파되고 흔히 구토와 관련이 있다. 유사한 질병은 작은 구형구조 바이러스 'small round structured viruses' 로 알려진 다른 바이러스 종에 의해 발생한다. 이 감염은 젊은 성인에게는 잘 생기지 않으며, 나이 든 노인은 면역감퇴로 인해 감염이 발생한다. 특히 노인병원이나 집, 집단시설에서 설사와 구토의 유발원인으로 알려져 있다. 로타바이러스는 대변 ELISA 검사로 진단될 수 있다. 이 중 작은 구형 구조의 바이러스의 변종은 전자현미경으로 쉽게 진단된다.

람블편모충*Giardia lamblia*(syn. *G. intestinalis*)

소장에 기생하는 무산소성 편모충으로 수많은 영양체들이 십이지장점막에 붙어 설사를 야기시킨다. 감염은 피낭을 함유하고 있는 오염된 물을 섭취하여 감염된다(기생충들은 염소 소독에 강하므로). 임상적 질병의 범위는 심한 분비성 설사에서부터 무증상으로 기생체를 보유하기도 하며 장의 흡수장애로 발전될 수 있다. 매우 드물지만 낭포와 영양체들은 광학현미경을 이용한 대변검사 또는 직접 대변항체를 검사함으로써 찾을 수 있다. 만약, 진단을 위한 대변 현미경검사에서 반복적으로 음성 결과가 나오나 질환이 의심이 된다면 십이지장의 큰포식음이나 생검을 이용하여 영양체를 찾을 수 있다. 적어도 5일 동안 metronidazole로 치료한다.

작은 와포자충*Cryptosporidium* species

농장 동물 중 송아지와 새끼 양의 대변에 오염된 식수를 섭취함으로써 전파되는 포자소체 기생충이다. 감염은 장의 상피세포에 국한되어 나타나며 몇 주 동안 지속적으로 분비성 설사를 하며 면역력이 약한 환자는 콜레라와 비슷한 증상이 나타날 수 있다. 효과적인 치료법은 없으며 진단은 *Cryptosporidium* 포낭을 찾기 위해 대변 현미경검사를 하거나 변형된 acid-fast 방법 염색stain을 통해 확인할 수 있다.

살모넬라와 캄필로박터균 *Salmonella* and *Campylobacter* species

미생물이 장점막에 침입하여 감염성 설사가 일어나며 설사는 독성이 있고, 분비성 설사를 하며, 복부에 심한 통증이 있는 것이 특징이다. 미생물의 장 침입 결과로서 혈변이 나오지만 소장에서 적은 양이 출혈되므로 눈으로 보이지 않을 수도 있다.

창자열enteric fever

*Salmonella typhi, paratyphi*은 일반적으로 살모넬라성 설사 감염에서 제외된다. 이는 초기 단계에서 설사가 드물게 나타나며 장티푸스라는 전신적인 질환이 나타나기 때문이다. 유럽이나 북아메리카에서, *Yersinia enterocolitica*도 침습적 감염을 일으킨다. *Yersinia* 감염은 아이들에게 주로 설사로 잘 나타나고 나이 든 노약자나 성인에게는 장간막 림프절염으로 많이 나타난다.

전신적 부작용systemic complications

균이 장점막에 침입하더라도 감염성 설사를 일으키는 균이 전신순환계에 도달하는 일은 드물다. 이는 면역이 약화된 환자나 영 · 유아, 나이가 든 연령대에서 장에 침습된 병원균들이 전신적 감염을 일으킨다. 이러한 감염은 감염원과 예방을 위한 요인을 찾는 조사가 이루어져야 한다. 보통 이러한 감염은 자기 제한적이며 차라리 증상을 더욱 악화시킬 수 있으므로 항균제는 사용하지 않는다. 최근, salmonellas는 가금류 salmonellas에 감염되어 죽은 닭이 있는 몇몇 나라에서 발생했고, 계란, 유제품을 덜 조리하여 섭취하는 것과 연관이 있으며, Campylobacters은 가금류, 우유, 이와 관련된 생산품과 관련이 있다.

항균제 치료anbiotic treatment

항균제는 설사를 일으킬 수 있다. 어떤 항균제는 장에 살고 있는 정상 균무리를 억압하고 설사를 일으키는 종의 미생물들을 과도하게 자라도록 한다. Clindamycin과 몇몇 β-lactam antibiotic는 이러한 결과를 가져 올 수 있다. 어떤 항균제(예. erythromycin)는 장운동과 설사를 유발하고 장의 정상 균무리에 변화없이 산통적인 복부 통증이 올 수 있다. 대부분 증상에서 항균제와 관련된 설사는 혈변과 결장점막의 염증성 삼출물을 동반한다. 이러한 상태를 위막대장염pseudomembranous colitis이라고 한다. 대변검체에서 무산소성 바실러스 *Clostridium difficile*와 그 독소의 존재 여부 확인을 통해 진단이 내려진다. 나이 든 노인에서 *Clostridium difficile*은 장 정상 균무리와 공생하므로 위막을 확인하기 위해 직장생검을 한다. 경구용 vancomycin이나 metronidazole로 치료한다.

감염성 대장염infective colitis

대장염의 가장 중요한 요인으로 막대성 세균bacillary과 아메바성 이질amoebic dysentery이 있다. 이질은 부어오른 결장에서 통증이 시작된 상태를 말하며, 설사는 근위부 결장에서 액체 흡수가 약화되거나 원위부 결장에서 점액 생산액이 과도하게 많아져 생기는 것이다. 변이 지나갈 때 통증이 있으며, 특히 염증이 직장까지 확대되면 변이 가늘거나 변을 보고 나서 또 보고 싶은 듯한 무지

근한 복부 증상인 이급후증이 생긴다. 결장성 염증은 혈변이나 고름이 섞인 변이 나올 수 있다.

세균성 이질bacillary dysentery

세균성 이질은 *Shigella* spp.에 의해 감염된다. 상태는 가벼운 설사에서 피와 고름이 섞인 심한 설사까지 다양하게 나타난다. 가벼운 설사는 많은 양의 *Shigella sonnei*에서 의한 것이고, 피와 고름이 섞인 심한 설사는 *Shigella* 속에서 다른 3개의 종류 중 하나인 *Shigella dysenteriae*에 의한 것이다. 세균성 이질은 장 점막을 침입하고 패혈증이 될 수 있다.

진단은 그람음성 바실루스bacilus를 non-lactose 검사로 변을 배양하고 생화학검사나 접착검사를 한다. 이질에 효과적으로 알려진 항균제를 이용하여 치료를 할 수 있지만 *S. sonnei*의 감염에는 항균제를 쓰지 않는다. *S. sonnei*는 가벼운 설사 증상을 나타내므로 수분과 전해질로 치유가 가능한다.

아메바성 이질amoebic dysentery

아메바성 이질은 아메바 낭포를 섭취함으로써 침습적 아메바성 종인 *Entamoeba histolytica* 감염에 의해 생긴다. 아메바가 결장점막에 침투하여 혈변이 생기지만 고름이 형성된 변은 거의 없다. 결장 천공은 심한 감염을 일으킬 수 있고, 아메바는 간을 거쳐 문맥순환에 도달하여 아메바성 간고름집으로 발전할 수 있다. 진단은 대변 현미경검사를 실시한다. 대변에서 아메바 낭포의 존재 확인을 진단에 적용하지는 않는다. 공생하는 *Entamoeba coli* 낭포나 *Entamoeba histolytica*의 증상 없이 운반되는 낭포에 의해 발생할 수 있다. 최종 진단은 아메바성 형태들이 적혈 세포를 빨아들이는 것을 인식하거나 생검검체에서 침습적 아메바의 존재를 확인함으로써 가능하다. 신선하게 보내진 대변에서 살아있는 *Entamoeba histolytica* 영양체가 현미경으로 잘 관찰되며 metronidazole로 치료한다.

Crohn의 대장염과 궤양성 대장염은 다른 진단을 해야 한다. 또한 최근에 항균제 사용을 했다면 항균제 사용으로 인해 위막성 대장염이 있을 수 있음을 고려해야 한다. 감염성 대장염은 광범위하게 퍼진 장염이 소장까지 확대된다. 따라서 감염성 대장염과 감염성 설사가 부분적으로 일치되어 나타날 수 있다(*Entamoeba coli*의 베로독소가 생산하는 변종으로 생긴). 출혈성 대장염과 출혈성 요독증후군은 제16장에서 다루어진다.

감염성 장흡수장애infective malabsorption

장흡수장애의 원인에는 감염성과 비감염성이 있다. 이들의 특징은 소화성 흡수장애, 창백함, 부피가 커지며, 고창, 설사, 몸무게가 감소하고, 비타민 B_{12} 부족으로 인한 빈혈이 있다. 흡수장애를 일으키는 감염은 다음과 같다.

- 박테리아 과잉성장증후군
- 창자 정체증후군blind loop
- 열대 스프루tropical sprue
- 긴촌충 감염*Diphyllobothrium latum* infection
- 람플편모충 감염*G. lamblia* infection

박테리아 과잉성 장증후군 bacterial overgrowth syndrome

주로 위장관계 수술 때문에 장에 공생하는 박테리아종이 과도하게 자란 것을 말한다. 소장 하부와 대장에 살고 있는 박테리아 정상 균무리가 공장, 심지어 십이지장 위쪽까지 확대된 상태이다. 이때 소장의 소화기능에 변화를 일으키며 지방 설사, 지용성 비타민 흡수장애와 설사가 나타난다. 방사성 탄소 호흡검사는 장 박테리아의 과도 증식에 쓰이는 검사이다. Metronidazole 치료는 몇몇 환자에게 도움이 되지만 장 흡수장애를 일으키는 박테리아 과도증식이 있는 경우는 수술로 제거해야 한다.

열대 스프루*tropical sprue*

열대 지방에 살고 있는 성인에게 흡수장애를 끼친다. 정확한 원인은 알 수 없지만 tetracyclin 치료가 효과적이며, 몇몇 경우에는 자발적으로 치유가 된다.

긴촌충 감염*Diphyllobothrium latum* infection

호수 근처에 살고 있는 사람들에게 발견되는 민물 촌충이다. 낭포들이 섭취되어 소장에서 촌충이 자라고 비타민 B_{12} 부족을 야기하여 결과적으로 대적혈구성 빈혈을 일으킨다. 진단으로는 낭포를 찾기 위해 대변 현미경검사를 한다. Mebendazole로 치료한다.

직장염proctitis

직장염은 직장 염증으로 위장관계 하부의 염증성 상태와 비슷한다. 직장염은 감염성과 비감염성 병인으로 발생된다. 감염성 요인들은 흔하지 않지만 대장염을 일으키는 박테리아와 기생충이 포함이 된다(예. *Shigella*와 *Entamoeba* spp.). 뿐만 아니라 항문성교에 따른 성적 교류감염(임질 등)이 있다. 임상적 특징으로 직장 통증과 직장 배설물이 있다. 직장 배설물은 항문보개를 이용한 면봉채취swab를 통해 검사할 수 있다. *Neisseria gonorrhoea*와 *Chlamydia trachomatis*에 대한 검사가 이루어져야 한다. 대변을 검사실로 보내 현미경검사와 배양검사를 한다. *E. histolytica*와 다른 기생충종에 대한 현미경검사는 필히 해야 한다. 하나의 항균제로 모든 병원균을 방어할 수 없다. 따라서 치료가 시작되기 전에 검사실 검사 결과를 기다리는 편이 낫다.

간염hepatitis

간염은 간의 섬유화 또는 간세포에 염증성 손상이 일어난 상태를 말한다. 간에 의해 수행되는 중요한 대사기능으로는 소장 또는 신체의 여러 부분에서 문맥순환을 거쳐 간으로 옮겨진 독성물질에 대한 해독작용이 있다. 간세포 손상은 병원성 미생물(특히, 바이러스에 의해 일어나며), 치료약과 화학물질의 독소로 야기된다. 간염을 일으키는 미생물은 간염 바이러스 A~E(표 13), 거대세포 바이러스, 바이러스성 절지동물 매개 바이러스, 나선형 박테리아인 *Leptospira* spp.가 있다. 질환의 특징은 직접적으로 간세포 손상을 야기하며 황달은 혈중 비접합 빌리루빈의 농도가 상승되면서 생기고 평상시보다 색이 연한 오줌과 간효소치가 상승된다. 오른쪽 상복부RUQ에 통증 또는 불편감과 자주 구역질이 나고 식욕부진, 알코올에 대한 혐오가 있을 수 있다.

A형간염

A형(전염성)감염은 하수처리가 잘 안 되는 위생적으로 취약한 곳에 살고 있는 아이들에게 배설물이나 구강경로로 퍼진다. A형간염은 40세가 넘은 사람에게서는 드물다. 개발도상국의 최고 발병률은 나이가 많은 아이들과 젊은 성인이다. A형간염 바이러스는 짧은 잠복기 기간(2~6주)를 가진 엔테로바이러스(동물의 장에 감염하는 바이러스를 통틀어 이르는 말)이다. 잠복기가 끝난 며칠 후 진한 소변과 창백한 대변은 담즙 울체성 황달의 증거이다. 황달이 나타날 때는 임상적으로 명백하다. 다른 징후들은 이미 진정되기 시작한다. 환자는 1~2주 동안 전염성이 남아 있다. 전염성의 높은 비율은 증상이 없을 때이다. 면역은 평생 동안이다. 진단은 ELISA의 항체가가 올라가거나 또는 혈청 안의 IgM 검사이다. 특별한 치료가 필요없지만, 1년 동안 알코올 섭취는 피해야 한다. 급성 전격성 간염은 매우 드물고 치명적이다. 백신은 면역성이 없는 성인을 위해 사용할 수 있다.

B형간염

B형간염(혈청 간염)은 A형간염과는 매우 다른 질병이다. 감염은 혈액과 혈액제제와 사람의 분비물(예. 성교시)로 퍼진다. B형간염 바이러스는 무증상에서 급격히 발병하는 간염까지 다양하다. 잠복기는 6주~6개월이다. B형간염은 보균자 상태에서 더딘 후유증과 만성 B형간염에 의한 간기능상실(간부전), 숙주세포 게놈 바이러스 통합에 따른 간세포의 악성 변형으로 야기되는 간암으로까지 발전할 수 있다. 가장 위험한 사람은 동성애자, 정맥내 마약 남용자, 모체가 보균자인 유아, 신장 투석환자, 다발성 혈액 수혈의 수납자 또는 장기 제공자이다. 아프리카, 아시아 국가에 보균자가 흔하다.

진단. 혈청검사와 항원, 항체를 발견을 위해 사용되는 다양한 방법을 통해서 확인한다(예. ELISA, 방사선 면역 측정법RIA).

B형간염 표면항원HBsAg은 질병 유무의 표지자지만 감염된 후 약 6주간 활동성 간염과 황달이 시작되기 전에는 구별되지 않는다. 보통 약 3개월 후까지 발견되지 않는다. B형간염 표면항원 양성반응이 6개월 후에 나타나는 경우는 간염 보균자가 된다. B형간염 e 항원은 높은 전파 위험성의 정확한 표지자이다. 표면항원에 대한 항체antibody는 감염되는 것을 막고, 만성 활동성 간염 환자들에게는 나타나지 않는다. 이들은 백신 예방접종에 의해 생기기도 한다. B형간염의 초기단계에서 표면항원

표 13. 바이러스성 간염

바이러스	잠복기(주)	질병	전파경로
A형간염	2~7	간염	대변-입
B형간염	6~26	혈청 간염	혈액, 체액
C형간염	2~26	대부분 non-A, non-B 간염	혈액, 체액
D형간염	4~6	심한 간염	혈액, 체액
E형간염	?	간염	대변-입

이 더 이상 발견되지 않을 때, 처음으로 나타나는 항체 반응은 B형간염 핵항원이다. B형간염 핵항체는 모든 다른 검사가 음성일 때 최근 B형간염 감염을 확인하기 위해 사용된다. 간염의 말기 단계에 특별한 치료를 하면 별 효과가 없고, 초기 단계에 인터페론(바이러스 증식 억제물질)으로 치료하는 것은 감염의 진행을 막는다. 항바이러스 약물인 B형간염 치료제는 e 항원 양성반응 환자를 위해 사용할 수 있다.

관리. B형간염의 감염관리는 면역학적 예방법을 강조하는데 있다. 일반적으로 표면항원 소단위 백신을 두 번 정도 삼각근에 주사한다. 추가 예방접종은 항체반응의 결과가 약하면 한번 더 추가한다. 항체 예방접종을 반드시 해야 하는 사람들은 의료인이나 응급실 또는 진단검사의학과 직원, 수혈 직원, 투석실 직원, 외과의사 등과 같이 침습적 처치에 자주 노출되는 사람들이다. 동아시아의 많은 지역에서는 간세포암의 높은 발병률 때문에 전체 인구를 대상으로 유년기 동안 백신 예방접종을 한다. 위험에 자주 노출되는 의료인은 간염을 가진 환자의 조직, 혈액 등에 노출되어 감염될 수 있으므로 예방접종을 한다. 이때 노출된 의료인과 그 위험체를 모두 조사해야 하고 즉시 B형간염 면역글로불린을 투여하며 예방접종을 시작한다. B형간염에 노출될 수 있는 가장 흔한 원인은 우연히 피하주사 바늘에 찔리거나, 주사바늘 자상사고(needle-stick injury)이다. 가장 흔히 발생하는 자상사고 부위는 오른쪽 손의 집게손가락과 엄지손가락이고, 바늘을 바늘 뚜껑에 넣는 동안에 일어난다. 모든 의료인들은 사용한 피하주사 바늘의 뚜껑을 다시 덮는 일을 피해야 하고, 주사바늘 안전수거용기에 안전하게 버려야 한다. 모든 환자는 잠재적으로 간염 가능성이 있는 것으로 가주하여 표준 주의지침을 지켜 간염 발생 위험을 최소화 해야 한다. 임상 폐기물과 진단상의 검체들은 잠재적 생물학적 위험체(사람과 그 환경에 대해 위험이 되는 생물학적 물질 · 상황)로 간주하여 명확하게 레벨을 붙이고, 안전수거용기를 사용하여 관리해야 한다.

C형간염

C형간염은 non-A, non-B 간염으로 불리고 있다. 잠복기는 대략 1~3개월이다. 매개체는 혈액를 통하거나 혈액제제이다. B형간염보다 C형간염에 따르는 만성간염 발생의 비율이 높다. 또한 일반적인 수혈에 의해 감염된다. 바이루스는 세균배양을 할 수 없음에도 불구하고 C형간염을 진단하기 위해 유전체를 구별해 왔다. 기증된 혈액의 확인이나 C형간염 검사실 확인이 가능해졌다.

D형간염delta agent

D형간염은 심한 전격성 간염과 관련되는 바이러스 간염이다. 그러나 그 자체로 간염을 일으키지는 않는다. 대신 심한 동시감염이나 만성간염을 가진 환자의 중복간염의 원인인 B형간염 바이러스와 함께 활동한다. 바이러스는 B형간염 바이러스의 결핍으로는 복제가 불가능한 불완전한 RNA 바이러스이다. 대부분 감염은 정맥내 마약 남용자에게 많다. 검체 확인은 ELISA 또는 방사면역검정술이다.

E형간염hepatitis E

E형간염 바이러스는 유럽과 북아메리카에서 드물게 발생하는 간염 원인균이다. 이 바이러스는 동아시아에서는 배변－구강faecial－oral 전파 감염으로 집단감염 전파를 일으키기도 한다.

기타 감염성 바이러스other infectious agents

황열바이러스와 한타바이러스를 포함하여 갖가지 아르보바이러스 또한 황달의 원인이다. 렙토스피라병은 Leptospira 속에 속해 있는 스피로헤타(나선모양의 세균으로 재귀열, 매독의 원인균)에 의해 발병한다. 이는 점상출혈과 신부전, 황달을 일으킨다.
이 책의 제20장에서 좀더 자세히 다루게 될 것이다.

간 농양 liver abscess

간 농양은 박테리아나 *E. histolytica* 기생충에 의해 고름이 집중적으로 모인 것이다. 이 감염은 상승적인 화농성 감염, 즉 담즙관 감염을 거치거나 준임상적 위장감염 이후에 일어날 수 있다. 환자는 종종 열이 나고, 우상복부 통증을 호소한다. 간비대증은 고름집이 클 경우 손으로 촉진하여 발견될 수 있다. 초음파 진단은 도움이 된다. 이때 병터와 액체가 고여 있는 부위가 나타난다. 또한 고름집이 만져진다면 경피적 배액술을 시도하는게 일반적이다. 하지만 완전한 배액은 복벽절개술이 필요할 수 있다. 배액은 고름집 제거를 돕고, 뽑아낸 고름은 배양검사와 아메바 현미경검사를 위해 검사실로 보낸다. 여기서 발견되는 박테리아 종은 무산소성 장내세균, *Steptococcus anginosus-constellatus*를 포함한 화농성균이다. 면역형광 혈청검사(immuno-fluorescent serological test)는 침습적 아메바성 간염을 확인하는데 이용할 수 있다. 추정에 의한 최초 항균제는 ampicilin, gentamicin, metronidazole이다. 이 처방계획은 미생물 배양 결과를 확인하고 변경할 수 있다. 아메바성 간 농양은 metronidazole 하나로 치료 전파할 수 있다.

담낭염cholecystitis

급성 담낭염은 대부분 담낭에 염증이 생기고 지나치게 살찐 50세 이상의 여성에게 많이 발생한다. 임상적 특징은 열, 오한, 복통, 오른쪽 갈비뼈(늑골) 옆의 유연함이다. 대부분 환자들은 담석과 담낭 안에 박테리아가 존재한다. 이 박테리아는 위장 내 기관에 있고, 장내세균과 장알균, 무산소성 종을 포함한다. 심한 기종성 담낭염은 담낭 주위 조직 안에 가스가 차는 것으로 당뇨병 환자에게 많다. 진단은 초음파를 이용해 확인된다. 치료는 진통제와 침대에서의 장기 요양, 위장 내 박테리아 활동을 저지하는 항균제를 사용한다. 즉시 담낭절제술을 해도 되고 급성 발작이 발생할 때까지 기다려 대기절차를 준비하고 수술을 결정해도 된다. 경우에 따라 항균제 치료는 별 효과가 없다.

담관염cholangitis

담관의 폐색은 담관의 감염을 일으킬 수 있다. 어떤 경우는 담석 또는 종양(담도암, 췌장암) 등으로 2차적인 담관 폐색이 오는 경우도 있다. 임상적 양상은 열, 황달, 오한이다. 대부분 감염은 장내세균, 장알균 또는 무산소성 박테리아에 의해 발생한다. 급성 질환의 경우는 패혈성 쇼크를 일으켜 사망률을 높인다. 진단은 혈액배양검사와 진단적 방사선 초음파 검사이다. 치료는 ampicillin, gentamicin, metronidazole과 같은 항균제 배합으로 한다. 잠재적인 담관의 폐색은 외과적 수술이 필요하다.

췌장염pancreatitis

급성 또는 만성 췌장염은 갑작스런 심한 복통과 쇼크를 동반한다. 만성 췌장염은 재발하는 질병이다. 지나친 알코올 섭취자와 성인의 볼걸이 바이러스 감염, 쓸개돌(담석) 등에 의해 췌장관의 폐색이 올 수 있다. 전염성은 없으나 박테리아 패혈증은 급성 췌장염으로 인한 사망의 주요 원인 중 하나이다. 패혈증은 국부적 또는 혈행적으로 장내세균무리로부터 발생하기도 하고 병원 획득감염에 의한 경우도 있다. 진단은 혈액배양검사와 감염의 잠재적인 병터, 즉 외과적 배농검체에 의해 확인된다. 대중적인 치료는 항균제 정맥주사를 한다. 대부분 심각한 질환은 항균제 내성 박테리아와 효모균에 의한 감염으로 발생한다. 이러한 경우는 항균제 선택이 어렵고 검사실의 미생물검사 결과에 따라 항균제 치료를 해야 한다.

8.5 미생물

상자 3은 제8장에서 언급한 미생물의 목록이다. 자세한 내용은 제시한 쪽을 참고하면 된다.

상자 3. 위장관계와 그 주변기관의 감염 관련균

세균	쪽
살모넬라균, 장티푸스균 포함*Salmonella* spp., including *S. typhi*	242
이질균*Shigella* spp.	242-243
캄필로박터종*Campylobacter* spp.	244-245
대장균*Escherichia coli*	241
비브리오 콜레라*Vibrio cholerae*	244
클로스트리듐 디피실리*Clostridium difficile*	241
여시니아 엔터로콜리티카*Yersinia enterocolitica*	243
클로스트리듐 퍼프린젠스*Clostridium perfringens*	240
임균*Neisseria gonorrhoeae*	247
사슬알균 엔지노수스콘스텔라투스*Streptococcus anginosus-constellatus*(formerly *S. milleri* group)	237
렙토스피라종*Leptospira* spp.	251

바이러스	쪽
로타바이러스Rotavirus	257
작고 둥근모양의 바이러스, 노로바이러스Small round-structured viruses, norovirus	–
장내바이러스과Enterovirus family	–
유행성 귀밑샘염바이러스Mumps virus	256
A, B, C, E형간염바이러스Hepatitis A, B, C and E viruses	96-97
델타병원균Delta agent	–

기생체	
이질아메바*Entamoeba histolytica*	260
람블편모충*Giardia lamblia*(syn. *G. intestinalis*)	261
광절열두조충*Diphyllobothrium latum*	264

관련문항 짝짓기

1부

다음은 미생물의 종류이다.

1. *Bacillus cereus*
2. *Clostridium difficile*
3. *Entamoeba histolytica*
4. *Salmonella typhi*
5. *Vibrio cholerae*

아래 목록에서 위의 목록 중 가장 짝이 맞는 항목을 고르시오. 각 항목은 한 번 혹은 한 번 이상 아니면 해당 사항이 없을 수도 있다.

A. 항균제와 연관된 설사
B. 혈변, 해외 여행가들의 아랫배 복통
C. 장열
D. 다량의 분비성 설사
E. 볶음밥을 먹은 후 2시간 내에 발생하는 갑작스러운 구토

2부

다음은 임상증상이다.

6. 대도시 항구 근처에서 8주 전 문신을 한 22세 남성에게 황달이 생겼다.
7. 네팔에서 트래킹 휴가를 즐기다 돌아온 28세 남성이 4일간 점점 심해지는 심한 설사가 지속되었다. 장을 비운 후에도 장에 통증이 계속된다. 어제는 약간의 피와 고름이 보였다고 호소한다.
8. 따뜻한 배달 뷔페음식으로 토요일 오후 생일파티를 한 42세 남성과 그의 가족들이 월요일에 구토, 쥐어짜는 듯한 복통과 설사를 호소한다.
9. 담석이 있고, 오른쪽 위 복부에 통증과 오른쪽 어깨 끝의 통증, 지속적인 열을 호소하는 57세 여성이 있다. 초음파상 담석이 발견되었고 간의 한 곳에 큰 병변이 있는 것으로 나타났다. 고름을 흡인하여 검사한 결과 짧은 고리모양의 그람양성 알균이 검출되었다.
10. 최근 황달과 고열로 체중이 감소된 71세 노인이다. 검사 결과 그는 매우 여위었고 그의 담낭이 만져졌다. 혈액배양검사 결과 그람음성 막대균과 그람양성 쌍알균이 나왔다.

아래 목록의 균명에서 위의 목록의 임상증세와 가장 짝이 맞는 항목을 고르시오. 각 항목은 한 번 혹은 한 번 이상 아니면 해당 사항이 없을 수도 있다.

F. *Clostridium perfringens*
G. *Escherichia coli*와 *Enterococcus faecalis*
H. Hepatitis B virus
I. *Shigella boydii*
J. *Streptococcus anginosus*

사례문제

사례 1

3명의 의대생들이 시험결과를 축하하기 위해 근처의 중국음식점에 갔다. 그들은 바삭이는 오리요리와 갈비, 닭고기 요리와 죽순, 숙주나물을 섞은 볶음밥을 먹었다. 집에 오는 길에 그들 중 한 명이 심한 구토증을 호소했고, 저녁 11시경에 또 다른 한 명이 토했고, 다른 한 사람도 속이 좋지 않았다. 단, 설사를 한 사람은 없었다.

1. 학생들의 증세는 침습적 감염이나 독소가 원인일까?
2. 어떤 균이 이와 같은 증세와 관련이 있을까?
3. 이러한 경우 어떤 세균검사를 의뢰할 수 있겠는가?
4. 이떤 조사가 필요할까?

사례 2

30세 남성이 가벼운 설사를 3개월간 지속적으로 한다고 호소하며 외래를 방문했다. 그는 한바탕 심한 설사와 구토, 식욕부진과 음식물 섭취부족의 증세가 있었고 설사를 제외한 모든 증세는 사라졌다. 최근에 해외에 나갔던 일은 없었다. 3회에 걸친 대변검사에서 세균, 바이러스 검사를 시도하였으나 발견된 균은 없었다.

1. 어떤 미생물에 의한 증세일까?
2. 만일 환자가 해외에 나가지 않았다면 어떻게 이와 같은 감염을 얻게 되었을까?
3. 만일 대변검사에서 음성이라면 다른 어떤 미생물적인 검사

를 시도하는 것이 진단을 위해 도움이 될까?

4. 어떤 처치가 필요할까?

자료해석

뉴질랜드 홍합을 먹고 호주 식당에서 집으로 오는 길에 설사를 한 환자에게서 대변검체를 채취했다. 다른 장내세균을 제외하고는 *Salmonella enteritidis*가 검출되었다.

1. 이 환자는 식당에 살모넬라 감염에 대해 책임을 물을 수 있을까?
2. 어떻게 홍합이 감염의 원인임을 밝혀낼 수 있을까?
3. 이 검사결과는 또 다른 해석을 할 수 있을까?
4. 어떤 항균제를 사용하는 것이 좋을까?

객관적 틀에 의한 임상점검

8세 남아가 2주간 지속적으로 묽은 물 같은 대변을 호소하여 엄마와 병원을 찾았다. 그는 창백했고 생기가 없었으나 심한 탈수증세는 보이지 않았다. 그 이외의 건강력에는 여태까지는 별 이상이 없었다. 설사변 검체를 검사한 결과 특별한 장 질환균을 발견하지 못했다. *Cryptosporidium* 낭종, cysts 종이 현미경상에 보였다.

다음을 답하시오.

1. 증상이 없는 탈수가 가능한 일일까?
2. 아이는 탈수를 회복시킬 필요가 있을까?
3. *Cryptosporidium* 감염이 치명적인 결과를 낳을 수 있을까?
4. 이 경우 항균제 사용을 고려해야 할까?
5. 이 감염 때문에 다른 가족이 위협을 받을 수 있을까?

짧은 답 문제

1. 어떻게 정상 위장관계를 감염으로부터 보호할 수 있을까?
2. 어떻게 평범한 장내세균들이 원인이 된 장 감염을 진단할 수 있을까?
3. 장관계 감염을 다루는데 항균제의 역할은?
4. 위막형성 장염pseudomembranous colitis(PMC)은 무엇인가?
5. 감염과 장흡수장애 증세와의 관계는?
6. B형간염바이러스에 의한 감염을 예방하기 위한 방법은?

구두시험

1. 왜 임상에서 장질환의 원인균을 밝히기가 어려울까?
2. 당신이 간염 중 가장 무서워 하는 형은? 그리고 그 이유를 설명하시오.

관련문항 짝짓기

1부

1. E:
*Bacillus cereus*는 이 균으로 오염된 다시 볶은 밥 같은 음식물을 섭취한 후 1~2시간 이내에 심한 구토를 유발하는 구토성 독소를 생성한다. 설사는 중요 증세가 아니다.

2. A:
*Clostridium difficile*는 항균제 사용 결과 장내에서 다량 증식되어 항균제와 연관된 설사를 일으킨다. 심한 경우 위막을 형성하는 장염(PMC)을 일으킨다.

3. B:
*Entamoeba histolytica*는 피가 섞인 설사와 복통을 동반한 아메바성 이질 설사의 원인이 된다. 감염은 위생이 취약한 개발도상국에서 많이 발생한다.

4. C:
*Salmonella typhi*는 장열의 원인이다. 증상이 있는 감염이 다 나은 후에도 장염증세가 현저하게 나아지질 않는다. 고열, 장미열rose spots, 두통, 기침은 전형적인 감염의 초기 증세이고 설사를 동반한다.

5. D:
*Vibrio cholerae*는 다량의 물 같은 설사와 쌀뜨물 같은 점액질 설사가 특징이다. 클레라 독소에 따라 상태가 다르다. 혈변은 전형적인 증세는 아니다.

2부

6. H:
문신에 의한 황달의 원인균은 Hepatitis B virus가 많다. 위의 어떤 균도 간염을 일으키지는 않는다. 그러나 *S. anginosus*나 *E. coli*는 담도를 오염시켜 황달을 유발할 수도 있다.

7. I:
감염성 설사 임상증세의 대부분이 아마도 이질에 대한 것이다. 이질은 *Shigella* spp.가 원인이 되는 세균성 이질과 아메바성 이질로 나뉘는데 세균성 이질은 대변에 혈액과 고름을 동반한다. 미생물학적인 진단검사로 진단을 확진할 수 있다.

8. F:
이 환자는 음식물 식중독이라 보아야 한다. *Clostridium perfringen*을 제외하고는 식중독과 과련된 균은 없다. 이 균은 *S. aureus, B. cereus*나 *Salmonella* 등의 균에 의한 식중독에 비해 시작되는 시간이 길다. 구토 증세는 별로 없고 구운 살코기를 다시 데워 먹음으로써 식중독(*C. perfringens* 중독)을 일으킨다.

9. J:
열, 간의 고름주머니 그리고 쓸개돌증(담석증)의 병력 등이 간 농양을 의심하게 한다. 가장 흔한 간 농양의 감염균은 그람양성 *Streptococcus anginosus-constellatus*이다. 장내세균인 *E. coli*와 *E. faecalis* 등도 관련이 있다.

10. G:
담낭이 만져지고 열, 황달을 동반할 경우 대부분 악성 담관염을 의심할 수 있다. 그리고 혼합된 감염이 자주 일어난다. 남아있는 균 중에 *Escherichia coli*와 *Enterococcus faecalis*균이 그럴 듯한 답이다. *Streptococcus anginosus*는 간 농양에 더 많이 관계가 있고, *Clostridium perfringen*는 담관염을 가끔 일으키지만 전격적이고 변형된 증세를 일으킨다.

사례문제

사례 1

1. 독소만이 그렇게 빨리 작용한다.
2. *Bcillus cereus*가 이 상황에는 맞다.
3. 아니오. 구토물 검체는 별 도움이 되지 않는다.
4. 학생들의 음식물 섭취력을 확인하고 그 식당에서 먹은 사람들이 큰 집단감염을 일으켰을 소지가 있으므로 이때는 case-control 연구를 시작하는 것이 좋다. 하지만 볶음밥이 원인이었다. 그 식당의 주방을 확인하는 것이 더 이상의 문제 확산을 막을 수 있다.

사례 2

1. 특별히 검사를 부탁하지 않으면 발견되지 않는 프로토조아 기생충인 *Giardia lamblia*가 원인일 수 있다. 또 *Cryptosporidium* spp.와 같은 다른 기생충도 이런 증세의 원인이 될 수 있지만 상복부의 증세가 다르다.

2. *Giardia lamblia*는 오염된 물을 마심으로써 발생한다. *Giardia lamblia* 낭종은 염소에 내성을 가지고 있어 소독에도 죽지 않는 경우가 있다.
3. 십이지장 흡인이나 생검을 위해 내시경검사를 통해 확진할 수 있다. Gelatin capsule string 검사를 통해서도 기생충을 검출할 수 있다.
4. Metronidazol을 5일간 *G. lamblia* 감염에 사용한다.

자료해석

1. 아니오. 식당에서 어떤 음식을 먹었든지 설사의 시작이 너무 빠르다.
2. *Salmonella enteritidis*를 구별할 수 없어 분리해 내는 것이 쉽지 않다.
3. 대부분 *Salmonella* 감염은 식당을 다녀온 후 발생한다. 호주에서는 *Salmonella typhimurium*보다 *Salmonella enteritidis*이 훨씬 흔하지 않다. *Salmonella enteritidis*는 동남아시아를 여행한 것과 관련이 있다.
4. 아니오. 복합적이지 않은 살모넬라증은 건강한 성인에게는 보통 항균제 치료가 필요하지 않다.

객관적 틀에 의한 임상점검

1. 예. 생기없고 맥이 풀린 듯한 증세는 탈수증세이다.
2. 계속적인 설사 2주 후이므로 소금물을 구강으로 섭취시켜 수분을 공급하는 것이 필요하다.
3. 예. 탈수의 원인이 될 수 있다. 이는 아동들이나 사람면역결핍바이러스 환자나 후천면역결핍증후군 환자에게 잠재적인 위험을 줄 수 있다.
4. 아니오. 항균제는 cryptosporidial 감염에 효과적인 것으로 나타났다.
5. 예. 일반 환경원인으로부터 혹은 감염된 환자의 가족으로부터.

짧은 답 문제

1. 위장관계의 방어기전은 해부학적으로 열거할 수 있다. 병원체들은 특수 방어기전으로 제거될 수 있고 손상된 방어기전으로 인해 질환에 감염되는 예를 들 수 있다.
2. 현미경, 배양검사, 확진검사의 결과에 따른다. *Salmonella, Shigella*와 *Campylobacter* spp.가 고를 수 있는 가장 좋은 답이다. 선택배지의 중요성을 기억하자.
3. 대부분의 장관계 감염은 항균제가 필요하지 않음을 기억하자. 예외적인 질환을 예를 들면 Cholera, *Campylobacter* spp. 나이의 많고 적음, 기생충 감염, 장열 등이다. 항균제 치료를 했을 때 좋은 점을 설명하라.
4. PMC의 역학, 병인학, 진단, 처치, 예방 등을 간단하게 설명할 수 있다. *Clostridium difficile*을 참고하지 않고는 대답할 수 없다.
5. 세균의 과잉성장과 열대의 구강염과 설사를 일으키는 병 sprue, 테이프벌레tapeworm(*Diphyllobothrium latum*)과 giardiasis 등을 포함시킬 필요가 있다.
6. 백신 전, 후를 포함한 관점을 파악하기, 감염된 환자의 소변 · 대변 · 신체 분비물과 접촉을 피하기, 조심스럽게 적출물이나 날카로운 주사바늘 등을 버리기.

구두시험

1. 건초더미에서 바늘찾기 문제이다. 수많은 균이 있는 대변에서 그 수와 종류를 알아내야 한다는 것은 너무 어렵다. 그러므로 여러 종류의 선택배지가 필요하다. 가끔은 *Campylobacter*가 특별한 환경에서만 자란다. 또한 다른 것들은 공생세균(예. *E. coli* O-157 : H7)과 관련이 깊다. 기생충으로 소량이 검출되기도 한다(예. *Giardia lamblia*).
2. A형간염과 B형간염은 예방접종으로 예방할 수 있다. B형간염은 노출되었을 때 고농도 면역글로불린으로 예방할 수 있다. 그러나 C형간염의 경우는 만성간염으로 전환되는 비율이 높음에도 불구하고 예방접종을 할 수 없다. 그리고 이는 주사바늘이나 기타 날카로운 기구를 통해 전파될 수 있다.

장 9

요로감염

Urinary tract infections

개 요

요로감염은 지역사회나 병원에서 일반적이다. 가장 심각한 형태의 요로감염은 자주 일어나지는 않지만 병원에 입원하여 치료를 받아야 한다. 원인적 진단과 항균제 감수성 검사를 함으로써 내성균으로 말미암은 치료 방해를 피할 수 있다. 소변검체 채취 시 균 오염을 방지함으로써 필요없는 항균제 사용을 막을 수 있다.

9.1 발병기전

학습목표

학습자는

- 신체 구조와 요도감염에 감수성과 의학적 상태 존재를 이해해야 한다.
- 요로감염의 병인으로 감염을 일으키는 미생물을 이해해야 한다.

하부 요도부분에서는 고유의 정상 균무리가 있다. 나머지 요로계는 소변의 흐름을 통해 대부분 세균이 없는 무균상태를 유지한다. 국소적인 식균작용이 일반적인 방어기전을 유지한다. Mucosal IgA, 전립샘과 요도샘으로부터 나온 분비물이 향균작용을 하므로 세균을 없앤다. 미생물의 침입은 요도관을 따라 올라가기도 하고, 요도관 주변에 집락화 되어 있던 미생물이 요도를 따라 올라간다. 드물게는 혈행을 따라 균이 전파되기도 한다.

요로계의 구조적 특징은 감염에 중요한 역할을 한다. 여성의 요도관은 남성의 요도관보다 상대적으로 짧아서 요로감염이 일어나기가 쉽다. 독신 여성이 성적 경험이 많은 여성보다 감염이 적은 것을 볼 때 성교가 방광으로의 박테리아 접근을 용이하게 한다. 피임용 격막 사용은 요로감염의 위험성을 증가시키고 모든 배뇨 방해요인들이 요로감염의 위험을 증가시킨다. 전립샘 비대, 신경성 방광, 해부학적으로 비정상 신장, 방광, 또는 콩팥돌(신결석)도 요로감염 위험을 증가시킨다. 카테터의 삽입은 미생물이 침입할 수 있는 영구적인 입구를 제공한다.

요로감염의 병인이 되는 감염균이 요로감염을 일으킨다. 요로 상피세포에 달라붙을 수 있는 능력이 아마도 가장 중요한 세균 인자이다. *Escherichia coli*는 지역사회에서 획득 가능한 요로감염의 가장 보편적인 균이다. 이는 단백질 성분으로 된 섬모를 가지고 선택적으로 상피세포 표면에 있는 젖당을 포함한 수용체와 상호작용한다. 이는 요로감염에 걸린 환자에게 보편적으로 발견된다. *Proteus* spp.는 소변에서 암모니아를 생산하는 효소를 가지고 있다. 즉, 산도pH를 증가시키고 무기염을 침전시켜 결석을 만든다. 콩팥돌은 요로에 이물질로 작용하여 감염 위험성을 증가시키고 항균제의 작용을 방해한다.

9.2 진 단

학습목표

학습자는

- 요로감염의 일반적 증상을 알아야 한다.
- 어떻게 소변검체를 채취하고 저장하고 운반하는지를 알아야 한다.
- 진단을 위해 소변검사를 알아야 한다.

임상적 양상

요로감염의 공통적인 증상은 긴급뇨, 빈뇨, 배뇨곤란이다. 소변에서는 불쾌한 냄새가 난다. 하부 요로감염 시 하복부에 팽팽한 느낌이 들고, 치골 상부에 통증을 느낀다. 상부 요로감염에서는 허리에 통증을 느끼고, 감염된 신장 윗부분에 통증을 느낀다. 열과 다른 전신적인 감염 증상이 일반적이다. 아이들은 요로감염으로 야뇨증이 생긴다.

검사실 검사

진단을 위한 검사실 검사는 현미경 진단과 소변 배양검사로 이루어진다. 소변은 요도, 회음부, 장내 세균에 의해 오염되지 않게 수집되어야 한다. 보통 중간뇨 검체 채취법을 사용한다(그림 13).

소변검사 검체는 방 온도에 의해 빠르게 균이 증식된다. 이 문제를 극복하기 위해서 여러 방법들이 고안되었으나 검사실로 빨리 보내는 것이 가장 이상적이다. 만약, 그것이 가능하지 않다면 검체를 냉장보관을 해야 한다. 그러나 세포 수는 낮은 온도에서도 계속 성장, 분화가 계속된다. 붕산염 결정은 소변검체를 보존하기 검사실에서 자주 사용한다.

검사실에서 호중구, 적혈구의 수, 원주와 상피세포 존재를 알기 위해서 현미경검사를 사용한다. 심한 고름뇨(농뇨)는 호중성구 세포가 소변 1mL당 10^8 이상 보일 때를 말한다. 이때를 요로감염이라 하지만 고름이 없을 때에도 요로감염이 될 수 있다. 여성 환자의 검체에서 상피세포가 나온다면 이는 질 오염을 의심할 수 있다. 원주는 원심분리기로 거른 소변에서 잘 보이고 백혈구 원주는 상부 요로감염의 결과이다. 소변에서 배양시켜 나온 박테리아의 중요성은 mL당 박테리아의 집단형성 단위와 해당 박테리아 종의 숫자에 의해 결정된다.

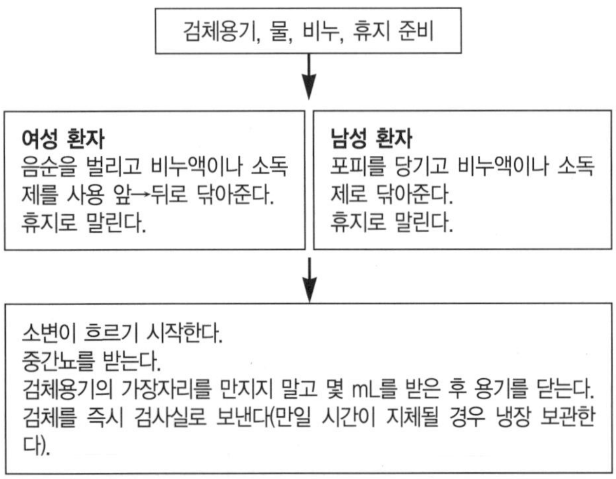

그림. 13 중간뇨를 받는 방법(MSU)

세균뇨의 중증도는 소변 1mL당 균종의 집락수로 결정되다. 만일 환자가 증상이 없고, 그람음성 균종이 발견된다면 1mL당 10^5 CFU를 역치로 본다. UTI 증상이 있을 때 그람양성 감염의 경우는 그 수가 훨씬 적을 수 있다. 그러므로 집락수colony count를 정확히 세는 것은 중요하며, 정확한 검체의 오염양상은 적은 수의 미생물 수나, 상피세포의 존재, 여러 미생물 균종이 섞여 있을 때 등 다양하다.

고름뇨는 세균이 증식하지 않은 상태에서도 생길 수 있다. 왜냐하면, 검체를 채취하기 전에 항균제 치료를 했거나, mycobacteria, mycoplasma, nutritionally variant bacteria, anaerobic bacteria같은 미생물의 경우는 보통 배지에서 자랄 수 없기 때문이다. 항균제 사용, 정확지 않은 미생물의 존재는 추가 검사를 통해 발견될 수 있다.

9.3 관 리

학습목표

학습자는

- 요로감염 치료를 위한 항균제 선택 원칙을 알아야 한다.

화학요법

항균제의 선택은 항균제에 대한 감수성 정도에 기초를 두어야 한다. 미생물이 항균제에 대해 내성이 생긴다면 바로 항균제를 바꿔야 한다. 다양한 병원균과 항균제 내성 정도에 따라 한 가지 단일 항균제로 요로감염을 치료하기는 거의 불가능하다. 합병증이 없는 하부 요로감염의 경우 여러 항균제를 복합적으로 사용한다. nitrofurantoin, nalidixic acid, trimethoprim 같은 항균제가 포함된다. 이들은 임신 초기 때 사용하는 것은 적합하지 않고, ampicillin, cephalosporin같은 β-lactam계를 대신 사용해야 한다. Ampicillin 내성과 항균제와 관련된 내성은 일반적이다. 카테터를 삽입한 환자나 해부학적으로 기형인 요로계는 항균제 치료에도 불구하고 요로감염을 일으키는 미생물을 완전 제거하지는 못한다.

예 방

여성의 경우는 요로감염을 예방하기 위해서는 성 접촉

후 즉시 방광을 비워야 한다. 가능하면 카테터나 요로계 기구 사용을 피해야 한다. 하부 요로감염 진단을 위해 요로관 삽입을 하지 않는다. 요로 카테터를 삽입할 때는 무균술을 철저히 지키고 카테터가 막히지 않도록 기본을 적용해야 한다.

9.4 질병과 증후군

학습목표

학습자는

- 주된 요로감염증을 알아야 한다.
- 요로감염증이 생기는데 기여하는 요소를 알아야 한다.
- 그들의 임상적 관리 기초를 알아야 한다.

주된 감염질환은 표 14에 작성되어있다

방광염cystitis

방광염은 방광의 감염이다. 이것은 주로 방광 상피조직에 한정되어 있다. 일생을 통해서 남자보다 여자에게 흔하다. 특히 여자 청소년에게서 가장 흔하다.

주요 원인균은 *E. coli*는 단일의 가장 흔한 균종이다. 방광염의 또 다른 흔한 원인은 요로감염증을 일으키는 병원균 *Staphylococcus saprophyticus*, 다른 장내 세균들이고 가끔 *Staphylococcus aureus*와 *Candida albicans*(이는 종종 진성 당뇨병과도 관계가 있다.)에 의한 방광염이 있다. 방광염과 관련된 균의 가장 큰 특징은 방광상피세포에 달라 붙는 성질이다. 배뇨곤란과 빈뇨는 방광염의 주된 임상적 양상이다. 이들과 요 절박은 방광염증에 의해 방광점막이 자극되어 생긴다.

질염은 *Trichomonas* spp., *Mycoplasma* spp.에 의해 생긴다. 또는 무산소균이 이런 유사한 증상을 야기할 수 있다. 검사실 진단은 현미경검사와 MSU 배양이다.

세균뇨의 최대 수치는 소변의 백혈구 수치를 앞선다. 소변검체의 세균의 임상적 중요성은 임상진단 기준에 따라 재검토해야 한다. 검사실에서 사용하는 방법은 반정량적 방법이므로 오차를 가진다. 만약, 검사실 검사에 타당성이 없으면 소변 배양검사를 반복하되 환자에게 소변검체를 채취하는 방법을 교육하는 것이 좋다.

관리

항균제 치료는 일반적으로 검사 결과가 나오기 전에 시작되는데, 항균제 선택은 그 전에 가지고 있던 감수성 자료를 근거해서 한다. 감수성 검사 결과는 검사실에 검체가 도착한 시간부터 대개 48시간 내에 활용할 수 있어야 한다.

만일 중요한 고름뇨(농뇨)가 있는 MSU 검체인 경우 몇몇 검사실에서는 직접 감수성 검사를 실시하여 24시간 이후 바로 소변 배양검사 결과를 보고한다.

만일 요로감염을 가진 임신한 성인 여성의 경우는 합병증이 없다면 항균제의 범위를 줄여 1~3일간 항균제를 사용한다. 오랜 기간의 항균제 치료는 별 소용이 없다.

배뇨곤란이나 빈뇨가 처음 나타난 성인 여성은 적당한 단일 항균제를 써서 성공적으로 치료할 수 있다. 만약, 복합적인 합병증이나 상부 요로감염으로 의심될 때는 좀더 장기간 항균제 치료가 필요하다. 상부와 하부 요로감염증을 구분하는 것은 어린이에게서 특히 어렵다. 그런 어린이에게는 긴 코스의 치료가 필요하고 잠재적인 위험원인을 조사해야 한다(제16장 참조).

방광염 환자는 항균제의 일 회 분량을 잠자리에 들 때 사용하여 밤 동안에 높은 단위의 항균제가 방광에 남아있도록 하는 것이 좋고, 또한 침대로 가기 전에 방광을 비우게 해야 한다. 수분을 많이 섭취하는 것이 낮 동안

표 14. 요로의 감염증

감염	발생	양상
요도 증상	일반적	방광염의 증세 그러나 요세균검사 음성
증상없는 세균뇨	일반적	임신한 여성 또는 비뇨기계 처치 전에는 치료해야 함
방광염	보기 드문	방광의 감염, 대개 상피; 배뇨곤란, 빈뇨
신우신염	보기 드문	신장의 감염, 종종 실질조직; 옆구리 통증, 신부종 고열
신장주위 농양	보기 드문	수질부위의 신장 캡슐 안의 고름집(농양); 고열, 허리통증
전립샘염	보기 드문	전립샘의 염증; 신우신염과 비슷한 증세
생식비뇨기계 결핵	보기 드문	대개 후기 · 초기 전파; 무균고름뇨나 무증상

소변량을 늘리는데 효과적이다. 방광염은 자주 재발되고 낫는다. 재발은 대개 짧은 치료 후 바로 생기고 같은 종 또는 같은 계열 항균제 내성균에 의해 생긴다. 영향을 주는 요인으로는 항균제 사용을 계속하지 않으므로 내성이 생기거나 상부 쪽으로 감염이 이동되는 경우, 결석이나 게실염 등이 있다. 재발은 치료 후에 발생되고 대개 다른 균들에 의해 발생한다. 의학적 중재를 받아들일 요소는 일반적이지 않다.

신우신염pyelonephritis

신우신염은 신장[콩팥]의 감염이다. 종종 신장의 실질조직, 유연조직도 포함된다

비뇨기의 상부 감염은 방광의 요로를 거쳐서 대개 신장까지 올라간다. 매우 드물게 감염균들이 혈행성으로 전파되기도 한다. 보통 검사에서 발견되는 균종은 신우신염인 경우는 *E. coli*, 다른 장내세균 그리고 *S. aureus*이다. 신우신염의 병인에 기여하는 주요 요소는 장기적으로 사용하는 비뇨기계 카테터, 신경학적 질병, 콩팥돌(신결석), 요도관 역류 그리고 임신 등이 포함된다. 세균 요소는 P-pili가 신우신염의 병인이 된다.

진 단

환자들은 신장 실질조직의 세균의 침입에도 불구하고 별 특징적 증세 없이 배뇨곤란, 빈뇨 증세를 가진다(잠재성 신우신염). 신우신염은 대개 옆구리의 통증과 신장의 민감성과 열이 주요 증세이다. 이들은 균혈증이 높은 빈도로 나타난다.

검사실 진단은 소변의 현미경검사와 소변 배양검사이다. 검사실에서는 신우신염 또는 상부 요로감염이 의심되면 즉시 알려주어야 한다. 적은 세균 수라고 해서 간과해서는 안 된다. 백혈구 원주(casts)는 원심분리기를 통해 소변 침전물을 원심 분리하여 조사해야 한다. 많은 임상 의사들은 최초의 처치에 대한 환자의 반응을 신뢰한다. 가장 믿을 수 있는 방법은 방광과 각 요도관에서 선택적으로 검체를 추출하여 실시하는 방광보개검사(방광경검사)이다. 초음파 검사와 정맥주사를 이용한 요로조영사진urogram과 같은 화상진찰 기술도 도움이 될 것이다.

관 리

단순한 신우신염일 경우는 2주 동안의 항균제 치료로 충분하다. 최초의 항균제 치료는 병원에서 시작한다. 복잡한 합병증(예컨대, 콩팥돌 또는 다른 잠재적 감염의 환자 요소)은 긴 기간의 항균제 치료를 필요로 한다. 잠재적인 요로병리학도 정정할 필요가 있다.

신장주위 고름집perinephric abscess

신장주위 고름집(농양)은 신장속질의 바깥쪽을 제외한 부신 아래에 위치한 고름주머니이다. 감염은 흔히 황색포도알균에 의해 시작된다. 그러나 다른 박테리아(예. 장내세균)와 *C. albicans*와 같은 효모들과도 관련이 있다.

진 단

임상증세는 열과 요통을 동반한 급성 신우신염과 유사하다. 소변배양 검사는 보통 음성이다. 그래도 신우신염을 확진하기 위해 시행해야 한다. 혈액배양 검사 역시 당연히 실행되어야 한다. 이론적으로는 고름집으로부터 바늘흡인으로 고름을 획득하도록 되어 있으나 쉽지는 않다. 고름의 배출을 돕는 것은 감염을 치료하는데 도움이 된다.

관 리

대중적 치료법은 flucloxacillin과 같은 항포도알균 항균제가 사용된다. 항균제 사용의 조절은 검체의 미생물 배양검사 결과 감수성이 있는 치료제를 사용한다.

전립샘염prostatitis

전립샘염은 급성(보통 감염적) 혹은 만성(보통 비감염적)의 전립샘 염증이다. 명백한 이유없이 세 가지 종류의 균종이 전립샘염을 야기할 수 있다. 이들은 하부 요로감염을 야기하는 미생물과 비슷하다: *E. coli*, *Enterococcus faecalis*, 황색포도알균 그리고 *Corynebaterium* spp. 등 급성 전립샘염의 증상은 신우신염과 겹친다. 그러나 어떤 환자들은 또한 앉은 후에 회음부의 통증을 느낀다.

명확한 세균학적 진단 확증은 어려울 수 있다. 검사실에서의 검사들(예. 항 인체 형광항체로 세균 코팅)은 부적당하게 특이성이 있다. 세균배양을 위한 검체 수집의 가장 좋은 방법은 첫 번째 나오는 소변의 몇 mL를 버린 후 검체를 수집한다. MSU 그리고 마지막으로, 전립샘 마사지 후 소변을 수집할 수 있다. 이 순서는 좀처럼 잘 실행되지 않는다. 많은 항균제의 전립샘 조직 투과성은 낮다. 구강 항균제인 trimethoprim과 ciprofloxacin이 만족할 만한 수준으로 작용한다.

비뇨생식기계 결핵genitourinary tuberculosis

허파와 연관이 없는 결핵은 비뇨생식관이나, 특히 신장

부분 안의 구조에 영향을 줄 수 있다. 비뇨생식기성 결핵은 비뇨생식관 안의 다른 조직으로 퍼져나갈 수 있다. 감염은 보통 결핵균이 원인이 되어 발병 후 잠행성이다. 아시아인들에게 더 많다.

진단

신장결핵은 종종 무균고름뇨로 존재하다가 우연히 복부 촬영 시 발견된다. 신결핵 확증 검사는 세 번 연속적인 이른 아침 소변수집(EMU)으로 될 수 있다. 진단검사실에서 Lowenstein-Jensen 배지 또는 그 비슷한 배지에서 공생균의 빠른 성장을 억제하고 항산균을 배양하기위해 처리된다. 항산염색은 종종 회음부나 원위요도에 있는 결핵균을 찾아낸다. 그래서 다른 부위의 결핵은 종종 생검에서 조직학적으로 진단된다. 몸의 다른 부분들, 특히 허파에 결핵적 병터가 있는지를 확인해야 한다.

관리

치료는 지속적으로 오랜 기간동안 전문가의 감독아래, 그 지역에 맞는 지침으로 항결핵제를 조합하여 투약한다. 예방은 아이들에게 BCG 접종, 그리고 새로운 사례의 치료와 추적으로 한다.

요도증후군(무균성 방광염)urethral syndrome

요도증후군은 성인 여성에게 영향을 미친다; 방광염의 증상들이 있다. 세균 배양의 양성 반응없이 방광염의 증상만 있다. 미생물적 원인은 일반적으로 알려져 있지 않다. 어떤 사례들은 클라미디아, 트리코모나스, 미코플라스마 등의 생식기 감염이 원인이다. 짧은 기간의 항균제 치료가 권고된다.

무증상 세균뇨asymptomatic bacteriuria

정의에 의하면, 무증상 세균뇨는 대부분의 사례들이 오직 우연히 발견되고 고름뇨(농뇨)를 동반하지 않는다. 이는 노인들에게 흔하다. 어떤 사례는 요로감염의 초기 단계에 나타날 수 있다. 그러나 연구들에서는 만성 신장손상의 원인이 되지 않으므로 보통 항균제 치료를 필요로 하지 않는다고 한다.

그러나 요도증후군은 임신기간 동안에 신우신염과 자궁내성장지연 또는 조산아 출산으로 진행될 수 있다. 이에 항균제 치료는 임신 여성에게 추천된다. 상부 요로감염을 유도할 가능성 또는 균혈증 위험 가능성은 요로기구 사용에 앞서 무증상 세균뇨의 치료를 신중히 해야 함을 의미한다.

9.5 미생물

상자 4는 제9장에서 언급한 미생물의 목록이다. 자세한 내용은 제시한 쪽을 참고하면 된다.

상자 4. 요로감염균

세균	쪽
코리네박테륨종*Corynebacterium* spp.	239-240
대장균*Escherichia coli*	241-242
클렙시엘라종*Klebsiella* spp.	242
프로테우스종*Proteus* spp.	243
장알균인 대변사슬알균*Enterococcus faecalis*	238
녹농균*Pseudomonas aeruginosa*	243
황색포도알균*Staphylococcus aureus*	235-236
부생포도알균*Staphylococcus saprophyticus*	236

바이러스	쪽
미코플라스마종*Mycoplasma* spp.	249
클라미디아종*Chlamydia* spp.	249-250
곰팡이	
칸디다증*Candida* spp.	267
기생충	
트리코모나스종*Trichomonas* spp.	261

Master Medicine

자율학습: 문제

관련문항 짝짓기

다음은 임상증세이다.

1. 24세의 여성이 무소변, 빈뇨, 요 절박감, 아랫배의 불편을 호소한다.
2. 32세 여성이 빈뇨, 요 절박감, 반복적인 배양검사 시 음성 반응을 나타낸다.
3. 46세 남성이 오른쪽 허리부분에 둔한 둔한 통증을 호소하며 요로감염의 과거력이 있다. 그리고 오른쪽 신장부위의 초음파에서는 반향을 주는 조밀한 부위가 있다.
4. 52세의 남성이 중간 정도의 가끔 혈뇨와 빈뇨를 호소하며 고름뇨, 여러 달 동안 반복되는 균배양 검사에서 음성을 호소한다.
5. 62세의 열이 나고 회음부 동통을 호소하며 소변의 절박감, 빈뇨, 야뇨증을 호소한다. 직장검사에서는 전립샘이 단단한 것이 느껴진다.

아래의 목록에서 위 목록 중 가장 짝이 맞는 항목을 고르시오. 각 항목은 한 번 혹은 한 번 이상 아니면 해당 사항이 없을 수도 있다.

A. *Chlamydia trachomatis* 특정 환경에서만 생존이 가능한 세포내의 세균이다.
B. *Corynebacterium* 그람양성 막대균이다.
C. *Escherichia coli* 그람음성 막대균이다.
D. *Mycobacterium tuberculosis* 항산막대균이다.
E. *Proteus mirabilis* 그람음성, 요소양성 막대균이다.

사례문제

사례 1

29세 여성이 그녀의 일반의를 찾아와 소변을 눌 때 타는 듯한 느낌이 있고 평소보다 여러 번 소변을 본다고 호소를 한다. 일반의는 항균제를 처방하기 전 소변 배양검사를 실시하였다.
소변배양 검사에서 세균이 자라지 않는 것을 발견하고 일반의는 그녀에게 다시 오라고 전화를 했고 다음 번 검사를 예약하고 짧은 기간동안 trimethoprim을 주었다.

1. 그녀는 어떤 상태인가?
2. 왜 일반의는 항균제를 처방하였나?
3. 다음 번 검사는 어떤 검사를 하게 될까?

사례 2

21세 의학을 공부하는 여성이 열과 허리부분의 통증을 호소하며 입원하였다. 진단을 위한 배양검사를 한 뒤 대중적인 항균제 처방을 하였고 24시간 안에 3L의 물을 마시도록 처방하였다. 이후 학생은 매우 심한 서혜부 쪽으로 방사되는 심한 동통을 호소하였다. 급하게 영상의학검사가 실시되었고, 환자를 본 후 의사는 얼마 간의 항균제 처방이 필요하다고 하였다.

1. 어떤 감염인가?
2. 원인이 되는 균은?
3. 갑작스러운 동통에 대해 설명할 수 있는가?
4. 항균제 처방은 얼마간 지속적으로 필요할까?

자료해석

빈뇨를 호소하는 79세의 여성으로부터 중간뇨를 받았다. 검사 결과는 다음과 같다.

현미경상:
- 호중구 > 10~20/mL(< 100/mL)
- 상피세포 + +
- 그람양성 알균, 그람음성 막대균

배양검사 결과 : *Enterococcus faecalis*, coagulase-negative staphylococci와 *E. coli* 등 여러 균들이 섞여 자람. 항균제 감수성 검사가 실시되었다.

1. 이 결과는 어떤 상태를 잘 설명하는가?
2. 어떤 처방이 필요할까?
3. 어떤 상황에서 계속적인 조사가 필요한 것일까?

객관적 틀에 의한 임상적 점검

비뇨기과 낮병동에서 64세의 남성이 갑자기 열이 났다. 그는 소변을 보고 싶어 했으나 한 방울도 나오지 않았다. 그는 아랫배에 통증을 호소했고 하복부 중앙에 딱딱한 덩어리가 만져졌다. 직장 촉진에서 전립샘이 부어있는 것이 만져졌다. 소변 카테터를 이용해서 소변을 채취하여 분석을 위해 보냈다. 혈액검사의 검체를 뽑았다.

다음에 답하시오.

1. 어느 답이 맞는가? (a) 증상이 있는 감염에 의한 소변 정체. (b) 요로감염이 열을 동반하였다.
2. 이는 전립샘 고름집에 의한 자극으로 생긴 것인가?
3. 소변 분석검사 결과는 항균제 사용에 영향을 줄 것인지?
4. 혈액검사 결과는 항균제 사용에 영향을 줄 것인지?
5. 이 환자는 급하게 비뇨기계의 기구가 필요한지?

짧은 답 문제

1. 요로감염의 원인으로 작용하는 요소들은?
2. 요로감염의 증상과 증세가 심해지는 이유는?
3. 방광염의 치료는?
4. 요로감염이 재발하거나 악화되는 것은?

구두시험

1. 요로감염의 진단검사에서 "전-분석적 문제"란 무슨 뜻인가?
2. 요로감염을 예방하기 위한 방법이 별로 없다는 말을 하곤 한다. 이에 대한 의견은?

Master Medicine 자율학습: 해답

관련문항 짝짓기

1. C:

임상적으로 방광염을 말하는 하부 요로감염은 장에 있는 그람음성 막대균이 가장 많은 원인균이다. 그 중 가장 중요한 균으로는 대장균*E. coli* 이 있다.

2. A:

두 번째 사례는 전형적인 요도감염증이다. *Chlamydia trachomatis*와 Mycoplasmas 같은 균은 잘 검출되지 않는 균이고, 다른 미생물들이 대부분의 사례에서 분리된다.

3. E:

초음파 촬영에서 큰 콩팥돌(신결석)calculus이 나타났다. 이런 경우 신우에 무기질이 싸여 결석이 형성될 수 있어 재발하는 요로감염과 관련이 있다. 이런 환자에게서 특히 그가 산호형 결석을 가졌다면 *Proteus mirabilis*가 종종 발견된다.

4. D:

잠복기가 긴 무균의 고름뇨는 신장결핵을 의심할 수 있다. 혈뇨와 다른 요로증상이 지속적으로 나타날 경우 역시 신장결핵을 의심해야 한다.

5. C:

이 남성의 증세는 종종 장에 있는 그람음성 막대균이 원인이 된 급성 전립샘염으로 진단할 수 있다. 가장 흔한 원인균은 *E. coli*나 *Proteus mirabilis* 등이 있고 Corynebacteria는 종종 만성 전립샘염과 관련이 있다.

사례문제

사례 1

1. 세균성 방광염이나 요도 증세
2. 항균제는 별로 효과적이지 않으나 가끔 짧은 기간 사용하도록 권고된다.
3. 방광염의 원인이 되는 Mycoplasma, Chlamydia, Trichomonas와 기타 배양이 어려운 균 검사

사례 2

1. 신우신염
2. *Escherichia coli*
3. 콩팥돌의 제거가 심한 동통의 원인이 된다.
4. 신우요관의 가지에 작은 결석이 있을 때 요관이 요관판막이나 골반 안으로 들어간다.
5. 이는 요로감염의 합병증으로 2주 이상 항균제를 시도한 후 조심스러운 배양검사를 실시하고 결석을 제거하는 것이 좋다. 요관이 막히고 신우신염이 생긴 경우 패혈증으로 진행될 수 있다.

자료해석

1. 낮은 호중구 수, 상피세포의 출현, 여러 균들이 섞여 자라고 있는 경우 소변검체 채취 시 회음부 토박이균(상재균)에 의한 오염을 의심할 수 있다.
2. 만일 환자가 항균제 처치를 시작하지 않고 계속 증세가 지속되면 검체를 다시 수집해야 한다. 환자는 중간뇨를 오염시키지 않고 받을 수 있는 교육을 받아야 한다.
3. 만일 높은 호중구치와 상피세포가 보이지 않고 *E. coli*와 *E. faecalis*가 보이면 방광과 장의 누공을 의심할 수 있다. 이때 세밀한 비뇨기계 검사가 필요하다.

객관적 틀에 의한 임상점검

1. (a) 이는 요로패혈증 같다.
2. 아니오. 그들은 양성 전립샘비대증에서 시작한다. 그리고 계속 하부 요로감염과 같이 요의 정체와 나중에는 전신적 패혈증 증세를 보인다.
3. 예. 소변의 그람 염색을 통해 *E. coli*와 같은 그람음성 막대균과 *E. faecalis*나 *S. aureus*같은 그람양성 알균을 구별 할 수 있다.
4. 예. 중간결과가 나올 때까지 적어도 5시간이 걸린다. 그러나 대부분 24~48시간이 걸린다. 그때까지 대증적 처치를 하지 않을 이유는 없다.
5. 아니오. 급성 패혈증이 나을 때까지이다. 조절되지 않은

전신적 혹은 부위별 감염은 비뇨기과 수술의 합병증 위험을 대폭 높여 준다.

짧은 답 문제

1. 환자와 세균 요소를 커버한다. 이 두 가지의 관계의 중요성을 기억하자.
2. 방광염과 신우신염을 다룬다. 이 두 가지 증세가 복합적으로 겹치기 때문에 쉽게 증상을 구별하기가 힘들다.
3. 요로 소독방법, 임신 중 사용 가능한 소독제, 처치기간, 처치방법과 추후 관리 등을 토론하자.
4. 일람표 형식으로 답할 수 있다.

구두시험

1. 소변을 채취하고 운반하는데 가장 중요한 것은 진단검사의학과에서 보고하는 결과이다. 문제점을 발견하고 어떻게 그 문제를 해결할지를 답한다.
2. 아니오. 카테터 관련 요로감염은 소변백의 폐쇄회로 시스템과 무균술 등으로 감염을 예방하거나 늦출 수 있다. 성교 후 요로감염이 생기는 것은 성교 후 바로 배뇨를 함으로써 예방할 수 있다. 재발되는 방광염은 오랜 기간동안 적은 양의 항균제 복용이 도움을 줄 수 있다. 콩팥돌이나 전립샘비대증, 방광게실염 등의 기저질환을 치료하는 것이 요로감염을 줄이는 방법이 된다.

장 10

생식기계 감염

Infections of the genital tract

개 요

생식기계 감염은 성 접촉에 의한 경우와 생식기계에 토착화된 토박이균(상재균)에 의한 경우가 있다. 이들 감염은 여러 서로 다른 감염균으로 단일 또는 복합 감염을 일으킨다. 성 접촉에 의한 감염은 다른 사람에게도 또 비슷한 양상으로 감염을 전파시킬 수 있는 위험 행동의 표식이 되기도 한다. 원인적 진단을 얻기가 실질적으로 어려우므로, 대부분의 성병은 사회적 성 접촉 상황을 고려하여 대중적인 항균제 치료를 한다. 여성의 골반감염은 특히 조기진단이 어렵고 불임이나 딴곳임신(자궁외임신)을 유발한다. 이 질환의 전파를 줄이기 위해 계속 선별검사와 추적조사, 교육 등이 진행되어야 한다.

10.1 발병기전

학습목표

학습자는

- 감염체의 성질을 알아야 한다.
- 생식기 감염에 감수성이 있는 개인적 요인을 알아야 한다.

여러 사람들과의 빈번한 성 접촉을 통해 미생물들이 교환되어, 남자와 여자가 대부분의 생식기 감염을 전파시킨다. 이러한 미생물의 대부분이 사람의 몸에서 떨어져 나오면 아주 짧은 기간 동안만 살아남는 배양조건이 매우 까다로운 미생물들이다. *Chlamydia trachomatis* 같은 미생물은 세포내 기생충이다. 임질균(그람음성세균)*Neisseria gonorrhoeae* 박테리아종은 몸 표면에서 떨어져 나오면 장기간 살지 못한다. 성 접촉에 의한 감염은 성적으로 난잡한 사람들이 덜 난잡한 사람들과 성적인 접촉을 함으로써 감염이 퍼져나간다는 것을 알 수 있다. 성 접촉에 의해 전파되는 감염은 쌍방이 예전에 경험했던 모든 성적 경험과 성 접촉 횟수, 성 파트너의 수 등에 따라 성병에 걸릴 위험도가 달라진다. 최초의 성 접촉이 어린 나이에 이루어지는 것 또한 감염 위험요소이다. 만약 다른 감염 발병기전의 보조인자와 같은 감염이 전에 있었다면 부가적인 위험이 있다고 생각해야 한다. 세균은 여성의 상부 생식기를 경유한 후 자궁바닥이나 자궁내 피임장치(IUD)의 필라멘트를 통해 접근한다. 다른 상습적인 피임약 또는 피임기구의 습관은 성감염의 위험성을 바꿀 수 있다. 호르몬의 상태 변화로 자궁목 점막의 구성이 변함으로써 파트너 사이에 감염전파가 방해를 받을 수도 있고 민감해질 수도 있다. 여성들은 월경기간 동안, 특히 월경주기의 후반부에 임질 감염에 가장 민감하다. 몇몇 감염인자는 표면의 상피세포에 그들 스스로 기반을 잡는다: 임질균*N. gonorrhoeae*은 요도상피의 세포내 수용영역에 붙는 접착성 있는 털을 갖고 있다. 클라미디아 트라코마티스*Chlamydia trachomatis*의 몸 첫 부분은 원주상피층을 좋아한다. 대부분의 성행위에 의한 반복적이고 미세한 외상은 표면 상피세포층으로의 침투를 돕는 역할을 한다.

여성 골반의 기관내 감염은 유산, 낙태, 분만 또는 기타 부인과 치료로 인해 발생할 수도 있다. 이러한 경우, 감염은 보통 하부 생식기에 있던 토착화된 토박이균 indigenous flora인 미생물에 의해 야기된다. 자궁 내부에 괴사물질, 임신 후 부산물, 혈종 또는 자궁내 장치 등의 이물질의 존재는 특히 무산소균(혐기성균) 감염의 병터(병원균이 모여 조직에 병적 변화를 일으키는 자리)를 제공한다.

10.2 진 단

학습목표

학습자는

- 생식기 감염의 현존하는 증상들을 알아야 한다.
- 임상검사 방법을 알아야 한다.
- 어떤 검체를 채취할지를 알아야 한다.

임상적 양상

생식기계 감염 양성은 모두 생식기의 복잡한 구조에 따라 증상이 나타난다. 외부 생식기에 영향을 미치는 조건은 쉽게 드러나지만, 환자가 의사의 진찰을 꺼리게 되면 그들은 더 퍼져나갈 수 있다. 외부 생식기 감염의 가장 공통적 특징은 궤양이나 소낭손상이다. 하부 생식기 감염은 분비물이 함께 나타난다. 분비물은 여성보다 남성이 더 일반적이며, 여성은 무증상(잠재성 질병)인 경우가 많다. 분비물의 양상은 임상적 진단을 도울 수 있다. 그리고 서혜부림프절의 결절이나 피부상태 등을 감염 진단에 중요한 단서가 된다. 다른 증상, 즉 통증의 양상 등을 물어보는 것도 필요하다.

통증은 여성의 성관계(성교통증–성기능장애) 시 좀더 일반적일 수 있다. 또한 여성 환자들에게는 월경의 진행과 간혈성 출혈(월경 중간에 간헐적으로 출혈하는 것), 또한 임신 가능성(항균제 선택에 영향을 미치는 것)에 대해 질문해야 한다. 주치의는 환자의 첫 방문에는 적절한 정보를 환자에게 전달하고, 환자를 보호하면서 포괄적인 질문들, 즉 성행위, 피임, 여행 과거력 모두를 주의깊게 들어야 한다. 환자는 의사의 방문이 끝나기 전까지 자원해서 적절히 답을 할 수 있도록 해야 한다.

임상검사는 검사도구가 있는 최상의 조건에서 이루어져야 하며, 검체를 얻기 위한 모든 필요 도구가 준비되어야 한다. 외부 생식기와 하부/상부 생식기를 체계적으로 검사하는 것이 필요하다. 생식기 감염 질환을 가진 경우는 위험한 행동을 함으로써 이차감염이나 동시감염의 위험이 있다. 성매개 감염이 가능할 때에는 성접촉과 관련된 모든 부위, 즉 물렁입천장(연구개)과 직장에서 검체를 채취한다. 여성의 골반감염이 의심되는 경우 두손내진bimanual examination을 일반적으로 수행한다.

검사실 검사

바이러스 감염이 원인이 되는 외부 생식기 감염은 그 양상에 의해 진단할 수 있다. 그러나 확실한 진단을 위해서는 원인진단을 위한 검체가 필요하다. 궤양이나 소낭(소포)성 장애는 그람 염색과 현미경검사dark ground microscopy가 이루어져야 한다. 외부 생식기의 바이러스 감염은 현미경으로 흔히 진단될 수 있지만, 화농성 생식기 분비물은 배양검사를 의뢰해야 한다. 남성 환자들로부터 나온 분비물은 그람 염색을 해야 한다. 분비물이 없는 남성 환자는 요도 말단에 가느다란 합성섬유dacron에 면봉을 삽입하여 검체를 채취한다. 여자 환자는 큰 면봉으로 외부에서부터 질 분비물을 청소한 후 면봉을 자궁질경(금속경)을 통과시켜, 자궁목 안으로 삽입해야 한다. 임균 배양 시 면봉은 임상에 있는 우무배지에 접종하거나 적절한 Stuart' 수송배지를 사용하든지 해야 하고, 즉시 검사실로 보내야 한다. *C. trachomatis*를 의심하는 환자의 검체 면봉은 즉시 클라미디아 수송배지에 심어 운반해야 한다. 복강경검사는 여성의 골반염 질환 시 미생물 검체를 얻기에 가장 좋은 방법이다.

또 다른 방법들은 하부 생식기의 토박이균에 의해 오염 가능성이 크다. 골반염증성 질환과 발열이 있는 환자들에게 혈액 배양을 해야 한다.

10.3 관 리

학습목표

학습자는

- 치료에 결정적 영향을 주는 항균제 내성과 감염의 중요성을 이해하여야 한다.
- 치료적 권고사항을 지키지 않을 가능성이 있는 환자에 대해 인지하여야 한다.
- 일차, 이차 예방적 방법을 이해하여야 한다.

화학요법

생식기계 감염에 항균제 치료가 쉽게 사용된다: 질병이 가벼울수록, 균 수가 적을수록, 환자가 의사의 처방대로 항균제를 복용할 경우 항균제 내성은 큰 문제가 되지 않는다. 하지만 이런 요인들이 바뀌게 되면 치료는 어렵게 된다. 치료요법은 임상증세가 분명하면 효과가 있다. 그러나 두 가지 이상의 감염이나 비슷한 감염들이 같이 나타날 때는 한 감염에 한 가지 항균제 사용으로 접근하기는 쉽지 않다. 그리고 항균제 내성[저항성]균의 출현은 생식기 감염 치료에 의미있는 혼란변수라 할 수 있다. 예를 들면, 임균*N. gonorrhoeae*은 술폰아미드sulphonamides(합성 항균제)

의 사용 후 얼마되지 않아 내성을 갖는다. 페니실린에 대해서도 최소억제농도(MIC: 세균에 대한 항균제의 최소저해농도)가 점차적으로 증가되고, 다음에 페니실린 내성을 획득하게 된다(plasmid-carried). 이 종들은 최근에 도입된 항균제와 퀴놀론계quinolones 항균제 그룹에 내성을 획득하였다. 모든 경우에 항균제 내성에 의해 생식기 감염 치료가 안 되는 것은 아니다. 몇몇 다른 감염인자와 동시감염에 의해 야기된다. 예로 *C. trachomatis*는 이차 항균제의 사용을 필요로 한다. 그러나 생식기 감염의 치료에 있어서 가장 어려운 점은 의사 처방에 따라 약을 제대로 복용하지 않는데 있다. 대부분의 환자들이 증세가 가라앉으면 즉시 약물을 중지하고, 그리고 치료받기를 더 꺼리는 성 접촉자들에게 남은 약물을 판매하기도 한다. 또한 치료의 성공 여부를 확인하는 중요한 추적검사에 임하지 않는다. 특히 개발도상국에서는 성병이 일반적이며, 항균제 화학요법의 지급에 필수적인 추적검사를 하지 않는다.

예 방

성행위로 전달되는 생식기 감염은 성행위의 절제나 일부일처제가 가장 효과적인 예방법이다. 이는 청년들과 젊은 성인들의 생활이 관계 중심적이고, 성적 호기심이 매우 민감한 시기이기 때문에 성병감염 위험성에 가장 노출되기 쉽다. 그리고 그들에게 전통적인 방법으로 감염을 통제하는 접근방식은 저항감을 줄 수 있다. 그러므로 피임방법에서 성병을 예방할 수 있도록 접근하는 방식이 전략으로 중요하다. 일차적 예방법으로 콘돔(남성 피임기구)은 적당하게 사용할 경우 효과적일 수 있다. 이것은 콘돔을 어디서나 쉽게 살 수 있도록 하고, 콘돔 사용법을 알려주는 것이 필요하다. 이차적인 예방법으로는 고위험 인구의 선별검사, 보균 용의자 추적검사, 감독하에 환자 치료와 환자 교육이 있다. 가장 큰 위험 집단은 10대 후반/젊은 청년집단, 동성애자/남성 양성애 자, 매춘부 그리고 개발도상국의 청년들이다. 이들을 목표로 건강교육 방법들이 집중되어왔다. 아프리카나 아시아에서의 동성애 남자는 그들의 성행위를 점차 안전하게 바꾸고 있으나 이성 간의 성행위를 하는 사람들은 그들의 위험수준을 감소시키지 못하고 있다. 성적으로 전파되지 않는 생식기계 감염환자는 병원위생의 수준을 높임으로써 예방할 수 있다. 피임 제품을 확인하거나 산후 자궁에 혈종이 남아있지 않도록 하거나 부인과 검사 시 전과정을 확인하는 것이 자궁의 감염 위험성을 감소시킨다.

10.4 질병과 증후군

학습목표

학습자는
- 생식기계의 주요 감염을 알아야 한다.
- 발생에 영향을 미치는 요인을 알아야 한다.
- 임상적 처치의 기본을 알아야 한다.

표 15는 생식기계의 주요 감염증이다. 후천면역결핍증후군(AIDS)은 제17장에서 다룬다. 이유는 이들의 감염은 성적접촉에 의해 전파되거나 생식기에 나타나는 감염이 아니기 때문이다.

성기 헤르페스genital herpes

성기 헤르페스는 동통이 있고, 외부 생식기에 소낭이 생기는 감염이며, 오직 사람을 숙주로 하는 herpes simplex virus type I, II가 하부 생식기에 감염을 일으킨다. 전파는 친밀한 접촉을 통해 작은 외상이나 질환에 의해 변화된 상피조직을 통해 분비물에서 나온 바이러스에 의해 전파된다. Herpes simplex virus는 평편상피세포를 감염시키고 핵 포함을 형성한다. 상피세포는 거대세포와 세포용해를 형성한다. 부종은 국소적으로 물집을 만든다. 그리고 건조한 표면에서 딱지로 변하고, 습한 표면에서는, 수포들이 짓무르게 되고, 껍질이 벗겨지고 동통이 지속되면서 염증성 궤양이 된다. 첫번째 침입 때, 병변은 2~4주간 지속되며, 이때 새로운 병변을 형성하게 된다. 많은 환자들 중에는 쓰라린 요도염을 동반하기도 한다. 열과 근육통을 포함하여 전신적인 증상이 있으며, 병변은 외부 생식기부터 그 주변 구조인 대퇴, 항문 주위 그리고 질 안쪽으로 퍼지게 된다. 여성 환자들이 종종 더 심각한 상태에 빠지기도 한다. 여성들은 또한 증상이 완화된 후 몇 주 동안 경부에 바이러스가 잠복해 있을 수가 있다.

이 바이러스들은 잠복형태로 천골에 위치한 감각신경절에 살아남아 있을 수 있다. 잠복해 있던 바이러스가 예를 들면 심각한 질병을 겪는 동안, 면역손상, 임신, 감정적 스트레스 등이 생기면 언제든지 재감염을 야기시킨다. 재발병은 1~2주 동안 지속되다 약해진다. 그러나 바이러스 잠복이나 성 파트너의 감염은 여전히 생긴다. 일차감염의 대부분이 다음 해에 한 번 이상 재발할 수 있다.

표 15. 생식기계 감염질환

감염	발생	양상
성기헤르페스	일반적	통증을 동반한 생식기 외부와 하부에 생기는 소낭포의 감염
성기사마귀	일반적	외부 생식기나 회음부에 유두종
남성 성기 분비물	일반적	화농성 분비물
질 분비물	일반적; 감염과 비감염의 원인	질 분비물의 형태가 원인을 추정할 수 있음
자궁목염	자주 진단이 지연됨	자궁목의 염증
골반염증 질환	자주 진단이 지연됨	고열을 동반한 급성증세; 비전형적 양상
부고환염	자주 진단이 지연됨	부고환이 단단함, 국소적 통증, 요도염과 비슷한 양성
초기 매독	성적접촉 전파	처음에는 무증상 종기; 2기 매독은 대칭적 홍반, 반구진형 발진이 온몸에 퍼짐; 2기 후 명백한 표시는 고무종과 중추신경계 매독이다.
무른궤양	성적접촉 전파	미국이나 유럽에는 드물다. 외부 생식기의 궤양
림프절병증	성적접촉 전파	림프액 장애
서혜부육아종	아시아와 카리비안 지역에 성적접촉 전파	통증이 없는 구진이 커짐; 서혜부림프종과 림프액 장애가 생길 수 있다.
자궁내 감염	일반적이지 않다. 분만 후 또는 유산 후	심한 오로lochia
옴	가까운 접촉	진드기가 굴을 파고 칩입하여 몹시 가려움
음부모슬	성적접촉	이가 음모에 붙어 자극함으로써 침입

진단

진단은 보통 임상증상에 근거해서 할 수 있다. 확진은 바이러스 배양검사 또는 핵산 증폭(PCR)에 의해 가능하다. 대신, 소포들로부터 나온 분비질을 김자Giemsa 방법으로 염색할 수 있고, 거대세포들과 핵 포함체는 현미경 검사를 통해 할 수 있다.

관리

바이러스가 잠복상태로 가는 것은 막을 수 있는 치료법이 없다. 그리고 가능한 치료는 재감염된 사람들에게 대개 효과가 없다. 치료를 필요로 할 때 사용되는 약물은 바이러스 감염 치료제(aciclovir)이다. 국소적 피부연고는 일차 발병 때는 효과에 한계가 있다. 그리고 병독자가 이전과 이차감염을 피하기 위해 반드시 조심스럽게 적용해야 한다. 경구 약은 급성 발병 지속시간을 줄일 수 있고 바이러스의 잠복을 줄일 수 있다. 그러나 이는 재발병을 막기 위하여 지속적 복용해야 한다. 최근에 정맥주사제 바이러스 감염 치료제인 acyclovir는 바이러스의 전하를 줄이고 급성 일차성 발병을 단축시키는데 효과적이다. 일반적으로, 심각한 일차 발병을 치료를 위해서는 정맥주사제 치료를 위해 입원을 하는 것이 최선의 방법이다. 특히 재발병된 경우는 지속적으로 복용약을 투여해야 한다. 그러나 치료를 중지할 경우 심각한 재발을 가져 올 수 있다. 항바이러스제 내성은 특히 면역손상 환자에게서 점점 증가하고 있다. 일반적으로 사용할 수 있는 백신은 없다.

성기사마귀genital warts

Human papillomavirus(HPVs)는 외부 생식기나 항문 주위의 유두종을 야기한다. HPV는 성교 과정에서 전파될 수 있다. 이 병변은 상피의 작은 세포 외상 시 편평상피 안으로 접종되어 발생한다. 성기사마귀들의 모양이나 성가심으로 대부분 환자들은 성기사마귀를 발견한다. 그들은 과도한 유두종의 성장형태이거나 편평한 모양을 띨 수 있다. 때때로 가려움증과 국소 작열감이 있다. 감별진단은 편평 콘딜로마, 물사마귀 그리고 피부 연성 섬유종들을 포함한다. 최근에는, 항문성기사마귀는 편평 암종의 전구물질로 특히 자궁목처럼 많은 주목을 받고 있다.

성기사마귀는 자궁목암의 전구체로서 인식되기 때문에

남성과 여성 환자 모두에게 일반적인 상태로 인식되어서는 안 된다.

HPV 타입 16과 18의 바이러스 DNA는 자궁목 조직의 악성종양을 의미한다. 바이러스 통합 후 상피세포 DNA의 통제 해제가 악성 암세포 전환을 야기한다고 생각된다. 모든 HPV의 57 타입이 자궁목 형성이상, 상피내암종 또는 현성의 악성종양과 관계가 있다고 보지는 않는다. 또한 고위험 HPV 타입을 가진 모든 감염이 암종을 유인하지도 않는다. 하지만 최초의 HPV 감염에서 자궁목암까지 확실하지 않은 경과(약 20년이 소요됨) 중 하나의 보조인자일 수 있다. 악성 세포로의 전환 확률은 다른 생식기 감염에서도 증가된다.

진단

만약 성기사마귀가 외부 생식기에 존재한다면 대개 육안으로 식별이 가능하다. 자궁목 사마귀는 발견하기 어렵다. 그러나 만일 아세트산 용액으로 경부 표면을 칠하면 더 쉽게 식별하여 볼 수 있다. 이때 사마귀는 하얗게 변한다(이를 acetowhite 작용이라 한다).

관리

전통적 치료법은 포도필린(국소 세포독성제)을 일주일에 한 번씩 5주 동안 환부에 칠하는 것이다. 그러나 삼염화 아세트산 용액이 더 효과적이다. 몇몇 사마귀는 치료가 매우 어렵다. 그리고 냉동요법 후 절제, 전기소작 또는 레이저 치료가 필요하다. 성교를 금하고 그들 파트너에게 치료방법을 찾도록 해야 한다.

매독syphilis

*Teponema pallidum*이 매독의 원인균이다. 원인균은 스피로헤타spirochaete로 알려진 나선형 균이다. 감염 후 1년 안에 발생할 수 있고 제1기 매독, 제2기 매독, 후기 매독이 있다(표 16).

감염은 성행위 또는 다른 점막 접촉에 의해 전파된다. *T. pallidium* 박테리아는 성기부분의 작은 외상을 통해 조직으로 들어가고 몸의 다른 혈관을 따라 돌다 다른 신체부위에 도달한다. 통증이 없는 구진은 일차 접종된 부위에 2~3주 후 나타난다. 이는 가장자리가 굳은 무통의 궤양을 형성한다. 이 시기동안 굳은궤양(경성하감) 삼출물에서 스필로헤타 매독균spirochaete *T. pallidum*을 검출할 수 있다. 굳은궤양은 작을 수 있다. 특히 남성 동성애자나 여성 환자들은 잘 인식 못할 수도 있다. 확진 시 확인할 진단은 무른궤양(연성하감)chancroid이다. 이것은 통증이 있고 좀더 돌출한 병변궤양을 보인다. 굳은궤양은 저절로 치유된다. 그와 동시에 제2기 매독 병변이 나타난다. 이는 대칭적, 홍반, 반구진 발진을 포함한다. 특히 몸 중심부위부터 시작하고 손바닥과 발바닥으로 퍼진다. 미란(평편콘딜로마chondyloma latum)들이 체표면 위에 나타나는데 회색 미란들은 점막 표면에 나타나고 외부 신체부위(항문 주위, 회음부, 액와부 등)에 모낭염이 생기고 탈모증을 야기한다. 미란성 병변과 발진은 스피로헤타균을 가지고 있고 전염성이 있다. 비특이 전신성 증상은 보통 제2기 매독 때 나타난다. 제2기 매독 후 질환은 수십 년까지 잠재해 있게 된다. 이후 후기 증상이 나타났을 때 이를 제3기 매독이라고 한다. 이는 치료를 받지 않은 환자들 중 25%에게서 나타난다(제19장 참조).

진단

제2기 매독 단계일 때 임상적 진단은 어려울 수 있다. 만일 제1기 매독 단계에서 굳은궤양이 발견되었다면 진단은 스피로헤타를 찾기 위해 dark ground 현미경법이 유용할 수 있다. 검사실에서 초기 제1기 매독 단계에서는 스피로헤타 매독균*T. pallidum*을 배양할 수 없다. 그리고 혈청학적 검사에서도 음성이다. 제2기 매독기에 균특이검사(VDRL)와 특이트레포네마 검사(FTA) 모두 양성을 보일 수 있다. 미란성 병변의 삼출물은 스피로헤타 검출을 위해 dark ground 현미경검사를 의뢰해야 한다.

관리

치료는 benzathine penicilin를 1회 분량 근육내 주사한다. 다른 처치는 tetracycline이나 erythromycin으로 치료한다. 1, 3, 6, 12개월마다 혈청 추적검사를 해야 한

표 16. 매독

감염	양상	검사
초기	굳은궤양(경성하감)chancre	현미경을 통한 삼출물 관찰
2기	반구진형 빌진	혈청학적 검사: TPHA 양성 VDRL 양성
3기	대동맥 동맥류, 중추신경계 매독	혈청학적 검사: FTA-ABS 양성
	고무종	TPHA, VDRL 음성일 수 있다.

다. 매독 혈청검사 양성인 경우는 즉시 의사에게 HIV 혈청을 확인하도록 알려주어야 한다. 매독은 많은 나라에서 신고대상 질병이다. 그리고 치료가 필요하다면 선별검사를 통해 모든 성접촉 파트너를 찾아내야 한다.

무른궤양chancroid

외부 생식기가 궤양 상태가 되는 무른궤양(연성하감)은 *Haemophilus ducreyi* 감염에 의해 생긴다. 성매개 질환은 유럽과 북아메리카에서는 드물지만 열대지방 국가에서는 흔하다. *Haemophilus ducreyi* 속에서 다른 유기체와 불명확한 관계를 가지고 있다. 초기 병변은 구진으로 염증부분이 쌓아올린 모형 같은 가장자리에 통증이 심한 궤양이 흐물거리는 경계를 형성한다. 여자보다 남자가 더 무른궤양이 발달한다. 대부분 병변이 흔한 부위는 성기 위나, 관상 고랑, 샘 등 대퇴부 인접부위부터 음경까지 생긴다. 서혜부림프절증 또한 동통이 있을 수 있다.

진 단

그람 염색과 궤양에서 분비된 삼출물의 배양은 진단에 기초가 된다. *Haemophilus ducreyi*의 전형적인 모양은 그람음성 막대모양 사슬이다. 이는 물고기 떼로 묘사된다. 배양을 위한 이상적인 단일 배지는 없다. 단 33~34℃ 온도에 5% 이산화탄소가 있는 인큐베이터(배양)가 추천된다.

관 리

무른궤양에 성공적인 치료제로는 Erythromycin, Trimethoprim, Ciprofloxacin과 Ceftriaxone을 단일 투여한다. 특히 상업적인 성매매업 종사자들에 선별검사와 치료를 통하여 이차예방을 달성할 수 있다.

성병 림프육아종 lymphogranuloma venereum

성병 림프육아종lymphogranuloma venereum은 림프종이 특징인 생식기 감염이다. 림프절병증lymphadenopathy은 눈에 띄는 특징을 갖고 있다. *C. trachomatis*가 원인균이다. 성적 접촉으로 전파되는 *C. trachomatis* 균주는 L1, L2, L3이다. 이들은 일반적으로 다른 비뇨생식기 또는 눈병의 원인이 되는 균과 혈청학적으로 다르다. 서혜부 림프절 비대, 피부는 변색되거나 겹쳐지고 주름지게 된다. 결국, 피부는 패어지며 변화를 일으킨다.

진 단

혈청학적으로 진단을 확인할 수 있다. 보체보정검사 CFT (complement fixation test)는 오직 균의 특이성을 알 수 있고, 역가는 성병 림프육아종에서 나타난다. 생검재료 또는 림프절 삼출물에서 클라미디아를 배양할 수 있다.

관 리

치료제는 erythromycin 또는 sulphonamide가 있다. 유용한 백신은 없다.

서혜부육아종gwnital warts

서혜부육아종은 배양되지 않은 그람음성세균인 *Calymmatobacterium granulomatis*가 원인이며, 성행위로 전파되는 감염이다. 서혜부육아종은 아시아와 카리브해에서 유행하고 서서히 커지는 무통 구진(1cm 이하의 작은 피부의 융기된 구조물을 구진이라 부름)의 원인이다. 서혜부림프절증(커져서 보이거나 만져짐)은 매우 드물게 발생하지만 국소적으로 확대되어 허위가래톳(보통 서혜부림프샘이 염증으로 인하여 부어오른 것)을 생성할 수도 있다. 서혜부육아종은 조직도말(혈액성분들이 잘 보이게 하기 위해 슬라이드로 혈액을 잘 펴는 것)의 김자염색(혈액세포의 핵을 잘 염색해 주므로 가장 널리 쓰임)으로 진단할 수 있으며 염색 시 세포내 도노반 소체가 검은색으로 나타난다. 서혜부육아종은 erythromycin, tetracycline, chloramphenicol, co-trimoxazole로 성공적으로 치료 할 수 있다.

남성 생식기계의 요도분비물 urethral discharge in males

남성 생식기계의 분비물은 많은 원인이 있지만 종종 성행위로 전이된 요도염이 원인이다. 요도의 화농성 분비물은 *N. gonorrhoeae*나 *C. trachomatis*가 원인이다(혈청형 A~K). *N. gonorrhoeae*가 화농성 분비물의 원인이나 이중 감염될 확률이 높다. 비임균성 요도염은 특이성 원인을 가지고 있더라도 종종 '비특이 요도염'과 연관되어 있다. 환자는 배뇨통을 느끼고 어떤 환자들은 분비물이 없는 요도염을 일으킬 수도 있다.

진 단

현미경검사법에 의해 이루어지며 배양과 항원검출을 한다. 화농성 요도 분비물의 도말표본의 그람 염색법은 세포내 그람음성 알균인 *N. gonorrhoeae*의 검출에 좋은 방법이다. 박테리아가 보이지 않는다 하더라도 분엽핵 호중구의 존재는 볼 수 있다. 분엽핵 호중구는 요로염 시 볼 수 있다.

치료와 관리

환자들은 임상에 있는 동안 항균제를 요구한다. 비임균성 요도염은 페니실린 분해효소 기전이 정상이 아니라면 다량의 Ampicillin과 Probenicid의 병행 사용으로 치료가 가능하다. 비임균성 요도염이 유행하는 지역이나 페니실린 알레르기로 대체물질이 요구된다면 Ceftriaxone을 고려해 볼 수 있다. 다른 방법으로 Erythromycin을 열흘 동안 사용하는 경우가 있다. 요도염 환자는 클라미디아 감염 가능성 때문에 동시치료를 행해야 한다. 동시치료는 테트라마이신을 이용해 7~10일 동안 진행된다. 배양 추적검사가 필요하고 요도염 치료의 기능상실은 인지되지 않은 클라미디아 감염 때문이다. 비임균성 요도염에 직접 대항하는 백신과 요도상피세포에 박테리아가 부착되는 것을 방지하는 백신 생산이 시도되었으나 실패하였다. 이 백신들은 요도염을 일으키는 두 가지 주된 미생물에 대항하는 효과가 없었다.

질 분비물vaginal discharge

질 분비물의 원인은 여러 감염이 있다. 그러나 비감염적 원인도 많다. 주된 감염의 원인은

- 칸디다증candidiasis
- 트리코모나스증trichomoniasis
- 질염 세균bacterial vaginosis

을 포함한다. 자궁목염은 질 분비물의 결과일 수도 있다. 분비물의 본질은 특이성 원인 진단에 도움을 줄 수 있다. 그러나 임상증상에 따라서 검사실에서 확인한다.

칸디다증. 효소 *Candida albicans*가 원인인 질염은 비대, 점액성 분비물, 백색의 응괴성 염증 삼출물이 나타난다. 반드시 성행위로 전파되는 것은 아니며, 꼭 맞는 속옷, 항균제 사용이나 월경주기 등 특정 기간동안 주변 호르몬 변성에 의한 생태학적 장애와 종종 관련이 있다.

트리코모나스증. 섬모원충 *Trichomonas vaginalis*에 의한 질염으로 성행위로 전파되고 남성 파트너는 보통 증상이 없다. 분비물은 거품이 있고 양이 적으며 악취가 난다.

질염 세균. 질염 세균은 적은 양의 분비물이 생기는데 이 분비물은 환자가 인식할 수 있는 특이한 냄새가 난다. 이러한 상태는 공생 무산소균(혐기성균)의 과도 증식으로 질 내부 토박이균(상재균)에 이상 장애가 야기되어 발생한다. 휘발성 아민을 포함한 대사 생산물의 결과로 냄새가 발생한다. *Gardnerella vaginailis*와 *Mobiluncus* spp.가 포함된 종과 연관되어 있다. 그러나 이러한 미생물의 분리는 개인 환자들의 임상적 관리에 도움을 주지 못한다.

진 단

분비물의 표본은 효소 때문에 광학현미경검사를 하는데 운동성 트리코모나스류 영양형과 클루 셀즈clue cells라 불리는 상피세포 유착 세균은 세균성 질증에 발생한다. 게다가 칼륨 수산화물 표본은 세균성 질증 환자에게 자극성 냄새가 나는 결과를 보인다. 이것을 취음whiff검사라 한다. 검체는 *T. vaginalis*와 *N. gonorrhoeae* 효소를 배양해야 한다.

관 리

치료는 검사실 소견에 따른다. 칸디다증은 니스타틴이나 질내 이미다졸로 치료될 수 있다. 치료의 기능상실은 구강치료의 실험에 따라 발생한다. 세균성 질증과 니트코모나스류 질염은 Metronidazole로 치료될 수 있다. 임균성 감염이 원인인 질 분비물은 자궁목염으로 치료될 수 있다. 질염은 예방할 수 있다. 항균제의 과다 사용을 피하고 복와위 여성에게 칸디다증과 느슨한 속옷을 입을 것을 충고한다.

자궁목염cervicitis

자궁목의 염증은 보통 성행위로 인한 *N. gonorrhoeae*나 *C. trachomatis*의 전파로 생긴다. 자궁목염은 성인 남성의 요도염에 대응하는 여성 질환이다. 불행히도 자궁목염은 인식하기 쉽지 않고 진단되지 않는 확률이 높다. 자궁목염 미진단의 결과로 여성 생식기계의 상행성 감염이 나타난다. 자궁내막염, 자궁관염, 자궁관종양, 파종성 임균감염. 가장 중요한 비감염성 후유증은 불임이다. 또한 자궁관이 열려 있다면 자궁관임신의 위험이 증가한다.

진 단

자궁목염의 임상적 특징은 질 분비물, 성교 시 통증(성교통증), 월경중간 출혈이 있을 수 있고, 그 외 다른 특징은 없으며, 증상이 없는 환자도 있다. 그래서 성행위 파트너에게 전파된 감염증이 발견되면서 알 수 있다. 양손골반검사는 상행성 감염을 발견하는데 도움을 준다. 질경은 자궁목의 적절한 통로로 사용되어야 한다. 질의 표면에 덮여 있는 점액질을 깨끗한 면봉으로 채집하여 검사실로 보낸다. 자궁목 내로 무균면봉을 삽입하여 검체를 획득한다. 이차로 면봉은 상피세포에서 *C.*

*trachomatis*를 검출하기 위해 사용된다. *Mycoplasma hominis*와 *Ureaplasma urealyticum*은 자궁목 감염에 기여하는 것으로 밝혀졌다. 어떤 때는 항원검출을 이용하여 확인이 가능하다. 그람 염색한 자궁목 분비물을 현미경으로 검사할 경우 오진하는 결과가 발생할 수도 있다. 그 결과 최적의 치료를 시행할 수 없게 된다. 동시감염은 두 가지 주요 병원체가 있는 곳에 주로 발생한다.

치료와 처치

치료는 ciprofloxacin 또는 ceftriaxone, doxycyline 또는 azithromycin(만일 환자가 임신 중이라면 테트라마이신은 사용할 수 없다)을 사용한다. 환자는 추적검사와 성적접촉의 선별을 요구할 것이다.

골반염 질환pelvic inflammatory disease

특징적인 임상증상은 없으며 진단 시 비감염 상태와 혼돈할 수도 있다. 급성 골반염 감염 시 환자는 열이 발생하고 입원을 필요로 한다. 감별진단은 충수염, 염증성 장질환, 자궁관임신과 탈출된 난소낭을 포함한다. 골반염 감염 증상은 하복부통, 성교통증, 불규칙적인 월경흐름, 골반검사 시 압통 그리고 촉지성 부속 덩어리가 있다.

국소 검체 채취는 현미경과 골반염의 다양한 균 성질을 보는 배양검사에서 추출할 수 있다. 그러나 이 방법은 쉽지 않다. 직장자궁오목천자로 흡인을 위해 바늘을 삽입하는 것은 통증이 있고 검체 오염이 가능하다. 이때 복강경검사로 세균학적 검체를 획득하는 것이 좋은 방법이고, 검사 후 즉각적으로 전이에 대한 검사실 진단이 이루어져야 한다.

치료와 관리

추정요법은 *N. gonorrhoeae*와 *C. trachomatis*, 혐기성 세균과 사슬알균과 관련되어 있다. 항균제들의 다양한 복합에는 ceftriaxone, metronidazole, doxycyline이 추천된다. 항균제의 선택은 배양 결과에 따라 달라진다. 가장 좋은 항균 화학요법은 빨리 시행해야 한다. 왜냐하면 감염은 외과적 배액 없이 결정되기 때문이다. 골반염은 이론상으로 빠른 진단과 자궁목염의 치료로 예방가능하다.

자궁내 감염

자궁내 감염은 보통 잘 볼 수 없으며 몇 가지 특별한 환경에서만 발생한다.

자궁내막염. 자궁내막염은 *N. gonorrhoeae*나 *C. trachomatis*로의 감염이 상행하여 발생하는데 명백하게 진단되는 경우는 드물다. 이 감염은 질내 균무리의 증가로 접근하거나 급성 자궁내 감염으로 인한 세균이 있을 경우 산후나 유산 후에 발생한다. 임신 후 남아있는 태반 잔여물에 의해 도움을 받는다. 산후 환자는 불쾌한 질 분비물과 열이 난다. 오래 전부터 자궁내 감염은 *Streptococcus pyogene*에 의해 발생하였는데 무산소균(혐기성균)이나 다른 세균도 연관되어 있다. 자궁근육층으로 확대되고 혈류를 경유해 퍼지는 감염은 빠르게 진행된다. 혈액 표본과 질 분비물 표본은 치료가 시작되기 전 수집된다. 제3세대 cephalosporin과 metronidazole을 복합적으로 사용하는 것은 경험적으로 만족된 치료법이다. 많은 경우들이 병원감염으로 생성된 것이다. 유산 후 감염은 보통 무산소균을 포함하는데 *Clostridium perfringens*이 있으면 치명적일 수 있다.

자궁바퀴살균증. 잠행성 자궁내 감염은 *Actinomyces israelii*에 의한 자궁바퀴살균증(자궁방선균증)이다. 감염은 자궁내 장치를 한 여성에게 주로 발생하나 임상에서 매우 작은 비율을 차지한다. 환자의 대부분은 잘 알려진 생물체인 경관도말에 있는 바퀴살균(방선균)을 가지고 있다. 대부분의 경우 이 균들은 공생물체들이고 활동성 감염으로 나타나지 않는다. 자궁내 장치와 관련된 바퀴살균의 경우 자궁내 장치의 제거로 관리할 수 있다. 그러나 만일 감염에 의한 증상이 있는 환자의 경우는 페니실린 치료를 신중하게 생각해야 한다.

부고환염epididymitis

부고환염은 다양한 균종에 의한 고환의 감염증이다. 35세 이하의 남자에게서 발생하는 대부분의 부고환염은 성행위로 전파된 감염이 원인이고, 보통 *N. gonorrhoeae*와 *C. trachomatis*가 있다. 그러나 나이 든 남자의 감염은 장내세균인 포도알균staphylococci나 *Corynebacterium* spp.가 원인인 경구가 대부분이다. 부고환염은 촉진으로 진단하고 국소통증이 있다. 만일 감염이 성행위로 인해 전파된 감염이 진행하여 상부로 발생하였다면 요도염의 임상적 증상이 있다. 상태는 고환꼬임과 구별하기 어렵고 외과적 의견이 요구된다. 진단적 미생물학의 표본들은 획득하기 어려우나 바늘흡인으로 가능하다. 표본은 현미경검사와 배양을 위해 즉시 검사실로 가져가야 한다. 지속적인 페니실린 사용 또는 Cephalosporin(Ceftriaxone)과 Tetracycline으로 치료할 수 있다.

옴scabies

옴은 좀진드기인 *Sarcoptes scabei*에 의한 피부감염과 관련되어 있다. 이는 목 피부 표면 아래에 발병하나 보통 손가락이나 손목 피부주름 주변에서 발견할 수 있다. 그리고 회음부 진드기의 전파는 직접적인 접촉의 결과로 나타나는 것이다. 암컷 좀진드기는 각질층 안의 누공에 자신의 알을 놓는다. 암컷 좀진드기의 배설물은 알레르기 반응을 자극하고 심한 상처의 주된 원인은 환자의 손톱에 의한 것이다. 진단은 hand lens를 이용한 누공검사로 이루어진다. 때때로 무균주사기를 이용한 더듬자 검사에 의해 현미경적 감염 암컷 좀진드기를 제거할 수 있다. 치료는 살충제인 lindane의 또는 malathion의 국소적용으로 가능하다. 살충제는 목에서부터 발톱까지 적용할 수 있다.

모슬pubic lice

*Pthiris pubis*은 회음부의 감염과 연관성이 있다. 성적 접촉에 의해 퍼진다. 가까운 예로 음모의 줄기에 유착하는 성숙, 미성숙 단계의 이의 새끼를 들 볼 수 있다. 현미경으로 살펴보면 모형 게처럼 보이고, 이 상태를 통상적인 용어(비의학적인 용어)로 'crabs' 라고 한다. 치료는 malathion이나 살충제 대체물을 이용한다.

10.5 미생물

상자 5는 제10장에서 언급한 미생물의 목록이다. 자세한 내용은 제시한 쪽을 참고하면 된다.

상자 5. 생식기계 감염균

세균	쪽
클라미디아 트라코모나스*Chlamydia trachomatis*	249-250
코리네박테리아*Corynebacteria*	239-240
임균*Neisseria gonorrhoeae*	247
미코플라스마*Mycoplasma hominis*	249
유레아플라스마*Ureaplasma urealyticum*	249
매독*Treponema pallidum*	250
헤모필리우스 듀크레이*Haemophilus ducreyi*	245
가드너렐라 버지널리스*Gardnerella vaginalis*	–
모빌룬쿠스종*Mobiluncus* spp.	–
혐기성 세균Anaerobic bacteria	238, 240, 246
고름사슬알균*Streptococcus pyogenes*	237
방선균*Actinomyces israelii*	240

곰팡이fungi	쪽
칸디다증*Candida* spp.	267
바이러스viruses	
단순포진바이러스Herpes simplex virus	254
사람유두종바이러스Human papilloma virus	254
사람면역결핍바이러스Human immunodeficiency virus	257
기생충parasites	
트리코모나스 버지널리스*Trichomonas vaginalis*	261
절지동물arthropods	
옴진드기*Sarcoptes scabei*	270
사면발이*Pthiris pubis(pubis lice)*	270

관련문항 짝짓기

1. 17세의 퇴학한 남학생이 콘돔 없이 성행위 후 화농성 분비물이 성기를 통해 나왔다.
2. 23세 여성이 새로운 파트너와 성행위를 한 1주일 후 회음부의 피부가 가렵고 자극이 되었다.
3. 26세 여성이 요로감염 때문에 항균제를 사용한 직후 질에서 진하고 크림 같은 분비물이 나왔다.
4. 27세의 남성이 새로운 파트너와 콘돔 없이 성행위를 시도하였다. 그 후 1달쯤 되었을 서혜부 부근의 림프절이 붓고 쭈글거리며 피부는 탈색되고 아팠다.
5. 32세의 남성이 성기 부근의 가장자리가 붉은색을 띠고 동통이 없는 피부궤양이 생겼다.

아래 목록에서 위의 목록 중 가장 짝이 맞는 항목을 고르시오. 각 항목은 한 번 혹은 한 번 이상 아니면 해당 사항이 없을 수도 있다.

A. *Candida albicans*
B. *Chlamydia trachomatis*
C. *Neisseria gonorrhoeae*
D. *Pthiruts pubis*
E. *Treponema pallidum*

사례문제

사례 1

18세의 학생이 2주 전 임질을 치료받은 적이 있다고 일반의에게(GP) 말했다. GP가 처방한 약 복용이 끝났음에도 불구하고 배뇨곤란과 요도 분비물이 나온다고 호소했다. 검사결과 적은 양의 깨끗한 분비물이 환자의 요도에서 분비되고 있었다.

1. 지속적인 증상에 어떤 설명을 덧붙일 수 있을까?
2. 외래에 어떤 검사를 더 해볼 것인지를 말할 수 있을까?
3. 어떤 항균제를 사용하는 것이 좋을까? 어떤 권고를 환자에게 해주는 것이 도움이 될까?

사례 2

23세 미용사가 하복부 통증을 지난 한 달간 가끔 호소했다. 골반부위가 무겁고 성행위 중 동통이 느껴졌다. 그녀의 상대 파트너의 성병에 대해서는 알 수 없다고 말하였다. 골반검사 중 왼쪽 부근에 딱딱한 덩어리가 만져졌다.

1. 만일 환자가 성병에 걸렸다면 어떤 감염일까?
2. 미생물 검사를 한다면 어떤 검체가 가장 적합할까?
3. 어떤 가정에 기초한 처치가 필요할까?
4. 이 환자에게 합병증으로 감염을 제외한 다른 합병증으로는 어떤 것이 있을까?

짧은 답 문제

1. 성행위와 생식기계 감염 사이의 관련성은?
2. 임질감염의 처치 실패의 가장 중요한 원인은?
3. 자궁목암과 생식기계 감염 사이의 관련성은?
4. 초기 매독의 임상증상은?
5. 세균성 질염vaginosis이란?

관련문항 짝짓기

1. C:

급성 요도염에 의한 화농성 분비물은 임질을 의심할 수 있다. *Neisseria gonorrhoeae*가 원인일 가능성이 높다. *Chlamydia trachomatis*도 가능성이 있는데 이는 분비물이 비교적 연하고 양이 적은 것이 특징이지만 두 감염이 같이 생기기도 한다.

2. D:

성기 자극에는 음부에 이*Pthiris pubis*가 생기거나 옴*Sarcoptes scabei*이 생기는 등 여러 원인이 있을 수 있다. 하지만 이 경우는 음부에 이가 생긴 경우이다.

3. A:

탁하고 크림 같은 질 분비물은 보통 질 칸디다증이다. *Candida albicans*와 같은 이스트가 원인이다. 최근 항균제 사용력이 원인일 가능성이 많다. 다른 감염에 의한 질 분비물은 *Trichomonas vaginilis*와 세균성 질염이 있다.

4. B:

오래 진행되는 서혜부림프절의 위축과 림프절의 탈색과 같은 증상은 림프절병증을 의심할 수 있다. 위험성 있는 성관계가 이러한 *Chlamydia trachomatis*에 의한 성병림프육아종lymphogranuloma venerum(LGV)의 원인이 될 수 있다. 이는 비특이적 요도염과 다른 양상을 띤다. 다른 전염성 질환은 특징적으로 서혜부 양쪽에 지속적인 림프절 위축이 일어나지는 않는다.

5. E:

동통이 없이 성기의 끝에 생기는 궤양은 초기 매독의 증세이다. 만일 궤양부위에 동통이 있을 때는 작은 그람음성 막대균인 *Haemophilus ducreyi*가 원인인 무른궤양(연성하감)chancroid을 의심할 수 있다. 그러나 여기서의 답은 매독의 원인이 되는 *Treponema pallidium*이라 할 수 있다.

사례문제

사례 1

1. 이는 적절치 않은 항균제 선택에 의한 내성이 원인이 될 수 있다. 치료가 잘 되지 않은 성 파트너에 의해 생긴 클라미디아chlamydial 감염이나 처방된 처치를 따르지 않음으로써 생긴 합병증일 수 있다.
2. 그람 염색과 직접 요도 분비물을 추출하여 클라미디아 형광성 항원검사를 할 수 있다. *Neisseria gonorrhoeae*나 *Chlamydial trachomatis*의 진단을 위한 배양검사
3. 가능한 처치가 실패한 경우 1회의 Ceftriaxone IM을 주사하거나 1주 과정의 Tetracycline 사용이 적절한다. 그러나 페니실린 내성 매독균이 드문 지역에서는 고농도의 Ampicillin과 Probenicid를 쓰기도 한다.
4. 완전히 나을 때까지 성관계를 피한다. 성 파트너에게 같이 처치를 할 수 있도록 하는 것도 중요하다.

사례 2

1. 아마도 골반에 염증질환일 것이다. 자궁관 난소농양tubo-ovarian abscess일 수 있다.
2. 복강경검사laparoscopy로 흡인을 해낼 수 있다.
3. 처치는 *Neisseria gonorrhoeae*나 *Chlamydial trachomatis*, 무산소균(혐기성균)과 사슬알균 등을 감안하여 시도해야 한다. Cefoxitin과 doxycycline 등을 사용할 수 있다.
4. 불임과 딴곳임신(자궁외임신) 등이 골반염과 관련되어 발생할 수 있다.

짧은 답 문제

1. 이 질문은 숙주와 병원균의 측면에서 보면, 균이 침입하고 질환이 되고 손상을 일으키는 과정을 다룬다고 할 수 있다.
2. 항균제를 적절하게 사용하지 않음으로 내성이 발생한다.
3. 자궁목암의 원인인 papillomavirus 감염에서 시작된다.
4. 연대순 결과를 나열해야 한다.
5. 미생물학, 임상증상, 진단 등을 나열해야 한다.

중추신경계 감염

Infections of the central nervous system

장 11

개 요

중추신경계central nervous system(CNS) 감염은 자주 발생하는 사례가 아니지만, 실제로 일어나고 있으며 사망률의 위험이 높은 감염이다. 적절히 치료를 받더라도, 신경계의 손상을 야기할 수 있다. 신속한 진단과 치료가 사망률과 심각한 휴유증을 예방할 수 있다. 신경계의 일부 세균감염은 예방적 치료전략을 세울 수 있다.

11.1 발병기전

학습목표

학습자는

- 중추신경계 감염의 발생기전을 이해해야 한다.
- 감염에 따른 증상을 알아야 한다.
- 감염을 일으키는 미생물의 종류와 원인을 알아야 한다.

중추신경계central nervous system(CNS)는 병원성의 미생물에 침입에 대항하여 견고하게 보호를 받게 된다. 중추신경계는 견고하고, 고정된 뼈 골격에 둘러싸여져 있고, 새지 않으면서 단단한 내피세포 간의 결합과 음세포작용pinocytosis이 적은 모세혈관 순환에 의해 혈액을 공급받게 된다. 일반적으로 미생물은 CNS에 직접적으로 접근하지 못하며, 항생제의 경우 국소성 급성염증이 없다면 CNS에 직접적으로 접근하지 못한다. 뇌척수액은 장막총choroid plexus에 의해 생산되고, 뇌 표면 위의 거미막공간 안에서 순환되어진다. 뇌척수액은 무균의 상태를 유지하면서, 식균작용 능력은 근접 조직에 제한되어져 있다.

중추신경계의 감염의 진행되는 첫 번째 단계는 보통 점막의 집락화에 의해 야기된다. 이것은 혈류에 의해서 퍼지거나, 뇌혈류벽blood-brain barrier을 침투하고, 뇌척수액에서 퍼진다. 뇌수막염의 혈관침투는 대략 세균 수와 백혈구 수에 비례한다. 다량의 미생물은 국소적인 에너지 대사 능력을 무산소성(혐기성) 당분해anaerobic glycolysis로 전환한다. 젖산농도의 상승과 같은 결과가 나타나고 뇌척수액의 포도당 농도는 떨어진다. 염증의 원인은 국소적인 자극에 의해서 뉴런의 활동성을 유발한다. 고름이 모이고 그 후의 섬유화, 특히 뇌간 주위에 임상학적인 신경기능의 장애를 일으킬 수 있다. 염증이 뇌겉질 표면 위에 퍼질 때, 머리뼈안(두개강)의 압력상승이 주로 나타나는 것은 아니지만, 국소부위에 고름이 차는 것(뇌종양brain abscess)은 머리뼈안의 압력을 상승시킬 가능성이 있다.

특정한 미생물은 다른 것늘보다 CNS 감염의 원인이 되기 쉽다. 세균의 경우(*Escherichia coli*, *Neisseria meningitids*, Group B streptococci) 공통적 요소는 유전자 단백질 합성에서 나타난다. IgA 단백 분해효소와 다당류 캡슐은 점막의 집락화를 돕고 식균작용에 저항한다. 바이러스의 경우(poliovirus, rabies virus) 신경조직에 대한 특별한 굴성tropism을 가진다. 다른 미생물들은 면역방어기전이 제대로 발휘되지 않는 환자에게 CNS 감염의 원인이 되기 쉽다(예. *Listeria monocytogenes*, *Cryptococcus neoformans*). 머리뼈(두개골) 관통상이거나 면역방어기전이 떨어진 환자는 뇌수막의 감염 재발위험이 증가된다. 특히 보체결핍이나 비장절제술의 경우 재발위험이 더욱 증가한다.

11.2 진 단

학습목표

학습자는
- 중추신경계 감염의 임상적 특징을 알아야 한다.
- 중추신경계 감염 진단에 유용한 검사방법을 알아야 한다.

임상적 양상

CNS 감염의 임상적인 특징은 4가지 그룹으로 고려될 수 있다.

- 감염의 일반적 특징
- 뇌막의 자극meningeal irritation
- 국소적 특징localising feature
- 두개강 내의 압력intracranial pressure의 증가

감염의 일반적인 특징들은 급성 염증과 상응하는 증상으로 발열, 불쾌감, 식욕상실, 구역질, 피로감 등이 있다. 뇌막의 염증은 두통, 목의 뻣뻣함, 그리고 두 가지 증상이 원인이 된다; 커니그Kernig's 징후(다리를 90° 로 구부렸다가 폈을 때 무릎과 대퇴부에 저항이 있는 것), 브루진스키Brudjinski's 징후(목을 수동적으로 굽혔을 때의 저항이 나타나는 것). 간질성 발작증상은 일부 사례에서 발현한다. 국소적 특징은 중추신경계의 국소 병터지점 focal lesion으로 인한 임상적인 신경학적 증상이다. 두개강 내의 압력의 증가는 두통을 포함하고(잠자리에 누워 있는 시간을 상승시키며 아침에 일어난 후의 시간을 감소시킨다.), 의식수준을 저하시키고 유두종papilloedema을 존재하게 한다.

실험실 검사

CNS 진단에 도움을 주는 중요한 검사는 요추천자 lumbar puncture에서 얻어지는 CSF의 검사이다. 요추천자는 정확히 시행되어져야 하며, 뇌막염meningitis을 가진 환자에게 위험을 동반할 수 있다. 하지만 환자가 뇌종양이 의심되거나 머리뼈안 내압의 증거가 있을 때는 천자를 피하여 천막뇌이탈herniation(뇌탈출 'coning')을 감소시켜야 한다. 보통 CSF는 수정처럼 맑다. 요추천자 과정에서 바늘이 소정맥을 파열시킬 때, 혈액이 표본을 오염시키는 사례가 종종 발생한다. 모아진 것이 담겨진 용기에는 연속적으로 3개의 변호가 적혀지며, 그 안에 적혈구 수를 계산하여 CSF에서 혈액의 염색이 거미막밑출혈과 같은 병리적인 원인인지, 요추천자 과정으로 인한 'traumatic tap' 에 의한 것이지 구별하게 된다. Traumaitc tap인 경우 일련 번호순으로 적혈구 수가 감소하게 될 것이고, 거미막밑출혈인 경우에는 적혈구 수가 일정하게 유지될 것이다.

현미경검사와 배양을 위해 CSF가 5~10mL 담긴 표본을 무균의 플라스틱 용기에 모으거나 단백질과 포도당의 판단을 위해 특수한 용기에 모은다. 동시에 혈청 포도당의 판단과 배양을 위해 혈액표본들을 얻어내야 한다. CT와 MRI 같은 새로운 영상기술은 CNS 감염이 된 환자의 빠른 평가에 필수적인 부분이 된다. 실험은 짧은 시간 안에 CSF의 표본처리를 신속하게 하며, 존재 또는 치료 가능한 감염의 결핍의 징후가 되는 결과를 도출해 낸다. 그람 염색된 신경중추 CSF 침전의 현미경검사는 대부분의 세균뇌막염에서 세균의 존재를 확인할 것이다. 정확한 침강속도와 총합계, 특징적인 백혈구 수는 바이러스와 세균뇌염을 구별하는 데 도움을 준다. 그람 염색에 의해 보여지는 세균이 없는 경우에는 세균감염의 존재를 핵산확대nucleic acid amplification로 의해 확인할 수 있다(polymerase chain reaction; PCR 중합효소 연쇄반응).

CSF 단백질과 포도당의 판단은 또 다른 CNS 감염진단에 사용되어지는 요소이다. 동시에 CSF 포도당 농도는 혈청 포도당과 비교되어져야 한다(CSF 포도당은 혈청보다 40% 적다). 바이러스 감염은 목과 직장의 면봉법 swab으로 확진된다. 바이러스 검출과 혈청 안에 있는 항바이러스 IgM을 발견하기 위해서 뇌염을 가진 환자는 뇌생검의 수집과 같은 특별한 진단이 요구된다.

11.3 관 리

학습목표

학습자는
- 중추신경계 감염의 신속한 치료의 필요성과 가장 적절한 항균제 선택을 어떻게 하는지 인지하여야 한다.
- 중추신경계 조직에 가장 잘 통과하는 항균제를 이해해야 한다.
- 중추신경계 감염의 예방법을 알아야 한다.

화학요법

CNS 감염은 심각한 합병증과 잠재적인 치명적 결과로 신속하고 적당한 항균제의 화학요법이 필요하다. 그러므로 항균제의 감수성 검사가 나오기 전이라도 화학요

법을 시작할 필요성이 있다. 때때로 CSF 그람 염색과 항원 검출과 같은 신속한 검사결과는 치료법을 선택하는데 지침이 될 수 있다. 그러나 대부분 가장 감염원이라고 사료되는 근거에 기반한 약제를 더 자주 선택하게 된다. CNS 감염의 치료는 항균제 감수성 양상 변화와 다른 전염 역학의 변화를 초래하기 위해서 치료법을 정기적으로 바꾸어야 한다. 많은 항균제의 침투는 CNS 안에서 작용을 잘 하지 못하며, 심지어 뇌막을 흥분시킨다. CNS에 가장 잘 침투되는 경우는 약이 작고 지방질에 용해되는 분자여야 한다.

Chloramphenicol은 *Streptococcus pneumoniae*, *Neisseria meningitidis*에 의한 CNS 감염에 대한 치료로 널리 이용되는 약제이다. 이것은 아마도 새로운 항바이러스보다 이론상 장점이 있다. 살균작용이 더 우수하고, 세포벽 구성물의 유리를 증가시킨다. β-lactam제는 뇌혈류벽의 침투가 적고, 때때로 단지 2~5%의 혈청농도만을 유지시킨다. 만일 임상에서 사용하려면 정맥 내의 높은 농도로 주어야 한다.

Gentamycin, vancomycin, erythromycin은 염증성이 없는 뇌혈류벽을 유용한 농도로 통과하지 않는다. 매우 적은 항바이러스제가 CNS 감염 바이러스 치료에 사용되지만 많은 새로운 약제가 가까운 미래에 이용 가능하게 될 것이다. 현재에는 acyclovir과 ganciclovir만 이용 가능하다. Fluconazole은 곰팡이 CNS 감염에 치료하는데 사용된다. Amphotericin 또한 사용되나 이것은 독성 문제를 야기할 수도 있다. CNS 감염이 국소병변의 결과를 초래할 때(뇌종양), 신경외과적인 중재가 항균제의 화학요법보다 더 중요할 수 있다.

예 방

대부분에 CNS 감염은 돌발적이고, 역학적 특성이 없어서 예방이 어렵다. 고위험군을 대상으로 예방접종을 실시 함으로써 meningococci의 특정한 유전적 구조가 역학적으로 만연되는 것을 예방할 수 있다(군대의 집단이나 성례순례자들에게). *Haemophilus influenzae* 캡슐 유형의 B는 백신에 접합된다. *Listeria monocytogenes*의 감염은 식품위생 실천을 통해 최고로 예방될 수 있다.

보건건강을 위한 검사들은 음식들이 미생물학적 기준에 적합하다는 것을 확인하기 위하여 주기적으로 체크하며 운영할 수 있다. 세균뇌막염의 두 번째 예방책은 수막알균성 수막염meningococcal meningitis인 경우에 개인적인 접촉을 피하거나 ciprofloxacin이나 rifampicin과 같은 예방약을 즉시 투여하여 예방할 수 있다.

11.4 질병과 증후군

학습목표

학습자는
- 중추신경계의 주요 감염을 알아야 한다.
- 감염을 일으키는 주요 요인을 알아야 한다.
- 임상적 관리방법의 기본을 알아야 한다.

급성 뇌막염acute meningitis

급성 뇌막염은 미생물학적 위급상태이다. 그것은 연뇌막의 급성 염증을 포함한다. 신속하게 추정에 의한 화학요법presumptive chemotherapy의 실시는, 만약 치료하지 않는다면 높은 사망률을 야기하는 질환의 진행을 정지하거나 되돌릴 수 있다. 처음 전염의 매개가 되는 것은 비말, 즉 호흡기계를 통한다. 코인두의 집락화가 이루어지고 이것은 대뇌의 순환을 매개로 전파된다.

***바이러스성 뇌막염viral meningitis*.** 바이러스성 뇌막염은 바이러스성 뇌막염으로 진행되기 전에 1차적 바이러스혈증으로 전신성 감염을 일으키는 감염된 유기체에 의해서 우선 발병한다. 바이러스성 뇌막염을 자주 일으키는 인자는 mumpsvirus, echovirus, coxsackie-virus, 다양한 종류의 장내 바이러스가 있다. 단순헤르페스바이러스(부분적으로 HSV type II), 다양한 종류의 다른 원인체는 뇌막염을 덜 일으킨다. 구강-항문fecal-oral 또는 호흡계통으로 전이가 된다. 바이러스성 뇌막염은 가끔 박테리아 뇌막염보다 경하고 자기제어 방식을 취하며, 지지적인 돌봄이 요구된다.

***세균성 뇌막염bacterial meningitis*.** 세균성 뇌막염은 종종 더 심각한 질병이다. 드물기는 하지만 세균성 뇌막염은 모든 뇌막염의 거의 모든 죽음을 면할 수 없으며 중한 병적 상태의 원인이 된다. 가장 중요한 이슈는 뇌막염을 진단하는 것이다. 그러므로 박테리아 뇌막염과 바이러스성 감염을 구별해야 한다. 임상적인 증상은 아마도 단서를 제공해주지만 개별적인 상황에서 바이러스성과 세균성의 임상적 증거는 충분히 중복될 수 있다.

진 단

바이러스성 감염은 더 길고, 더 잠행성으로 변해가고 상부 호흡계통 감염과 비특이성 발진과 관련이 있을 것이다. 세균성 뇌막염은 *N. meningitidis*가 원인이 되고 환자의 반 정도가 특히 사지 표면에 자반병의 발진이 있다. 이러한 반상출혈 또는 쇼크의 발달에 발진의 진

표 17. 중추신경계 질환

감염	양상
뇌막염Meningitis	
급성Acute	연뇌막의 급성 염증
만성Chronic	뇌신경마비, 신경학적 부작용
재발성Recurrent	질병이 없는 기간disease free periods에 의해 구분되는 기간; CSF 누출이나 면역기전 악화와 관련됨
뇌염Encephalitis	대뇌피질 염증
뇌농양Brain abscess	뇌의 국소 염증성 병변focal pyogenic lesion
퇴행성 뇌 감염Slow viral infections	
일반적 바이러스	퇴행성 범뇌염degenerative panencephalitis은 드묾; AIDS와 함께 발병 가능함
프리온Prions	퇴행성 치명적인 뇌상태

행은 나쁜 예후증상이다. 환자들은 발열병과 뇌막의 자극증상의 특징을 가지고 있을 것이다.

또한 의식수준이 상대적으로 감염의 진행에서 악화되고 두개 내의 압력이 증가는 거의 볼 수 없다. 진단을 위한 요추천자의 수행은 이론적으로 위험을 줄일 수 있다. 혈액배양은 항상 패혈증을 동반하고 있는 부위와 그 주위를 30% 포함한 곳에서 수행되어야 한다. 그리고 몇몇의 환자들은 CSF가 아닌 혈액에서 세균성 병원균을 재생시킨다. 만약, CSF가 생화학적 평가가 이루어진다면 말초혈액 또한 혈청 포도당 검사가 수행되어야 한다. 비록 CSF 현미경 사용, 배양 그리고 감수성 테스트가 모두 요구되지만 그람 염색 그리고 세포 수는 긴급한 경우 우선 수행되어야 한다.

주변의 80% 급성 세균성 뇌막염 치료되지 않은 환자들은 CSF 그람 염색으로 박테리아를 육안으로 볼 수 있다. 사전에 항생제를 받은 환자는 이 숫자가 60%로 떨어진다.

급성 뇌막염을 야기시키는 또 다른 세균성 병원체는 *Escherichia coil*, group B streptococci, *Listeria monocytogenes*이다(15장 참조). *Listeria monocytogenes*와 *Cryptococcus neoformans*는 면역기능이 손상 전 환자에게 원인균으로 작용한다. 흔한 바이러스를 일으키는 뇌막염은 mumps virus, echovirus, coxsackievirus와 같은 장내 바이러스를 포함한다. 뇌척수액검사 전 세균성 뇌막염의 실험실 증거가 없는 환자들은 다음 원인을 신중히 고려해야 한다.

- 일반적
  - 이전 항생제 치료prior antibiotic treatment
  - 바이러스성 감염
- 일반적이지 않음Unusual
  - 결핵 뇌막염tuberculous meningitis
  - 렙토스피라증leptospirosis
  - 신경매독neurosyphilis
  - 효모균증cryptococcosis
  - 종양의 질병neoplastic disease

치료

추정에 의한 화학요법presumptive chemotherapy은 역학적 특성에 기초하여 선택되어야 한다. 뇌척수액 그람 염색 결과와 백혈구 수치 그리고 생화학에 의해 조절되어야 한다. 백신접종을 하지 않은 미취학 어린이들(5세 이하) *H. influenzae, S. pneumoniae, N. meningitidis* 가장 흔한 박테리성 병원균이다. 이러한 환자들은 정맥 내로 ceftriaxon, ampicillin 그리고 chloramphenicol을 투여한다(ampicillin은 CSF로 침투에 충분하게 높은 복용량으로 투여한다). 고학년과 어른들은 정맥 내로 benzyl-penicillin을 2~4시간마다 투여한다. 왜냐하면, *N. meningitidis*와 *S. pneumoniae*는 이 그룹에 주요한 병원균이기 때문이다.

배양culture과 감수성 결과susceptibility result가 나오면 추정에 의한 항생제 화학요법을 변경하는 것이 필요하다. 어떤 위치에서는 *H. influenza*에서 ampicillin 내성이 있거나 *S. pneumoniae*에서 penicillin 내성이 존재할 수 있기 때문이다. 3세대 cephalosporins(예. cefotaxime)은 아마도 대안으로 적절할 것이다. 적절한 항균제 치료기간은 논쟁의 여지가 많지만, 3가지 주요 세균성 병원체가 분리되는 정도에 따라 7~14일 동안 투여되어야 한다.

감염 후에 신경성의 난청, 머리뼈(두개골) 신경마비, 시력상실과 같은 신경학적 후유증은 일반적이고, 특히 *H.*

표 18. 초기 뇌척수액 검사 결과

뇌염 형태	백혈구 (per mm³)ᵅ	림프구 (per mm³)ᵅ	단백질 (g / L)	당	그람 염색Gram stain
농양성Pyogenic	500~2,000		1~3	낮음	세균이 보일 수 있음
바이러스Viral		50~500	0.5~1	정상	Nii
결핵Tuberculous	100~600		1~6	낮음	Nii

influenza 뇌막염 후에 나타난다. 몇몇의 연구에서는 glucocorticosteroids로 조기 치료하면 이러한 문제 발병률을 줄일 수 있다고 보고된다. 뇌수종은 또한 거미집 모양의 융모의 주변에 염증의 결과로 일어날 수 있다. 유행성 수막알균성 수막염은 항상 type A 또는 때로 type C *N. meningitid*의 원인이 된다. 다당류 백신의 관리에 의해 예방될 수 있다. 메카 순례자, 신병 군인 그리고 한정된 지역에 제한되거나 폐쇄적인 지역에 제한된 구성원들은 접종을 할 필요가 있다. 불행하게도 가장 흔한 *N. meningitidis*의 원인이고, 풍토성의 수막알균성 뇌막염의 원인은 type B로 면역성이 불충분하여 일반적으로 유용한 백신은 없다. *H. influenza* 캡슐 type B에 접합한 백신은 몇몇 집단의 *H. influenza* 감염 침입 빈도의 중요한 효과를 가지고 있다. 백신은 1세 이하의 영아에게 접종된다. 보균자, 가족 그리고 다른 친밀한 *N. meningitidis* 또는 *H. influenza*를 지니고 있는 환자의 접촉 시 48시간 안에 rifampicin 예방법이 행하여진다.

만성 뇌막염chronic meningitis

만성 뇌막염은 역학적 특성과 급성 뇌막염과는 원인적 연관성의 요소범위가 구별되는 독특한 임상적 특징이 있다. 만성 뇌막염은 덜 뚜렷한 열과 뇌막의 염증이 특징이다. 그러나 머리뼈(두개골)의 신경마비와 다른 신경학적인 문제의 가능성은 증가한다. 가장 흔한 원인은 *Mycobacterium tuberculosis*이다. 질병은 또한 *L. monocytogenes*와 다른 기타 세균, herpes simplex, lymphochoriomeningitis와 다른 기타 바이러스, *C. neoformans*와 기타 다른 곰팡이, 종양성 질환의 원인이 될 수 있다.

진 단

요추천자가 수행된다. 백혈구 수치는 상승하지만 급성 세균성 뇌막염에서보다 수치가 감소된다. 결핵의 뇌막염은 단백질 농도가 매우 높다. 그람 염색에서 세균은 볼 수 없지만 뇌척수액의 결핵균 검사에서는 막대균이 주변의 25% 환자들에게 보여질 것이다. 뇌척수액의 5~10mL가 원심분리되고, 결핵검사 방법이 시행되며, 침전고찰이 된다. 30분 현미경을 사용하면 80% 그람양성 막대균이 존재한다. 현미경 사용 혹은 배양 후에 오염 균이라고 버리면 안 된다. 왜냐하면 뇌척수액은 정상적으로 무균상태이다. 그리고 그람양성 막대균은 실제로 *L. monocytogenes*이다. 뇌척수액은 *C. neoformans*가 인디안 잉크 현미경 사용과 라텍스 응집검사(latex agglutination)로 또한 검사될 수 있다. 핵산부족 탐침 Oligonucleotide probe과 핵산확대(PCR)는 결핵성 뇌막염의 신속한 진단을 행하기 위해 사용된다. 뇌척수액은 Lowenstein-Jensen이나 비슷한 배지로 배양된다.

치 료

추정에 의한 치료는 임상적 증상 암시에 기초하고, 의심스러운 비특이성 뇌척수액의 조사결과에서 시작되어야 한다. 4가지 약품이 사용된다. 적어도 두 가지는 혈액뇌 관문을 효과적으로 침입한다. 예를 들어 rifampicin, isoniazid, ethambutol과 pyrazinamide는 신경학상의 후유증이 높다.

재발성 뇌막염recurrent meningitis

질병이 없는 기간에 의해 분리되어진 뇌막염 발병이 발생할 수 있다. 재발성 뇌막염의 원인 미생물 수는 많다. 그러나 CSF 누출 또는 관통과 면역기전이 약화될 경우 병의 원인이 되는 조건이 된다. 원인이 되는 미생물은 급성 세균성 뇌막염의 원인 균들과는 다르다. 상부 호흡기에 공생하는 정상 세균이다.

S. pneumoniae, streptococci, *H. influenzae*, *N. meningitidis*와 병원감염에 의해서도 재발성 뇌막염이 발생한다(*Enterobacteriaceae, staphylococcus aureus*). 재발성 감염 환자는 원인에 대한 상세한 조사가 필요하다.

뇌염encephalitis

대뇌겉질의 염증은 대개 바이러스의 감염이나 뇌막염

의 확장이 전이되어 발생한다. 원인이 되는 바이러스는 많이 있다. Herpes simplex virus, rabies virus, 다양한 arbovirues이다. 이것은 혈류를 통하여 바이러스가 신경조직을 침범함에 따라 발생한다(제19장 참조). 손상은 바이러스가 침투한 정도이다. 중증도 감염이 있을 때 면역체계가 제대로 기능하지 못하거나 약물에 의해 치료되지 않으면 심각도가 증가한다.

진단

뇌염을 진단할 때 가장 중요한 것은 herpes simplex에 의한 감염인가, 또는 다른 바이러스에 의한 감염인가를 알아내는 것이다. 왜냐하면 herpes simplex 감염은 잠재적으로 치료가 가능하기 때문이다. 뇌염의 임상적 특징은 발열, 의식수준 저하depressed level of consciousness, 발작, 기분변화mode change 등이 있는데 이것은 따로 구분할 필요가 없다. 뇌전도Electroencephalogram(EEG)로 특징적인 패턴을 설명할 수 있고, CT는 병터가 한 곳에 천천히 국소화되어 있거나 관자엽의 다른 부위에서 보여진다. 그러나 herpes simplex 뇌염에는 단지 뇌생검에 의해서만 진단이 가능하다. CT나 MRI를 통해 국소적 병터focal lesion가 확인되면 그 부위는 생검을 통한다. 생검을 통해 얻은 물질은 바이러스 배양이나 직접면역형광법으로 진단하게 된다.

치료

Herpes simplex 바이러스 뇌염 확인 시 acyclovir를 정맥투여를 한다. 그러나 이것은 후유증이 심하고 회복도 느리다.

뇌농양brain abscess

뇌농양은 본질적으로 귀의 감염(급성 중이염 또는 유양돌기염)이 확산된 결과로 발생하기도 하며 외상이나 혈관을 통해 멀리 있는 기관에서 확산되는 경우를 말한다. 특히 뇌농양은 회백질grey matter과 백색질white matter 사이 경계를 좋아한다. 뇌농양의 초기 단계에 중요한 병변은 뇌염이나 뇌염발생 부위에 감염증이 일어나 고름이 모이게 된다.

진단

환자의 실제적인 비율을 보면 발열이나 수막의 과민상태를 보이지 않는다. 회백질과 백색질 사이의 공간에서 발생하는 병터의 증상은 오직 병으로 발전한 다음 나타난다. 뇌농양이 의심될 때는 두개내압 상승의 가능성이 없어질 때까지 요추천자는 피해야 하며, 진단은 영상기술을 사용해야 한다. 감염의 원인 확인은 환자가 머리뼈절개술(개두술)craniotomy을 시행할 때까지 기다렸다가 한다. 뇌농양은 다양하며 많은 숫자의 세균에 의해 발생한다. 원인에는 streptococci, Enterobacteriaceae, 무산소균과 nocardias이다. 진단을 내리기 위해서 머리뼈절개술 시에 고름을 모아서 실험실로 이동해 간다. 이때 무산소균과 미세산소균(미호기성균)의 죽음을 피하도록 빨리 이동한다. 어떤 실험실에서는 gas-liquid chromatography를 수행하는데 이를 수행하면 고름에 있는 무산소균의 지방대사fatty acid metabolism를 확인할 수 있다. 세균이 보이지 않을 때도 마찬가지이다.

치료

항생제 치료는 metronidazole이 있고, 외과수술 등의 긴급한 상황에서는 광범위항생제인 cephalosporin을 정맥으로 투여한다.

퇴행성 뇌감염slow virus infection

만성적이고 퇴행성의 뇌질환은 바이러스 감염이 주요 원인으로 크게 두 가지 그룹으로 분류된다.

- 일반적 바이러스에 의한 감염으로는 퇴행성 뇌병변 degenerative complication 합병증이 드문 감염
- 프리온prion으로 알려진 원인체에 의한 증후군 syndrome

첫 번째 범주에는 아급성 경화성 범뇌염subacute sclerosing panencephalitis(meales virus), 다병터성 백질뇌염multifocal leuCoencephalopathy(JC virus), 풍진 범뇌염rubella virus이 있다. 아급성 경화성 범뇌염은 아동기에 희귀하게 발생하는 질환으로 과거 감염증에서 회복한 후에 잠복성 지연형 홍역바이러스에 의해 나타나는 것으로 알려졌다. 대부분 11세 이하의 여아보다는 남아에게 발생한다. 이 질환은 운동실조증, 간대성 근경련, 위축, 대뇌겉질성 실명과 정신기능의 황폐화 초래, 때로는 항바이러스제, 면역억제제, 인터페론 유도체를 처방하지만 대개 치료되지 않고 치명적이다. 다병터성 백질뇌염multifocal leucoencephalopathy, 풍진 범뇌염rubella virus은 '프리온'이라고 알려진 단백질 감염에 의한 징후 쿠루kuru는 천천히 진행되는 치명적인 중추신경계 감염으로 뉴기니아 아일랜드의 원주민에게서만 일어난다. 잠복기가 30년 이상 되지만 증상발현 후 몇 개월 내 죽음에 이른다.

쿠루의 특징은 운동실조, 하버로 진행되는 조정능력 감소, 치매, 말이 어둔해짐과 시력장애가 있다. 병의 전파는 식인습성에서 기인하는데 영장류에게 감염된 사람의 뇌 조직이 주입되었을 경우 이 병이 발생하기 때문이다. 식인습성이 줄어들면서 질환의 발병도 감소하였다.

두 번째 범주에 속하는 질병에는 **Creutzfeldt-Jakob disease**(CJD), **Cerstmann-Straussler stndrome**, 또 집에서 기르는 가축에 의한 질병(scrapie, bovine spongiform encephalopathy, visna)이 있다.

질병의 전파는 단백질과 같은 프리온이라는 것에 의해 이루어진다고 사료되나 전파되는 상황과 정확한 전파 경로는 아직 연구 중에 있다. 특히 프리온은 멸균소독기 사용 시 온도에 내성을 가지며, 물리적이거나 화학적인 소독에 있어 큰 내성을 가지고 있다. 뇌생검으로 진단적인 검사를 일반적으로 수행하지 않으며 치료할 화학적 요법도 효과가 없다. 유럽에서는 변종 CJD에 의한 집단감염이 발생한 적이 있다. CJD 진단을 위해 환자에게 사용하는 신경계, 림프계 수술장비가 훼손되고 손실이 많지만 고온에서 멸균, 수산화나트륨에 의한 소독 또는 장비를 폐기하는 방법을 고려해 보아야 한다.

11.5 미생물

상자 6은 제11장에서 언급한 미생물의 목록이다. 자세한 내용은 제시한 쪽을 참고하면 된다.

상자 6. 중추신경계를 감염시킬 수 있는 균

세균	쪽
인플루엔자균*Haemophilus infuenzae*	245
수막알균*Neisseria meningitides*	246-247
폐렴사슬알균*Streptococcus pneumoniae*	238
다른 사슬알균속Other *Streptococcus* spp.	236-238
대장균*Escherichia coli*	241-242
황색포도알균*Staphylococcus aureus*	235-236
리스테리아 모노키토게네스*Listeria monocytogenes*	239
결핵균*Mycobacterium tuberculosis*	248
트레포네마 팔라둠*Treponema pallidum*	250
곰팡이	
크립토코쿠스 네오포만스*Cryptococcus neoformans*	267

바이러스	
단순헤르페스바이러스Herpes simplex virus	253-254
볼거리바이러스Mumps virus	256
콕사키바이러스Coxsackievirus	256-257
에코바이러스Echovirus	256
Lymphocytic choriomeningitis virus	–
풍진바이러스Rubella virus	258
홍역바이러스Measles virus	256
JC바이러스JC virus	–
아보바이러스Arboviruses	258
광견병바이러스Rabies virus	257-258
프리온Prions	10

관련문항 짝짓기

1. 7세 아동으로 점진적으로 진행하는 인지장애와 식욕저하, 체중감소가 있다. 진단은 뇌생검으로 가능하며 대사장애도 함께 가지고 있다.
2. 20세 남학생으로 갑작스런 두통과 고열, 목이 뻣뻣해지고 반구진성 발진에서 점상출혈까지의 발진이 있다.
3. 28세 여성으로 미열과 두통, 최근 발병한 탈억제를 동반한 부적절한 행동장애가 있다. 뇌파검사에서는 전형적인 뇌염의 느린 파동을 보이고 있다.
4. 35세의 HIV 양성 남자로 두통과 약간의 미열, 경추경직이 있다.
5. 42세 남성으로 왼쪽의 두통 열이 있으며 1달 전 치근의 고름집(농양)으로 인해 발치를 하였다.

위의 사례를 보고 원인이 될 수 있는 가장 적절한 문항을 선택하시오. 정답은 한 개만 선택할 수 있다.

A. *Cryptococcus neoformans*
B. Herpes simplex virus
C. Measles virus
D. *Neisseria meningitidis*
E. Polymicrobial(multiple bacterial species)

사례문제

사례 1

18개월 아동을 키우는 엄마가 의료진을 집으로 방문하도록 요청하였다. 아이의 상태가 "좋지 않아요."라고 엄마가 말하였지만 아동은 열이나 불안정한 증상없이 특별한 것을 발견할 수가 없었다. 엄마는 아이가 그러한 것이 돌아다니는 바이러스 때문일 것이며, 열을 내리기 위해 시럽을 먹였고, 4시간 후에 의료진이 방문한 것이라고 하였다. 엄마는 아이가 정말로 졸려했으며 항상 어둠 속에 누워있기를 원했다고 한다. 의료진은 아이를 다시 관찰하였고, 액와 체온이 38.9℃, 경추경직과 둔부의 발진이 있었다. Ampicillin을 즉시 근육주사하고 소아과 응급실로 입원토록 하였다. 응급실 도착 시 아동은 실신상태로 복부와 사지로 빠르게 진행되는 점상출혈성 병변이 있었다. 긴급하게 요추천자와 혈액배양검사가 시행되었고, 정맥으로 항생제를 투여하고 심폐소생술을 실시하였지만 아동은 사망하였다.

1. 어떠한 감염이 발생하였으며, 입원 당시 발생한 합병증은 무엇인가?
2. 발병을 일으킨 병원체는 무엇인가?
3. 이러한 감염을 가진 아동에게 투여해야 할 항균제는 무엇인가?

사례 2

24세 전문직업 남성으로 갑작스런 열, 발작과 행동변화로 입원하였다. CT상 마루엽(두정엽)에 광범위한 감염소견이 보이며, 요추천자를 실시하여 진담검사가 수행되었다. 정맥으로 acyclovir가 처방되었다.

1. 진단명은 무엇인가?
2. 발병을 일으킨 병원체는 무었인가?
3. 추가적인 진단검사는 무엇인가?
4. 초기 치료에 대한 반응을 살펴본 후 어떠한 충고를 하겠는가?

자료해석

두통, 미열과 눈꺼풀처짐(안검하수)으로 인해 CSF 검사를 실시하였다. 흉부 방사선 촬영에서 오른쪽 공동과 동측성 림프절병증이 보였다. 결과는 다음과 같다.

leukocytes : 150×10^6 cell/l(150/mm^3) ;
90% neutrophils
erythocytes : nil
Gram stain: no bacteria seen
acid-fast stain : no bacteria seen
cryptococcal antigen : negative
culture : no bacterial growth
mycobacterial PCR : genus negative/*M. tuberculosis* complex negative
mycobacterial culture : continuing. A further report will be issued if culture is positive.

1. 위의 임상자료를 가지고 어떤 감염을 예측할 수 있는가?
2. 미생물 검사 결과를 통해 제외 가능한 진단명은?
3. PCR 결과로 진단 가능한 것은 무엇인가?
4. 최종 결과를 알기 위하여 얼마의 시간이 소요될 것인가 : 가장 빠른 시간, 가장 늦은 시간?

객관적 틀에 의한 임상점검

52세의 여성이 점진적으로 악화되는 두통과 열로 입원하였다. 국소적인 왼쪽 편마비 증상을 보이며 CT상에서 오른편 뇌에 음영이 보이나 국소 소견이나 공동은 없다. 뇌압상승의 증거도 없으며 요추천자를 수행하여 CSF를 검사실로 의뢰하였다. 백혈구 수치가 20×10^6 cell/l(20/mm^3), 호중구가 지배적이며 적혈구와 세균은 보이지 않았다. 추정적인 항생제 치료가 필요하다.

1. 뇌농양이 강하게 의심되는가?
2. 세균감염이 일차적인 원인이라고 사료되는가?
3. CSF 생화학적 검사가 이러한 조건에서는 도움이 안된다고 생각하는가?
4. Gentamycin과 metranidazole을 혼합하여 정맥투여 하는 것이 이 환자를 위한 최선의 항생제로 선택하였다고 생각하는가?
5. 외과적 배농이 대부분 필요하다. 동의하는가?

짧은 답 문제

다음에 대하여 짧은 답을 쓰시오.

1. 중추신경계에 침입한 미생물이 어떻게 급성 신경계 손상의 원인이 되는가?
2. 급성 뇌막염의 치료를 위해 항생제를 선택 시 고려해야 되는 요소는?
3. 뇌막염 후에 발생하는 감염의 원칙과 예방법은?
4. 뇌농양으로 의심 시 즉각적인 관리법은?

구두시험

1. 중추신경계 감염의 주요 임상적 특징과 진단을 내릴 때 제한점은 무엇인가?
2. 급성 뇌막염의 경우 왜 미생물학적 긴급상황이라고 하는가? 뇌막염으로 의심되는 환자가 처음 입원 시 첫 몇 시간 안에 취해야 하는 행동은 무엇인가?

관련문항 짝짓기

1. C:
일상적이지 않은 경우로, 느리게 점진적으로 신경학적 퇴행성 질환이 대사장애와 기타 유전적인 상태를 야기시킨 경우이다. 뇌생검이 필요하며, 다른 진단명으로는 Slow virus가 있으나 홍역바이러스가 여기서는 유일하게 예시되어 있어 원인체가 될 수 있다. 홍역바이러스는 드물게 천천히 아급성 경화성 뇌염을 일으킨다. 여기에서 제시된 기타 다른 원인체는 좀더 급성인 경우이다.

2. D:
중추신경계 감염의 빠른 진행은 세균, 곰팡이, 바이러스에 의해 발생할 수 있다. 경추경직은 뇌막의 염증을 포함하고 있음을 시사하며 발진은 meningococcal, pneumococcal에 의한 뇌막염 시 발생한다. 여기서 보여주는 발진은 *Neisseria meningitidis*에 의한 뇌막염이다(Meningococcus에 의한 뇌막염도 같은 소견이다).

3. B:
이 여성은 중추신경계 감염의 특성을 나타내나 뇌막염인지 뇌염인지 구분이 모호하다. 이마엽(전두엽)의 병리학적 소견과 행위변화, EEG 소견은 herpes simplex에 의한 뇌염의 진단에 도움을 준다. EEG 소견이 없다면 이마엽의 뇌농양도 시사한다.

4. A:
뇌수막염과 HIV 감염은 잘 발생하지 않는다. 여기서는 *Cryptococcus neoformans* 가 가능하다.

5. E:
단측성 두통, 발열은 뇌농양을 시사한다. 경추경직은 뇌농양의 전형적인 증상은 아니다. 최근 발치한 개인력은 유용한 역학적인 단서로 뇌농양 발생 시 균배양이 되었다면, 부분적으로 발치와 관련된 다양한 세균이 동정되었을 것이다.

사례문제

사례 1

1. 급성 세균성 뇌수막염
2. *Neisseria meningitidis*
3. Ampicillin이나 3세대 cephalosporin

사례 2

1. 뇌염
2. Herpes simplex encephalitis
3. 뇌생검, ELISA 검사나 바이러스 배양검사
4. 잔류할 수 있는 신경계 손상의 가능성을 알려주어야 한다.

자료해석

1. 결핵성 뇌수막염
2. 없다. Acid-fast bacilli를 위한 CSF의 미생물학적인 조사는 약 1/4의 경우에만 양성으로 나올 수 있다.
3. 거의 없다. PCR은 항산균 염색에서는 민감도가 떨어지고 양성이 거의 나오지 않아 대부분 음성으로 나온다.
4. 자동화된 경우 12~14일, 고전적으로 손으로 검사하는 경우 6주

객관적 틀에 의한 임상점검

1. 아니오. 두개 내 감염의 초기 증상이다.
2. 예. 그러한 감염은 종종 국소적으로 퍼져서 만성 중이염과 치아의 농양, 부비동 염증을 유발한다.
3. 아니오. CSF 단백질 수치가 높고 상대적으로 포도당이 낮은 것은 결핵성 뇌수막염을 시사한다.
4. 아니오. Gentamicin은 CNS의 투과력이 적고, 염증부위에 도달한다 하더라도 streptococci와 같은 균에는 작용을 못한다.
5. 아니오. 뇌농양에 대한 초기 진단과 치료가 우선적으로 고려되어야 한다.

짧은 답 문제

1. 세균의 세포벽 성분이 lymphokine의 생성을 자극하고, 혈관투과성을 증가시킨다. 염증, 부종, 혈관염, 농이 차는 것, 뇌수종을 일으킬 수 있다.
2. 환자의 연령을 고려하여 가능한 원인을 나열해 보는 것이 최선이며, 세균과 같은 병인체를 생각해볼 수 있다. 항균제 내성도 고려한다.
3. 뇌신경 마비, 신경성 난청, 실명, 뇌수종. 초기에 적절한 항균 치료와 스테로이드 치료가 필요하다.
4. 진단 : CT, MRI 검사 전에 요추천자는 하지 않는다. 요추천자는 국소적 소견이 없거나 국소적인 두뇌염의 증거가 없을 때 실시한다. ENT의 병리학적인 증거나, 청색성 심장질환의 증거를 찾아야 한다. 진단과 치료를 위해서 신경외과의 자문을 구한다. 예방적 치료제로 penicillin, metronidazole, chloramphenicol이 있다. Enterobacteriaceae와 staphylococci 에 대해서는 여러 가지 변수에 대해 자문을 구한다.

구두시험

1. 일련의 감염증상으로는 뇌막의 불안정성, 두뇌압 상승, 국소적인 신경계 증상이 있다. 정확한 치료를 위해서 미생물학적인 진단과 영상촬영이 중요한 이유는 이러한 일련의 증상이 정확하지 못하며, 때로는 증상이 겹치거나 예견조차 어려운 경우가 많아서이다.
2. 적절한 항균제의 신속한 투여와 사망률과 치명률을 낮추기 위한 보전적인 치료가 요구된다. 신속한 진단과 즉각적인 보전적 항암치료, 질병의 심각성에 대한 인식이 수행되어져야 하며 부정확한 진단은 환자에게 집중적인 치료가 필요함을 제시하는 지표가 된다.

제 12 장

눈과 주변 기관의 감염

Infections of the eye and surrounding structures

개 요

눈은 감염에 비교적 잘 방어할 수 있는 기관이다.
눈과 그 부속기관의 흔한 감염은 심각한 결과를 초래하지 않고, 일반적으로 퇴치가 가능하다. 광범위한 잠재적 병원체로 인한 눈 감염은 제한된 범위의 항생제로 치료가 가능하다.
각막cornea과 전방posterior chamber의 감염은 시력의 정확도 상실이나 시력 장애를 야기할 수 있다. 이러한 심각한 부작용을 감소시키기 위하여 흔하지 않은 감염은 초기에 감염을 인지하고, 전문가에게 의뢰하는 것이 필요하다.

12.1 발병기전

학습목표

학습자는
- 감염에 대한 눈의 방어기전을 이해하여야 한다.
- 감염이 어떻게 발생하는가를 알아야 한다.

눈의 내용물은 해부학상과 비 특이성의 방어non-specific defense에 의해 무균의 상태로 유지 · 보존된다. 눈꺼풀은 작은 손상에 대항하는 방어를 제공한다. 깜빡거림 반사blinking reflex에서는 눈물 막tear flim을 확산시키고, 결막상피conjunctival epithelium로부터의 입사성 물질을 제거한다. 눈물에 존재하는 리소자임lysozyme은 항균작용과 세균의 응집을 증가시켜 세균이 더 쉽게 씻겨가게 한다.

눈 결막의 통합성integrity은 미생물의 침입의 또 다른 방어이다. 이러한 막의 손상은 밑에 있는 각막 감염의 위험성을 증가시킨다. 각막은 무혈관이고 다른 조직에 대한 포식 방어가 부족하다. 눈 전방의 감염전파는 인대ligament와 홍채iris를 지지하는 수정체에 한정된다. 유리체로부터 눈 방수aqueous humour까지는 기본 흐름net flow이 있어서 반대 방향으로 확산되는 기회를 더욱 감소시킨다. 눈에 공급되는 혈관내피의 치밀한 이음부tight junction는 미생물의 혈행성 접근을 제한한다.
감염은 직접적인 접종에 의해서 눈 안에 발생하게 되고, 종종 외상 또는 인접한 조직으로부터의 확산 또는 혈류에 의해서 일어난다. 손상은 염증만으로도 발생할 수 있다. 눈 감염의 증상은 눈의 충혈red eye, 눈꺼풀의 팽창swollen eyelid, 각막의 혼탁clouded cornea과 같은 눈 감염의 가장 초기 증상을 유발한다. 눈의 가장 심각한 감염은 실명과 때때로 심지어 죽음까지도 유발할 수 있다. 감염에 의해 유발되는 실명 또는 시력의 상실은 여러 요인에 의해 발생하고, 각막과 망막 사이의 어떤 구조에도 영향을 미치게 된다.

12.2 진 단

학습목표

학습자는
- 급성 염증성 충혈된 눈의 원인을 인지해야 한다.
- 눈의 다양한 구조의 감염의 양상을 알아야 한다.
- 적절한 검사법과 이러한 검사법의 제한점을 이해해야 한다.

임상적 양상

눈의 감염의 가장 명백한 증상은 눈의 충혈이지만 모든 눈의 충혈이 감염을 의미하지는 않는다. 모든 눈의 감염은 눈 충혈을 유발하지 않는다. 만약 결막상피의 혈관 감염에 의해 충혈이 유발되었다면, 부분적으로는 눈의 말초부위로 확장된 경우라도 결막염의 결과이기 쉽다. 그러나 오직 홍채를 둘러싼 혈관 주위의 충혈은 각막염, 포도막염 또는 녹내장과 같은 비감염상태의 결과일 수도 있다. 급성 염증은 대개 눈으로부터 흘러나온 염증성 분비물의 결과이다. 만약, 이것이 굉장히 많고, 많은 호중구를 포함한다면 이것은 하룻밤 동안 건조되었을 때 눈썹과 함께 들러붙게 될 것이다. 결막상피의 염증은 더 가동성 있는 공막sclera 위층을 두껍게 만들다. 눈썹의 표면 내부 위에 유두상돌기papillae 또는 소낭follicle이라고 불리우는 무혈관 조직 속으로 분출된다. 각막감염에서 각막은 흐릿한 형상을 가져오고, 이는 표면 내부의 염증성 세포에 의해서 유발된다. 눈의 전방의 염증은 초승달 모양crescent-shaped 기관의 고름집(농양)을 유발하고, 전방고름hypopyon이라고 불린다.

다른 특징은 열과 목 림프절의 비대, 눈 외상, 눈꺼풀의 부종이나 기타 병리소견, 안구돌출증proptosis(눈확부위로부터의 돌출)과 눈의 운동의 제한(눈근육 마비opthalmoplegia)을 찾을 수 있다. 마지막으로 검안경검사fundoscopic examination는 감염의 더욱 깊은 징후를 드러낼 것이다.

검사실 검사

미생물에 의한 눈 감염의 원인을 실험실에서 확진하기는 어렵다. 결막염에서조차 화농성의 삼출물로부터 유리되는 유기체가 반드시 감염을 일으키지 않는다. 그들은 안면 피부 공식물일 수 있고, 까다로운fastidious 박테리아 종류 또는 세포내 기생체oligate intracellular ogranism일 수도 있다.

전체 진단적 정밀검사는 Gram, Giemsa, Periodic acid-Schiff(PAS), silver stains를 이용하는 현미경검사를 위한 면봉법을 포함한다; 호기성과 까다로운 박테리아, 바이러스, 곰팡이를 배양하고 더 많은 특수검사를 한다.

진료할 때 더 작은 범위의 검사는 대개 역학의 기초와 임상적인 특징으로 선택되어지고, 결과에 따른 범위를 고려하는 것은 조건의 조절에 영향을 미친다. 그러므로 바이러스성 결막염의 경우에서처럼 특별한 실험실 검사에 의해 확인되지 않을 수 있다. 왜냐하면, 그 상태는 자기제어 방식이고 특별한 화학치료를 요구하지 않기 때문이다. 그러나 전방 또는 후방 액체의 표본은 안과의 외과의사에 의해 검체가 채취되나, 다시 얻을 수 없는 검체표본은 진단을 위해서 테스트가 전체적인 범위에서 이루어져야 하며 따라서 상당한 시간이 걸리게 된다.

12.3 관 리

학습목표

학습자는

- 항균제를 투여 시 적절한 경로를 알아야 한다.
- 고도로 정제된 항균제high-purity antibiotic 투여를 이해하여야 한다.
- 적절한 치료의 중요성을 알아야 한다.
- 눈 상해 시 예방약의 필요성을 이해하여야 한다.

화학요법

눈의 결막과 전방의 감염은 국소적으로 적용되는 항균제로 쉽게 접근할 수 있다. 그러므로 이 감염은 점안 약 또는 연고를 바를 수 있다. 어른을 위해 선택된 점안 약은 결막상피 위의 눈물 막에서 확산된다. 아이들의 점안약은 눈물에 의해 씻겨 나갈 수 있기 때문에 연고를 사용한다. 심지어 심한 감염은, 예를 들어 12시간마다 항균성 물질을 투여해야만 치료될 수 있다. 후방과 포도막의 감염은 국소부위에 약을 바를 수 없다. 그러나 급성 염증이 아니라면, 정맥 내에 투여할 때 대부분의 약물은 눈의 염증을 치료할 수 있을 만큼의 약물이 염증부위에 도달하지 못한다. 따라서 부족한 약물을 대개 결막하 또는 유리체강 내의 약제로 보충한다. 유리체절제술은 진단과 치료가 목적이며 적절한 시간에 첫번째 약물투여가 유리체에 투여되어야 한다. 유리체 내에 투여될 수 있는 항생제는 특별하게 고도로 정제된 물질로 제한될 수 있다. 눈 구조에 근접한 기관의 감염은 눈 주위에 국소 항생물질을 바를 수 없지만 적당한 정맥 내의 항생제로 대응할 수 있다. 심각한 눈 감염에서 적절한 약물로 즉시 치료해 준다면 실명이나 시력감소를 야기하지 않는다. 화학요법을 시작하게 전에 진단상의 만족스런 표본을 얻기 위한 시도가 이루어져야 한다. 그러나 그것은 특별한 미생물 진단 없이, 때때로 실험실 단서 없이도 치료를 시작할 필요가 있다. 안과수술 시 또는 환자마다 정해진 항균제 처방을 함으로써 병원체의 실험실 확인 없이도 치료적인 접근을 하게 된다.

예 방

사소한 외상이나 안과수술은 눈감염의 원인이 된다. 사

고나 위급상태에 의한 각막찰과상은 외부물질에 대한 검사를 일반적으로 수행한다. 국소적 항생제로 치료하고, 감각상실 부분이 다 없어지는 효과가 날 때까지 안대로 덮어준다. 안과수술은 이물질이 없이 깨끗한 상태가 될 때까지 시행되고, 이식 물질은 무균상태여야 한다.

12.4 질병과 증후군

학습목표

학습자는
- 눈과 주변 기관의 주요 감염을 알아야 한다.
- 눈과 주변 기관의 주요 감염 발생요인을 알아야 한다.
- 눈과 주변 기관의 주요 임상치료의 기초를 알아야 한다.

눈과 관련된 주요 감염들은 아래 표 19에 나타났다.

결막염conjunctivitis

결막염은 진료에서 가장 흔한 눈 감염이고 일반진료에서 보통 다루어진다. 박테리아 바이러스나 종종 곰팡이류에 의해서도 유발될 수 있다. 결막염이 되기 위한 가장 중요한 차이는 자기제한 바이러스성 결막염self-limiting viral conjunctivitis과 항생제 치료가 요구되는 박테리아성 감염에 있다. 결막염에 이환된 눈은 이완된 상피혈관 때문에 보통 빨개진다. 이들은 눈의 주변부위로 확대된다. 바이러스성 결막염은 일반적으로 적당한 고름이 동반되고, 이와는 다르게 박테리아성 감염에서는 두드러진 호중구 고름이 발견된다. 발목뼈tarsal 표면 여포follicles는 바이러스성 결막염의 특징이고, 반면에 종기나 유두, 여드름 같은 것은 주로 박테리아 감염에서 발생한다.

만약 여포가 몇 주 더 지속된다면 *Chlamydia trachomatis*에 의해 유발된 봉입체결막염inclusion conjunctivits이 고려된다.

바이러스성 결막염Viral conjunctivitis

대부분 개발도상국에서 가장 흔한 결막염의 바이러스 병원체는 아데노바이러스adenovirus이다. 이 바이러스는 인후염을 동반한다(인두결막염). 또는 성인들에게 귀바퀴 앞 림프절 장애와 함께 각막결막염을 유발한다. 안과기구를 사용하는 의료진에 의한 전달에 의해 유발되는 유행병들은 계속 보고되고 있다. 많은 다른 바이러스들은 결막염의 원인으로써 영향을 주고 있다.

박테리아 감염Bacterial infection

*Staphylococcus aureus*는 결막염의 가장 흔한 원인이다. 아이들에서의 *Haemophilus influenzae*와 *Neisseria gonorrhoeae*와 신생아에서의 Chlamydia 또한 결막염을 유발한다. *H. influenzae*와 다른 *Haemophilus aegypti* 또한 감염을 유발한다. 어떤 *H. influenzae* 계통은 잠재적으로 치명적인 결막염과 관련된 질병(브라질출혈열Brazilian haemorrhagic fever)과 연관되어 왔다. *Moraxella*

표 19. 눈과 주변 기관의 감염

감 염	발 생	특 징
결막염Conjunctivitis	흔함	결막상피conjunctival epithelium의 감염
각막염Keratitis	흔함	각막의 감염
내안구염Endophthalmitis	흔하지 않음	후방posterior chamber과 포도막uveal tract의 감염: 보통 안구 내의 감염에 유발
안와 봉와직염Orbital cellulitis	흔하지 않음	눈 주위조직의 감염

표 20. 결막염의 원인들

감염을 일으키는 병원체	유 행
바이러스	흔함, 자기 한정성self-limiting
황색포도알균*Staphlococcus aureus*	흔함, 화농성
임균*Neiseria gonorrhoeae*	신생아Neonate
트라코마 클라미디아*Chlamydia trachomatis*	신생아, 개발도상국에서는 심각함
헤모필루스 인플루엔자*Haemohilus influenzae*	아동Children
결막염호혐균*Moraxella lacunate*	드뭄

*lacunata*는 눈꺼풀 구석에서 때때로 아토피성 피부염과 연관된 결막염을 유발하는 작은 그람음성 짧은막대균이다.

과립성 결막염trachoma

*Chlamydia trachomatis*는 세계적으로 감염으로 인한 실명을 유발하는 가장 흔한 원인균이다. 혈청형 A~C는 과립형 결막염과 연관이 있는데, 심한 봉합체결막염은 전 세계 빈곤지역에서 발견되고, 무생물이나 날아다니는 곤충들에 의해 전파된다. 이 균은 결막상피의 심한 만성 염증을 유발하는 절대기생 세포내 세균이다. 이것은 결막과 각막찰상을 유발하는 속눈썹을 잡아당기면서 눈꺼풀을 비튼다. 이러한 상처는 눈물 분비와 배출을 방해한다.

봉합체결막염inclusion conjunctivitis

봉합체결막염은 *C. trachomatis* 혈청형 D~K에 의해 유발되는 가벼운 질병이고, 성접촉에 의해 전파된다. 여포 봉합체는 바이러스 감염에 의해 파멸되지만 4주 이상 지속된다. 진단은 alginate swab이나 백금주걱platinum spatula으로 결막세포에 세균을 채집함으로써 얻어진다. 실험실 확인은 세포 단일 층의 배양에 의해 되는데, 직접적인 면역형광이나 상피세포의 Giemsa stain에 의해 이루어진다.

치 료

박테리아 결막염의 치료는 국소 항생제 점적으로 가능하다. 네오마이신neomycin, 바시트라신bacitracin, 클로람페니콜chloramphenicol과 같은 항생물질을 포함하여 다양한 약제가 이용 가능하다. 만약 *N. gonorrhoeae* 감염이 의심된다면 환자에게 근육 내의 프로카인페니실린이나 구강으로 아목시실린amoxicillin과 프로베니신probenicin을 투여해야 한다.

Chlamydia 감염은 구강으로 테트라사이클린tetracycline에 의해 치료될 수 있지만 임신한 여자와 아이들은 구강용 에리스로마이신erythromycin으로 치료될 수 있다. 국소항생제는 치료반응을 향상시키지는 않는다. 결막염 동안 눈을 감게 되면 괴사를 누르는 압력이 증가될 수 있기 때문에 주의해야 한다. 환자들은 눈에 영향을 미치는 접촉이나 수건 공유를 피하는 것을 포함하여 개인위생에 특별한 관리를 취할 수 있도록 관리되어야 한다.

각막염keratitis

각막염은 각막의 염증이다. 각막감염을 가진 환자들은 침범된 눈이 시력을 잃을 수도 있으므로 위험하다. 감염은 세균, 진균류, 바이러스들과 아주 드물게 원생동물에 의해서도 야기된다. 박테리아의 각막염은 *Streptococcus pneumoniae, Pseudomonas aeruginosa*, Staphylococci와 다른 세균에 의해 발생한다. 박테리아의 효소들은 각막의 가장 두꺼운 부분을 감소시키고 각막의 천공을 유발할 수도 있다. 이것들은 눈에 고통을 주고, 눈물 형성과 광선공포증photophobia을 증가시킨다. 각막이 반투명하게 상실될 것이며, 각막의 세극등검사slit lamp examnation 가시성이 떨어질 것이다. 만약 심각한 고름 형성이 발생된다면, 이것은 상방의 전방축농 부위에서 주로 수집한다. Pseudomonas 감염은 소프트 콘택트 렌즈의 사용과 관련이 있다. 각막염을 일으키는 대부분의 바이러스들은 단순포진바이러스herpes simplex virus이다. 성인에게서, 각막의 헤르페스(포진) 감염은 초기 감염으로부터 잠복 중이었던 바이러스의 재활성화의 결과이다. 이것은 각막의 모든 층에 영향을 미치고 종종 분지('가지돌기dendritic)의 궤양을 일으킨다. 진균의 각막염은 흙 또는 채소 그리고 좀더 일반적으로 덥고, 습기 있는 기후에 접촉한 후에 발생한다. 좀더 일반적으로 분리되는 진균류는 *Fusarium* spp.같은 실모양의 종류species이다. 그러나 효모(*Candida* spp. 등)들도 가끔 발견된다. Varicella-zoster 바이러스 또한 각막염의 재활성화를 야기할 수 있다.

치 료

각막염을 가지고 있는 환자들은 현미경검사, 배양 그리고 어쩌면 생검을 포함한 완전한 진단상의 정밀검사를 위해 전문의에게 보내지기도 한다. 세균의 각막염의 치료는 각막 천공을 피하기 위해 진단 직후 즉시 시작되어야 한다. 항생물질은 고농축 물방울의 형태로 주어질 수 있고, 24시간 연속으로 매 15~30분마다 주어져야 하고, 헤르페스 각막염은 아시클로비어acyclovir 점적 약제와 함께 치료할 수 있다.

안구내염endophthalmitis

안구내염은 포도막 또는 후방, 일반적으로 안구 내 감염에 의한 염증이다. 이것은 보통 처음부터 생겨나며 결막 또는 눈확(안와)orbital감염의 결과는 아니다. *Bacillus cereus*는 각막 외상에 따른 일반적인 박테리아의 원인이 되며, Staphylococci, Streptococci, *Pseudomonas* spp. 그리고 *H. influenzae*를 포함하는 다른 박테리아 종과 관련된다. 백내장 수술, 렌즈 삽입, *Traphylococcus epider-*

*midis*와 혐기성 생물인 *Propionibact erium acnes*는 일반적인 원인 세균이다. 진균의 안구내염은 좀더 일반화되고 있으며, 아마도 혈관내관삽입술 또는 비경구적 영양요법과 같은 혈액매개 감염의 결과이다. 그 결과, 이런 사례에서는 높은 비율의 양성 혈액배양 결과를 갖게 된다.

진 단

맥락망막염과 같은 포도막 감염은 임상에서 단독으로 다른 후방 감염과 구별하기가 어렵다. 임상적 증상은 전방의 감염보다 덜 나타나며, 다양한 광범위 유기체가 포도막 감염을 유발할 수 있다. 여기에서 두 가지의 특별한 상황이 두드러지는데 첫째는, 자궁 내의 감염과 같이 맥락망막염을 결과로 하는 *Toxoplasma gondii* 감염이고, 둘째는 거대세포바이러스cytomegalovirus 감염이다. 거대세포바이러스 망막염은 특히 사람면역결핍바이러스 질병과 같은 면역손상의 특별한 문제를 가져온다. 눈의 진단상 검사물 수집은 수술적 절차가 가장 효과적이다. 유리체 내의 항생물질은 같은 시간에 투여될 수 있다.

치 료

항균제의 선택은 역학적 특성과 가장 일반적인 미생물 병원체에 의해서 선택되어진다. 그러나 추정에 근거한 치료는 종종 이전에 알려진 검사실 검사의 결과로 평가되었던 몇몇 항균물질의 조합적 치료이다.

안와봉와직염orbital cellulitis

안와봉와직염은 눈주위 연조직의 감염이다. 이것은 박테리아와 진균류 등의 다양한 원인에 의해 야기된다. 가장 보편적인 것으로 *S. aureus*과 *H. influenzae*가 있는데 *H. influenzae*는 아이들에게 가장 흔하다. 그러한 상태는 눈 주위 공동의 감염에 따라 거의 대부분 발생하지만, 아마도 외상에 따른 합병증이나 원위부의 감염에 의해서도 발생한다.

안와봉와직염은 국소적 염증에서 연조직염, 골막하 고름집subperiosteal abscess, 그리고 최종적으로 해면정맥동 혈전증cavernous sinus thrombosis까지 뚜렷한 시기를 거치게 된다. 눈은 안와에서 돌출되며, 눈근육이 마비되어 움직일 수 없게 되고 눈꺼풀에 종창이 발생하며 그곳에 열이 나게 된다. 감염은 악화하며 만약 치료하지 않게 되면 높은 사망률을 갖는다. 진단상의 검사물 수집은 불확실하며, 치료는 종종 기초 가정presumptive basis에 근거하여 시작된다. 성인에게서 Staphylococci에 저항하는 페니실린 내성 β-lactam이 종종 사용되고, 그리고 아이들에게서는 *H. influenzae*에 효과적으로 대항한다고 알려진 약품이 쓰이게 된다.

12.5 미생물

상자 7은 제12장에서 언급한 미생물의 목록이다. 자세한 내용은 제시한 쪽을 참고하면 된다.

상자 7. 눈과 주변기관의 감염균

세균	쪽
황색포도알균*Staphylococcus aureus*	235-236
피부포도알균*Staphylococcus epidermidis*	235, 236
폐렴사슬알균*Streptococcus pneumoniae*	238
녹농균*Pseudomonas aeruginosa*	243
인플루엔자균*Haemophilus influenzae*	245
헤모필리우스 아이깁티*Haemophilus aegypticus*	245
모라크셀라 라쿠나타*Moraxella lacunata*	139-140
임질균*Neisseria gonorrhoeae*	247
클라미디아 트라코마티스*Chlamydia trachomatis*	249-250
프로피오니박테륨 아크네스*Proponibacterium acnes*	–
바실러스 세레우스*Bacillus cereus*	239

곰팡이	쪽
칸디다속*Candida* spp.	267
푸사륨속*Fusarium* spp.	268
바이러스	
단순포진바이러스Herpes simplex virus	253-254
대상포진바이러스Varicella-zoster virus	254
아데노바이러스Adenoviruses	253
사이토메갈로바이러스Cytomegalovirus	253-254
기생체	
톡소포자충*Toxoplasma gondii*	260
가시아메바종*Acanthamoeba* spp.	261

관련문항 짝짓기

1. 11세 초등학생으로 분홍색의 결막과 눈에서 화농성의 분비물이 흐르고 있다.
2. 17세 학생으로 열과 함께 오른쪽 눈이 눈꺼풀까지 부어 있고, 안구가 돌출되어 있다.
3. 22세 여성으로 미약한 결막염으로 검판연골 결막의 낭포성 부종을 동반하고 있다.
4. 34세 여성으로 안통과 세극등으로 관찰 시 결체성 각막궤양이 보인다.
5. 41세 남성으로 각막을 긁힌 것으로 인하여 2일간의 좌안통증이 있다. 자세히 관찰 시 홍채 주변이 충혈되어 있다.

위의 사례를 보고 원인이 될 수 있는 가장 적절한 문항을 선택하시오. 정답은 한 개만 선택할 수 있다.

A. *Bacillus cereus*
B. *Candida albicans*
C. *Chlamydia trachomatis*
D. Herpes simlpex virus
E. *Moraxella catarrhalis*
F. *Staphylococcus aureus*

사례문제

42세 택시 운전기사는 백내장으로 플라스틱 렌즈를 인공적으로 삽입하는 수술을 받은 후 좌안이 보이지 않는다. 수술은 정상적이었으며 입원부터 퇴원기간도 정상이었다. 1주 후 좌안의 분비물과 발적으로 재입원하였다. 자세히 관찰한 결과 누낭의 아래쪽에 고름이 모여 있었고, 결막의 혼탁과 각막 침전물이 있었다. 재수술과 함께 항생제가 투여되었으나 감염이 진행되었고, 결국 좌안이 적출되었다.

1. 이 남자의 상태를 무엇이라고 하는가?
2. 감염 원인균은?
3. 고름이 모인 것을 무엇이라고 하는가?
4. 어떤 수술이 수행되었나?
5. 치료가 성공하지 못한 이유는?

자료해석

안과치료를 받는 3명의 환자의 눈에서 나간 도말검사 결과이다.
배양된 세균 없음
Adenovirus가 분리됨

1. 이 결과를 보고 환자가 내원한 이유는?
2. 이러한 환자들 사이에서 어떠한 연관관계가 있는가?
3. 그러한 연관관계는 어떤 식으로 세워질 수 있는가?
4. 그 기관에 제시할 수 있는 관리방법은?

객관적 틀에 의한 임상점검

74세 여성으로 백내장 제거 후 렌즈삽입 시술을 받고 3주 후부터 좌안의 통증이 있다. 분비물, 반상출혈은 없으며, 전방도 깨끗하다. 세극등으로 관찰 시 초자체 혼탁이 보였다. 초자체 제거술이 수행되었고, 조직은 검사실로 발송되었고, 항생제 치료가 시작되었다.

1. 이러한 특성이 수술 후 안와봉와직염 진단을 제시할 수 있는가?
2. 이것이 안와봉와직염인가?
3. 미생물 검사결과로 진단을 확정지을 수 있는가?
4. 이러한 감염은 항생제 정맥투여가 최선의 치료방법인가?

짧은 답 문제

1. 눈의 감염이 시력을 어떻게 손상시키는가?
2. 결체성과 유두성 결막염을 구분하는데 도움을 주는 미생물학적인 방법으로는 어떠한 것이 있는가?

구두시험

눈 감염의 항생제 치료 시 문제점은?

관련문항 짝짓기

1. F:
합병증 없이 화농성 분비물을 만들어내는 가장 보편적인 결막염 원인체는 *Staphylococcus aureus*이다. 여기에 나열되어 있는 다른 원인체는 분비물이 적은 결체성 결막염과 검판연골 결막의 낭포성 부종을 동반한다.

2. F:
서술된 증상은 안구주위 피부염이다. *Staphylococcus aureus*가 일반적 원인균으로 잠재적으로 생명을 위협하기도 한다. 아동의 경우는 *Haemophilus influenzae*가 원인균일 수 있다.

3. C:
Staphylococcus에 의한 감염은 검판연골 결막의 낭포성 부종을 동반하지 않는다. *Chlamydia trachomatis*가 원인균이다.

4. D:
결체성 각막궤양의 원인은 Herpes simplex virus이다.

5. A:
초기 상처로 인하여 전안구염이 진행된 것으로 *Bacillus cereus*가 원인균이다.

사례문제

1. 수술 후 내안구염이다.
2. 비록 주요 병원체는 *Propionibacterium acnes*, *Staphylococcus epidermidis*이나 발병이 느리고 천천히 진행한다. 빠른 발병은 *Staphylococcus aureus*나 Streptococcal에 의한 감염이다. 그러나 일부 곰팡이도 원인일 수 있다.
3. 전방축농
4. 수술은 삽인된 렌즈를 제거하였을 것이다. 초자체는 진단을 위해서, 항생제 치료는 동시에 진행되었을 것이다.
5. 감염이 너무 많이 진행되었다. 또는 항생제의 치료적인 혈중농도가 유지되지 못했거나, 처음 치료 시부터 혈중농도가 부적절하였을 것이다. 이 환자의 원인균은 *Fusarium* spp. 로 검사실에서 동정을 위한 잠복기가 너무 길었다.

자료해석

1. 아데노바이러스에 의한 결막염 발생은 지역사회의 집단감염 발생으로 흔하다. 그러나 그들이 안과병원에서 전염되었다는 증거는 없다.
2. 안과병원에서의 감염전파는 안압계와 같은 안과장비의 부적절한 소독으로 이루어질 수 있다.
3. 환자 명부를 요청하여 진료받은 의사가 누구인지, 안압계와 같은 눈점막에 접촉하는 기구를 함께 사용했는지 여부를 조사한다. 또한 장비 소독제의 종류나 소독과정도 평가한다.
4. 만약, 명부가 작성되었다면 문제가 되는 장비를 좀더 철저히 소독한다. 알코올을 표면소독제로 사용 시 아데노바이러스에는 효과적이지 않다.

객관적 틀에 의한 임상점검

1. 예.
2. 아니오. 깨끗한 결막과 전방은 후방에는 제한된 감염을 제시한다.
3. 예. 일부 기관에서는 검사실 전문의에게 미생물학적인 도말을 하도록 하고, 초자체액을 모아서 배지에 즉시 배양한다. 이것은 빨리 회복되거나 항생제에 손상을 받을 수 있기 때문이다.
4. 아니오. 최상의 치료는 정맥과 결막하부에 항생제를 병용하는 것이다. 후자의 방법은 후방까지 항생제가 도달하도록 도와준다.

짧은 답 문제

1. 특정한 감염이 자동적으로 손상시키거나 하나의 감염이 일련되게 손상을 주기도 한다.
2. 결체성과 유두성 결막염 구분은 결체성의 경우 바이러스나 chlamydial와 연관되고, 유두성은 세균과 관련된다.

구두시험

국소적이거나 전체적인 치료의 장점을 각각 논의해야 한다. 적절한 항생제의 제한적 치료는 문제점을 가지며, 생물학적인 가용성이 중요한 이슈이다. 상황에 따른 예를 보여주어야 한다.

장 13

뼈와 관절의 감염
Bone and joint infections

개 요

뼈와 관절의 감염은 비록 드물기는 하지만 중요하다. 왜냐하면 감염발생 시 심각한 불구나 사망을 초래하기 때문이다. 심각한 사망률을 피하고 싶다면 빠른 진단과 치료가 필수적이며 특수한 진단과 항생제 화학요법을 안내해야 한다.

13.1 발병기전

학습목표

학습자는
- 뼈와 관절에 어떻게 감염이 전파하는지 알아야 한다.
- 감염에 방어하기 위한 뼈의 제한된 능력을 인지해야 한다.

뼈와 관절은 정상적으로 무균의 상태이다. 감염을 일으키기 위해, 미생물은 처음 혈류를 경유하여 이 조직에 접근한다. 외상이나 수술하는 동안 직접적인 접종에 의하거나, 감염의 인접한 병터adjacent focus of infection로부터 퍼진 것에 의해서 미생물이 접근한다. 상대적으로 약한 포식세포 능력phogocytic capacity으로 뼈와 관절부위에서 감염이 발생되며, 피질의 뼈, 연골조직, 관절피막joint capsule은 모두 감염의 확산을 막는 방어벽의 역할을 한다. 그러나 전신순환(체순환)systemic circulation을 통해 원위부로부터의 확산된 미생물이 감염을 일으킬 수 있다.

13.2 진 단

학습목표

학습자는
- 뼈와 관절 감염의 특징을 알아야 한다.
- 진단적 미생물학 검사와 진단 및 추후 조사를 위한 영상 이미지를 이해해야 한다.

뼈와 관절 감염의 주요 특징은 국소 통증, 다른 염증의 증상과 기능상실이 있다. 열은 일반적으로 패혈증 발병을 의미한다. 영상기술imaging technique은 진단과 이러한 감염 이후에 수행하는 추적검사에 중요하다. 테크네튬 뼈 정밀검사technetum bone scan는 감염과정에서 초기에 골질의 염증 위치를 국소화하는데 도움을 줄 수 있다. 방사성 물질의 변화는 질병이 진행되면서 오랜 시간이 걸리고, 골질의 부식은 몇 주간 분명하지 않을 수도 있다.

비록 감염의 위치상 표본을 얻기에 실제적 어려움이 있더라도, 매번 진단상의 미생물학 표본을 얻기 위하여 적절한 시도를 하는 것은 중요하다. 필요하다면, 정형외과 수술 또는 류마티스학적으로 골막 아래의 고름, 뼈 또는 윤활액을 채취할 수 있도록 도움을 주어야 한다. 환자가 열이 있다면 혈액 배양검사가 포함되어야 한다. 항생물질의 선택은 현미경검사의 결과와 이 표본들의 배양에 크게 의존한다.

13.3 질병과 증후군

학습목표

학습자는
- 뼈와 관절의 주요 감염을 알아야 한다.
- 감염발생의 기여 요인을 알아야 한다.
- 임상적 치료원칙을 알아야 한다.

뼈와 관절의 질병에는 골수염osteomyelitis, 감염성 관절염septic arthritis, 반응성 관절염reactive arthritis이 있다. 골수염은 뼈와 골수의 근접한 부분의 염증이 보통 긴뼈(장골)long bone의 한쪽에 위치하는 특징이 있다. 감염성 관절염은 감염에 의해 관절에 급성 염증반응이 나타나는 것이고 반응성 관절염은 이전의 세균 감염에 따라 관절에 생기는 염증반응이다.

골수염osteomyelitis

골수염은 뼈와 골수에 인접한 부분의 염증이고, 보통 장골의 한 부분에 위치한다. 급성 상태는 처음 감염이 된 것이고, 만약 최소한 한 단계의 적절한 항생제 요법이 수행된 후에도 발생한다면 만성 상태이다.

골수염은 또한 발병기전에 따라 아래와 같이 분류된다.

- 혈행성 골수염haematogenous
- 접촉에 의해 퍼진 골수염contiguous spread
- 말초혈관 질환peripheral vascular disease에 따른 골수염
- 인공보철물prosthetic device로 인한 골수염

혈행성 골수염haematogenous osteomyelitis. 혈행성 골수염은 감염사례 중 대부분의 원인을 차지한다. 그러나 최근에 다른 유형들의 중요성의 증가로 인해 혈행성 골수염으로 인한 것은 현저하게 줄어들었다. 혈액에 의한 골수염의 유형은 일반적으로 아이들에게 가장 큰 영향을 끼치고, 원발성 손상은 항상 넙다리뼈(대퇴골)femur, 정강뼈(경골)tibia, 위팔뼈(상완골)humerus의 뼈몸통끝(골간단)metaphysis에 발생한다. 이러한 상태를 불러일으키는 대부분의 주된 균종은 *Staphylococcus aureus*지만, 학령전 아동의 집단과 특히 예방접종을 하지 않은 인구에서는 대부분 *Haemophilus influenzae*가 원인 세균이다. 정맥주입 약물의 남용에서 그람음성 막대균(Enterobacteriaceae), 또는 효모가 분리되고, 엉치엉덩관절(천장관절)같은 부위에 자리잡아 여러 부위에 감염을 가지게 할 수 있다. Mycobacteria(*M. tuberculosis*)는 척추흉극thoracic spine과 같은 흔하지 않은 부위에서 골수염을 일으킬 수 있다. 척추흉극은 아마도 척추 쇠약이 따를 것이다(볼록하게 돌출gibbus되거나 곱추hunchback를 야기한다).

아이들은 특히 연골성 성장판cartilaginous growth plate의 발달 때문에 긴뼈(장골)의 뼈몸통끝에 감염을 나타내는 경향이 있다. 유아기 이후에는 성장판 부위에 혈관의 문합anastomoses이 없다. 혈액의 공급은 성장판에 가까운 곳에서 가져온다. 성장판 주위에 조밀하게 구부러진 모세혈관 공동의 그물network에서 혈액이 느리게 흐른다. 이 혈관에서의 식균작용은 좋지 않고 작은 외상은 쉽게 일어난다. 골수염은 종종 관절에 근접한 곳에서 국소적인 외상이 일어난다.

아이들에서 급성 염증반응에 따르는 고름의 축적은 뼈막을 제거하고, 새로운 주변의 뼈 형성을 일으킨다. 이러한 주위의 뼈를 피막, 포피involucrum라 부른다(그림 14).

성인에서 뼈막은 뼈에 더 단단하게 묶이고 쉽게 제거되지 않는다. 대신에, 감염은 Haversian과 Volkmann 관 시스템을 경유해서 확산된다. 혈관에서 등압은 뼈의 순환을 악화시키고 결국에는 뼈 분절의 죽음을 일으킨다. 이러한 분절은(sequestrum, 부골편) 치료 실패와 항생제 활동이 세균을 적절히 치료하지 못하여 만성 골수염으

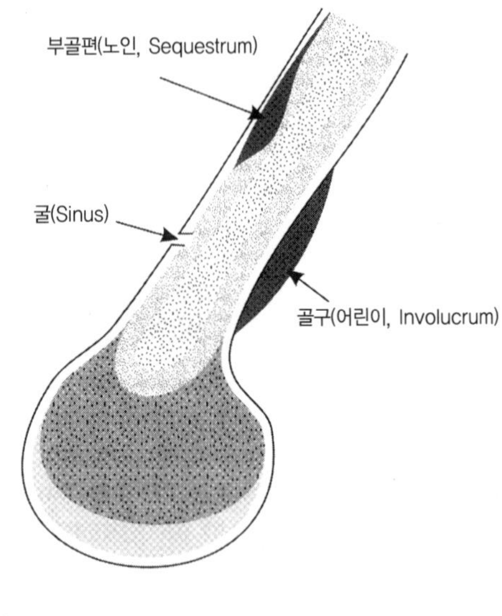

그림. 14 긴뼈(장골)의 골수염

표 21. 뼈와 관절 감염

감염	특징
골수염Osteomyelitis	뼈와 골수에 인접한 부분의 염증, 보통 긴뼈(장골)의 한 부분에 위치
감염성 관절염Septic arthritis	감염에 의한 관절의 급성 염증
반응성 관절염Reactive arthritis	이전 감염에 의해 재 발생한 관절의 염증

로 발전하는데 기여할 것이다. 도관sinus은 고름이 깨진 뼈를 통해서 배출되고 아주 연한 조직을 통과해서 통로를 만들 때 형성된다.

접촉에 의해 퍼진 골수염contiguous spread osteomyelitis. 인접한 조직의 감염으로부터 세균이 퍼지는 것을 접촉에 의해 퍼진 골수염이라 부른다. 게다가 긴뼈는 감염의 일반적인 부위이다. 다른 부위는 머리손상이 있는 머리뼈(두개골)의 입천장(구개), 욕창성 궤양이 있는 엉치뼈(천골)나 큰돌기(대전자), 심장수술 후에 복장뼈(흉골)와 같은 것이 포함된다. 그람음성 막대균, 무산소성 박테리아, 다른 종들은 혈행성 골수염보다 더 일반적으로 분리된다.

말초혈관 질환에 따른 골수염peripheral vascular disease associated osteomyelitis. 말초혈관 질환과 관련된 골수염은 발가락에 영향을 끼치고, 일반적으로 streptococci와 무산소균(혐기성균)에 의해 야기된다. 이것은 특히 당뇨병에서 일반적이다.

인공보철물로 인한 골수염prosthesis associated osteomyelitis. 골수염은 보철관절과 다른 정형외과 임플란트와 관련하여 빈번하게 증가하는 것으로 알려져 있다. 수술 중 오염에 의한 것이거나 혈액의 확산에 의해 일어난 감염은 수술 후의 기간에 일어난다. 수술 중 오염에 의한 감염은 더 공격적인 감염이고, staphylococci와 환자나 외과의사 피부에 정상 균무리는 전형적인 세균에 의해 감염을 일으킨다. 감염된 보철 관절은 주변의 뼈와 결합하지 않을지도 모른다. 수술 후의 보철술과 관련된 골수염에서 감염은 일반적으로 더 잠재적이고, 아마도 관절이 불편함으로써 감염을 알 수 있을 것이다. 원인이 되는 미생물은 coagulase-negative staphylococci, streptococci, corynebacteria와 같은 세균이다.

진 단

급성 골수염에서 증상은 언제나 감염의 발병 후에 곧 경험되고 국소통증, 열, 민감함, 인접한 관절의 부동성immobility of the adjacent joint을 포함한다. 모든 치료의 시도는 항생제 치료 시작 전 배양을 위해 고름과 뼈와 말초의 혈액을 얻는 것이 필요하다. 고름의 침습적 흡인은 일부 경우에 가능할 것이다. 감염된 관절 교체를 한 환자로부터 상처의 삼출물을 면봉으로 닦아내는 것은 유용성이 적다. X-ray는 질병의 초기 단계에 진단 이용에 제한되지만 테크네튬 스캔technetium scan은 감염의 위치를 정확하게 나타낼 것이다.

만성 골수염은 이전에 진단된 급성 골수염의 병력이나 성공적이지 못했던 항생제 치료력이 있을 수 있다. 또한 거기에 환자의 나이, 혈관의 질환 또는 외상과 같은 관련된 역학적인 단서가 있을 것이다. 방사선 변화는 질병의 장기간의 진행 때문에 만성 골수염에서 더 뚜렷하다.

치 료

급성 골수염에 기초한 치료는 거의 *S. aureus*에 대항하는 것이 사용된다. 지금은 더 흔한 원인균이 되는 다른 세균에 대한 치료를 포함한 높은 수준의 항생제 치료에 근거한 선택이 필요하다. 치료는 staphylococci와 *H. influenzae*(예. flucloxacillin, ampicillin)에 대항하는 것이 지시되어야 한다. Antistaphylococcal 병원체 자체는 어린이와 대부분의 성인에게 적당한 치료일 것이다. 그러나 치료는 그람 염색과 배양의 결과에 따라 변경되어야 한다. 접촉에 의한 확산, 말초혈관질환, 정형외과의 보철술 도구 등으로부터 일어난 골수염에서 적당한 치료를 명기하기가 어렵다. 왜냐하면 병인체가 매우 많이 변이되기 때문이다. 그람음성세균에 의한 골수염은 종종 항생제 치료에 둔감하다. 급성 골수염에서 최초의 치료는 정맥을 통해 행해져야 한다. 그러나 switch나 입에 병원체가 있을 때 부적합하다. 치료는 몇 주 동안 지속되어야 한다. 그리고 오랜 기간 X-ray 촬영 반복을 포함한다. 만성 골수염에서의 치료는 해결하기 어렵다. 장기간의 치료 때문에 치료를 시작하기 전에 배양을 위한 알맞은 표본을 얻는 것이 특히 중요하다. 항생제는 원인 병원체에 대항하는 활동력이 알려진 것과 뼈와 조직에 좋은 침투력을 가진 것으로 선택해야 한다(예. clindamycin-그람양성세균, ciprofloxacin-그람음성세균). Seqeustra와 sinus tacks는 성공적인 치료 향상을 위해 외과적인 제거가 필요하다.

감염성 관절염septic arthritis

감염성 관절염은 관절의 급성 염증이다. 그리고 보통 무게가 실리는 단일 관절single load-bearing joint에서 발생한다. 관절이 감염된 경우 뜨겁고, 붓고, 통증을 느낀다. 그리고 종종 관절운동이 제한된다. 소수의 환자들은 열이 발생하기도 한다. 몇몇 비 감염상태는 모방 감염성 관절염일지도 모른다. 이것은 통풍gout, 가성 통풍pseudogout, 그리고 류마티스관절염rheumatoid arthritis을 포함한다. 감염은 이러한 상태들과 중첩된다. 그리고 염증성 관절질환을 가진 환자들 또한 감염의 위험성이 증가된다.

감염성 관절염은 보통 혈행매개 세균blood-borne bacteria

제13장

에 의해 발생되지만 때때로 접촉성 전파로 발생된다. 바이러스나 곰팡이가 원일일 수 있다. 관절염은 전형적으로 가볍고, 기간이 짧으며, 관절기능에 주요한 손상이 없는 볼거리나 풍진 동안에 발생한다. 이것은 또한 하나의 관절보다 더 많은 관절에 침범할 수 있다. 임상학적으로 유사한 관절염은 면역복합체immune complex 퇴적deposition의 결과로써 간염 발병동안 발생할 수 있다. 곰팡이에 의한 감염성 관절염은 *Candida albicans*, *Sporothrix schenckii* 그리고 다른 희귀종이 속한다. 세균 종에 의한 감염성 관절염은 환자의 연령에 따라 바뀐다. 대부분의 공통적인 종은 총제적으로 *S. aureus*이고 이것은 특히 류마티스관절염과 같은 이전부터 관절 관련 질환이 있었던 환자에게 특히 일반적이다. *Neisseria gonorrhoeae*는 성욕이 왕성한 젊은 어른, 특히 월경이나 임신기간 중인 여성에게서 가장 큰 일반적인 원인이다. *H. influenzae*는 종종 학령전기 아동과 인공관절을 가지고 있는 군집과 관계된다. Mycobacteria는 개발도상국가나 결핵이 토착화된 다른 지역을 제외한다면 드물게 감염성 관절염의 원인이 된다.

진단

관절액은 치료를 위한 현미경검사와 배양을 위해 뽑아내야 한다. 게다가 현미경검사는 통풍과 가상통풍을 제외하기 위한 수단으로서 요구되어야 한다. 그람염색의 결과는 화학적 치료 선택의 근거가 되는 것을 확인해준다. 관절은 성공적인 치료의 전망을 높이기 위하여 가능한 완전히 뽑아내야 한다. 인공관절의 감염은 인공기관 감염의 근절은 보장하기 위해 제거가 요구된다.

화학적 치료

추정에 바탕을 둔 치료presumptive treatment는 대부분 원인 병원균으로부터 확고해진다. 항포도알균Antistaphylococcal agent 약물(예. flucloxacillin)은 대부분의 그룹에 유용하다. 하지만 학령전기 아동은 *H. influenzae*에 대항하는 효과적인 약물 또한 같이 주어야 하고, 젊은 성인 특히 월경 중인 여성에게는 benzylpenicillin을 투여해야 한다. 관절을 포함해서 침습적 절차를 시행할 때(예를 들어, 관절 내의 스테로이드 주사나 관절경검사를 할 때) 엄격한 무균술에 따라 간호하는 것은 감염성 관절염의 발병을 예방할 수 있다.

반응성 관절염reactive arthritis

반응성 관절염은 이전 세균 감염에 따라 관절에 생기는 염증반응이다. 관절염은 전염성이 없고, 대개는 자기 제한적이고, 몇 주에서 몇 달간 지속된다. *N. gonorrhoeae*, *Chlamydia trochomatis*, *Salmonella*, *Shigella*, *Campylobacter* 그리고 *Yersinia* spp.을 포함하는 반응관절염은 세균과 결합되어 있다. HLA-B27이 양성인 사람에게 반응성 관절염의 위험이 증가한다. 이 상태는 면역학적인 원인체immune aetiology를 가지고 있다고 생각되어진다.

13.4 미생물

상자 8은 제13장에서 언급한 미생물의 목록이다. 자세한 내용은 제시한 쪽을 참고하면 된다.

상자 8. 뼈와 관절 감염균

세균	쪽
황색포도알균*Staphylococcus aureus*	235-236
사슬알균Streptococci	236-238
녹농균*Pseudomonas aeruginosa*	243
임질균*Neisseria gonorrhoeae*	247
장내세균Enterobacteriaceae	241-243
결핵균Mycobacteria (incl. *M. tuberculosis*)	247-249
무산소균Anaerobic bacteria	238, 240-241, 246
장티푸스속*Salmonella* spp.	242
이질속*Shigella* spp.	242-243
캄필로박터속*Campylobacter* spp.	244-245
예르시니아속*Yersinia* spp.	243

곰팡이	쪽
칸디다속*Candida* spp.	267
스포로스릭스 스켄키*Sporothrix schenckii*	268

바이러스	
A형간염바이러스Hepatitis A virus	–
풍진바이러스Rubella virus	258
볼거리바이러스Mumps virus	256

관련문항 짝짓기

1. 25세 패스트푸드 식당 매니저로 갑자기 사지에 고통스러운 관절통, 안통, 손바닥과 발바닥에 박리성 발진이 생겼다. 최근 대변에 약간의 혈액과 고름이 섞인 설사를 한 번 본 적이 있다.
2. 34세 여성으로 화끈거리면서 부어오른 무릎관절과 열이 있고 최근 성 파트너가 바뀌었다. 관절액검사 시 의미있는 호중구가 있었지만 그람 염색에서 보이는 세균은 없었다.
3. 54세 여성으로 화끈거리면서 부어오른 무릎관절과 장기적으로 지속된 류마티스관절염의 병력이 있다.
4. 61세 남성으로 당뇨성 발궤양, 화끈거리면서 통증이 있는 발가락 말단, 영상에서는 발가락 작은 뼈가 눈에 보이게 퇴축되어 있었다.
5. 75세 여성으로 넙다리뼈(대퇴골)의 뼈목부위가 부러져서 생긴 조직과 뼈감염의 오랜 병력이 있다. 손상된 뼈 위의 공간에서 고름을 배액 중이다.

위의 사례를 보고 원인이 될 수 있는 가장 적절한 문항을 선택하시오. 정답은 한 개만 선택할 수 있다.

A. *Candida albicans*
B. *Campylobacter jejuni*
C. *Staphylococcus aureus*와 *Pseudomonas auruginosa* 혼합
D. *Mycobacterium tuberculosis*
E. *Neisseria gonorrhoea*
F. *Pseudomonas aeruginosa*
G. *Staphylococcus aureus*

사례문제

54세 여성으로 화끈거리고 아픈 오른쪽 무릎으로 입원하였다. 10년 이상 류마티스관절염으로 치료받았고, 최근 prednisone를 관절 속으로 주입하였다. 입원치 관절액을 뽑고 항생제를 치료하였다. 처음부터 혈액 배양검사는 실시되지 않았다. 치료적 항생제의 변경 없이 며칠 후 통증과 부기가 감소하였다.

1. 진단명은?
2. Prednisone 주입의 유의성을 설명하시오.
3. 관절액을 뽑은 이유는?
4. 혈액 배양검사가 실시되지 않은 이유는?
5. 처방의사는 어떤 항생제를 처음에 사용할지 어떻게 알게 되었나?

자료해석

29세 남성으로 1주일 전부터 손가락 말단과 손목의 통증으로 병원을 내원하였다. 3주 전 설사로 내원한 적이 있었고, 대변 배양검사는 다음과 같았다.

양상 : 액상
고름, 혈액 관찰되지 않음
Salmonella typhimurium 분리됨
Shigella, Campylobacter spp. 없음

1. 미생물 검사 결과로부터 볼 때 환자의 관절통을 설명해 보시오.
2. 이 환자에게 제외시켜야 하는 감염은?
3. 당신이 요구해야 되는 비 미생물학적인 검사방법은?
4. 항생제 치료가 필요한가?

객관적 틀에 의한 임상점검

68세 여성으로 6주 전 인공 보철물의 불편감으로 정형외과를 방문하여 전체 고관절치환술을 받았다. 나이에 비해 열도 없고 신체 상태도 양호하였다. 방사선 영상에서는 선택적 수술 후 기대할 수 있는 정도의 활동성의 변화만 보이고 있다. 고관절 부위에 약한 정도의 긴장감이 있고, 발적이나 부종은 없다. 말초 백혈구 수치는 정상이고 C-reactive protein은 25이다(정상범위 0~10).

1. 인공 보철물 감염에 의한 임상적 특징인가?
2. 만약 그렇다면 가장 가능성이 큰 감염원은 *Staphylococcus aureus*인가?
3. 이러한 단계에서 진단적인 영상이 잠재적인 임상치료에 도움을 주는가?
4. 마지막 결과를 볼 때 다시 관절성형술을 해야 된다고 보는가?

짧은 답 문제

1. 급성 골수염과 만성 골수염의 중요한 차이점은?
2. 골수염이 있는 경우 피막, 골저, 도관의 형성은?
3. 골수염이 있는 환자를 관리하기 위한 미생물학적인 접근방법은?

구두시험

골수염의 주요 원인균이 될 가능성이 적은 균으로 *Staphylococcus aureus*가 생각되는 이유는?

관련문항 짝짓기

1. B:

현재의 특징으로는 Reiter's syndrome으로 사료되며, campylobacter, salmonella, shigella, *Neisseria gonorrhoeae*, chlamydia 와 같은 세균에 의해 야기된 활동성 관절염증이 있다. 여기에 나열된 감염원 중 campylobacter가 관절염증과 최근 소화기 장염의 증상을 가장 잘 설명해 준다.

2. E:

패혈성 관절염의 특징으로 환자의 관절액에서 그람양성세균은 일반적으로 Staphylococci, streptococci가 보이고 그람음성세균은 그 숫자가 적다면 찾아내기가 어렵다. 최근 성 파트너의 변경으로 인한 열은 성병이나 gonococcal 관절염, gonococcal 감염으로 인한 합병증일 수 있다.

3. G:

Staphylococcus aureus 는 류마티스관절염을 가진 환자에게 급성 패혈성 관절염을 일이킬 수 있는 감염원이다.

4. C:

당뇨성 발궤양이 합병증으로 발전한 골수염이다. 이 상태는 다양한 세균이 존재하고 치료가 어렵다. 이러한 부위로부터 적절한 검체를 얻기도 어렵다. *Staphylococcus aureus*, *Peaudomonas aeruginosa*가 가능한 감염원이다.

5. F:

만성 골감염의 합병증을 가진 경우로, 넙다리뼈(대퇴골)까지 이차적으로 골절된 사례이다. *Staphylococcus aureus*가 만성 골감염의 주요 감염원이나 *Peaudomonas aeruginosa*가 더 일반적이다.

사례문제

1. 패혈성 관절염
2. 세균이 관절로 침입한 시점으로 스테로이드 주사가 국소 방어기전을 방해할 수 있다.
3. 진단적인 검체를 위해서 그리고 성공적인 치료기회를 증가시키기 위해서
4. 만약 환자가 열이 없다면 그녀는 그 당시에 세균혈증이 아닐 수 있다. 오직 소수의 환자만이 패혈성 관절염 시에 열이 있다.
5. 패혈성 관절염을 가진 환자 대부분은 *Staphylococcus aureus* 감염을 가진 류마티스관절염을 더불어 가지고 있다. 입원 당시 채취한 검체에서 그람양성세균이 분리되었다면 긴박하게 그에 따른 치료제를 써야 한다.

자료해석

1. *Salmonella* 감염은 재발성 관절병증을 야기할 수 있다.
2. *Neisseria gonorrhoeae*와 같은 성을 매개로 전염되는 질환과 parvovirus B19와 같이 바이러스성 감염이 있다.
3. HLA typing. B90 variant는 재발성 관절병증의 높은 위험요소이다.
4. 아니오.

객관적 틀에 의한 임상점검

1. 예. 수술 후 고관절 인공 보철물의 감염은 임상적인 증상을 만들고, 그것을 찾기가 어렵다.
2. 아니오. CNS나 corynebacteria, propionibacteria와 같은 피부에 사는 균은 *S. aureus* 같이 급성 감염을 일으키는 균보다 더 일반적인 원인균이다.
3. 예. 동위원소를 붙인 영상 이미지는 비록 수술 후 정상적인 치유상태일지라도 염증성 변화 부위와 위치를 알려준다.
4. 예. 그러나 재수술은 잠재적인 고위험을 야기할 수 있다.

짧은 답 문제

1. 급성 골수염과 만성 골수염의 중요한 차이점에 대하여 참고문헌을 참조하여 원인, 병인론, 관리방법에 대하여 설명한다.
2. 전 장을 본다.
3. 검체수집, 신속한 미생물검사, 배양, 감수성 검사 및 추가적인 검사가 시행될 수 있다(뼈, 혈액생검). 완전한 검사를 위해서 결핵균이나 곰팡이 검사도 추가한다.

구두시험

다른 형태의 감염인 인공 보철기구 감염이나 골수염과 같은 질환을 동반한 포도알균 감염에 대한 신속하고 우수한 치료는 혈관부전장애와 연관이 있다. 초기 진단이 더 어렵고, 더 광범위한 병인 때문에 적절한 치료적 항생제의 선택이 어렵게 된다. 인공보철물이나 혈관질환과 같은 기저질환은 치료를 실패할 위험을 증가시킨다.

장 14

선천성 감염과 신생아 감염

Congenital and neonatal infection

개 요

선천성 감염과 신생아 감염은 성인에게는 영향을 미치지 못하며, 만일 영향을 미친다면 심각한 결과를 초래하지는 않는다.

산전pre-, 주산기peri-, 신생아기neonatal의 감염은 감염원의 일차적인 특성에 영향을 받으며, 선천적 방어기전에 작용한다. 신생아의 생명을 위협하는 감염은 잠재적이거나 무해할 수 있다. 몇몇의 감염은 광범위 치료에 효과가 없을 수 있으며, 오히려 예방적 치료가 더 효과적일 수 있다.

14.1 발병기전

학습목표

학습자는

- 태아fetus와 신생아neonate에게 어떻게 감염을 야기시키는지 알아야 한다.
- 태아와 신생아의 감염에 저항하는 면역체계의 제한점을 알아야 한다.

태아는 엄마의 방어기전으로 감염에 대항하고, 영양세포벽 융모층villous trophoblast wall을 보호하는 것으로 자궁 안에서 면역학적으로 보호를 받는다. 그러나 몇몇의 감염은 엄마의 혈류로부터 자궁목(자궁경부)을 경유(위를 향한 방법)하거나 태반transplacent 둘 중 하나의 통로를 갖는다. 태아는 식작용 능력phagocytic capacity과 시토카인cytokine 생산이 제한적이다. 그것은 감염에 취약할 수 있게 만든다. 출산하는 동안, 태아는 엄마의 출산 통로를 따라 통과함으로써 미생물의 수가 조밀한 환경을 만난다. 질에 서식하는 미생물과 만나기 전에 조산의 결과로서 난막의 파열이 발생할지 모른다. 또한 산모의 감염은 조산이 원인일지 모른다. 신생아 피부, 위장관, 호흡관의 미생물 군체 형성은 분만 직후 발생한다. 때때로 병원성의 세균이나 바이러스는 이 방법으로 획득되고, 심한 신생아 감염을 일으킨다. 조산한 아기는 정상 임신기간의 신생아보다 더 손상되어 있고 종종 특별보호육아실special-care nurseries에 있는 동안 추가적인 감염의 위험에 노출된다.

14.2 진 단

학습목표

학습자는

- 신생아가 감염에 반응하는 방법을 알아야 한다.
- 진단적 실험실 조사방법diagnostic laboratory investigation의 문제점을 알 수 있다.

갓 태어난 영아는 열이 동반된 전신성 감염systemic infection 반응이 일어나는 것은 아니다. 심각한 감염의 증상은 더 민감할 수 있다; 자극감수성irritability, 음식거부reluctance to feed, 불안restlessness이나 비특이적 발진non-specific rash. 선천성 감염에 의한 증후군들은 원인병원체에 상관없이 종종 일반적인 특징을 갖는다. 그래서 많은 실험적 연구 없이 명확한 진단은 불가능할 것이다. 진단을 위해서 여러 가지 배양과 항원검출 실행 그리고 혈청학 검사serological test가 필요할지도 모른다. 피부에 공생하는 세균에 의해 오염 없이 배양하기 위한 혈액의 수집은 신생아에 있어 특히 어렵다. 게다가 이 같은 미생물들은(예. coagulase-negative stapylococci) 패혈증의 원인이 될지도 모른다. 미생물검사실과 긴밀한 연락close liaison은 의미있는 검사결과를 정확하게 이해하고, 항균제 치료에 대한 올바른 결정을 내리기 위한 기본이 된다.

14.3 질병과 증후군

학습목표

학습자는

- 주요 선천성 감염과 신생아 감염을 알아야 한다.
- 감염이 발생에 기여하는 요인을 알아야 한다.
- 임상적 치료의 기초를 알 수 있다.

감염은 다음과 같이 구분되어질 수 있다.

- 선천성congenital
- 출산전후perinatal
- 신생아neonatal

선천성 감염congenital infections

주요 선천적 감염은 표 22에 나와 있고 표 23에는 감염의 범위가 명시되어 있다.

비록 출생 직전과 출생 직후 감염으로 몇몇 감염 병원체에 노출될지라도, 그 감염은 실제 주산기 감염의 원인이 된다. 실제로 선천적 감염은 자궁에서 획득하고 보통 분만 전에 확립된다. 그러한 감염은 일반적으로 다른 특징을 갖는다; 엄마는 보통 무증상이다. 갖가지 병원체는 넓은 범위의 유사한 특징을 나타내고 실험실 진단은 대체로 혈청학적이다. 원인 병원체는 TORCH(toxoplasma, others, rubella, cytomegalovirus and herpes simplex)라고 알려져 있지만 보편적으로 사용하지 않는다. 다른 것으로는 PoRT HaTCH(parvovirus B19, rubella, *Toxoplasma gondii*, HIV, *Treponema pallidum*, cytomegalovirus, herpes simplex)가 있다. - 여기서 모음은 의미가 없다(더 세부적인 명백한 감염 병원체는 C 구역에서 찾을 수 있다고 여기에 언급했다).

감염된 아기는 다양한 임상적 특징을 가지고 태어난다. 발진, 간비장 비대, 황달, 점상출혈petechiae, 소두증, 백내장, 망막염retinitis, 뇌의 석회화intracerebral calcification나 태아기 심장병 중 하나는 자궁내 감염을 시사한다. 청각장애나 지능발달지연은 성장 후에야 맨눈으로 확인할 수 있다. 손상은 기관형성 방해, 태반의 기능부전과 염증반응에 의해 생긴다. 진단은 주로 혈청학적 검사로 이루어지며, 가능할 때 바이러스 배양이 보충될 수 있다. 단일 신생아 IgG 수치titre는 진단을 위해 의존적일

표 22. 선천성 감염

감염	특징
Cytomegalovirus	가장 보편적인 바이러스 감염; 95% 무증상; 성장지연. 간, 피부, 폐에 병터lung lesion
Rubella virus	기형유발
Toxoplasmosis	뇌, 눈, 간, 피부에 영향
HIV	태반이나 분만 중 감염; 감염된 엄마의 신생아 약 30%가 HIV 양성
Herpes simplex virus	드뭄; 파종성desseminated, 점막성mucocutaneous, 신경학적neurological 질병
Syphilis	태내 사망; 조산; 선천매독증후군congenital syphilis sydrome

표 23. 태내감염으로 인한 결과

감염원	뇌 Brain	눈 Eyes	귀 Ears	심장 Heart	간 Liver	피부 Skin	뼈 Bones	면역 Immunity	자궁내성장지연 IUGR[a]
Cytomegalovirus					+	+			+
Rubella virus	+	+	+	+	+	+			+
Toxoplasma gondii	+	+			+	+			
Parvovirus B19				+					
Treponema pallidum						+	+	+	
HIV	?	?							

[a]Intrauterine growth retaradtion(자궁내성장지연)

수 없는데, 그 이유는 IgG가 태반을 통해 이동하고, 이전에 노출된 엄마의 상태를 반영하기 때문이다. 명백한 IgM 수치나 IgG 수치의 증가로 두 가지 결과 중 하나는 감염의 결과를 반영한다. 효과적인 항균요법은 매독syphilis과 주혈원충병toxoplasmosis에만 이용이 가능하다. 예방은 예방접종과 엄마의 노출을 피하는 것이다.

CMV 감염cytomegalovirus infection

대부분 일반적 태아기 바이러스 감염은 cytomegalovirus이다. 물론 자궁에서 감염되고 95%가 무증상이다. 나머지는 자궁내성장지연(IUGR), 황달, 간비장 비대, 점상출혈 그리고 폐손상이 나타난다. 진단은 분명한 IgM에 의해 이루어지지만 바이러스는 또한 아기의 목이나 오줌에서 배양될 수 있다. 일반적으로 태아기 감염의 효과적인 치료가 없다.

풍진rubella

풍진바이러스는 어린이와 성인에게는 생명에 지장을 주지 않지만, 태아나 배아에게는 큰 손상을 야기한다. 태반을 통한 전달은 유산이나 기형을 일으키는 손상을 초래한다. 태아기의 풍진감염은 간비대증, 자반병, 선천성 심장질환, 백내장, 청력의 손실과 정신지체를 가져온다. 진단은 바이러스의 분리와 IgM의 적정량으로 확인한다. 선천적인 풍진은 가임기 여성의 면역예방 때문에 현재 선진국에서는 드물다. 백신은 약독화된 생균주live attenuated strain를 사용한다. 임신 동안의 우연한 백신접종은 흔하지는 않지만 태내에 있는 아이의 선천적인 손상 위험에 낮은부분 기여한다.

톡소플라스마증(주혈원충병)toxoplasmosis

성인에서의 기생포자충인 *Toxoplasma gondii*의 감염은 흔히 림프샘 질병과 더불어 가벼운 독감과 같은 질병을 야기한다. 성인에서, 주요 합병증은 면역방어기전이 제대로 발휘되지 못할 때 발생한다. 톡소플라스마증에 걸린 임신한 여성의 반 정도가 태아에게 감염을 전달시킨다. 태아기 감염은 점상출혈, 황달, 간비대증, 망막염, 뇌 내부의 석회화와 이상소두증의 특징을 가진다. 진단은 IgM의 ELISA 검사IgM-specific enzyme-linked immunosorbent assay로 한다. 직접 혹은 간접적인 형광성의 항체를 검사하는 것으로 특정 효소와 결합된 면역흡착제 분석을 통해 이루어진다(제25장 참조). 치료는 pyrimethamine과 sulfadiazine을 21일 동안 각각 3번의 과정을 통해 실시한다.

사람면역결핍바이러스human immunodeficiency virus

HIV는 태반을 통과하여 전파된다. 혈청 양성반응을 보이는 어머니에게서 태어나는 아이의 약 30%가 후천면역결핍증후군(AIDS)에 걸린다. 이들의 80%는 3년 뒤에 혈청변이가 나타나, 태어나 처음 몇 개월 이내에 하는 혈청검사는 신뢰할 수 없다. 중합효소연쇄반응polymerase chain reaction(PCR)은 감염된 신생아에게서 혈청변이가 발생하기 전에 바이러스성 RNA를 검출하는 것을 허용한다. 질병은 임상관리의 결과를 위해 3단계로 분류될 수 있다(표 24).

HIV의 배양은 몇몇 공식기관에서는 유효하고, 민감도가 제한되기 때문에 매우 특이도가 높다. 선택적으로, 쌍을 이룬 엄마와 태아의 혈청은 연속적인 western blot 검사에 유용할 수 있다. Zidovudine 요법은 HIV 질병의 예방 혹은 진행을 느리게 할 수는 있지만, 다른 물리요법 치료는 T helper cell 수의 감소를 요구한다. 기회감염에 대비한 면역요법과 특이성을 가진 항균제요법이 요구되고, 최선의 영양이 유지되어야 한다. 모계의 사회적 환경은 아기에 대한 치료결과의 중요한 결정요인일 것이다.

파보바이러스parvovirus 감염증

파보바이러스parvovirus는 경미한 모계 감염에 의해 야기되었지만, 만약 태반경로를 통해 퍼진다면 심각한 태아수종hydrops fetalis과 어쩌면 태아의 죽음까지도 일으킬 수 있다. 여기에는 특별한 항바이러스 치료법이 없다.

단순포진바이러스herpes simplex virus(HSV)

태아기의 HSV I이나 II의 감염은 드물게 발생한다. 이

표 24. 영유아기 HIV에 의한 감염단계

질병단계	특 징
P0	불명확함indeterminate
P1	자각증상이 없음Asymptomatic
P2	증상 ; 이차감염, 이차종양, 신경학적 특징, 호흡부전, 기타

것이 발생되었을 때 점막피부나 신경학적 질병이 야기된다. 진단은 혈청학적으로 시행한다. 치료는 aciclovir (항바이러스약)으로 한다.

매독syphilis

임신한 여성이 매독균*Treponema gondii*에 감염되고, 임신기간 16주 후에 일차 혹은 이차매독으로 발전된다면, 태아는 감염되기 쉽다. 출산 전후의 태아사망, 조산분만, 선천매독증후군congenital syphilis syndrome의 결과를 야기한다. 만일, 임신 3기에 감염이 발생했다면 더 적은 비율로 영향을 받는다. 특징은 발바닥과 손바닥의 발진, 편평콘딜로마, 다분비샘 림프절증, 비염 그리고 1~3주 시점에 뼈의 병변을 포함한다. 혈청변이가 지연될 수도 있기 때문에 VDRL(성병의 실험실 기준)과 FTA-Abs(형광매독균류 항체흡수)로 2개월마다 반복적으로 혈청과 뇌척수액을 검사한다. 나선상균spirochaetes을 위해 초현미경검사Dark field microscopy는 뇌척수액과 코의 분비물에서 수행되어져야 한다. 치료는 근육내 페니실린의 단독투약으로 하지만, 만약 신경매독의 징후가 있다면 치료는 10일 동안 페니실린으로 한다. 선천적인 증후군은 매독의 발병감소와 산전검사 프로그램으로 선진국에서는 드물다.

출산전후의 감염perinatal infections

몇몇의 바이러스는 분만 직전 혹은 직후에 감염을 야기한다. 또한 HIV는 이런 방법으로 전파될 수 있다.

포진herpes

만약 어머니가 음부의 포진을 가지고 있다면 이는 신생아에게 심각한 질병의 위험을 가져온다. 황달, 간비대증, 출혈을 일으키고 80%의 사망률을 보인다. 국소적 안염, 피부와 중추신경계의 질병 또한 일으킨다.
진단은 바이러스를 배양시키고, 특정 IgM 검출이나 피부병변으로부터 소포액에 Tzanck test를 실시한다. 입증된 감염의 치료는 aciclovir로 한다. 감염은 제왕절개를 통한 수술계획으로 예방될 수 있다.

수두varicella

출산 전후 기간동안 아이에게 최대 위험은 수두감염에 있다. 파종성 수두감염은 30%의 사망률을 보인다. 만약 어머니가 분만 5일 전 이상이나 분만 4일 후에 감염되었다면 태아에게 심각한 결과를 야기하는 정도가 적어진다. 감염의 진단은 피부병변의 도포, 바이러스 배양 그리고 혈청학적 검사에 의해 임상적으로 확인된다. 치료는 aciclovir 또는 vidarabine으로 한다. 아기가 임상증상 발현 5일 전이나 4일 후 기간의 사이에 태어나면 임상적 수두 대상포진의 증상이 나타나므로, 예방은 IgG 검사와 감염의 주요 접근을 통제하는 것이다. 수두를 경험하지 못했던 임신한 여성은 병원과 진료소 직원을 포함하여 수두로 고통 받고 있는 사람과의 접촉을 피해야 한다.

B형간염Hepatitis B

출산 전후의 B형간염의 중요성은 장기간의 결과에 있다. B형간염에 감염된 신생아는 비교적 내성을 가지므로 심각한 즉각적 질병의 감염으로 발전하지 않는다. 그러나 신생아의 면역반응 효과의 수적 결핍은 만성간염과 간경변, 간암을 높은 비율로 야기한다.
예방은 어머니가 간염항원 양성이라는 것을 알게 되었을 때 2일 이내로 B형간염 백신을 맞거나, 출산 12시간 범위 내에서 B형간염 면역글로불린을 투약하는 것이다. 몇몇 나라에서는 B형간염 표면 항원에 대해 항체가 양성인 어머니로부터 태어난 모든 아기를 면역되었다고 인정한다.

신생아 감염neonatal infections

분만하는 동안 감염인자에 노출되는 것이다. 이 기간동안 분만은 심각한 질병을 신생아에게 일어나게 할 수

표 25. 출산 전후의 감염

감염	특징
포진Herpes	황달, 출혈, 간비장 비대hepatosplenomegaly, 80% 사망률
수두Varicella	파종성 감염disseminated infection, 30% 사망률
B형간염Hepatitis B	즉각적 영향은 없음, 장기간 간질환longterm hepatic disease
HIV 감염HIV infection	선천적인 감염congenital infection

있다. 신생아 감염에는 다음의 5가지가 있다.

패혈증과 뇌막염 혹은 수막염septicaemia and meningitis

패혈증septicaemia과 뇌막염meningitis은 신생아에게 자연 발생적으로 일어난다. 첫 번째 주에는 패혈증이 우세한데 이것은 사망률이 50%까지 이른다. 기관들은 감염을 야기시키는데 이것들은 대부분 엄마의 산도(자궁, 음부, 질)에 있는 토박이균무리에 의해서 획득되거나 보통의 질분만이나 조산으로 인한 막의 파열rupture of membrane로 감염이 상승된 것의 결과라 할 수 있다. 신생아 패혈증에 영향을 주는 일반적인 세균은 *Escherichia coli*, Group B streptococci(*S. agalactiae*), *Listeria monocytogenes*가 있다. 신생아 패혈증의 후기 발병을 일으키는 이와 같은 그룹은 종종 수막염으로써 산후 10일 주변으로 뇌막염(수막염)으로 나타날 수 있다. 이것은 사망률이 약 20%에 이른다. 진단은 초기와 후기 발병 모두 혈액, 소변, 뇌척수액을 수집하여 획득하며 배양과 현미경을 사용한다. 상태의 심각성과 치명적인 결과로 신속한 치료가 이루어져야 한다. Ampicillin-amoxacillin과 gentamicin은 잠정적인 항균제로 일반적으로 선택된다.

신생아의 패혈증을 예방하기 위하여 모체에게 예방적 항균제를 투여해왔지만 부분적으로만 성공적이었다. 예방적 항균제를 투여 후에도 적은 비율의 아기들은 신생아 패혈증이나 수막염으로 발전되었다. 이것은 모체를 통한 예방적 항균제 투여가 현재로서는 정당화 하기에 불가능함을 말하고 있다. 그러나 조기양막파열로 태어난 아기들은 감염의 위험이 명백히 높기 때문에 예방적 항균제를 투여할 것을 권고하고 있다.

신생아 안염Ophthalmia neonatorum

신생아 안염은 신생아 눈의 전염성을 가진 염증으로 대개 결막염이나 고름이 주요 증상으로 나타난다. *Neisseria gonorrhoeae*, *Chlamydia trachomatis*(serotypes A~K), staphylococci, adenovirus에 의해서 야기된다(질산은 치료는 신생아의 눈이 경미하거나 자기제한적인 염증이 원인인 경우 사용될 수 있다.

진단은 현미경, 균배양, PCRnucleic acid amplification로 가능하다. *N. gonorrhoeae*, *C. trachomatis*와 adenovirus는 특별한 이동식 배지가 필요하다. 간접면역형광법direct immunofluorescence은 *Chlamydia trachomatis* 검출에 유효하다. 엄마는 상담을 받고, 가능한 감염원에 대해 조사받아야 한다.

치료는 감염 병원체에 따라 다양하다. Staphylococci는 Chloramphenicol을 사용할 수 있고 *N. gonorrhoeae*는 정맥내와 국소적 Penicillin을 사용한다. *C. trachomatis*는 경구와 국소적 Erythromycin을 사용한다. 안질안염의 예방은 태어났을 때 질산은silver nitrate을 점안하는 것이다. 알려진 임질이나 성병에 감염된 엄마에게서 태어난 아기들은 출산과 동시에 적극적으로 치료되어야 한다.

제대염omphalitis

제대염[배꼽염]은 배꼽이 잘린 끝에서의 감염이다. 감염은 배꼽혈관을 거쳐 복부 내장까지 퍼지거나 패혈증으로 발전할 수 있다. 이것은 종종 *Staphylococcus aureus*에 의해서 일어나지만 그람음성 막대균이나 다른 세균이 원인 일 수도 있다. 몇몇 개발도상국들은 배꼽이 잘린 끝에 변 혹은 흙을 바르는 풍습이 있는데 이것은 파상풍을 가져오는 결과가 되었다. 이것은 제대염이 아니라 독소에 의한 질병이다. 특별한 진단은 염증성 삼출물의 배양으로 이루어진다. 잠정적인 치료는 항포도알균제인 flucloxacillin과 같은 약제로 치료한다. 예방은 배꼽이 잘린 끝이 떨어져 나갈 때까지 살균 파우더를 도포함으로써 실행할 수 있지만 권고되지는 않는다.

괴사성 소장결장염necrotising enterocolitis

괴사성 소장결장염은 조산아에게 영향을 미치는 잘 알

표 26. 신생아 감염

감염	특징
패혈증과 뇌막염 혹은 수막염Septicaemia and meningitis	첫 주, 패혈증이 지배적predominate; 50% 이상 사망률. 후기 발병late-onset(출생 후 10일) 뇌막염 지배적; 대략 20% 사망률
신생아 안염Ophthalmia neonatorum	결막염, 화농성 분비물purulent discharge
제대염Omphalitis	배꼽 절단부위umbilical stump 염증; 파종성disseminate이 될 수 있음
괴사성 소장결장염Necrotising enterocolitis	액상의 혈변loose, bloodstained stool, 복부 조직의 가스
화상성 피부괴사증후군Scalded skin syndrome	*S. aureus* 독소에 의한 광범위피부괴사Extensive exfoliation of skin

려지지 않은 병인이다. 유아들은 대체로 대체적으로 설사를 하거나 피가 섞인 대변을 보게 되는데 이것은 복부를 팽창시키고 가스가 복부 조직에 차 있는 것이 X-ray로 나타난다. 다양한 전염인자들이 제안되어 왔지만 아직은 최선의 항균적 치료에 대한 의견은 일치되지 않고 있다.

화상성 피부괴사 증후군scalded skin syndrome

광대한 피부의 박탈은 *S. aureus*에 감염된 유아에게서 일어날 수 있다. 피부에 나타난 증상은 포도알균의 독소인 Exfoliatin의 활동에 의해 야기되는데, 아마도 침입하는 질병에 의해서도 그 증상이 일어날 수 있다. 진단은 영향을 받은 피부의 표면이 삼출물을 생산하는데 이것은 배양될 수 있고, 혈액배양도 가능하다. 치료는 정맥 내에 Flucloxacillin(인플루엔자 합성 페니실린)이나 그와 비슷한 것으로 한다. 화상성 피부괴사는 특별보호육아실에서 처음 발생되었다. 이것은 직원들의 신중한 손 위생과 감염된 환자의 철저한 격리에 의해 예방될 수 있다.

14.4 미생물

상자 9는 제14장에서 언급한 미생물의 목록이다. 자세한 내용은 제시한 쪽을 참고하면 된다.

상자 9. 선천성 감염과 신생아 감염에 포함되는 균

세균	쪽
대장균*Escherichia coli*	241, 242
그룹 B 스트렙토코카이Group B streptococci(*S. agalactiae*)	237
리스테리아 모노사이토게네스*Listeria monocytogenes*	239
임질균*Neisseria gonorrhoeae*	247
매독균*Treponema pallidum*	250
황색포도알균*Staphylococcus aureus*	235, 236

기생체	
톡소포자충*Toxoplasma gondii*	260

바이러스	쪽
풍진바이러스Rubella virus	258
거대세포바이러스Cytomegalovirus	254
B형간염바이러스Hepatitis B virus	253
단순포진바이러스Herpes simplex virus	253-254
사람면역결핍바이러스Human immunodeficiency virus	257
파보바이러스 B19Parvovirus B19	254
수두대상포진바이러스Varicella-zoster virus	254

관련문항 짝짓기

1. 사망한 태아의 사후 부검결과 심각한 심장부전이 발견되었다. 산모는 임신 1, 2기를 잘 견디었으나 그 당시 지역사회에 독감과 같은 질병이 한두 번 있었다.
2. 질 통증과 질내 발적이 있는 19세 산모로부터 질식분만으로 출생한 아기로, 생후 1주일에 황달이 있다.
3. 정상분만 신생아로 황달, 호흡부전, 섭식장애가 있다. 3주 환아의 형이 열이 있었고, 물집이 잡히는 발진과 연속적인 기침이 있었다.
4. 신생아로 배꼽에 화농성 분비물과 염증이 보인다.
5. 생후 10일 된 아기로 예민하고 식욕이 없다. 미열과 졸음이 있으며, 요추천자 시 척수에 호중구와 그람음성 막대균이 보였다.

위의 사례를 보고 원인이 될 수 있는 가장 적절한 문항을 선택하시오. 정답은 한 개만 선택할 수 있다.

A. *E. coli*
B. Herpes simplex virus
C. *Listeria monocytogenes*
D. Parvovirus B19
E. *Staphylococcus aureus*
F. *Toxoplasma gondii*
G. Varicella-zoster virus

사례문제

사례 1

19세 약물중독으로 임신한 생태로 내원하였다. 그녀는 남자 친구가 본인이 AIDS라고 말했다는 사실로 걱정하고 있다.

1. 어떤 검사가 이루어져야 하는가?
2. 아기에게 AIDS가 전파될 위험은?
3. 만약, 산모가 HIV 양성이라는 산과변동에 알려야 하는가?

사례 2

32세 여성으로 정상기간 임신이었고, 양막 조기파열 48시간 후에 남아를 출생하였다. 2일 후 아기는 식욕이 없고, 안절부절 못하면서 안정적이지 못하였다. 진단검사가 수행되었고 아기는 특별한 병실로 이동되었으며, 산소와 항균제가 처방되었다.

1. 아이에게 발생한 감염은?
2. 어떤 검사가 실시되었나?
3. 가장 원인균으로 의심되는 것은?
4. 어떤 항균제가 처방되었나?

자료해석

임신 38주 산모로 불안정하고, 몸통에 물집이 잡히는 발진이 있어 검사가 수행되었다.
Varicella-zoster IgM/IgG : negative
Cytomegalovirus IgM: negative
Cytomegalovirus IgG: positive
Parvovirus B19: negative

1. 가장 의심되는 감염원은?
2. 사정에 도움이 되는 면역혈청검사 결과는?
3. 추가적으로 실시되어야 하는 검사는?
4. 이 경우 치료는?

객관적 틀에 의한 임상점검

23세 여성으로 임신 35주 경과하였으나, 초기 진통으로 내원하였다. 치구로부터 양쪽으로 물집이 잡히는 발진이 보인다. 최근 파트너의 성기에도 이와 같은 소견이 보인다고 하였다.

1. Varicella-zoster 감염인가?
2. Varicella-zoster 면역제제와 적절한 항바이러스 치료가 이루어져야 하는가?
3. 제왕절개가 이루어져야 하는가?
4. 임신 1기에 이러한 감염이 발생하였다면 태아는 선천기형의 위험이 높은가?

짧은 답 문제

1. 태아감염에 TORCH 검사를 왜 하는가?
2. 감염에 대한 다양한 방어기전에도 불구하고 일부 감염은 태아에게 왜 심각한 질환을 일으키는가?
3. 신생아 패혈증과 뇌수막염

구두시험

1. 자궁내 감염과 출생 후 감염의 차이점은?
2. 산모병동과 신생아 병동에서 가장 큰 위험이 되는 산모감염은?

관련문항 짝짓기

1. D:
심부전으로 자궁내 사망을 일으키는 주요 감염원은 Parvovirus B19이다.

2. B:
산모의 생식기에 있는 Herpes simplex virus에 의한 것이다. 제왕절개로 분만 시 피할 수 있으나 질식분만 시에는 감염이 된다.

3. G:
Varicella-zoster virus에 의한 감염이 일반적이다. 잠복기가 21일 정도로 형이 수두에 걸려 엄마가 임신 마지막 기간동안 노출된 것으로 보인다. 선천성 Varicella-zoster virus 감염은 치명적이며 생명을 위협하는 질환이다.

4. E:
제대염의 증상으로 포도알균에 의해 주로 발생한다. 조직을 따라 퍼지며 심각하게 침윤성 감염을 일으키기도 한다.

5. A:
신생아 뇌수막염을 일으키는 주요 감염원으로 그람음성 막대균이 보인다면 *E. coli*이다. 다른 그람음성 막대균은 목록에 없다.

사례문제

사례 1

1. 상담 후 HIV, B형간염검사
2. 만약, 엄마가 HIV 양성이라면 30~35% 정도
3. 예. 고위험 분만임을 알려야 한다.

사례 2

1. 신생아 패혈증/뇌수막염
2. 혈액, 뇌척수액, 소변검사
3. *E. coli*, group B streptococci, *Listeria monocytogenes*
4. Ampicillin, gentamycin

자료해석

1. Varicella-zoster virus
2. 엄마는 면역력이 없으며 감수성이 있다.
3. 수포액의 PCR를 실시한다.
4. 엄마에게는 항바이러스 제제, 아기에게는 출생 후 Varicella-zoster virus 면역제제를 투여한다.

객관적 틀에 의한 임상점검

1. 아니오. 성기에 국한된 herpesvirus 감염이다.
2. 아니오. Varicella-zoster virus 감염이 아니라서 면역제제는 효과가 없다.
3. 예. 선천성 herpesvirus 감염은 심각하며, 아기는 herpesvirus 감염 노출을 피하여야 한다. 제왕절개가 산도에 존재하는 감염원 노출을 예방할 수 있다.
4. 아니오. 임신초기 herpesvirus 감염은 태내를 통과하지 못하여 태아에게 감염을 일으키지 않는다.

짧은 답 문제

1. 'TORCH'가 대표적인 검사법임을 언급하고, 기타 다른 감염원도 나열한다. 신생아 질환의 역학적 특성이 변함에 따라 이러한 카테고리도 변경되어져야 함을 논의한다.
2. 임신기간, 기관형성, 미숙한 면역력과 같은 제태기간 요소와 엄마의 면역력도 같이 언급한다.
3. 표를 통한 접근이 유용하다.

구두시험

1. 숙주의 면역기전의 성숙도와 면역의 본질에 대해 언급한다.
2. Varicella-zoster virus에 의한 감염이나 *S. aureus*에 감염된 신생아에게서 일어날 수 있는 화상성 피부괴사증후군 scalded skin syndrome을 예로 든다. 적절한 치료가 이루어져야 함을 기억한다.

장 15

영 · 유아기 감염
Infections in older children

개 요

어린이가 성장하면서 다양한 사회환경과 접촉하며 새로운 감염에 직면하게 된다. 그 결과 아이들은 일반적인 영 · 유아기 감염인 발진이나 호흡기 감염에 이환된다. 몇몇 감염은 예방접종으로 예방이 가능하다. 예방접종이나 자연면역을 통해 영 · 유아기가 끝날 때, 대부분 내성을 획득하게 된다. 이 장에서는 일반적인 영 · 유아기 질병에 대하여 논의하고자 한다.

15.1 역학과 발병기전

학습목표

학습자는

- 영 · 유아기 감염원을 알아야 한다.
- 영 · 유아기 면역체계를 이해하여야 한다.
- 잠재적 이차감염을 인지하여야 한다.

역 학

전염병infectious disease은 보통 어린이들에게 발병되는데, 점점 더 연령층이 어려지고 있다. 발진이나 발진원인 바이러스 감염은 취학 전 아동들의 일반적인 질병이다. 호흡기계 감염은 적당한 기후의 겨울철이나 열대지방의 비 오는 기간동안 발생한다. 이렇게 위험이 증가하는 주된 이유는 실내indoor에서 특히, 붐비거나 청결하지 않은 주택에서 오랫동안 시간을 보내기 때문이다. 형제의 수나 비좁은 가정환경 또한 감염 위험을 증가시킨다. 감염 감수성을 결정하는 중요한 또 다른 것은 영양상태이다. 영양실조malnutrition는 개발도상국의 감염의 원인이자 결과이다.

보통 어린시절 감염의 정확한 기록은 효과적이지 못한 예방접종 계획을 평가하고, 다른 예방수단을 필요로 한다. 다수의 국가에서는 공중보건을 책임지고 있는 기관에 특정한 질병에 대한 정보를 보고하도록 요청하고 있다.

발병기전

어린이는 불완전한 면역 시스템을 가지고 있어 다양한 감염원과 만나게 된다. 3~6개월에는 태반경유로 이동된 어머니의 면역글로불린immunoglobulin과 모유수유의 보호작용이 감소된다. 이 기간은 특정한 병원체(예. *Haemophilus influenzae*)에 대한 면역 감수성이 최대이다. 어린이들은 계속되는 감염에 대한 회복 또는 예방접종의 결과로 감염 병원체의 면역기전 보호반응의 기전을 획득한다. 면역학적 미숙immunological immaturity은 항상 불리한 것은 아니다. 볼거리mumps나 수두chickenpox 같은 몇몇 보통 바이러스성 감염은 어른보다 아이들에게 더 가볍다. 어른들의 감염은 더 심각한 결과를 갖게 된다. 그러나 이 원칙은 모든 감염에 해당되는 것은 아니다: 어린이의 호흡기 합포체 바이러스respiratory syncytial virus(RSV) 감염과 말라리아는 사망률의 대부분과 심각한 이환율에 기여한다. 일부 감염은 어린이들에게 다른 미생물체에 의한 감염보다 더 감수성이 있다는 것이 명백하다. 예를 들어, 폐렴과 위장염은 홍역감염measles infection이 동반될 수 있다. 특히 개발도상국의 빈약한 영양섭취는 이미 세포매개면역cell-mediated immunity 손상의 중요한 원인이 될 수도 있다. 바이러스성 감염은 낮은 대사보유metabolic reserves에 대한 부가적인 압력을 받고 있는, 영양부족 어린이에 더 심할 수도 있다. 괄목할 만한 성장Catch-up growth은 추가적 감염이 없을 때 이루어질 것이다.

15.2 진 단

학습목표

학습자는

- 발진exanthems과 호흡기 감염의 증상과 징후를 알아야 한다.
- 미생물 검사를 언제 실시하는지 알아야 한다.

유년기의 흔한 감염의 대부분은 바이러스성 병인을 갖는다. 특별한 진단을 하는 실험실 검사는 종종 너무 기술적이거나 비싼 가격이 들고, 감염에 대해 최종적 결과가 나오지 않을 때도 있다. 임상실무에서 진단은 보통 병력, 증상 그리고 징후에 의존한다. 발진의 경우 명백한 임상증상을 일으키는 원인으로서 작용될 수 있지만 예방접종에 의해서 감소된 발생률은 진단광고에 의해서도 줄어들 수 있다(예. 홍역). 유년기 호흡기계 증후군respiratory syndrome의 주된 특징은 염증성 손상의 중요한 위치가 조직과 기관으로 확장한다는 것이다. 그러나 어릴 때에는 염증의 단계가 명백하지 않을 수도 있다. 소아과의사가 표본을 모으는 것이 사실상 어려워, 종종 내과의사가 진단상에서 다루기 어려운 표본을 획득해 만든다. 심각하고, 생명을 위협하는 질병을 가진 환아들로부터 적절한 표본을 수집하기 위해서는 어려운 시도도 수행되어져야만 한다.

15.3 예 방

학습목표

학습자는

- 당신의 지역사회에서 사용되는 예방접종 프로그램을 알아야 한다.
- '집단면역herd immunity'의 의미를 알고 개개의 부모가 백신의 부작용을 인지해야 한다.
- 왜 예방접종이 목표로 정해진 감염에 잠재적인 심각한 후유증이라는 용어로 사용되는지 알아야 한다.

예방접종 계획

흔한 감염병의 면역학적 예방은 감염성의 인자가 발생하여 노출되기 전에 보호적인 면역체계를 유지하기 위하여 유년기 동안 예방접종에 많이 의지하게 된다. 충분히 높은 단계의 면역은 표적 모집단에게 전파의 위험성을 줄이고, 면역이 없는 개개인들을 보호하는 정도까지 제공해주는 것이다. 집단면역herd immunity은 일반적으로 모집단의 80~90%가 예방접종을 맞아야 한다는 것을 알아냈다. 협력한 노력의 결과 많은 나라들에 흔한 발병률의 감염성 질병은 예방접종의 높은 단계까지 올라가는데 중요한 영향을 미쳤다. 1990년에 세계적으로 백신의 적용범위가 거의 80%였다. 이 결과 백신으로 예방 가능한 죽음과 지속적으로 증가하던 불구가 감소되었다. 천연두는 예방접종에 의해 박멸되었다. 다른 감염성 질병들도 예방접종과 다른 공중보건 평가로 인해 제거의 표적이 되고 있다. 2000년에는 희망대로 소아마비와 신생아 파상풍 또한 박멸되었다. 목표했었던 홍역에 의한 죽음도 95%가 줄었다.

유럽에서의 예방접종의 계획은 다음과 같다.

(1) 디프테리아diphtheria, 파상풍tetanus, 백일해pertusis(사백신), 소아마비polio(생백신)는 4개월에 2~3번
(2) 홍역measles, 볼거리mumps, 풍진rubella(생백신)은 12~18개월 때
(3) 디프테리아, 파상풍, 소아마비의 추가접종은 학교들어가기 전인 4~5살 때
(4) 풍진은 10~14살 때(여자에게만; BCG Calmette-Guérin 접종과 3개월의 간격 구별해서)
(5) BCG(결핵에서, 생백신)는 10~14살 때
(6) 파상풍과 소아마비의 추가접종booster은 15~18살 때

수막알균성 예방접종meningococcal vaccination은 많은 나라에서 선택할 필요가 있다. 유럽과 몇몇의 다른 나라들은 type C인 *N. meningitidis*가 흔하고, type C 수막알균성 수막염 백신이 보통 사용된다. Type b인 *Haemmphilus influenzae*는 모집단의 구역이 확실해 백신을 활용한다. 미국에서 디프테리아, 파상풍, 백일해(DPT)는 2달의 간격이 주어지고, 소아마비 백신은 단지 2번만 주어지고, 볼거리와 풍진은 중학교에 들어갈 때까지 반복해서 맞는다. 다른 나라들은 감염병의 역학이 달라 예방접종 스케줄의 적정한 때가 있다. B형간염에 토착성이 있는 동아시아의 몇몇 나라는 초기 유년기 동안에 B형간염 예방접종을 실행한다. 보급률이 높은 지역에서는 결핵과 BCG를 유아 때 접종한다. 백신 프로그램의 사용 포인트인 백신의 효력은 중요하지만 종종 무시하는 경우가 있다. 백신의 효력이 최대일 때는 무엇이

든 기간에 맞게 사용했을 때이다. 백신은 포장과 운반 기간 동안 냉장되어야 하며, 사용하는 바로 그 시점까지 냉장상태가 유지되어야 한다. 냉장상태를 유지하는 것을 'cold chain'이라고 하며, 이것이 열대지방에서는 관리하기 어려운 점이다. 또한 중요한 것은 생백신의 경우 얼리지 않아야 전체 세포에 작용할 수 있다.

15.4 질병과 증후군

학습목표

학습자는

- 유아기older children의 주요 감염을 알아야 한다.
- 유아기의 주요 감염의 발생에 기여하는 요인을 이해하여야 한다.
- 유아기의 주요 감염의 임상적 치료의 기초를 알아야 한다.

표 27은 일반적인 영 · 유아기 감염 목록이다.

볼거리mumps

볼거리는 파라인플루엔자 그룹과 친밀한 paramyxovirus에 의해 발생하는 유년기의 흔한 감염이다. 볼거리 바이러스는 신경계와 샘조직glandular tissue과 친화성을 가지고 있다. 비말감염으로 전염된다. 초기 바이러스 혈증은 15~20일의 잠복기간 후에 뚜렷해지는 임상적인 특징이 따라온다.

진단

임상적인 특징은 열과 귀밑샘(이하선)의 팽창parotid swelling을 포함한다(보통 귓불 옆쪽의 낮은 곳으로 옮긴다). 이것은 가벼운 수막자극의 증세이기도 하고 임상적 수막염의 더 심한 경우이기도 하다. 이 감염은 성인에서는 흔하지 않지만 일방적인 고환염, 난소염 그리고 췌장염을 포함하는 성인의 경우 많은 부분이 심각한 영향력이 있다. 볼거리 감염의 40% 이상이 무증상이다. 귀밑샘염, 콕사키바이러스coxsackievirus 감염 그리고 귀밑샘의 종양을 포함하는 특성과는 차이가 있다. 진단상

표 27. 영 · 유아기 감염

감염	발생	특징
볼거리Mumps	일반적common	열, 귀밑샘 팽창
소아마비Polio	백신접종 지역에서는 드묾	수막염, 마비성 뇌척수염paralytic encephalomyelitis
발진Exanthems		
홍역Measles	백신접종 지역에서는 드묾	카타르성catarrhal 기침, 결막염, 볼점막의 Koplik' 반점, 발진; 심각한 결과 초래 가능
풍진Rubella	일반적, 종종 증상이 없음subclinical	열, 발진, 림프절 비대; 태아기 감염 시 치명률과 사망률 높음
수두Chickenpox	일반적	흉부와 사지의 수포, 열
전염성 홍반Erythema infectiosum	일반적	양측성 볼염증bilateral inflammation
소아 장미진Roseola	발진의 가장 일반적인 경우	얼굴, 몸통의 발진, 인두염, 목의 림프절 비대, 열
호흡기계 감염		
크루프Croup	영 · 유아기 말기	후두와 큰 기도의 염증과 폐색obstruction
후두개염Epiglottitis	주로 유아 백신접종 프로그램이 있는 곳은 드묾	후두개의 급성 염증; 잠재적 기도폐색 위험
세기관지염Bronchiolitis	계절적인 발병	기침, 열, 호흡곤란
백일해Whooping cough	백신 미접종 인구에 산발적sporadic	열, 기침, 코감기coryza; 발작적 기침'whooping' couph
요로감염	여아에게 더 일반적	배뇨시 통증, 빈뇨, 복부팽만, 열
기저귀 발진Nappy rash	일반적	기저귀 접촉부위에 염증
용혈요독증후군Haemolytic uraemic syndrome	용혈성 장염 후after haemorrhagic colitis	창백, 부종, 핍뇨 후 출혈성 설사
말라리아Malaria	풍토지역에 일반적	재발성 열, 발한, 오한; 중추성 말라리아는 심각한 빈혈을 야기
가와사키병Kawasaki disease	아시아 어린이가 더 일반적	혈관염, 열, 발진, 박리desquamation, 중추성 림프샘염cervical lymphadenopathy; 심장염 초래

의 테스트는 임상적 진단이 명확하면 필요하지 않지만, 진단의 실험실확인은 침, 뇌척수액 또는 소변으로부터의 분리된 바이러스에 의해서 또는 항체의 발견이나 효소면역측정법으로 할 수 있다.

화학요법

특별한 치료법은 없다. 볼거리 수막염은 예후가 좋고, 침상안전으로 관리할 수 있다. 볼거리 바이러스 감염에 따르는 면역은 평생면역이다. 볼거리는 유아기 동안의 생백신 예방접종으로 예방할 수 있다.

소아마비polio

소아마비는 picornavirus 그룹의 enterovirus에 의해 발생하는 중추신경계 감염이다. 예방접종 프로그램이 없는 개발도상국에서는 유아기 동안에 감염이 흔하게 발생하고, 심각한 후유증의 발병률은 낮다. 더 많은 개발도상국에서는 위생과 일반적인 생활상태가 좋아지면서 유년기나 성년의 시기 이후의 발병률이 더 높아지고 있다. 이런 높은 연령대의 그룹에서 소아마비 바이러스 감염은 수막염을 일으키고, 적은 비율이지만 마비성 뇌척수염을 일으킨다. 바이러스에 대한 노출은 음식물을 통해서도 이루어진다. 이것은 내부의 혈류를 거쳐 퍼지게 되어 중추신경계에 이르게 된다. 대부분의 소아마비 전염병은 type 1 바이러스에 의해 일어난다. 거기에는 2가지 다른 type이 있다. 소아마비의 위험성은 편도선절제술 이후와 신체적 활동증가로 인한 유행기간에 증가한다.

진 단

임상적 진단은 뇌척수액으로부터 소아마비 바이러스 poliovirus 분리에 의해 확진되어진다.

관 리

소아마비는 항바이러스성 치료가 필요하지는 않다. 예방은 생백신을 구강에 넣는 것 또는 사백신을 근육 내에 주사하는 것이다. 구강백신은 위장관에 집락화되고 점막의 IgA 항체의 생산을 자극한다. 또한 백신 미 접종자들이 지역사회에 퍼져 있음으로써 보호될 수 있다. 때때로, 생백신이 원래의 병원성을 가진 상태로 돌아가 본래의 기질이 되면 소아마비를 발생시킬 수도 있다. 사백신은 장점막의 작용 없이도 체액면역을 증진시킨다. 구강용 백신은 일반적으로 유아기 시에 적용되고, 단일용량 추가접종Single-lose booster은 학교가기 전이나 해외여행을 가기 전에 적용된다.

발진류exanthems

발진류는 어린이들에게서 나타나는 흔한 질병 그룹으로 발진의 원인은 바이러스에 의한 것이다.

홍역measles

홍역은 paramyxovirus(유행성 귀밑샘염을 발병시킴), morbillivirus(홍역바이러스)에 의한 것으로 매우 전염성이 높은 아동기의 질병이다.

선진국에서는 홍역이 일반적으로 2~5세의 유아에게 현저하게 영향을 미친다. 이것은 발진 전 단계에서 직접 접촉을 통해 전파되고(공기매개, 비말전파) 가족접촉 사이에는 90%의 공격률을 지닌다(이는 발진 전 단계에서 전염력이 있으며 전파력이 강하다는 것을 의미한다). 개발도상국에서 홍역은 사망률과 치명률의 중요한 원인이다. 세포 수준에서, 홍역바이러스는 다핵의 거대세포 형성을 일으킨다.

진 단

약 10일의 잠복기 후에 4일의 카타르성(감염된 점막 분비물) 기침과 결막염이 나타난다. 이시기에는 볼점막에 소금 알갱이처럼 보이는 작은 흰색 반점을 찾아 볼 수 있다(Koplik' s spots). 이것은 홍역에서 특징적이다. Koplik' s spot은 발병 후 사라지며 반점구진성 발진이 나타난다.

다음은 몇 가지 잠재적으로 심각한 홍역의 후유증이다.

- 원발성 홍역 폐렴primary measles pneumonia : 면역력이 약화된 어린이에게 발생될 수 있지만 드물다.
- 속발성 세균성 폐렴secondary bacterial pneumonia : 이것은 좀더 잘 알려졌으며, 종종 *Staphylococcus aureus*에 의해 발생하고 홍역으로 인한 사망의 가장 일반적인 원인이다.
- 뇌염encephalitis : 홍역의 또 다른 심각한 합병증이다.
- 홍역 후의 상태post-measles state : 성장지연, 설사, 각막 궤양화corneal ulceration, 세포매개성 면역저하 depressed cell-mediated immunity가 나타난다.

홍역의 진단은 주로 임상적 발견이지만 혈청학적 검사

에 의해 확실하게 확진된다.

치료

특별한 항바이러스 치료는 없다. 속발성 세균성 감염은 적절한 항생물질 치료가 요구된다. 비타민 A의 공급은 각막과 위장의 합병증 발생을 줄이는데 도움을 줄 수 있다. 선진국에서 홍역은 약독화된 생백신으로 예방되어 왔다. 자연적인 감염은 평생면역을 갖게 한다. 영양불량의 유아는 정상적인 인간 면역글로불린의 접종으로는 짧은 기간의 보호만 받을 수 있다. 홍역을 원인으로 하는 사망률은 모유수유와 아동의 격리, 비타민 A의 공급으로 줄일 수 있다.

풍진rubella

풍진은 togavirus에 의한 발진성의 감염이다. 이것은 (특히 임신 초기 여성에게 감염 시) 태아에게 잠재적으로 무서운 영향을 미친다는 것이 주목할 만하다.
풍진은 코의 분비물에 의해 전파되고 상기도계에 정착한다. 원발성 바이러스혈증 후에 림프구로의 확산이 일어난다.

진단

2~3주의 잠복기 후에, 열, 발진, 림프절 종대가 나타난다. 발진은 홍역과 같은 반점구진성 발진이며 얼굴과 볼 부분에서 시작하여 팔, 다리와 몸통까지 퍼진다. 림프절 종대는 목과 귀뒷부분 그리고 후두부의 림프절에서 두드러진다. 다발성 관절통이 있을 수 있다. 많은 풍진감염은 잠복성이고, 임상적 진단은 신뢰할 수 없다. 특징적으로 구분되어져야 한다. 진단은 다음과 같다.

- 다른 발진들exanthems
- 다른 바이러스성 감염
- 급성 류마티스열acute rheumatic fever

진단의 혈청학적인 증거는 헝액응집 활동억제 또는 보체 고정에 있다.

치료

특별한 항바이러스성 치료법은 없다. 풍진바이러스의 생균을 약화시킨 생백신의 예방접종을 통해 예방할 수 있으며, 이는 15~18개월에 홍역과 유행성 귀밑샘염(볼거리) 백신과 함께 투여되고(MMR), 여아의 경우에는 12~15세에 추가 접종한다. 풍진에 걸린 모든 아이들은 임신 초기 약 5개월이 지나지 않은 임산부로부터 멀리 떨어져야 한다. 예방접종을 하지 않은 사람들이 풍진 예방접종 없이 다른 나라를 여행할 때 보균자(접촉성 전염병-풍진 환자와의 접촉자)가 될 위험이 있다.

수두chickenpox

수두는 varicella-zoster virus에 의한 급성 발진성 감염의 결과로 소양증과 소포농포성 발진vesiculopustular이 나타난다. varicella-zoster virus는 DNA virus이며, herpes virus과에 하나이다. 비말전파되며 상부 호흡기계를 거치고, 후에 원발성 바이러스혈증viraemia이 전신으로 퍼진다.

진단

환자는 소수포vesicle 발병 2일 전부터 4일 후까지 전염력이 있다. 21일의 잠복기간 후에 소양성 발진은 구심성의 분포를 나타낸다; 흉부와 팔까지 널리 퍼진다. 발진은 구진성papular, 소포성vesicular, 농포성pustular 그리고 표면이 딱딱해지는 단계(딱지)crusted stage를 거치며 발생한다. 열은 발진 중증도의 비율을 결정한다. 면역력이 약화된 어린이나 어른은 생명을 위협하는 폐렴을 포함한 심각한 질병발생 위험이 증가한다. 진단은 임상적인 특징을 주로 이용된다. 특징적으로 구분되어야 할 진단명은 다음과 같다.

- 농가진impetigo
- 단순포진바이러스herpes simplex virus
- 장내 바이러스enterovirus

치료

증상에 관한 치료는 고통을 경감시키기 위한 코데인codeine이 있으나, 면역력이 약화된 환자들은 수두 면역글로불린을 통해 도움을 받는다. 최근에는 varicella-zoster virus(VZV)에 대항하는 효과적인 백신이 있다. 파종성 대상포진은 면역력이 없는 사람들이 새발하게 되는 질병이다. 그러나 바이러스는 척수 근처의 신경뿌리 부분dorsal sensory root ganglia에 잠재되어 남아 있어 나중에 재활성화를 통해 대상포진 유발 가능성이 있다. 이것이 발생할 때 일측성의 강력한 소양감이 있고, 소포성의 발진이 한 개 또는 그 이상의 피부분절로 나뉘는데 이것이 대상포진이다. Shingles 또는 herpes zoster는 수두보다 전염성이 약하지만 면대면person-to-person 전파가 발생할 수 있다.

진단은 임상적이며, 강한 진통제가 필요할 수 있다. 정맥을 통해 aciclovir를 주입하는 것은 심한 통증을 감소시키는데 도움을 줄 수 있으나 병원의 허가가 있어야 사용할 수 있다. 치료법은 잠재되어 있는 바이러스에는 유익한 영향을 미치지 못하여 재활성화를 예방할 수 없다.

전염성 홍반erythema infectiosum ; fifth disease

전염성 홍반은 single-stranded DNA virus 또는 parvovirus B19에 의해 일어난다. 감염은 호흡경로를 통해 전염되고 볼의 양측성 염증이 나타난다(비공식적인 이름은 'slapped cheek syndrome' 이다). 염증은 그물처럼 되고, 볼과 팔, 다리에 그물모양의 발진이 일어난다. 일시적으로 해결되는 범혈구감소증pancytopenia이 오거나, 일부 개인은 낫(겸상)적혈구sickle cell trait의 특징이 있는 용혈성 위기가 발생할 수 있다. 진단은 주로 임상적이나 IgM 또는 IgG의 상승 역가(세균 응집을 유발하는 혈청의 최대 희석농도)를 통해 확인하게 된다. 특별한 치료법이나 백신은 없다.

소아 장미진roseola infantum(exanthem subitum)

소아 장미진은 human herpes virus 6에 의한 발진성 감염으로 열병이다. 이것은 얼굴과 몸통에 반점이 있는 발진과, 열, 인두염, 목의 림프절 종대를 특징으로 하는 12세 이하의 어린이들에게 흔한 발진이다. 약한 열이 내린 후에 발진을 특징으로서 시작된다. 그러므로 진단은 오로지 아이가 회복되기 시작한 후에 내려지나 혈청학적으로 확인할 수 있다. 이용할 수 있는 특별한 치료법이나 백신은 없다.

호흡기 감염

어린이의 호흡기 감염은 어른이나 다른 사람들보다 더 일반적이고, 더 심각하다.

크루프Croup

크루프는 호흡기계 감염 중 가장 흔하게 발생하는 parainfluenza viruses에 의한 후두와 큰 기도의 폐색과 염증이다. 이것은 유아들에게 발생한다.

진 단

크루프는 갑작스러운 자기제한적 감염Self-limiting infection으로 발병하고, 목쉰소리, 컹컹거리는 기침 barking cough이 나타나나 호흡기계 밖에서 전파된다는 증거는 없다. 어린이는 불안정과 호흡부전, 흡기시 천명이 있을 수 있다. 늑골 수축rib retraction, 청색증, 호흡률 증가는 심각한 감염의 특징이다. 진단은 임상적 발견에 기본을 두고 있다.

치 료

임상적 관리는 호흡기 폐색 악화를 방지하는 것에 중점을 두고 있다. 저녁시간에 가습기 사용, 시원한 수증기, 용액fluid의 교체는 더 심각한 경우로 질병 진행을 멈추게 한다. 그러나 크루프에서 가습기의 가치에 대해 약간의 논쟁이 있다. 선태적으로 주로 고려할 진단명은 후두개염epiglottitis이다.

후두개염epiglottitis

후두개염은 후두덮개의 급성 염증을 일으키는 *H. influenzae*에 의한 상부 호흡기계의 감염이다. 어린이들은 갑작스런 기도폐색의 위험이 있다. B형의 *H. influenzae*는 유아에게서 주로 발생하는 대부분의 후두개염의 원인이 된다.

진 단

후두개염을 가진 어린이는 열과 불안함, 침흘림, 삼킴(연하)곤란이 나타난다. 혀를 누르는 기구tongue depressor에 의한 구강 진찰은 즉시 삽관법이나 기관절개술을 할 수 있는 시설이 없을 경우에는 피해야 한다. 특징적으로 구분되어야 할 진단명은 다음과 같다.

- 그루프croup
- 이물질foreign body
- 후두 디프테리아laryngeal diphtheria

혈액 배양은 후두개염에서 패혈증이 흔하게 발생하기에 반드시 수행되어져야 한다. 목의 측부 방사선 사진은 후두 종창징후를 보여줄 수 있다.

치료 및 관리

치료법은 주로 ampicillin이나 amoxicillin을 정맥주사하는 것이다. 후두개염과 그 외의 침습적 *H. influenzae* 감염은 Hib(*H. influenzae* type b) 결합백신을 통해 예방할 수 있다.

세기관지염bronchiolitis

세기관지염은 호흡기세포융합바이러스respiratory syncytial virus(RSV)(RNA paramyxovirus) 바이러스에 의한 감염으로 야기되는 작은 기도의 염증성 상태를 말한다. 다른 호흡기 바이러스도 비슷한 임상적 증상을 나타낼 수 있다. 온화한 기후에서, 1세 미만의 어린이의 주목할 만한 사망률과 질병률을 일으키는 계절적인 질병이다. 감염은 세기관지염에 걸린 대상자로부터 코의 분비물에 의한 비말전파를 통해 일어난다. 그리고 바이러스는 호흡기 점막을 따라 전파되며, 감염된 세포의 세포막 용해를 일으킨다.

진단

세기관지염은 모르는 사이에 발병된다. 기침과 낮은 열로 시작되고, 힘들고 빠르고 얕은 호흡으로 진행laboured 되며, 폐와 공기 밸브의 과팽창으로 색색거린다. 대부분의 경우에 감염은 자기제한적이나 심각한 경우에는 소아 집중치료실에서 호흡 보조를 필요로 한다. 진단은 바이러스 항체 발견으로 효소 면역학적 검사 또는 직접 면역형광법을 통해 빠르게 확진될 수 있다.

화학요법

호흡과 관련된 심각한 질병을 가진 아이들은 aerosolised ribavirin을 초기에 충분히 준다면 도움이 될 것이다. 흡입공기의 습도유지 또한 요구된다. 아직까지 적절한 백신 개발은 성공하지 못하였다.

백일해pertussis, whooping cough

백일해는 상부 호흡기 감염으로 계속적인 기침의 발작으로 생기는 *Bordetella pertussis* 원인균이다. 이 균은 성장 시 배양조건이 까다로운 작은 그람음성 막대균이다. 이 세균은 adhesins과 지질다당류lipopolysaccharide와 기관지 세포독소를 포함한 몇 가지 독소를 생산한다. 이 감염은 호흡기 분비물의 비말로 전파된다.

진단

이 감염은 세 단계로 진행되는데 전구증상기prodromal, 카타르기catarrhal, 발전기paroxysmal가 있다. 열, 기침 그리고 코감기coryza는 10일 정도의 잠복기 후에 나타난다. 또 다음 약 10일 이후에 기관지 자극과 함께 심하게 끈적끈적한 점액(진한 가래)을 생산하고 흡기 동안의 거친 호흡을 하게 되며 이 기침이 반복적으로 일어나게 된다. 기침의 발작으로 인해 결막 밑의 출혈, 혀 아래의 궤양 그리고 흔하지는 않지만 호흡기 통증과 저산소로 인한 뇌손상이 나타날 수 있다. 백일해가 유행하는 동안 질병이 발생할 경우 사망할 수도 있다. 아동과 다른 가족구성원들이 접촉하게 될 경우 질병의 증상이 줄어들게 되며 이것은 일반적인 상기도 호흡기 감염과 유사하게 나타나지만 대개 가벼운 형태로 나타난다.

검체표본을 얻기 위하여 가는 철사를 통과시켜 경비(코의 구멍 윗부분)에 면봉법을 쓰거나 환자에게 기침의 정도를 물어보아 진단을 확고하게 할 수 있다. 그리고 이것은 *B. pertussis*를 알아보기 위해 우무(Bordet-Gengou, 보르데 장구) 배양배지를 선택하여 미생물을 섞는 방법을 사용하기도 한다.

관리

진단이 내려졌을 때까지 항균제 치료법은 환자에게 별 효과가 없다. 하지만 erythromycin을 사용한 치료법은 전파의 위험을 줄이는 것을 도울 수 있다. 예방은 영아에게 사균접종(DPT)을 함으로써 예방할 수 있다. 일부 경우 백신 투여로 인해 뇌염이 발생하는 원인이 되었었고, 그로 인해 백일해 백신을 사용하는 것이 논쟁의 여지가 되었다. 그러나 역학적인 광범위한 문헌고찰을 통해 현재 백일해 백신 사용이 질병 자체로부터 발생하는 후유증보다 영구적인 신경학상의 후유증의 위험이 덜 나타나는 것으로 명백하게 밝혀져 있다.

폐 감염의 낭성섬유증Plumonary infection in cystic fibrosis

호흡부전respiratory failure은 가장 흔한 죽음의 원인이며 낭성섬유증cystic fibrosis, 세기관지염 그리고 폐렴에 중요한 기여를 하는 요소이다. 낭성섬유증 환자는 호흡기 분비물을 원활하게 제거하지 못하여 더 악화되고 *S. aureus*, *Pseudomonas aeruginosa*와 같은 세균에 의해 만성 감염이 되기 쉽다. 최근에는 *Burkholderia cepacia*에 의해 감염된다고 한다. 만성 감염을 일으키는 세균과 단순히 정상적이지 못한 하부 호흡기 영역에 집락화를 이루는 것 사이의 구별은 쉽지가 않다.

임상증상의 결과 항균 치료가 반드시 필요하지는 않다. 항균 치료를 사용했을 때 저항하는 세균종들과 더불어 더욱 많은 집락을 이룰 수 있다. 적합한 식사요법과 규칙적인 물리치료가 환자의 생존을 위해 오랫동안 해야 하는 항생치료법 만큼이나 중요하다.

기타 질병

요로감염urinary tract infection

방광과 신장의 급성 감염은 아이들에게 발생한다. 신속한 진단과 치료법은 영구적인 신장손상의 위험을 줄이기 위해 필요하다. 아이들에게 나타나는 요로감염은 대개 *Escherichia coli*에 의해 일어난다. 다른 장내세균은 발생비율이 적은 원인이며 출혈성 방광염은 때때로 아데노바이러스 감염에 의해 발생한다. 요로감염은 신생아기 이후 여자 아이에게 더 흔하게 나타난다. 세균은 상행경로, 즉 요도를 거쳐 접근하게 된다. 1년 이내에 약 3번 정도 이 감염이 재발할 수 있다.

증상에 포함되는 것은 다음과 같다.

- 소변배출 시 통증
- 빈뇨frequency
- 복부 압통abdominal tenderness
- 열fever

아이들에게 나타나는 신우신염은 허리 주변의 통증과 압통이 나타날 수 있다. 그러나 신우신염은 방광염과 확실한 구별을 할 수가 없다. 무증상 세균뇨 또한 아이들에게 발생할 수 있으므로 신중한 평가가 필요하다. 질 좋은 소변 표본은 확실한 진단 실험을 통하여 얻어져야만 한다. 중간 소변은 오직 몇몇의 아동들과 10대에서만 가능하다. 영아에게는 두덩위(치골상) 흡인이 이상적인 접근방법이다. 이것이 실패했을 경우 무균채취 검사물을 부모가 배뇨동안 흐르는 소변을 조금 채취함으로써 얻을 수 있다. 최후의 수단으로 샅부위(회음부)의 유효한 소변을 주머니로부터 채취한다. 하지만 이 방법은 회음 세균에 의해 오염되기 쉽다. 표본은 세포함량 평가, 정량의 세균배양 그리고 항균제 감수성 검사가 필요할 것이다. 치료 후 추적 검사 표본을 획득해야 한다. 요로감염에 걸린 아이들 중 요로가 해부학적으로 이상을 보이는 경우가 높은 비율을 차지한다. 그러므로 이것은 아동 요로감염을 추적하는데 필요한데 정맥 내의 신우조영사진과 배뇨 방광조영상을 포함하는 방사선학적 조사가 아동 요로감염을 추적하는데 도움이 된다. 어떤 전문가들은 소년의 경우 처음 요로감염에 걸린 다음에, 소녀의 경우는 3살보다 어린 경우, 요로감염으로 열을 동반한 경우 방사선학적 검사를 권하고 있다. 유효한 항균제 치료는 국소의 장내세균, 특히 *E. coli*에 효과적이다. 무분별하게 짧은 치료과정으로부터 생긴 아동 방광염과 신우신염은 구별하기 어렵다. 최소 10일 치료법이 추천된다.

기저귀 발진nappy rash

이것은 기저귀를 찬 영아들에게 흔히 발병하고 샅부위(회음부) 접촉에 의한 피부염이다. 이러한 상태는 대개 습기 마찰 그리고 암모니아에 의해 피부염이 발생한다. 드물게는 침범된 영역은 접촉된 그 점에서 피부 표면과 겹쳐서 더 광범위하게 확장된다. 이차적 감염은 효모, 특히 *Candida albicans*에 의해 가장 빈번하게 나타난다. 이것이 발생했을 때 피부 표면과 겹쳐서 그 이상으로 확장되며 염증은 더 심해지게 된다. 종종 분리된 영역에서 염증이 일어나는데 이것이 '위성statellite' 병변이다. 진단은 효모를 침범된 영역으로부터 수산화칼륨을 이용해서 실시한 도말표본을 현미경으로 발견하여 확고하게 할 수 있다.

치료는 국소적으로 nystatin 항균제나 miconazole을 사용한다. 그러나 병변을 없어지게 하려면 건조시키는 것 또한 중요하다.

용혈요독증후군haemolytic uremic syndrome

용혈요독증후군은 장출혈 후 발생하는 감염 후 상태이다. 이것은 shiga-like toxin을 생산하는 *E. coli* O-157 균주(그리고 다른 혈청형에는 장출혈성 대장균 또는 verotoxin을 생산하는 대장균이 있음)와 분명한 출혈성 설사가 보이는 장출혈성 대장염의 원인이 되는 *Shigella* spp.과 연관이 있다. 처음 일주일에는 아이는 설사 후 창백해지고 부종, 핍뇨가 나타난다. 대변배양 시에는 전문화된 배지(sorbitol MacConkey agar)에서 *E. colli* O-157을 검출할 수 있다. 게다가 shiga-like toxin(또한 이것은 **verotoxin**으로 유명하다. 왜냐하면 이것은 Vero 세포 단층Vero cell monolayer에 세포독성cytotoxic effect을 끼치기 때문이다) 라텍스 응집latax agglutination이나 세포독성이 세포배양에 영향을 끼치는 것을 통하여 검출될 수 있다. 장출혈성 대장균이 없다고 해서 용혈요독증후군을 진단에서 제외시키지 않는다.

항균제 치료는 확실한 방법이 아니며 아이들은 급성 콩팥기능상실(신부전)이 해결될 때까지 혈액투석이 필요할 수 있다. 적어도 10일 동안 이차적인 전파를 막기 위해서는 계속해서 장관 예방조치Enteric precaution를 해야 한다.

말라리아malaria

말라리아는 *plasmodium* 속의 sporozoan protozoa에 의해 감염되며 암컷 학질모기에게 물려 전파된다. 이것은 열대지방에서 흔히 일어나는 질병이며 온대기후 지방의 국제 여행객들이 증가함에 따라 말라리아 또한 증가하고 있다. 원래의 그 지방에서는 흔히 어린 아이들의 사망률이 높고 나이가 들면서 면역을 획득하기 때문에 사망률이 줄어든다. 주로 대뇌의 말라리아와 심한 빈혈은 죽음을 초래하게 된다. 가장 심한, 치명적인 말라리아의 원인균은 *Plasmodium falciparum*이다. 그러나 말라리아는 *P. vivax, P. ovale* 그리고 *P. malariae*에 의해 발생할 수도 있다. 말라리아의 발병기전과 이것의 합병증은 여전히 충분히 밝혀지지 않았으며, 수세기 동안 알려진 것은 모기가 인간의 피를 빨아먹는 동안 침에서 포자소체를 인간에게 접종하여 말라리아를 발병시킨다는 것이다.

진단

급성 말라리아는 발작성 열의 재발과 발한, 떨림이 나타나고 혈류에서 기생체가 터져 나오는 것이다. 혼수상태에서는 경련과 호흡기 정지가 일어나는데 심한 경우 계속해서 일어난다. 다음은 감별진단이다.

- 패혈증septicaemia
- 수막염meningitis
- 저혈당증hypoglycaemia
- 머리내 공간-점유성space-occupying 병터lesion

이 진단은 혈액도말 Romanowsky 염색을 하여 현미경 검사에 의해 확실하게 할 수 있다. 최대 감수성은 정상 pH(7.0)보다 높은 염색에 의해 얻어지며, 준비된 혈액도말은 적어도 두 개의 경우로 분리해야 한다. 그리고 적어도 두꺼운 필름 한 개는 만들어야 한다(이것의 감수성은 얇은 필름보다 약 25배 더 높다).

관리

말라리아의 치료는 하나 또는 더 많은 클로로퀸, 키니네 그리고 그 지역에서 유행하는 기생충 종에 저항하는 약에 의존하여 선택한 항말라리아 약을 사용하여 치료한다. 심각한 질병일 때 약 12~24시간 동안 혈액도말을 되풀이 하는 것이 효과가 있다. 이러한 환자는 관리 초기 단계에서 집중치료가 필요하다.

모기에 의한 출혈을 줄이고, 화학적인 예방방법을 통해 모기와의 접촉을 피함으로써 예방한다. 그 장소에 침범한 모기가 몇 년간 변화되었을 수도 있기 때문에 그것을 고려하여 질병예방의 약물을 선택한다. 전문가의 충고가 추천되어야 한다.

점액피부림프절증후군 또는 가와사키병 Kawasaki disease

가와사키병은 자연적인 전염의 병리기전이 잘 알려져 있지 않은 생명을 위협하는 상태이다. 이것은 원래 점액피부림프절증후군mecocutaneous lymphadenopathy syndrome으로 알려져 있다. 아시아 아이들은 위험에 가장 많이 노출되어 있다. 그러나 이것은 아시아인이 아닌 사람에게는 드물게 나타난다. 치명률은 약 2% 정도이다. 몇 개의 점액피부림프절증후군이 유행되었으나 사람들끼리의 접촉으로 인한 확산 증거는 없었다. 초항원Superantigen에 대한 원인론적인 역할을 제시하고 있는 가와사키병을 가진 환자에게 독성쇼크증후군을 유발하는 포도알균이나 사슬알균을 가진 보균자에게 많이 보고된다.

진단

이 질병의 모든 사례의 원인은 열이다. 대부분의 환자는 발진, 점막과 결막의 염증, 표피탈락과 경부림프샘종이 나타난다. 감별 진단은 광범위한 것을 포함한다.

- 성홍열scarlet fever
- 독성쇼크증후군toxic shock syndrome
- 발진exanthems
- 스티븐스-존슨 증후군Stevens-Johnson syndrome

사망은 심장염이 원인이다. 현재 진단을 확신할 수 있는 실험실 검사방법은 없다.

관리

치료는 아스피린과 인간의 정상적인 면역글로불린이 사망률과 몇 가지 질병의 위험을 줄일 수 있다.

15.5 미생물

상자 10은 제15장에서 언급한 미생물의 목록이다. 자세한 내용은 제시한 쪽을 참고하면 된다.

상자 10. 영유아기 감염균

세균	쪽
황색포도알균*Staphylococcus aureus*	235
인플루엔자균*Haemophilus influenzae*	245
백일해균*Bordetella pertussis*	–
녹농균*Pseudomonas aeruginosa*	243
버크홀테리아 세파시아*Burkholderia cepacia*	243-244
대장균 O157*Escherichia coli/E. coli* O157	241-242
이질균Shigella spp.	242-243
기타Other	
장내세균과Enterobacteriaceae	241-243
코리네박테륨 디프테리아*Corynebacterium diphtheriae*	239-240
파상풍균*Clostridium tetani*	241
곰팡이fungi	
칸디다 알비칸스*Candida albicans*	267

바이러스virus	쪽
홍역바이러스Measles virus	256
풍진바이러스Rubella virus	258
수두대상포진바이러스Varicella-zoster virus	254
파보바이러스 B19Parvovirus B19	254
사람헤르페스바이러스Human herpesvirus 6	253-254
볼거리바이러스Mumps virus	256
소아마비바이러스Poliovirus	256
파라인플루엔자바이러스Parainfluenzae virus	256
호흡기합포체바이러스Respiratory syncytial virus	256
기생체parasites	
열대열원충*Plasmodium falciparum*	259
삼일열원충*P. vivax*	259
난형열원충*P. ovale*	259
사일열원충*P. malariae*	259

관련문항 짝짓기

1. 수두
2. 후두개염
3. 열, 경부-두부 림프아데노이드병증, 움직이는 형태의 발진
4. 용혈요독증후군
5. 기저귀 발진
6. Slapped cheek syndrome(전염성 홍반, fifth disease)

위의 사례를 보고 원인이 될 수 있는 가장 적절한 문항을 선택하시오. 정답은 한 개만 선택할 수 있다.

A. *Candida albicans*
B. *E. coli*
C. *Haemophilus influenzae*
D. Parvovirus B19
E. Mumps virus
F. Rubella virus
G. Varicella-zoster virus

사례문제

사례 1

2세 여아로 너무 자주 화장실을 가려 하고 운다고 한다. 그런 증상이 있기 전 요로감염이 있었고 항균제 치료를 받았다고 한다.

1. 여아의 증상 원인은?
2. 미생물학적인 측면의 중재가 어떤 것이 요구되는가?
3. 다른 중재가 수행되어야 하는 것은?
4. 감염성 원인은 어디에서 기인한 것인가?
5. 항균제 치료에 대하여 어떤 조언을 할 것인가?

사례 2

5세 남아로 소아과 병동에 보내졌다. 혈변이 있으며, 다량의 설사로 식욕이 없고 무기력하다. 평상시와 다르게 숨이 가쁘고 얼굴이 창백하다. 적어도 24시간 동안 소변을 못 보았으며, 소년의 누나는 10일 전부터 설사가 있었으나 지금은 좋아졌다고 한다.

1. 이러한 상태를 무엇이라고 하는가?
2. 어떤 원인과 관련이 있을까?
3. 진단을 위해서 어떤 미생물학적인 검사가 도움을 줄 수 있는가?
4. 소년에게서 혹은 누나로부터 전파될 위험성은 있는가?
5. 항균제를 주어야 하는가?

자료해석

8세 아동으로 낮은 단계의 미열과 식욕감퇴, 왼쪽 뺨이 부어 있다. 왼쪽 귀밑샘 부분을 만져보니 단단하게 부어 있다.

혈청학적 검사결과

measles : IgG and IgM, negative

mumps : IgG negative

1. 이러한 임상증상의 원인이 되는 두 가지 감염은 무엇인가?
2. 면역혈청 검사가 왜 음성으로 나왔는가?
3. 완전한 진단을 위해서 다른 검사를 추가적으로 해야 하는가?
4. 이러한 감염에 수반되는 합병증은?
5. 이 아동은 예방접종을 하였는가?

객관적 틀에 의한 임상점검

7세 이민자 가족의 아동으로 현재 열, 불안정, 작은 반점 구진성 발진이 있다. 과거병력은 없지만 환아의 형이 최근 비슷한 증상의 열과 발진이 짧게 있었다. 정밀 관찰 시 양쪽 결막이 뒤덮여 있으며, 뺨 안쪽 점막에 흰색의 반점들이 보인다. 반점 구진성 발진은 대부분 몸통에 심하게 나 있다. 혈청학적 검사는 실시되었다.

1. 풍진이 원인으로 생각되는가?
2. 이러한 감염의 발생하는 광범위 감염원은 무엇인가?

3. 과거 예방접종력은 원인진단에 도움이 되는가?
4. 다른 가족들도 면역학적인 검사를 실시해야 하는가?
5. 일반 소아병동에 두면서 환아를 관찰해도 되는가?

짧은 답 문제

1. 허약하게 만드는 것과 감염과의 관련성은?
2. 소아 장미진(돌발성 장미진)
3. 소아마비의 병인론
4. *Bordetella pertussis* 감염의 임상과정과 진단
5. 아동기의 주요 질병인 말라리아

구두시험

1. 수두와 대상포진 비교
2. 위막성 후두염과 후두개염 비교
3. 당신의 견해로 볼 때, 가장 중요한 예방접종 계획의 요소는?

관련문항 짝짓기

1. G:
수두는 Varicella-zoster virus가 원인이다.

2. C:
후두개염은 소아에게 생명을 위협하는 질환으로 *Haemophilus influenzae*가 원인이며, 예방접종으로 예방 가능하다.

3. F:
홍역과 같은 움직이는 형태의 발진은 rubella가 원인이다. Parvovirus B19는 전염성 홍반(fifth disease)의 원인이며, Varicella-zoster virus는 수두와 볼거리의 원인이다.

4. B:
용혈요독증후군은 verotoxin을 생산하는 *E. coli* O-157 균주가 주 원인이다.

5. A:
기저귀 발진의 주요 원인균은 *Candida albicans*이다.

6. D:
Slapped cheek syndrome(전염성 홍반, fifth disease)의 원인균은 Parvovirus B19이다.

사례문제

사례 1

1. 요로감염의 재 발생이다.
2. 소변의 미생물학적인 정량검사와 항균제 감수성 검사가 요구되며, 중간뇨를 받아야 한다.
3. 요로의 기형을 알기 위해서 IVP(intravenous pyelogram)나 micturating cystogram을 실시한다.
4. 복막이나 하부 위장관계
5. 완전한 치료를 위해 10일 이상 항균제를 투여한다.

사례 2

1. 용혈요독증후군
2. *E. coli* O-157이나 *Shigella* spp.
3. 위에서 언급된 2가지 미생물 검사를 실시한다. vero 독소를 검출하기 위하여 라텍스 응집검사법이나 세포독성 검사를 실시한다.
4. 설사 후 10일간 전파 가능성이 있어서 환자는 여전히 감염원이 될 수 있다. 누나는 용혈요독증후군으로 발전하지 않았고, 지금은 감염 위험이 없다.
5. 항균제 치료는 유효하지 않아 이러한 경우를 "감염 후 증상상태"라고 한다.

자료해석

1. 볼거리가 더 유효하다.
2. IgG가 음성인 것은 임상증상 시작 후 몇 주가 경과했기 때문이다.
3. Mumps IgM과 바이러스 배양검사
4. Mumps meningitis. 고환염과 췌장염이 발생할 수 있지만 성인의 경우이다.
5. 하지 않았을 것이다.

객관적 틀에 의한 임상점검

1. 아니오. 뺨 점막에 있는 반점은 홍역의 증상이다.
2. 예. 비록 홍역의 양상이나 발진은 Rubella나 장염바이러스 등 다른 다양한 원인에 의해서 발생 가능하다.
3. 예. 만약 예방접종 기록이 있다면 홍역은 예외로 진단 할 수 있다. 반대로 홍역접종을 하지 않았다면 진단에 도움을 줄 수 있다.
4. 예. 홍역은 많은 나라에서 법정 전염병으로 관리하고 있다. 이 환아는 최근 감염된 것으로 발병 시점이 오래되어 면역혈청검사 결과는 음성이 나올 것이다.
5. 아니오. 홍역은 전염력이 높고 추가적인 호흡기 예방지침이 요구되는 질환으로 다른 환아나 의료진이 접촉하지 않도록 해야 한다. 다른 환자들이 면역이 있더라도 일반병실에 입원시켜서는 안 된다.

짧은 답 문제

1. 4가지 측면서 답한다; 밀집거주, 부적절한 위생환경, 영양결핍, 부적절한 일차의료지원 부족. 이러한 점들이 감염에 있어 전파와 영향을 미친다는 것을 말한다.
2. 전 장을 참고하시오.
3. 연령과 관련된 심각성과 신경조직에 친화력이 있는 바이러스를 기억한다.
4. 3가지 질병단계를 기억한다. 진단은 비강 주변이나 기침 시 도말검사를 실시한다.
5. 아동기 주요 사망원인을 기억한다. 해외여행이 증가하면서 아동들의 사망을 예방해야 한다.

구두시험

1. 임상적 양상과 치료, 역학을 설명한다.
2. 원인, 임상과정, 치료가 다르다. Hib 예방접종의 유용성에 대한 영향도 언급한다.
3. 어려운 선택이다. 전 세계적으로 박멸해야 하는 것(홍역, 소아마비)과 예방접종률이 떨어지면서 재출현하는 질병(백일해), 주요 사망원인을 많은 부분을 차지하는 것(*Haemophilus influenzae*) 등 어떤 선택을 하든지 당신의 몫이다.

장 16

병원감염

Infections in hospital patients

개 요

병원에 입원한 후 환자에게 발생하는 감염을 병원감염이라 한다. 이들 감염은 의료기술의 원하지 않는 결과이다. 병원감염은 종종 다제내성균이 원인이 된다. 이 장에서는 병원감염에서의 문제점을 다루고자 한다.

16.1 역학과 발병기전

학습목표

학습자는

- 병원환자에게 감염의 위험을 높이는 요인들을 알아야 한다.
- 환자와 환자 간 감염이나 내인성 감염의 잠재적 원인을 알아야 한다.
- 병원감염이 전파되는 통로를 알아야 한다.

역 학

병원 내 환자의 약 10% 가량은 병원 내 감염이 발생한다. 일반적으로, 감염의 위험요소는 병원에 머무르는 시간이 길어지거나, 질병의 심각성, 치료 조정(예. 외과적 치료, 치료적 시술) 횟수와 함께 증가한다. 요로감염은 병원감염 중 가장 일반적인 유형이다. 다른 일반적인 병원감염에는 병원폐렴과 수술상처부위 감염이 있다. 또한 혈관내 캐뉼라에 의한 감염 또한 일반적이다. 가장 환자의 죽음과 관련된 병원감염 유형은 폐렴이다. 병원감염에 가장 빈번하게 관련되는 미생물은 *Staphylococcus aureus, Pseudomonas aeruginosa, Klebsiella pneumoniae, Enterococcus faecalis and Acinetobacter baumannii* 등이다.

질병기전

병원 환경은 수세기 동안 병원감염의 잠재적인 원인으로 인식되고 있고 무균술의 도입에도 불구하고 지금도 중요한 병원감염의 원인으로 남아 있다. 감염의 잠재적 원인이 되는 무생물적인 환경오염 지역이 병원 내에 많이 있다. 이들 환경은 늘 젖어서 축축한 지역(예. *Pseudonomas* spp.와 같은 물박테리아water bacteria), 인체 유기물질에 의해 오염된 무생물적인 표면(예. 인체 체액, 점막의 균무리), 사용된 수술이나 마취에 사용된 장비(점막의 균무리, 조직이나 혈액이 묻은 유기체), 병원의 침구와 보호 의복 등이 포함된다.

병원 환경이 수많은 미생물 균무리를 포함하지만 병원감염의 주요한 원인은 직원과 환자의 행동원칙이 중요하게 영향을 미친다. 한 환자에게서 다른 환자로 전달되는 미생물에 의한 감염을 우리는 '교차감염'이라고도 한다. 이 교차감염 과정은 일반적으로 의사, 간호사나 내부 직원에 의해 전달된다. 미생물이 환자 자신에게 상주하는 미생물의 균무리일 때, 이러한 감염을 '내인성 감염'이라 한다. 그리고 병원감염의 대부분이 이에 속한다.

미생물은 여러 가지 경로를 통해 전파될 수 있다. 즉 직접 접촉(예. 직원의 손), 간접 접촉(기계를 다른 환자와 같이 사용했을 때), 비말에 의한 전파, 음식물 섭취(예. 오염된 병원 음식) 또는 접종(수혈) 등이다. 병원감염의 원인이 되는 미생물은 기저질환(예. 환자가 입원하게 된 동기가 되는 질환) 때문에 환자의 면역방어기전이 손상되거나 의료과정을 통해 전파된다.

정의에 의하면 어떤 침습적인 의료기기들은 피부의 상피 방어벽을 관통하고 이 손상된 상피조직을 통해 미생물이 유입되는 경로가 제공된다. 만일 환자에게 오랜 기간동안 "유치기구"를 그대로 장치해 두면, 생막biofilm이라고 알려진 박테리아의 층이 다당류 점액 안에 자라나 막을 형성하고 이 생막층은 항균제 침투를 방해하여 균이 죽지 않도록 보호하는 작용을 하여, 그 속에 포함된 박테리아는 보통보다 더 느리게 성장한다. 균을 죽이는 항균제는 대부분 균들의 급속한 세포 회전율에 의존하기 때문에 의료기구와 관련된 항균제 효과가 떨어진다. 그러므로 의료기구와 관련된 감염을 줄이기 위해 침습적 장치를 되도록 빨리 제거하는 것이 필요하다.

16.2 진 단

학습목표

학습자는

- 감염 감시와 목적한 표본을 추출할 수 있어야 한다.
- 역학조사의 제한점을 이해하여야 한다.

병원감염의 진단은 일반적으로 지역획득 감염과 같다. 환자가 입원 후 감염을 일으킬 만한 시간적인 병원 체류기간이 필요한 것이 역학적인 실마리를 잡는 기본 원칙이다. 가장 강조할 부분은 일반적 원인에 의한 감염이나 병원의 집단감염outbreak을 감지하는 것이다.

균의 전파 원인을 찾아내기 위한 조사는 이러한 병원감염이 더 이상 발생하지 않도록 방지하기 위함이다. 두 가지 중요한 조사방법은 감염감시 조사와 목적을 둔 표본 추출이다. 감염감시는 특정 부서로부터 정기적인 임상적인 정보를 확인해야 하고 검체 의뢰가 필요하다. 진단검사 결과와 다른 데이터들은 일반적인 원인에 의한 감염을 확인하기 위해 정기적으로 면밀히 조사하여야 한다. 감염감시는 문제가 발생하기 전에 충분히 이루어져야 한다. 이런 접근은 비용면이나 노력면에서 집중적이지만 특별한 집단감염 감시에 도움이 될 때가 많지 않다. 그러나 감염감시 기술은 주어진 문제에 대해 더 많은 부수적인 정보가 있을 때 더 효과적이다.

대부분의 역학조사는 감지된 감염문제에 대응하여 진행된다(예. 상처감염의 증가나 집단설사). 진단과 가능한 환경 검체는 환자나 관련된 병원 직원 등에게서 수집된다(즉, 위치, 외과적 절차나 섭취한 음식 등). 실험실 조사의 목표는 병인이 되는 일반 미생물 병원체의 확인과 그것의 출처를 발견하는 것을 돕는다. 이러한 일이 이루어지면, 오염의 원천을 제거하거나 전파를 막아내는 것이 가능하다. 환자로부터 분리된 미생물과 그것의 원인 추정을 위해 미생물검사실에서 할 수 있는 방법은 유전자 분석 방법이 있다. 이러한 방법들은 균주들의 항균제 감수성 패턴, 플라스미드 유형, 실균bacteriophage 감수성 유형, 혈청 응집반응 및 DNA macrorestriction 분석(Pulsed-field gel electrophoresis)과 같은 다양한 방법을 포함한다.

그러나 새로워진 분자역학 방법의 가치가 과대평가되어서는 안 된다. 예를 들면, 병원감염 발생의 책임회피를 위해 이용되어서는 안 된다. 환자와 의심되는 원인체 사이에 확실한 인과관계를 확인하는 것은 불가능하다. 또한 환자와 오염의 원천으로 여겨지는 원인으로부터 같은 종류의 검체가 얻어졌다 하더라도 어느 방향으로 균이 이동했는지 추정하기는 힘들다. 만약 같은 유전자 유형이 넓게 퍼져 있을 경우 유전자 분자유형검사로서 구별하는 것은 어려울 수 있다.

16.3 관 리

학습목표

학습자는

- 항균제 내성균의 문제를 파악하여야 한다.
- 적절한 처치의 기본은 예방적인 전략을 선택하는 것임을 알아야 한다.

화학요법

병원감염의 항균제 화학요법은 여러 문제를 안고 있다. 병원에서 획득되는 감염은 대부분 항균제에 높은 내성[저항성]을 가지고, 대부분 추정적 치료에 실패하기 쉽다.

비록 가장 적절한 항균제를 최선의 방법으로 환자에게 투여한다 해도 환자는 자기방어기전이 제대로 작동하지 못하거나, 몸에 내재된 의료기기 또는 항균제와는 반대로 작용하는 약물처치(예. 스테로이드 제제 또는 항암치료제) 때문에 항균제 치료의 반응이 오래 걸릴지도 모른다. 항균제의 대중적 선택은 최근에 문제가 된 감염균의 최근 항균제 감수성 패턴에 기본을 두고 선택해야 한다. 추정적 화학요법이 사용되기 전에 진단을 위한 적절한 검체가 수집되는 것이 중요하다. 보고된 가장 일반적인 병원감염 원인 균주가 환자의 체표면에서 종종 추출될 확률이 많다. 감염의 임상적 증세가 없는 경우는 항균제 치료에 더욱 신중해야 한다. 즉 불필요한 광범위항균 스펙트럼 항균제의 사용은 항균제 내성을 촉진하고 더불어 독성이나 알레르기성 반응의 위험을 증가시킨다.

예 방

예방전략의 범위는 병원감염의 높은 유병률, 다양성, 끈질김, 심각성 등을 고려하여 결정해야 한다. 대부분의 병원감염은 환자의 내인성 원인으로부터 온다. 특정한 형태의 병원감염은 때로는 예방하기 힘들다. 그러나 대체로 이론적으로는 일반적인 원인에 의해 발생하는 병원감염은 예방이 쉽다. 실제로 일반적이고, 전형적인 병원 집단감염 보고가 정기적으로 나오고 있다. 즉 새로운 의료기기나 새로운 항균제 또는 피부 소독제 내성과 수술실이나 병실의 개조 시 발생 가능한 병원감염 등이다. 대부분 병원에서 집단감염의 계기는 손씻기 방법의 실패, 표준지침의 준수 절차 실패, 병원 장비의 부적절한 유지, 불량한 주방위생 등이다. 병원감염으로부터 환자를 보호하는 방법은 환자를 직접 접촉하는 병원 직원이 병원감염에 대해 책임감을 가지는 것이다. 어느 누구나 할 것 없이 기관에서 일하는 모든 사람은 책임을 회피할 수 없다. 단 한 가지의 부주의한 행동이 모든 다른 직원이 환자에게 기울이는 모든 노력을 수포로 만들 수 있다. 환자의 치료에 책임을 진 병원 행정전문가는 직원들이 병원 위생의 관심을 갖도록 하고 후배들에게 본보기를 제공하는데 책임을 져야 한다. 손 소독제를 사용해서 환자나 그들의 체액에 접촉하기 전, 후에 손을 씻는 것은 유일하고 가장 효과적인 감염전파 차단방법이다. 축축한 환자 피부, 체액, 대변 또는 혈액과 같은 분비물을 다룰 때는 반드시 장갑을 사용해야 하고, 장갑은 쓰고 난 후 즉시 오염된 쓰레기로 간주해 벗어버려야 한다. 이러한 보호장구는 교차감염으로부터 환자를 보호하고 바이러스(B형감염과 HIV 바이러스) 감염으로부터 직원을 보호할 것이다. 멸균된 고무장갑의 사용과 소독제를 사용한 철저한 손씻기는 수술이나, 침습적인 처치 또는 멸균된 장치에 접촉하기 전에 반드시 필요하다(소독과 멸균 제6장 참조). 다음의 사항은 병원감염을 예방하고 병원 위생의 유지를 위해 기본적으로 제공되어야 한다.

- 멸균물품 공급(수술 시 무균적 사용을 위해 포장되어 준비된 멸균 장비)
- 병원 세탁물(더럽혀지거나 오염된 시트와 베갯잇의 세정)
- 구내식당(음식에 의해 전파되는 병원체로부터 자유로운 식사)
- 폐기물 처리(생물학적 위험 폐기물의 안전한 처리)

이 모든 지원은 감염관리요원에 의해 감독되어야 한다.

감염관리팀infection control teams

많은 병원에서, 병원감염의 예방은 감염대책위원회에 보고하는 감염관리팀에 의해 감독된다. 감염관리팀은 진단검사의학과 전문의나 다른 감염질환 전문가, 감염관리간호사, 가능한 전문인력, 미생물 실험실 직원 등으로 구성된다.

감염관리팀은 정기적 감염 감시를 실시하고 주기적으로 병원의 지원부서를 감시하며 집단감염의 조사를 실시한다. 감염관리전문가는 이러한 집단감염에 조언할 수 있는 중요한 사람이다. 그들은 감염조사와 감염방지법, 즉 환자의 격리나 입원환자를 받지 않는 병동통제 등을 실시할 책임을 갖는다. 감염관리팀을 구성하면서 현재 발생하고 있는 집단감염과 관련된 병원 직원을 참가시킬 수 있다.

감염관리 과정infection control procedures

병원감염의 원인으로 의심되는 환자는 '격리' 해야 한다. 이는 모든 접촉으로부터 완전히 환자를 배제시키는 것을 의미하는 것은 아니다. 그보다는, 다른 환자와의 기능적인 장벽을 사이에 둠으로써 감염 전파의 위험을 감소시키는 것을 의미한다. 가로막힌 벽이나 물 · 공기 등이 침투하지 못하는 플라스틱 재질의 앞치마, 라텍스 장갑 또는 소독제와 같은 화학적 장벽들이 바로 물리적 장벽이 될 수 있다. 두 가지 주된 유형의 격리가 같이 행해질 수 있다. 즉 보호 격리(보통 면역이 약화되거나 감염에 민감한 환자에게 제공되는 보호)와 감염환자에 대한 격리가 있다. 이 같은 용어는 '장벽barrier', '역장벽reverse barrier'으로 간호에서 대체될 수 있다. 감염이 전파되는 것을 제한하는 것이 목적이기 때문에, 예방은 예상되는 전파경로를 차단하는 것이다. 예를 들면, 폐결핵 객담검사 양성반응을 나타내고 결핵균이 전파될 수 있는 기침을 하는 환자는 다른 환자들과 분리하여, BCG 예방접종을 한 의료진들이 1인실 병동에서 간호해야 한다. 이와 대조적으로, HIV 양성 환자는 1인실 병동에 격리할 필요는 없다. 과거에는 혈액과 분비물(체액)이 다른 사람에게 전파되지 않도록 잘 다루어져야 하는데 이를 '보편적인 예방법' universal precaution이라 한다. 즉 모든 환자의 혈액, 체액, 인체에서 배출되는 모든 분비물을 감염전파 요인으로 간주하고 다루는 방법이다. 설사를 하는 환자의 배설물은 조심스럽게 변기에 버리는 것이 중요한데 이때 의료인은 일회용 장갑과 일회용 에이프런을 착용하고 소변을 버린 후 손을 잘 씻어 주어야 한다. 매일 실무에서 표준적으로 적용해야 하는 방법으로, 최근에는 universal precaution 대신 포괄적인 용어인 '표준 감염주의' standard precaution 로 정의하여 모든 사람에게 적용한다. 전파경로별로 특별히 주의를 할 방법은 위장계로, 비말로 또는 접촉으로 옮아가는 질환에 대해 '추가적인 예방법' 으로 전파경로별 감염주의를 사용한다.

16.4 병원성 감염에서 주목할 점

학습목표

학습자는

- 병원 환자의 주요 감염을 안다.
- 주요 감염이 발생하는데 영향을 끼치는 요소를 안다.
- 임상에서 어떻게 다룰지 기본을 안다.

요로감염urinary tract infection

병원성 요로감염의 위험이 가장 큰 환자들은 비뇨기계 진료를 받기 위해 입원을 한 사람이다. 도뇨관 삽입 또는 요도관의 기구들이 사용될 때 감염이 발생한다(표 29). 나이 든 성인 남성이 성인 여성보다 위험에 더 노출된다. 또한 감염 위험은 도뇨관 삽입 시간이 길수록 증가한다. 이 같은 감염을 자주 일으키는 세균으로는, *P. aeruginosa, Klebsiella* spp., *E. faecalis*, 혈장응고효소 음성(혈장응고효소가 없는) 포도알균이다. 이들 미생물은 회음부 안과 주위에서 발견되고 도뇨관 삽입 중 또는 요도의 기기사용 중에 따라 들어가게 된다. 비록 균이 이 단계까지 접근하지 못하더라도 균들이 나중에 요도를 타고 올라갈 수도 있다. 도뇨관의 바깥쪽 면을 따라 또는 도뇨관에 있는 물기를 거쳐서, 일단 미생물이 카테터 안쪽에 집락하게 되면 이를 제거하기가 어렵다. 항균제 치료가 침습성 요로감염의 증상을 완화시킬 수 있으나 카테터에 남아있는 미생물은 항균제 치료가 멈추면 재감염을 일으킨다. 카테터에서 채취한 검체에서 미생물이 발견되어도 특히 고름뇨가 없다면 항균제 화학치료가 필요한 것은 아니다. 카테터 제거는 감염을 박멸하는 기회를 증가시킨다. 그러나 장기간 카테터를 삽입하는 환자(예. 다발성 경화증이나 척추장애를 가진 환자)는 특히 요로감염이 지속되기 쉽다. 비뇨기과적 기구 사용이나 카테터 삽입 중에는 무균술을 시행하는 것이 병원성 요로감염을 예방할 수 있다. 도뇨관은 환자의 대퇴부 안쪽에 고정하여 붙어 있어야 하고, 무균적 폐쇄회로를 연결하고 소변이 다시 역류하지 않도록 조심해야 한다. 도뇨관은 가능한 한 짧은 기간동안 사용해야 하고, 실무에서 대체방법이 있다면 되도록 사용을 피하는 것이 좋다.

수술부위 상처 감염surgical site infection

수술부위 상처 감염은 병원 실무에서 흔히 발생하고(제7장 참조) 원인 미생물 종류 역시 많지 않다. 가장 흔히 검출되는 미생물은 *S. aureus, P. aeruginosa*, 장내세균(*Escherichia coli, Klebsiella* spp., *Enterobacter* spp., 등), 혐기성 미생물 등이다. 수술부위 상처감염을 일으키는 요소들은 수술과정, 즉 수술 전, 수술 중, 수술 후예로 나누어질 수 있다.
수술 전 위험요소들은 다음과 같다.

- 비만
- 당뇨병
- 스테로이드 요법
- 말초부위 감염 또는 지연된 병원 진료

수술 중 위험요소들은 다음과 같다.

- 피부면도
- 큰 절개면
- 장시간 수술
- 지혈이 잘 안됨
- 불완전한 죽은 조직 제거술
- 이물질(예. 침습적 임상도구들)
- 미생물들이 유입되는 것(예. 대장수술 또는 깊은 고름집의 배액)
- 수술장에서의 스크럽 안한 다수의 의료진들

표 29. 일반적인 장치와 관련된 감염

의료장치	감 염	감염균
소변 도뇨관	요로감염	*Klebsiella* spp., *Pseudomonas* spp., *Proteus, Candida* spp.
기관삽관	폐렴	*Pseudomonas* spp., *S. aureus, Enterobacter* spp., *Acinetobacter* spp.
정맥내 삽관	말초정맥염	*Coagularse-negative staphylococcus, corynebacteria, Candida* spp.

수술 후 위험요소들은 다음과 같다.

- 깊은 조직의 노출
- 계속적인 표면의 수분공급
- 허혈
- 이물질 또는 혈종haematomas

감염의 원인은 종종 환자 자신의 피부나 점막의 정상 토박이균무리에 의한 것이 많다. 때때로, 감염성 있는 미생물은 수술과정 중 또는 후에 의료진, 환자 또는 환경적 원인에 의해 전파된 것이다.

진단

가장 흔한 종류의 수술부위 상처감염은 쉽게 진단된다. 상처부위를 확인했을 때 악취 또는 고름의 유무를 주의해 보아야 한다. 묽은 장액성 배출물은 상처치유에서 흔하며, 감염의 다른 특징이 없을 때는 치료를 필요로 하지 않는다. 병원 환자가 조기 퇴원하는 경우는 수술부위 상처감염이 집으로 퇴원한 후 발생하기도 하는데 조직의 깊숙이 발생하는 연조직 감염인 가로막(횡격막) 농양 같은 감염은 진단하기가 어려울 수 있다. 진단검사의학과의 확진은 현미경적인 것과 고름의 배양검사라 할 수 있는데, 드레싱한 부위의 삼출물을 보내는 것이 가장 많다. 이것이 불가능할 경우, 면봉으로 채취한 상처 삼출물이 최소로 만족할 만한 대체방법이다. 깊은 연조직 감염은 고름을 채취하거나 감염된 부위의 조직을 수집하는 것이 필요하다.

치료와 관리

수술부위 상처감염의 일반적인 치료는 flucloxacillin 같은 항포도알균 약제를 써야 한다. 하지만 깊은 감염들인 복부수술 또는 동맥수술과 관련된 것들은 항혐기성 약제metronidazol 그리고 국소적 호기성 그람음성 막대균에 강하게 작용하는 약제가 필요하다. 수술부위 상처에서 흘러나온 삼출물로 부위가 습한 경우 자랄 수 있는 그람음성 막대균을 없애기 위해 항균제를 쓰지 않아도 된다. 많은 종류의 상처 감염을 막기 위한 시도들이 이루어지고 있다.

이미 존재하고 있는 감염. 수술 전에 진단된 다른 부위의 감염은 수술과정이 시작되기 전에 치료해야 한다. 수술부위 제모는 되도록 짧게 자르고, 면도는 가능하다면 피해야 한다.

예방적 항균제. 감염에 위험성이 높은 수술을 하는 환자는 수술과정 시작 전에 예방적인 항균제를 투여해야 한다. 선택된 항균제는 같은 병원 내에서 감염에 자주 사용되었던 것과는 다른 항균제를 사용한다. 최초 투여량은 수술과정 시간 중에 효과를 최대로 유지하기 위하여 시간을 맞추어 투약해야 한다. 보통 한 번 투여하지만 장시간의 수술과정을 위해서 한 번 더 투여하기도 한다. 예방요법은 수술 후에는 계속되지 않는다. 만약 치료적 항균제 요법이 필요하다면, 예상되는 미생물의 약제 민감도에 따라 다른 항균제를 선택해야 한다.

수술과정. 수술부위는 chlorhexidine 또는 povidone iodine과 같은 적당한 피부소독제로 준비되어 있어야 한다. 모든 수술진들은 외과적 손씻기 과정을 철저히 지키고 무균타월에 손을 말린 다음, 소독한 가운과 라텍스 장갑을 착용해야 한다. 모든 장비, 봉합용품, 덮개들, 수술 부위에 닿을 모든 물건들은 무균상태여야 한다. 지혈, 죽은 조직 제거, 봉합, 외과적 기술의 적절성이 감염 위험을 줄이는데 도움을 준다.

수술 후 치료. 상처부위는 감염의 위험에 노출되어 있으며, 수술 후 감염의 잠재적 원인이 된다. 의료진은 상처부위를 확인할 때 손 위생을 철저히 해야 한다. 드레싱 후 나온 오염물들은 완전하게 폐기되어야 한다.

혈류 감염Bloodstream infection

플라스틱 정맥삽관은 보통 무균상태의 신체에 미생물의 잠재적 침입경로를 제공한다(제29장 참조). 정맥삽관과 관련된 감염의 위험요소들은 다음과 같다.

- 장기간 사용(말초정맥 삽관을 48시간 이상 사용)
- 당뇨병
- 호중구감소증
- 광범위항균제의 사용
- 비경구영양
- 삽입부위에 다량 집락화된 미생물

감염의 원인은 삽관 시 환자 또는 의사의 손 피부에 있던 균이나, 정맥주액세트의 연결부위일 수도 있고, 환자 내의 다른 부위 감염에서 혈액으로 유입되었을 수도 있다.

진단

감염 증세는 삽입부위 주위의 피부 염증, 삽관의 막힘, 전신적 감염 증상, 열 등이다. 진단검사실에서는 카테터 삽관 제거 후 끝부분을 배양해 확인이 가능하다(카테터를 제거할 때 오염되어 적은 양의 피부 미생물이 자랄 수 있다). 삽관 제거가 불가능하면, 삽관을 통해 혈액을 채취하여 배양해 봄으로서 카테터 관련 감염을 확인한다. 가장 흔한 감염 원인은 혈장응고효소 음성 포도알균 Coagularse-negative staphylococci인데, 이 균은 보통 자주 사용되는 항포도알균 항균제에 내성을 나타낸다. 또 다른 분리균주로는 *S. aureus*가 있고, *C. albicans* 같은 곰팡이류가 있다.

치료와 관리

말초 카테터의 제거는 면역저하 환자에게 충분한 조치가 될 수 있다. 그러나 항균제 화학요법이 필요하다면 반코마이신이나 다른 항균제를 주어도 좋다. 정맥삽관과 관련된 감염을 방지하기 위해 무균적 삽입 기술, 최대 48시간 후의 말초의 캐뉼러 교환, 삽입부위의 정확한 시술 그리고 캐뉼라의 고정에 주의해야 한다. 몇몇 병원에서는 혈관 삽관의 전문팀이 구성되어 중심정맥 삽관 및 부위관리를 함으로써 실제적으로 캐뉼러 감염 비율이 크게 줄어 든 것을 볼 수 있다.

혈액 수혈을 통한 감염
infection associated with blood transfusion

혈액과 혈액성분 제제의 수혈은 혈액 매개성 감염전달의 위험을 가진다. 감염은 흔히 수혈의 초기, 수액세트를 재사용할 때와 혈액의 바이러스성 병원체 방어체계가 미흡할 때 발생한다. 예를 들어 심장수술을 하는 동안에 수술로 인해 혈액량이 일정하지 않은 환자나 혈우병 환자와 같이 수많은 혈액 제공자로부터 모아진 혈액제제를 필요로 하는 환자들은 수혈과 관련된 감염에 크게 노출되어 있다. 일반적으로 가장 흔히 영향을 주는 미생물은 박테리아나 바이러스이다. 박테리아는 보통 수혈을 시작한 후 몇 분에서 몇 시간 이내에 생기는 전신성 패혈증의 주요한 원인이 된다. 전신성 패혈증이 발생하면 높은 사망률을 보인다. 이와 달리 바이러스 감염은 임상적으로 수혈 후 몇 개월 동안의 긴 잠복기간을 가진다. 박테리아 감염은 보통 헌혈할 당시의 균오염, 열약한 저장소, 오염된 기구 또는 이러한 요인들이 복합된 오염의 결과이다. 그러나 수혈 시 바이러스 감염은 보통 헌혈자의 바이러스 감염에 의해 발생한다. 박테리아는 *Citrobacter* spp., *Pseudomonas* spp., 그리고 *Yersinia enterocolitica*를 포함한다. 바이러스는 B · C형간염, HIV, cytomegalovirus를 포함한다. 심한 급성 수혈 부작용은 패혈증의 형태로 나타난다. 이때 쇼크 증세가 있을 경우 예후가 좋지 않다.

즉각적으로 유용한 진단검사 방법은 수혈한 후 남은 잔여 혈액을 그람 염색하는 것이다. 그러나 수혈과 관련된 감염이 아닌 혈액학 조사가 필요한 원인들도 생각해야 한다. 배양검사는 즉각적인 임상 조치를 결정하기에는 너무 시간이 걸리므로 도움이 되지 않는다.

치료와 관리

급성 수혈 부작용의 가장 중요한 조치는 수혈을 멈추는 것이다. 만약, 박테리아성 감염이 생기면 의심되는 정맥내 그람음성세균 등에 대한 효과적인 항균제 사용을 즉시 시행해야 한다. 수혈과 관련된 바이러스성 감염은 예방하는 것이 가장 중요한데 이는 항바이러스 약물로 잘 치료되지 않을 뿐 아니라 진단 시점도 중요하기 때문이다. 예방은 감염 위험이 낮은 헌혈자와 기부된 혈액의 혈액 매개성 병원체 감별에 의지하고 있다. 많은 나라들이 기부된 혈액의 HIV, B · C형간염 바이러스, 매독, cytomegalovirus를 검사한다. 혈액 기부를 통해 재정적 지원을 받는 포상금 지원제도의 철회는 많은 나라의 혈액 매개성 감염 위험을 줄여주었다. 무균적 방법으로 혈액을 수집하고, 혈액 저장을 위한 무균적인 플라스틱 수액세트 사용 등이 수혈 또한 혈액과 관련된 감염의 위험을 줄이고 있다.

예리한 기구에 의한 상처

주사바늘에 찔려 생긴 상처와 예리한 기구에 의한 손상은 흔히 HIV 감염과 B형간염, C형간염의 감염을 초래한다. 이 상처는 정맥주사 또는 피하주사 후 주사기 바늘의 뚜껑을 씌울 때 빈번하게 일어난다. 침대 주변에 버려진 바늘에 의해 미화원들이 찔리는 사고, 외과수술 동안 메스 날이나 봉합하는 동안의 봉합바늘에 의한 찔림 등도 원인이 된다. 손상이 가장 흔한 부위는 잘 사용되지 않는 손의 엄지와 검지이다. 이런 상처가 나면 즉시 상사와 감염관리실에 보고해야 한다. 사고 후 혈액검사 결과는 환자와 직원 모두 필요하다. 환자의 혈청은 B · C형간염, HIV 감염 여부 확인을 위해 검사해야 하며, 직원의 혈청은 차후에 감염에 의한 혈청의 전환 여부 확인을 위해 저장되거나 환자의 혈청이 B형간염의 양성일 경우 검사하기 위해 저장된다. 직원은 보통 HIV 감염과 간염들의 위험에 관해 조언이 필요하다. B형간염 혈액에 의한 전달은 HIV 감염보다 더 쉽게 일어난다. 만약 B형간염에 양성인 환자의 경우, 직원의 혈청은 B형간염 표면항원에 대한 항체검사를 실시해야 한다. 직원이 만일 이미 예방접종을 받았고, 항체가가 적정농도 이상이면 감염에 문제가 없다. 그러나 항체가가 적정 농도 이하이거나 결여된 경우 예방접종이 필요하며, B형간염 면역글로불린을 같이 처방하여야 한다. 특히 이런 경우가 자주 발생하는 곳, 예를 들어 신장투석 병동이나 응급실에 근무하는 직원은 B형간염의 예방접종을 해야 한다.

병원획득 설사와 구토
hospital-acquired diarrhoea and vomiting

설사와 구토의 집단감염은 병원에서 특히 소아과나 노인병동에서 자주 발생한다. 원인은 박테리아성 독소나 바이러스에 의한 것이나 원인을 알 수 없는 것도 많이 있다. 종종 24시간 이내의 짧은 잠복기간를 가지며 전파경로는 대변 → 구강전파나 비말전파이다. 잠복기간은 원인 병원체를 찾는 범위를 한정하고 감염을 관리, 예방하는데 있어서 중요한 상관관계를 가진다. 주의깊은 식단조사와 병원 음식이 잠재적 원인이라면 병원 주방으로부터의 검채체취가 필수적이다. 진단은 환자의 설사 배설물을 전자현미경으로 확인함으로써 이루어지고 위장염의 원인균은 배양이 필요하다. Rotavirus는 혈청검사를 통해 알수 있고 특별한 항균제 치료는 없다. 설사와 구토가 있는 환자는 다른 환자과 격리하여 치료한다. 하지만 이러한 감염이 급속히 전파되면 병동을 폐쇄할 수도 있다. 감염의 징후가 보이는 간호사는 좋아질 때까지 병가를 주는 것이 좋고 지역사회 획득 설사와 구토를 하는 중장년층 환자는 입원시키지 않는 것이 좋다.

병원 호흡기 감염
nosocomial respiratory infections

병원에 입원된 환자는 병원성 호흡기 감염에 취약하다. 예를 들면 *Burkholderia cepacia*는 낭성 섬유증과 만성 호흡기 감염의 원인이 된다. 'cable' 섬모를 가진 *B. cepacia*는 이 환자에서 다른 환자로 쉽게 전파된다.

병원 폐렴nosocomial pneumomia

폐렴은 병원감염 중 세 번째로 흔하며, 중요한 사망원인 중 하나이다. 폐렴은 제7장에 자세히 다루었다.

병원 결핵nosocomial tuberculosis

병원성 결핵이 병원 내에서 생길 수 있으며, 특히 다제내성균종이 원인이 된 폐결핵에 걸릴 수 있다.

병원 레지오넬라 Nosocomial Legionnaire' s disease

레지오넬라종에 의한 병원감염은 병원 물공급이나 에어컨의 오염을 통해 돌발적으로 발생한다.

병원에서의 항균제 내성
antibiotic resistance in hospital

항균제 내성[저항성]의 획득은 지역사회 감염균보다 병원에서 나온 미생물에서 더 흔하다. 병원은 항균제 내성균이 모이고 집중되며, 지역사회에서 사용하는 항균제보다 더 많은 양의 항균제 사용으로 인해 내성균이 많이 유지되는 환경을 제공한다.

다제내성균은 특히 대형 대학병원에서 문제가 된다. 이러한 균들은 환자와 환자 사이에서 소규모 집단감염으로 전달되거나 항균제 내성이 높은 수준으로 유지되는 보균환자가 병원 환경에 존재하므로 전파된다. 더욱이, 불가피하게 병원에서 높은 비율의 고단위 항균제를 사용하는 것은 미생물이 생물학적으로 생존을 위해 강한 내성을 갖도록 만든다. 때때로 내성균들은 환자에게 상주하는 세균무리의 일부이지만 병원성 균주도 포함되기도 한다. 환자들에게 항균제가 처방되었을 때, 감수성이 있는 균주는 죽고, 저항력이 생기거나 본질적으로 저항력이 있는 균들만이 살아남게 된다.

항균제 내성 획득의 가장 중요한 요소는 다음과 같다.

- 위장 내의 감염과 상부 호흡기계 감염에 일반적인 광범위항균제를 다량 사용할 경우
- 위험이 따르지 않는 연조직 감염의 치료에 국소도포 항균제의 사용할 경우
- 지역사회와 병원에서 습관적으로 세팔로스포린계 항균제를 광범위하게 사용할 경우

흔히 내성균들은 *K. pneumoniae, P. aeruginosa, Enterococcus* spp., *A. baumannii* 그리고 MRSA, VRE 등이 포함된다. 임상검체의 항균제 감수성 검사는 내재성 또는 획득성 내성을 밝히는데 쓰인다. 많은 병원에서 새로운 종류의 내성 획득 정도를 파악하기 위해 중요한 균주들에 대한 내성 패턴을 확인하고 있다. 그리고 내성이 한 번 획득되면 이를 없앨 수 있는 방법이 없다. 다만 제약회사들이 새로운 약품을 개발하거나 약품 사용을 중단해야 할지를 선택해야 할 때 약물 개발 쪽으로 선택한다. 슬프게도, 확실한 것은 미생물들이 개발된 항균제에 살아남기 위해 새로운 전략을 고안하여 그들의 무한한 능력을 증명해 나가고 있다. 다제내성 결핵균

Myrobacterium tuberculosis, MRSA와 VRE, ESBL-Enterobacteriaceae는 항균제로 치료할 수 없는 감염성의 병원체의 일부이다.

병원에서는 항균제 내성균의 전파 예방을 위해 병원감염관리팀과 항균제약물위원회가 함께 업무를 하고 있다. 여러 가지 접근이 시도되고 있으며, 그들 중 완전히 성공한 경우는 없다. 다만, 내성균을 가진 환자들을 격리 시키고, 손 위생을 통한 예방 강화, 단기간의 항균제 사용, 항균범위가 좁은 항균제의 사용, 사용 가능한 약물의 병용, 감수성 결과의 보고 등으로 내성균의 발생을 줄일 수 있다. 그러나 무엇보다 병원 직원의 의지와 노력, 협력 없이는 성공할 수 없다.

16.5 미생물

상자 11은 제16장에서 언급한 미생물의 목록이다. 자세한 내용은 제시한 쪽을 참고하면 된다.

상자 11. 병원감염에 관련된 미생물

세균	쪽
황색포도알균*Staphylococcus aureus*	235
응고효소음성포도알균Coagulase-negative staphylococci	235
장알균인 대변사슬알균*Enterococcus faecalis*	238
대장균*Escherichia coli*	241-242
크렙시엘라 폐렴균*Klebsiella pneumoniae*	242
장내세균*Enterobacter* spp.	242
시트로박터균*Citrobacter* spp.	182
녹농균*Pseudomonas aeruginosa*	243
아시네포박터바우마니Acinetobacter baumannii	244
여시니아전장염*Yersinia enterocolitica*	243
매독균*Treponema pallidum*	250
결핵균*Mycobacterium tuberculosis*	248

곰팡이	쪽
칸디다증*Candida albicans*	267

바이러스	쪽
B · C형간염 바이러스Hepatitis B and C viruses	96-97, 228, 253
사람면역결핍바이러스Human immunodeficiency virus	257
거대세포바이러스Cytomegalovirus	253-254
로타바이러스, 노로바이러스와 작은 둥근형의 바이러스군 Rotavirus, norovirus and small round-structured virus group	255, 257

관련문항 짝짓기

다음은 병원획득 감염의 종류이다.

1. 일반내과 환자 중 몇 사람과 간호사들이 구토와 설사를 48시간 정도 지속한다.
2. 여러 명의 노인 환자가 항균제 관련 설사를 한다.
3. 중환자실에서 7일 정도 지낸 인공호흡기를 가진 외과 중환자에게서 고열과 다량의 화농성 객담이 증가하고 새로운 가슴 방사선 사진 이상소견을 보인다.
4. 고난도 수술을 하는 동안 발생한 손가락 열상 사고 6주 후 황달이 생겼다.
5. 중심정맥관을 통해 항암제 처치를 받은 후 성인 백혈병 환자에게 고열이 났다.

아래 목록에서 위 목록과 가장 짝이 잘 맞는 항목을 고르시오. 각 항목은 한 번 혹은 한 번 이상 아니면 해당 사항이 없을 수도 있다.

A. *Clostridium difficile*
B. Coagulase-negative staphylococci
C. *Escherichia coli*
D. Hepatitis C virus
E. Rotavirus
F. *Pseudomonas aeruginosa*
G. Methicillin-resistant *Ataphylococcus aureus*

사례문제

사례 1

당신이 입원한 병동에서 두 시간 간격 이내에 7명의 환자에게서 설사와 구토가 발생하였다. 공휴일이기 때문에 당신의 자문가와 감염관리요원이 연락이 되지 않는다.

1. 어떤 진단적인 검사를 선택할 수 있나?
2. 어떤 치료적인 방법을 사용할 수 있을까?
3. 이러한 일이 일어나지 않도록 추후에 어떻게 예방할 수 있을까?

사례 2

복부 대수술 후 52세의 인슐린 투여를 하고 있는 당뇨병 환자에게 정맥 영양주사가 필요하다. 1주 후, 간헐적인 고열(최고 38℃ 정도)이 시작되었다. 그의 항균제 처방이 Staphylococci 균을 죽일 수 있는 제제로 바뀌었으나 효과가 없었다. 영양 수액관은 마침내 작동을 하지 않고 관 삽입부위는 염증증세는 없었다.

1. 어떤 요소가 영양관 관련 감염에 영향을 미치는가?
2. 감염의 확인은 어떻게 할 수 있는가?
3. 왜 항균제 사용이 효과가 없었을까?

자료해석

*Enterococcus faecalis*가 5명의 환자에게서 분리되어 DNA PFGE(pulsed-field gel electrophoresis) 검사를 실시하였고 결과는 표 30과 같다.

1. 이는 감염유행인가?
2. 이 환자들을 연결할 수 있는 또다른 정보가 있다면 어떤 것이 있을까?
3. *E. faecalis*의 'van B' 내성이란 무엇을 의미하는가?
4. '동일형' 이란 무엇을 의미하는가?
5. 직장면봉검사를 통해 어떤 유용한 정보를 얻을 수 있는가?

표 30. *Enterococcus faecalis* 분리의 DNA 분석

환자	병동	날짜	검체	내성	분자형
A	투석환자	11월	정맥주사 부위	Van B	동일형
B	투석환자	1월	혈액	Van B	동일형
C	투석환자	2월	직장	Van B	동일형
D	투석환자	2월	직장	Van B	동일형
E	노인환자	3월	소변	Van B	동일형

Van.; vancomycin

객관적 틀에 의한 임상점검

헤로인 중독으로 의심되는 사람을 구급처치 하던 도중 사고로 왼손에 피하 주사침을 찔렀다.

1. 다른 일을 하기 전에 사고보고서를 작성해야만 하는가?
2. 이와 같은 종류의 사고로 인한 감염의 예방을 위해 적절한 예방접종이 이루어져야 하나?
3. 환자의 감염상태가 다음 처치를 결정하는데 도움이 되는가?
4. 혈액감염 여부 확인을 위해 당장 당신의 혈청학적 상태가 필요한가?
5. 다음 28시간 내에 항바이러스 처치가 필요한가?

짧은 답 문제

짧은 문제에 답하시오.

1. 병원에서 어떻게 접촉감염이 발생하며 어떻게 예방할 수 있나?
2. 참고도서와 예를 들어 병원 감염유행의 조사를 위해 미생물검사실의 역할을 알아본다.
3. 병원에서 항균제 내성균을 관리하기 위한 적절한 방법은?

구두시험

1. 당신의 병원에서 손위생 점검을 하여 실천률을 어떻게 개선시킬 것인가?
2. 처음 시작한 감염관리요원으로서 병원에서 취약한 감염관리 기록을 바꾸기 위해 할 수 있는 것은 무엇이 있을까?

관련문항 짝짓기

1. E:

병원에서 짧은 시간 내에 구토와 설사를 일으킨 집단은 보통 로타바이러스rotavirus나 노로바이러스norovirus 때문이다. *Clostridium difficile*은 항균제 관련 설사의 원인이 되고 가끔 더 심각한 감염도 일으키는데 대부분 그렇게 짧은 시간 안에 감염을 일으키지는 않는다.

2. A:

항균제와 관련된 설사는 병원 환자에게 일이다. 그리고 감염의 원인균이 필요 없다. 그런데 이 감염은 여러 노인에게 생기면 *Clostridium difficile* 검사와 독소검사를 해야 한다. *Clostridium difficile* 관련 설사는 노인 요양병원에서 많이 발생하고 사망률을 높인다.

3. F:

이 상황은 여러 감염균들에 의해 발생하는 인공호흡기 관련 폐렴(VAP)에 관한 것이다. *Staphylococcus aureus*는 머리손상이나 외상 시 VAP의 중요한 원인균이 되고 *Pseudomonas aeruginosa*, Klebsiella와 Acinetobacter 같은 그람음성 막대균은 전형적인 외과 중환자실 VAP의 원인이 된다.

4. D:

이 날카로운 자상사고는 직원의 HIV, HBV, HCV 감염 위험성을 나타낸다. 여기서 말하는 C형간염은 최근까지 예방백신이 없다.

5. B:

중심정맥관을 가진 백혈병 환자의 고열은 피부 토박이균에 의한 치료기기 관련 병원감염을 일으킨다. 이 중 가장 흔한 원인균은 Coagulase-negative staphylococci이다. 다른 원인은 corynebacteria 또는 환경에 있는 그람음성세균과 *candida albcans* 와 *C. glabrata*와 같은 이스트 등 다양하다.

사례문제

사례 1

1. 소형 둥근 모양의 바이러스와 로타바이러스를 위한 전자현미경; ELISA(enzyme-linked immunosorbent assay)와 장내세균 배양검사
2. 탈수와 전해질 불균형을 회복시킬 수 있도록 하기 위한 소금물 섭취
3. 다른 환자들과 격리를 실시하고 장 분비물에 대한 격리를 실시하며, 두 그룹의 환자 사이를 간호사들이 왔다 갔다 하지 않도록 동선을 조정하고 가능하다면 더 이상의 입원을 막는다.

사례 2

1. 영양 수액관, 당뇨병, 비경구적인 영양공급이 외과수술 후 항균제 사용과 관련이 있다.
2. 이상적으로는 영양 수액관을 제거하고 그 끝을 세균 배양검사를 위해 내려 보내고 가능하지 않다면 관을 통해 혈액을 뽑고, 다른 말초동맥에서 같은 시간에 혈액을 뽑아 내린다.
3. 여러 가능한 이유가 있다. 만일 감염이 Coagulase-negative staphylococcus 때문이라면 Flucloxacillin과 같은 항균제에 내성을 가지므로 Vancomycin과 같은 제제가 필요하다. 세균은 생막biofilm을 형성한 그 속에 있을 수 있다. 이는 항균제의 작용을 막을 수 있다. 또는 *Candida* spp.에 의한 감염이라면 항균제에 반응을 하지 않는다. 그러므로 감염이 생기면 감염을 제거하기 위해서는 비경구영양관을 제거해야 한다.

자료해석

1. 두 병동에서 5개월간 3건의 감염(직장 배양검사는 감염관리 배양검사 목적)이 있었다. 시간이나 장소에 따라 집단감염이 나타난 경우는 아니다.
2. A~D 환자들이 언제 노인병동에 있었던 적이 없는지? E 환자가 투석을 한 적은 없었는지? 이 기간동안 또 다른 환자에게서 반코마이신 내성 *E. faecalis*가 검출되지는 않았는지? 왜 투석실에서 직장배양검사를 실시했는지? 왜 이들 분리균을 유전자 분석을 해서 비교했는지?
3. 반코마이신 내성 *E. faecalis*의 형태가 teicoplanin에는 감수성을 가지고 있었는지 여부
4. '동일형' 이란 뜻은 각 분리형의 10% 정도의 DNA로 비교할 수 있는 DNA 구조로는 구별이 안 되는 동일형 구조라

할 수 있다. 이 병원의 *E. faecalis*의 유형과 주변 환경에서 나온 유전자형을 알지 않은 이상 이 결과는 도움을 주기 힘들다.

5. 직장검사 결과는 유용한 집단감염 관리조정을 위해 할 필요가 없다.

객관적 틀에 의한 임상점검

1. 아니오. 가장 첫 번째로 할 일은 찔림사고 부위를 씻어주는 것이다. 그리고 피가 흘러나올 수 있도록 한다. 서류작업은 응급처치를 한 후 실시해도 된다.
2. 아니오. B형간염의 예방주사는 주사바늘 감염사고가 발생하기 전 모든 병원 직원에게 실시해야 하는 것이 중요하다. 그리고 이것이 C형간염이나 HIV 등의 질환의 예방을 하는 것은 아니다.
3. 예. 만일 환자가 HIV나 HCV 바이러스에 양성이라면 더욱 집중적인 추후 관리와 추적 조사가 필요하다.
4. 예. 혈청학적인 역전은 사고가 발생하기 전에는 일어날 수가 없다.
5. 예. 항바이러스 제제는 고위험군 환자가 사고를 당할 때 많이 쓰인다. 그리고 이러한 처치들은 주사바늘 감염사고 후 가능한 빨리 처치해야 한다. 이 환자는 구멍이 뚫린 바늘hollow bore needle에 찔렸으므로 고위험군으로 간주할 수 있다.

짧은 문제 답

1. 테이블 표로 답할 수 있다. 전파경로와 그 경로 차단이며 예를 든다면 도움이 될 것이다.
2. 두 중요 분야가 있다: 관련 미생물을 분리해 내고 결과 후에 혈청분석, 플라스마 분석 등을 한다. 가능성이 있는 이유를 추적 조사(직원 및 환자와 환경의 감시배양)한다. 이러한 전파경로와 원인 추적이 원인을 밝히는데 도움이 된다.
3. 검사실 중심, 약제부 중심, 교육 중심으로 나눌 수 있다. 제각기 한계를 결정하여 실시하는 것이 이상적이다.

구두시험

1. 한 가지 방법이 모든 곳에 통용되지 않는다. 태도 변화나 교육, 동기 부여가 도움이 된다. 그러나 이러한 것에 칭찬이 도움이 된다. 역할 모델, 교육자료, 좋은 손위생 시설 등이 손위생을 촉진시킨다.
2. 취약한 보고서가 되는 원인에 대해 간단하게 사정을 시도한다. 가장 중요한 변화는 손위생 척도일 것이다.

장 17

면역손상 환자의 감염

Infections in immunocompromised patients

개 요

숙주의 손상된 방어능력은 직접적으로 감염의 위험을 증가시킨다. 면역력이 약화된 환자에게 발생하는 감염은 흔하지 않은 미생물이 원인이 될 수 있으며 진단과 항균제 치료상의 문제들을 유발할 수 있다. 허용량은 면역 저하된 상태를 위한 항균화학요법과 실험실 진단에 의해서 결정되어야 한다. 그러나 환자의 손상된 면역방어의 본질에 대한 지식은 잠재적potential 감염 미생물의 범위를 좁히는데 도움이 된다. 손상된 숙주방어의 4가지 특별한 분류가 좀더 자세하게 다루어질 것이다.

17.1 발병기전

학습목표

학습자는

- 발생하는 감염의 종류에 따라서 작용하는 면역방어의 효과에 대해서 알아야 한다.
- 면역손상 환자에게 관찰되는 비정상적인 감염에 대해서 알아야 한다.

면역방어 반응의 결함은 선천적(드물다. 왜냐하면 그들은 대체로 후손을 생산할 수 있을 정도로 오랫동안 살 수 없기 때문에)이거나 후천적이다. 특정감염specific infection에 대한 방어defence는 체액성humoral과 세포성cellular 면역체계immune system, 보체complement, 포식세포phagocytic cell로 구성된다. 호중구neutrophil 기능의 결함은 양적(호중구감소증)이거나 당뇨병에서 보이는 것과 같은 질적인 것이 될 수 있다. 특이 면역기능의 진정한 손상은 아니지만 호중구감소증neutropenia은 일반적으로 면역손상의 특이한 형태로 간주된다. 특이보체성분specific complement component의 면역손상은 매우 특이적인 것으로 될 수 있거나 또는 T 림프구lymphocytes의 기능손상과 같이 좀더 일반적인 것으로 될 수 있다. 면역체계 안의 결핍은 여러 가지 경로로 만나게 되는 감염의 종류에 영향을 줄 수 있다.

- 감염을 성공적으로 이룰 수 있는 미생물의 종류를 결정
- 정상적으로 면역적격immunocompetent인 환자에게는 감염이 성립이 안 되는 미생물에 의한 감염이 허용됨(기회감염 병원체opportunist pathogens)
- 한 번에 여러 개의 감염이 발생하는 것을 허용
- 잠복감염dormant infections이나 잠재감염latent infections이 재활성하도록 허용

손상된 방어기능이 어떤 형태로 존재하든지간에 면역결핍은 환자가 설뢰 수 있는 감염을 결정한다. 반대로, 특정 종류의 감염은 면역손상의 종류를 나타낸다(표 31). 그래서 세포매개면역cell mediated immunity 결함 환자는 바이러스성, 진균성, 세포내 세균 감염의 위험이 더 크며 *Pneumocystis jirovecci* pneumonia(PCP)가 발생하는 환자는 손상된 세포매개면역을 갖고 있을 가능성이 높다.

면역손상 환자는 정상적으로는 감염을 초래하지 않거나 또는 감염을 일으키기 위해서는 훨씬 많은 수의 접종이 요구되는 미생물에 의한 감염위험이 높다. 비록 발병기전 개념이 너무 급속하게 발전해서 이 용어가 안 쓰이게 될 수 있는 상황에 놓여 있기는 하지만, 이들은 "기회감염 병원체opportunist pathogens"로 간주된다. 게다가 면역손상 환자는 동시에 둘 또는 그 이상의 감염이 발생하기 쉬

표 31. 면역손상과 관련된 흔한 감염

결 함	감염 미생물
체액면역humoral immunity	세균bacteria
세포매개면역cell-mediated immunity	바이러스viruses, 효모yeasts, 세포내세균intracellular bacteria
포식세포phagocytes	세균bacteria
보체complement	임균 종*Neisseria* spp., 폐렴사슬알균*Streptococcus pneumoniae*

우며 훨씬 복잡하고 합병증적인 임상양상을 보인다. 일부 면역손상 형태(특히 세포매개면역 손상)는 환자를 헤르페스바이러스herpesviruses, 항산균mycobacteria, 일부 원충protozoa 같은 잠복상태인 미생물에 의한 감염의 위험에 놓이게 한다. 이들은 때로 잠재감염으로 불린다. 대체로 감염의 위험은 손상compromise의 범위에 비례한다.

17.2 진 단

학습목표

학습자는

- 비정형atypical일 가능성이 있는 현성 임상양상을 알아야 한다.
- 정확한 감염성 물질(흔하지 않은)을 찾기 위해서 검사실 의뢰의 중요성을 이해해야 한다.

면역손상 환자의 감염진단은 많은 문제들을 제기한다. 감염에 대한 반응은 손상 정의definition impaired에 의한다. 이것은 숙주 반응에 의존하는 감염의 특징이 나타나지 않을 수도 있다는 것을 의미한다. 예를 들면 호중구감소증 환자는 농양에 고름의 축적이 생기지 않을 것이고 세포매개면역 손상 환자는 항산균mycobacteria 감염부위에 전형적인 육아종granulomas이 나타나지 않을 수 있다. 글루코코르티코스테로이드glucocorticosteroid 치료는 열성febrile 반응을 약하게 할 수 있으며, 그 결과 전신감염 환자는 열이 발생하지 않을 수 있다. 그러므로 국소침범 부위를 국소화시키는 것이 어렵게 될 수 있으므로 미생물학적 검체 채취와 생검biopsy 검체 채취에 문제를 야기할 수 있다. 진단검사실과의 사전 상담은 가능한 모든 범위의 미생물을 철저하게 찾을 수 있게 한다. 환자의 손상된 방어기전의 본질에 대한 기술이 누락되면 잠재적으로 중요한 일부 진단검사실의 검사결과은 그들의 임상적인 중요성이 간과되어 검사 진행과정에서 놓칠 수 있게 된다.

17.3 관 리

학습목표

학습자는

- 면역손상 환자에게는 광범위한 또는 다약제 약물치료의 요구가 더 크다는 것을 알아야 한다.
- 항균제 요법regimen을 선택하는데 이용되는 기술을 이해해야 한다.
- 항암 화학요법과 같은 면역손상이 예상되는 사건 이전에 감염관리 방법의 중요성과 가능한 보호수단에 대해서 알아야 한다.

화학요법

면역손상 환자의 감염 치료는 더 심각한 문제를 나타낸다. 정상적인 면역체계를 가진 환자는 상대적으로 짧은 기간 동안 일회 항생제(단일요법)만을 요구하지만, 면역저하 환자는 생존 가능한 미생물을 완전히 박멸하기 위해 화학요법에 더 심각하게 의존한다. 이들은 혼합약물로 장기간의 치료가 필요하며 치료반응의 정상적인 지표는 그다지 도움이 안 될 수 있다. 특이진단검사specific diagnostic test 결과 없이 경험적 치료방법empirical treatment을 선택하는 것이 필요하다. 이러한 문제에 대한 한 가지 대응책으로 항암치료에 대한 표준접근법이 개발되어 왔으며 이것은 다기관 임상실험의 결과에 근거를 두고 있다. 새로운 항균제 사용이 가능할 때 이 새로운 약물들은 시험 프로그램trial programme 내에서 기존의 다른 약물들에 비교해서 평가되어질 수 있고 측정된 치료후 생존post treatment survival과 같은 변수에 의해서 미치는 영향이 평가될 수 있다. 또 다른 접근은 관심있는 기관 내에 있는 환자 그룹 내에서 가장 흔하게 만나게 되는 미생물에 대해서 추정적인 화학요법을 기본으로 하는 방법이다. 실질적으로 약물의 선택은 자주 위 두 가지 접근방법의 조합에 근거를 둔다. 어떤 감염은 면역손상 환자에게서 완전히 제거할 수 없다. 그런 경우는 지속성 화학요법maintenance chemotherapy의 기간을 연장함으로써 환자에게 유익이 있을 수 있다.

예 방

면역손상 환자에게 감염으로 인한 사망위험의 증가는 다양한 감염위험의 종류에 따라서 예방방법들의 발전을 신속하게 이끌어 왔다. 감염원이 환자의 외부에서 유래되는 경우에는 감염원을 목표로 관리하거나 감염원이 환자에게 전파되는 것을 단절함으로써 감염예방이 가능하다. 또한 환자를 1인용 병실로 격리하고 철저한 손씻기와 손 위생과 같은 감염관리가 평소보다 더 중요하게 된다. 감염원이 내인성인 경우(예. 잠재감염)에는 이러한 접근법은 단지 작은 도움만 될 뿐이고 항생제 화학요법이 질병의 진행을 예방하기 위해서 이용되어야 한다. 어떤 경우에는 예측되는 면역손상 이전에 예방접종을 할 수 있다(예. 비장절제술을 시행하기 전에 폐렴알균백신pneumococcal vaccine 접종).

17.4 흔한 감염문제

학습목표

학습자는
- 면역손상 환자의 주요 감염에 대해서 알아야 한다.
- 감염 발생에 기여하는 요인에 대해서 이해해야 한다.
- 감염의 임상적인 관리의 기초에 대해서 알아야 한다.

감염 위험을 증가시키는 면역체계의 손상의 4가지 중요한 임상유형은 다음과 같다.

- 사람면역결핍바이러스human immunodeficiency virus (HIV)에 감염된 환자
- 열을 동반한 호중구감소 환자
- 장기이식 환자
- 비장절제술과 패혈증

HIV 양성 환자의 감염

HIV-1과 HIV-2는 여러 가지 후유증을 유발하는 원인이며, 급성 레트로바이러스retrovirus 감염, 다분비샘림프절병증polyglandular lymphadenopahy(PGL), 후천면역결핍증후군acquired immunodeficiency syndrome(AIDS), 후천면역결핍증관련증후군AIDS-related complex(ARC) 등을 포함한다. HIV의 전파는 성 접촉, 혈액이나 체액에 접종inoculation 또는 출생전후기perinatal period 동안 모체부터 아기에게로 전파 등을 통해서 이루어진다. 전 세계를 통해서 여러 나라에서 확인되는 세 가지 주요한 역학적 유형epidemiological patterns이 있다.

유형 I (산업화된 국가) 이러한 지역에 있는 대부분의 HIV 양성 환자는 동성애자, 양성애자 혹은 정맥주사 약물 남용자들이다.

유형 II (사하라 아프리카 아래) 이 지역에서의 전파는 주로 이성간, 출생전후기(주산기) 감염이 빈번하다.

유형 III (북아프리카, 아시아, 동유럽) 이 지역에서의 전파는 비교적 최근이며 급속하게 이루어지고 있다.

HIV에 기인하는 다양한 질병에 관한 자료가 더 많이 쌓이게 됨에 따라 역학적인 목적으로 사용되는 형식적인 정의와 단계는 각 개인 환자관리에 이용하는데 제한이 있다는 것이 명확해져 왔다. HIV 양성 환자의 질병 발현양상은 지역적 그리고 인종적인 차이가 있다. 초기의 급성 레트로바이러스 감염은 환자 자신이 모르고 지나가는 경우가 있으며 인지된다고 하더라도 고열과 선병증adenopathy, 미세한 반구진발진maculopapular rash같은 비특이적인 바이러스 감염의 임상양상을 나타낸다. HIV 관련 질병의 주요 현성증상은 감염과 종양병neoplastic disease이다. HIV는 효과적인 세포매개면역에 요구되는 CD4 T(helper subset) 림프구에 친화성을 갖는다. 이들 세포의 감염은 보조helper T 림프구의 결핍과 동시에 면역글로불린에 다클론polyclonal의 증가를 일으킨다.

HIV 감염의 진단

HIV 감염 진단은 항체 검출(enzyme-linked immunosorbent assay; ELISA)에 의하며 이것은 바이러스 단백질과 당단백질에 대한 항체를 검출하는 웨스턴블럿Western blot에 의해 확진된다. 그러나 일부 국가에서는 HIV 검사는 환자로부터 검사 동의를 받은 경우에만 실시할 수 있으므로 거부될 수도 있다. HIV 관련 질병에 대한 초기 의심은 일반적으로 흔하지 않은 감염의 발생때문이다. 이런 감염의 일부는 너무 비정상적이어서 AIDS를 진단하는 질환으로 간주된다(예. 진단은 그 환자가 AIDS에 걸렸음을 의미한다). HIV 양성 환자에게 더 흔하거나 또는 비정상적인 특징을 나타내는 다른 감

염들이 있다. 급성 레트로바이러스 감염과 AIDS 발병 기간 사이에 좀더 특징적인 세균감염이 예상되는 빈도보다 더 자주 발생한다는 것이 최근 확인되고 있다. 감염위험은 보조 T 세포의 결핍 정도에 비례하며 억제 suppressor 세포에 대한 보조 세포 비(ratio)의 왜곡 정도에 달려 있다. 보조 세포의 수가 200×10^6 cells/l 이하로 떨어질 때, 환자는 AIDS를 결정하는 감염AIDS-defining infection의 위험이 심각하게 증가한다. 그러나 이보다 보조세포 수가 더 많다고 하더라도 기회감염의 위험을 완전히 배제할 수는 없다(그림 15). 일반적으로 HIV/AIDS 환자에게 발생하는 감염은 호흡기계, 위장관, 피부, 중추신경계를 침범한다.

HIV 감염의 면역기능

HIV 양성 환자의 면역기능의 점진적인 악화 위험과 그로 인한 이차감염의 위험은 항레트로바이러스제의 복합사용으로 줄일 수 있다. 이들은 복합 약물요법으로 순응도 증가를 위하여 환자의 높은 수준의 동기가 요구된다. Ritonavir에 saquinavir과 zidovudine과 lamivudine을 더한 혼합요법이 그 예가 될 수 있다. 항레트로바이러스 치료는 다약제 항바이러스 약물의 비용지불을 감당할 수 있는 국가에서는 HIV 환자에게 훨씬 더 양호한 생존 예측을 가능하게 한다.

폐감염

Pneumocystis jirovecci 폐렴

AIDS를 결정하는 가장 흔한 진단 중 한 가지는 *Pneumocystis carinii* pneumonia(PCP)이다(*P. carinii*는 최근 *P. jirovecci*로 명명됨). *P. jirovecci*는 원생동물에 속하는 기생충이다(일부는 이 생물을 곰팡이로 간주). PCP는 점진적으로 무호흡을 초래하고 흉부 방사선 사진상으로 양쪽 폐에 확산된 광범위한 음영을 나타낸다. 동맥혈 가스분석은 질병의 중등도에 대한 유용한 지표를 제공한다. 환자는 가래 생산이 적거나 안 되므로 진단적인 검체는 식염수를 점적시킨 후 가래를 유발하여 얻어내거나 기관지경으로 기관지폐포를 세척하여 채취한다. *P. jirovecci*는 은염색silver stain이나 면역형광단일클론항체 immunofluorescent monoclonal antibody로 검출된다. 치료는 고용량의 co-trimoxazole 또는 pentamidine을 이용한다. CD4 T세포의 수가 200×10^6 cells/l 보다 적거나 PCP 과거력이 있는 환자를 위한 예방적 투약은 co-trimoxazole 또는 pentamidine aerosol을 사용한다. 이 약물들은 자주 부작용을 초래하며 특히 co-trimoxazole 사용 시에 빈번하다.

거대세포바이러스cytomegalovirus(CMV)

거대세포바이러스는 HIV 양성 환자의 폐렴의 원인이 될 수 있다. 이것은 바이러스 배양 또는 핵산증폭검사 nucleic acid amplification(중합효소연쇄반응polymerase chain reaction; PCR)에 의해 진단이 가능하다. Ganciclovir이나 foscarnet으로 선호되는 치료법은 장기간의 이익에 대해서는 불확실하다. CMV와 *P. jirovecci*에 의한 동시 감염이 가능하다.

비정형항산균atypical mycobacteria

HIV 양성 환자들에게 폐감염의 원인이 되는 또 다른 그룹은 항산균mycobacteria이다. 특히 *Mycobacterium avium*과 *Mycobacterium intracellulare* 같은 비정형항산균atypical mycobacteria은 CD4 T 림프구의 심각한 결핍이

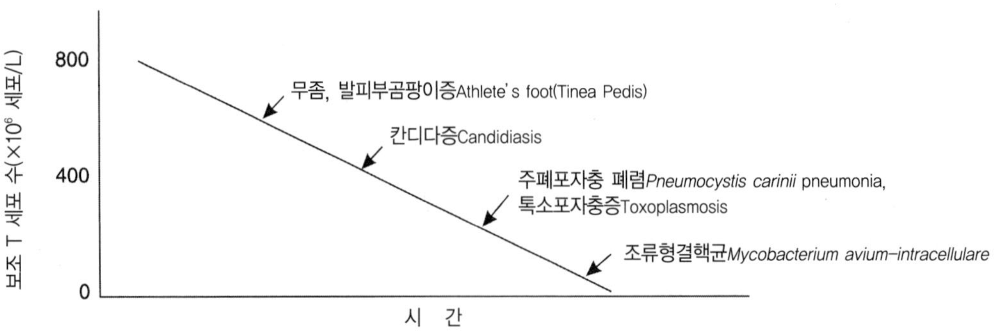

그림 15. HIV 감염에서 T 보조 세포수T helper cell count가 감소함에 따라서 심각한 기회감염의 위험증가

있는 환자의 폐, 혈액, 림프절, 분변에서 발견될 수 있다. 항산균은 일반적으로 전통적인 항결핵제에 내성을 갖고 있으며 전통적인 약물과 다른 약물과의 혼합요법을 요구한다. 일반적으로 환자의 생명이 끝날 때까지 장기간의 지속적인 항결핵치료가 요구된다. 환자의 면역손상의 정도에 따라서 치료가 환자의 생존에 거의 기여하지 못할 수 있다.

결핵tuberculosis

결핵균*Mycobacterium tuberculosis* 감염은 HIV 양성환자에게 더 흔한데 이는 잠재감염의 재활성화(즉, 폐에 있는 곤병소Ghon focus로부터) 때문이며 결핵균은 CD4 림프구의 심각한 결핍상태를 요구하지 않는다. 많은 선진국에서 결핵 발생의 감소추세가 중단되어 왔으며 오히려 최근 AIDS의 영향으로 증가될 수 있다. 사하라 아프리카 아래 지역에서는 폐결핵과 AIDS가 너무 밀접하게 연관되어 있어 결핵이 AIDS를 결정하는 질병으로 인식되고 있다. HIV 양성 환자의 폐결핵은 좀더 광범위하며 폐하부 영역 질환을 일으킨다. 진단과 치료는 보수적인 접근방법을 따르며 일련의 화학요법 전과정은 감염을 완치할 수 있다. 결핵은 가장 전파가 잘 되는 AIDS와 관련된 감염이므로 모든 HIV 양성 결핵환자가 입원하는 경우에는 추가적인 호흡기 감염관리가 필요하다. 새로 진단된 HIV 감염 환자에게 isoniazid의 예방적 투여(12개월)는 성공적으로 결핵을 예방할 수 있다.

위장관 감염

감염성 설사infective diarrhea

위장관은 HIV 양성 환자의 또 다른 중요한 감염부위이다. 신체의 10%의 체중 손실을 동반하는 4주 이상 지속되는 설사는 AIDS를 결정하는 또 다른 질병으로 간주된다. 이 증상은 아프리카에서 매우 흔하며, 이 지역에서는 '점액slim' 이라고 불리운다. 점액의 높은 발생률은 이 지역국가들 내에 위장계 감염의 유병률을 나타내는 것이라고 할 수 있다.

HIV 관련 설사의 가장 흔한 원인 중 하나는 포자충 기생충인 *Cryptosporidium muris*이다. 이 기생충에 의한 설사는 양이 많고 물과 같으며 콜레라 설사와 비슷한 양상을 보인다. 진단은 변형된 Ziehl-Neelsen 염색법으로 처리된 분변을 현미경으로 관찰하여 이루어진다. 효과적인 항균제 화학요법은 없다. HIV/AIDS 상태에서는 미포자충microsporidia과 *Isospora belli*와 같은 기생충과 *Salmonella* spp., *Mycobacterium avium*과 *Mycobacterium intracellulare*와 같은 세균 및 CMV와 같은 바이러스 등도 설사의 원인이 될 수 있다. 미생물 원인은 설사를 동반한 HIV/AIDS 환자의 대략 50%에서만 발견된다. 크립토스포리듐증cryptosporidiosis과 다르게, 포자충증isosporiasis은 co-trimoxazole을 이용한 치료가 도움이 될 수 있다. 살모넬라 감염은 침습적인 질병을 초래할 가능성이 더 크므로 면역기능이 건강한 사람의 감염보다 훨씬 더 적극적으로 치료해야 한다. HIV가 원인인 AIDS 장질환enteropathy에 대한 일부 증거가 있다.

칸디다증candidiasis

칸디다증은 위장계의 상부 끝에서 흔하게 발생한다. 명백한 면역손상이나 항생제 치료력이 없는 식도 칸디다증은 HIV/AIDS를 의심하게 한다. 현성증상은 삼킴곤란dysphagia, 복장뼈(흉골) 뒤의 통증이다. 현미경 진단은 이환된 볼점막buccal, 인두pharyngeal, 식도esophagal 점막의 하얀 플라크plaque 찰과표본을 수산화칼륨potassium hydroxide 혹은 그람염색법으로 처리하여 신속하게 이루어질 수 있다. 선호되는 치료는 경구용 항진균제(nystatin, miconazole)를 이용한다. 근치가 어렵기 때문에 지속적인 치료가 빈번하게 요구된다. 불응성 식도 칸디다증은 amphotericin의 비경구적 주입으로 치료해야 한다.

피부감염

HIV 양성 환자는 피부진균dermatophyte 감염과 재활성화된 바이러스 감염에 의한 피부소견을 보이게 된다. 심각한 무좀athletes foot과 대상포진shingles은 이 환자들에게 진단 가능한 질병이다. 이런 감염들의 비정상적으로 심각한 발현은 만약 환자의 HIV 양성상태가 확인되지 않았다면 인지되지 않은 채 그대로 지나칠 가능성이 있다. 의심이 된다면 현미경검사, 미생물검사 또는 생검을 위해서 찰과표본scraping으로 검체를 수집해야 한다.

중추신경계 감염

HIV 양성 환자에게 중추신경계와 눈의 감염은 흔하지는 않지만 만약 발생하면 심각한 신경학적 손상과 시력손상을 가져온다.

톡소포자충증toxoplasmosis

HIV/AIDS 환자에게 가장 흔한 국소적인 머리속intracranial 병변은 *Toxoplasma gondii*가 원인인 톡소포자충증toxoplasmosis이다. 이 원생동물 기생충은 면역기능이 정상인 성인에게는 림프절병증lymphadenopathy을 동반한 가벼운 독감과 같은 증상을 일으킨다. 감염은 재활성화reactivation에 의하며 HIV 양성 환자의 뇌 안에 여러 개의 농양 형성을 초래한다. 이 병변들은 간질성 발작과 국소 신경학적 증상을 가져올 수 있다. 진단은 CT나 MRI로 가능하다. 혈청학적 검사는 신뢰할 수 있는 진단은 아니지만, 항톡소플라즈마 IgG 음성인 경우는 즉각적으로 다른 원인을 조사해야 한다. 선호되는 치료법은 sulfadiazine과 pyrimethamine을 이용한다.

효모균증(酵母菌症, 크립토코쿠스증)cryptococcosis

효모yeast인 *Cryptococcus neoformans*는 HIV 양성환자의 수막염meningitis을 일으키는 원인이다. 신속한 진단은 india ink 또는 라텍스응집latex agglutination을 이용하여 뇌척수액을 현미경으로 검사함으로써 가능하다. 효모 배양은 시간이 오래 걸리지만 항진균제 감수성 검사가 가능하다.
Amphotericin과 flucytosine을 이용한 치료가 유일하게 HIV/AIDS 환자에게 중간 정도의 치료 성공을 갖고 있다. Fluconazole과 같은 약물이 대체 항진균제로 시도되고 있다.

HIV 뇌병증HIV encephalopathy

HIV는 신경친화바이러스neurotropic virus로서 HIV 뇌병증의 원인이 될 수 있다. 이것은 운동기능 손상과 치매dementia를 초래하는 광범위 진행과정이다. MRI 영상은 뇌위축cerebral atrophy을 보인다. 뇌척수액 소견은 비특이적non-specific이다. 효과적인 특별한 치료법이 없다.

거대세포바이러스cytomegalovirus

CMV는 빠르게 진행되는 뇌염encephalitis과 영구적인 시력손상이나 실명을 가져올 수 있는 진행성 출혈성 망막염retinitis의 원인이 될 수 있다. 망막염의 진단은 안저검사fundoscopy 소견에 근거를 둔다. 이 두 가지 질환에 대한 치료는 ganciclovir 또는 foscarnet을 사용한다.

열이 있는 호중구감소 환자

일차 질환(예. 급성 백혈병) 또는 치료(세포독성 치료) 등 무엇이 원인이든지 호중구감소는 환자에게 세균과 효모 감염의 위험을 증가시킨다. 감염 위험은 호중구의 감소에 따라서 증가하므로 상대적인 호중구감소증은 절대 호중구감소증보다 감염 위험이 더 적다.

진단

호중구감소 환자의 고열은 반드시 전체적인 임상 검토가 필요하며, 다음의 증상을 집중 관찰해야 한다.

- 폐렴
- 요로감염
- 피부감염skin sepsis(특히 혈관내 카테터 삽입부위)
- 경구와 항문 주위의 감염
- 패혈증

호중구는 지엽적으로 모이지 않기 때문에 국소염증 증상은 없을 수 있다. 세균과 효모가 가장 빈번하게 연관되어 있다. 이들은 주로 환자의 위장관계로부터 유래한다. 이러한 사실은 호중구감소 환자들의 혈액배양에서 장내세균(과)Enterobacteriaceae, *Pseudomonas aeruginosa*, *Stenotrophomonas maltopholia*, 장알균enterococci 등의 그람음성세균과 *Candida albicans*가 자주 분리되는 이유를 설명한다. 더 빈번하게 혈관내 카테터와 관련된 감염들은 *Staphylococcus aureus*, coagulase-negative staphylococci, 곤봉형 세균(*Corynebacterium jeikeium*)과 같은 피부 세균이 원인이다. 세포독성 화학요법을 위한 유치혈관 카테터(Hickman)의 사용 증가는 호중구감소 환자의 캐뉼라 삽입부위, 카테터 터널을 따라서 말단부에 감염 위험을 증가시킨다. 이 감염들은 모두 패혈증으로 발전할 수 있다. 세균성 또는 진균성 혈류감염은 혈액배양으로 확진되어야 한다.

치료

치료되지 않고 방치된다면 손상된 방어체계는 환자의 상태를 급속도로 악화시키므로 경험적인 항균 화학요법을 신속하게 시작하는 것이 매우 중요하다. 또한 환자는 환자 자신의 방어체계에 의해서 정상적으로 기능하기 위해서 더 많이 항생제 치료에 의존한다. 표준 항균제 프로토콜은 그람음성 막대균에 의한 감염이 빈번하므로 *Pseudomonas* 종류에 효과적인 aminoglycoside와 베타락탐β-lactam으로 시작한다(예. gentamicin과 piperacillin). 만약 환자가 혈관내 카테터와 관련된 감염이 있는 경우에는 vancomycin이나 flucloxacillin과 같은 항포도알균 약물로 함께 시작한다. 초기 경험적 치료에 실패를 하는 경우는 초기 검사결과와 환자의 기록을 검토해야 한다. 이런 환자에게서 분리된 미생물에는 항생제내성(내인성이든 외인성이든)이 일반적이다. 고열이 발생한 지 48시간 안에 경험적 치료가 반응을 보이지 않는 경우에는 항진균 치료가 시작되어야 한다. 아직까지 호중구감소 환자를 위한 완전하게 성공적인 감염 예방법은 없다. 치료기간 동안 감염은 가장 흔한 사망원인과 주요 이환률morbidity로 증가해왔으며 그 결과 백혈병을 치료하기 위한 화학치료 요법이 더욱 공격적으로 되었다.

몇 가지 예방지침은 감염 위험을 감소시킬 수 있다. 환자들은 감염질환이 있는 방문객이나 직원과의 접촉을 피해야 한다. 신선한 과일, 생야채, 샐러드, 가열했다가 냉동시킨 음식, 연치즈 등과 같이 많은 수의 세균에 오염된 음식을 피해야 한다. 이들은 1인실에서 간호를 받는 것이 도움이 될 수 있다. 결흐름laminar flow이 되는 병상과 공기가 차단된 양압병실의 사용으로 인한 이익은 거의 없다. 몇몇 시도에서 예방효과가 한계가 있으며 항생제 내성을 유발할 수 있음에도 불구하고 일부 기관에서는 경구용 예방적 항생제를 사용하고 있다. 일부 사례에서는 granulocyte macrophage colony-stimulating factors로 호중구 생산을 자극하여 환자의 면역손상 정도를 감소시킬 수 있다.

장기이식 환자의 감염

실질장기solid organ 이식은 더욱 흔해지고 더 복잡해지고 있다. 비록 신장, 심장, 간의 동종이식allograft이 서로 다른 시술들로 보이지만, 이들은 비슷한 형태의 이식 관련 감염을 초래한다. 이런 외형적인 모순은 감염위험이 주로 이식대숙주병graft versus host disease을 예방하기 위해서 투여된 면역억제제로 인한 결과라는 것이다. 이 치료는 모든 실질장기 이식에 기본원리로 표준화되어 있다. Cyoclosporin, glucocorticosteroids, anti-lymphocyte globulin의 혼합은 전반적이고 광범위한 면역손상을 초래한다. 감염 위험은 면역손상의 범위, 기간, 특성에 따라서 증가하므로 장기이식 시기부터 어떤 종류의 감염이 발생할 것인지 예측하는 것이 가능하다.

처음 한 달

세균감염과 병원감염이 많이 발생한다. 이들은 이식하는 동안에 배양되고 있었던 감염으로 감염된 동종이식이나 감염된 수혈 혈액(C형간염)들이다.

이식 후 1~6개월 사이

헤르페스바이러스균herpes virus group(특히 CMV), 결핵균*M. tuberculosis*, 톡소포자충*T. gondii*과 폐포자충*P. jirovecci*에 의한 감염의 위험이 있다. 이들 감염 전부는 모두 손상된 세포매개성 면역을 반영한다.

6개월 후

이 기간 중에는 주로 지역사회 획득감염community acquired infections의 위험이 증가한다.

관리

이식 후 첫 6개월 동안은 정확한 병인학적aetiological 진단과 적극적인 치료가 요구된다. 지속적으로 이식대숙주병이 존재하는 경우에는 항균화학요법에 대한 반응이 특징적으로 나쁘게 된다. 예방은 이식하기 전에 제공자donor와 환자에 대해서 주의깊게 스크리닝 하는 것이다. 장기 제공자의 CMV 상태, 수여자recipient와 수혈된 혈액에 대해서 특별한 주의를 기울여야 한다. PCP는 cotrimoxazole의 예방적 투약으로 예방이 가능하다.

비장절제술과 패혈증

환자들은 복부의 외상이나 예정수술elective surgery을 통해 비장을 잃을 수 있다. 또한 여러 가지 질병으로 인해서 기능적으로 비장[지라]이 없는 상태가 될 수도 있다. 비장기능의 손실은 캡슐이 있는 세균capsulated bacteria (*Streptococcus pneumonia, Haemophilus influenzae, Neisseria meningitidis*)에 의한 감염 위험에 처하게 된다. 가장 위험이 큰 경우는 어린이와 악성 질환이 있는 경우 및 비장절제 후 2년 내이다. 23-valent 백신으로 예방접종(비장절술 이전 2주 전 이상 선호)을 하는 것이 패혈증이나 복막염과 같은 심각한 감염을 예방하기 위해서 사용되어 왔는데, 이는 비장절제술 후 가장 흔한 감염 원인이 *S. pneumonia*이기 때문이다. 장기간 페니실린의 예방적 투약이 비장절제술 환자들에게 사용되어 왔는데 그 효과에 대해서는 의심의 여지가 있으며 특히 백신이 이미 투여된 경우에 약물효과가 의심된다. 심각한 감염위험에 놓이거나 모든 종류의 열성질환에 놓이게 되는 경우에는 반드시 즉각적으로 병원 진료를 받도록 환자들을 교육하여야 한다.

14.4 미생물

상자 12는 제17장에서 언급한 미생물의 목록이다. 자세한 내용은 제시한 쪽을 참고하면 된다.

상자 12. 면역손상환자의 감염과 관련된 미생물

세균	쪽
폐렴사슬알균*Streptococcus pneumoniae*	238
결핵균*Mycobacterium tuberculosis*	248
조류형 결핵균*Mycobacterium avium and M. intracellulare*	248
살모넬라종*Salmonella* spp.	242
장내세균과Enterobacteriaceae	241-243
녹농균*Pseudomonas aeruginosa*	243
Stenotrophomonas maltophilia	244
장알균종*Enterococcus* spp.	238
황색포도알균*Staphylococcus aureus*	235-236
Coagulase-negative staphylococcus	235
Corynebacterium jeikeium	240
헤모필루스 인플루엔자*Haemophilus influenzae*	245
수막염균*Neisseria meningitidis*	247

바이러스	쪽
사람면역결핍바이러스Human immunodeficiency viruses 1 and 2	257
거대세포바이러스Cytomegalovirus	253-254
수두대상포진바이러스Varicella-zoster virus	254
C형간염 바이러스Hepatitis C virus	–

곰팡이	
칸디다 알비칸스*Candida albicans*	267
Dermatophytic fungi	267
크립토코쿠스 네오포르만스*Cryptococcus neoformans*	267
Pneumocystis jirovecci	261, 268

기생충	
와포자충종*Cryptosporidium* spp.	260
작은포자충Microsporidia	260
사람등포자충*Isospora belli*	260
톡소포자충*Toxoplasma gondii*	260

자율학습: 문제

관련문항 짝짓기

다음은 감염 목록이다.

1. 급박한 물같은 설사와 최근 심각한 체중감소가 있는 24세 HIV 양성인 아프리카 남자
2. 비장절제술 후 3개월 후에 갑자기 고열이 발생한 27세 여자
3. 미열, 호흡곤란, 가래없는 기침, 흉부 방사선 사진상 양쪽 허파문에서 시작하여 광범위하게 퍼진 음영을 보이는 동아시아를 정기적으로 사업차 방문하는 32세 남자. 이 남자의 기관지폐포세척bronchoalvcolar lavage 용액에서 calcofluor white를 이용한 관찰 결과 작고 둥글고 형광이 나는 물질이 관찰됨
4. 신장이식 후 40일에 고열, 기침, 중등도의 림프구증가증lymphocytosis을 보이는 42세 남자
5. 백혈병에 대한 화학요법 기간동안 고열이 있으며 48시간 동안 정주용 항생제 복합치료에 반응을 보이지 않는 고열이 있는 56세 남자

아래 목록에서 각각의 사례에 가장 적합한 원인 1개를 고르시오. 각각의 답은 한 번 또는 한 번 이상 사용될 수 도 있고 전혀 사용되지 않을 수도 있다.

A. *Candida albicans*
B. *Cryptosporidium muris*
C. Cytomegalovirus
D. *Pneumocystis jirovecci*
E. *Streptococcus pneumonia*
F. *Toxoplasma gondii*

사례문제

사례 1

23세 아프리카 트럭 운전사가 친지에 의해서 이송되어 왔는데 심한 소모병과 장기간의 다량의 물과 같은 설사를 동반하였다. 이 환자는 가래가 없는 기침이 있고 열은 없다.

1. 이 환자가 갖고 있을 가능성이 있는 감염은?
2. 이 환자의 설사를 어떤 방법으로 조사할 것인가?
3. 제시할 수 있는 치료방법이 있는가?
4. 이 환자의 직업의 중요성은 무엇인가?

사례 2

Induction chemotherapy를 받고 있는 급성 골수성 백혈병인 28세 여자 환자가 고열이 발생했을 때 절대호중구감소 한계에 도달했다. 주의깊은 신체검진과 흉부방사선 사진상 명백한 감염 병터는 보이지 않았다. 중간뇨와 혈액배양이 이루어졌으며 정주용 gentamicin과 piperacillin 주입이 시작되었다. 24시간 후에 항생제 치료에도 불구하고 고열은 계속되었다.

1. 어느 부위 감염이 배제되어야 하는가?
2. 특이한 병인론적 진단이 이루어질 수 있는 방법은?
3. 이 감염의 원인이 될 수 있는 가능성이 가장 높은 미생물은?
4. 지금 투여해야 하는 추정적인 항생제 화학요법을 기술하시오.

자료해석

백혈병인 44세 남자가 화학요법을 받는 중 10일째에 최고 38℃에 이르는 고열이 발생하였다. 호중구 수는 200×10^6/l(정상범위 3,000~11,000 × 10^6/l), C-reactive protein은 55mmol/l(정상범위 0~10)이었다. 48시간 배양 후 말초정맥혈 배양결과 음성이었다. Hickman line에서 수집된 1회의 혈액배양에서 48시간 배양 후 두 병 중 한 병에서 coagulase-negative staphylococci가 자랐다. 혈액배양 후에 즉시 환자는 정주용으로 ticarcillin-clavulanic acid, gentamicin, vancomycin으로 치료받았다. 그러나 아직 간헐적으로 고열이 있다.

1. 배양결과가 치료의 실패를 설명하는가?
2. 지금 할 수 있는 좀더 정밀한 진단적 검사는?
3. 다음 단계로 사용할 수 있는 항생제 선택은?
4. 이 감염과 관련있는 호중구 수치는 어떤가?
5. Hickman line과 말초정맥혈관에서 혈액배양이 이루어진 이유는?

객관적 틀에 의한 임상점검

32세 독신인 남자가 지난 4개월간 4번 똑같은 주증상 즉, 물과 같은 설사로 병원을 방문하였다. 첫 번째, 두 번째 방문 시에 그가 제출한 대변검체는 물과 *Cryptosporidium* spp.의 난포낭 oocyst을 포함하고 있었다. 3번째 방문 때에 그는 조금도 호전되지 않았으나 그의 질병에 대해서 더 검사를 진행하는 것을 거부하였다.

1. 설사는 일반적으로 자기제한self-limiting인 *Cryptosporidium* spp.에 의한 것인가? 이 설사가 얼마나 지속될 것이라고 기대하는가?
2. 이 증상이 HIV 감염의 발생을 알려주는 것이라고 할 수 있는가?
3. 적절하고 특이적인 항기생충 치료가 있는가?
4. 이 환자를 위해서 제공할 수 있는 유용한 치료법이 있는가?
5. 대부분의 다른 장내 기생충 감염들도 이런 유형의 임상 상황에서는 특별한 치료에 동일하게 나쁜 반응을 보일 것인가?

짧은 답 문제

다음 내용에 간략하게 기술하시오.

1. 면역손상 환자의 감염진단
2. HIV 양성 환자의 중추신경계 감염
3. 실질장기 이식 후 감염

구두시험

면역손상 환자에게 있어서 감염의 핵심 결정인자는?

관련문항 짝짓기

1. B:

HIV/AIDS 환자의 심각한 물같은 설사는 cryptosporidiosis이며, 이는 면역손상 환자에게 자기제한적이다. HIV 양성 환자에게는 콜레라cholera와 비슷하다.

2. E:

비장절제술을 한 뒤에는 capsulated bacteria에 의한 감염 위험에 놓이게 된다. 갑자기 발생하는 패혈증의 가장 흔한 원인은 *Streptococcus pneumonia*이며 pneumococcal vaccine 접종이 권고된다.

3. D:

이 남자는 잠재적으로 HIV/AIDS 고위험 그룹이다. 임상양상은 폐렴과 일치하며 비특이적이지만 성생활에 대한 즉각적인 질문과 AIDS를 진단하는 질병인 peumocystis 폐렴에 대한 진단적 검사를 필요로 한다. 기관지폐포 세척액에서 보여지는 결과는 *Pneumocystis jirovecci* 일 가능성이 있다.

4. C:

최근 신장이식을 한 경우에는 기회감염성 폐렴 발생의 원인이 될 수 있는 것이 여러 가지 있다. 그 중 가장 흔한 것이 거대세포바이러스cytomegalovirus이다.

5. A:

만약 항균제제가 열이 있는 호중구감소 환자의 추정 패혈증 치료에 사용되었으나 48시간이 지난 후에도 치료반응을 보이지 않는다면 효모감염yeast infection이 고려되어야 한다. 다른 원인으로는 항생제 내성 세균, 치료되지 않는 패혈증, 치료기구 관련 감염device-related infections(예. 중심정맥 카테터) 등이 포함될 수 있다.

사례문제

사례 1

1. 점액slim은 폐결핵 의심이거나 *Pneumocystis jirovecci* 폐렴일 수 있다. 이런 모든 것을 고려해 볼 때 HIV 감염이다.
2. 기생충의 현미경 관찰, crytosporidia 검사를 위한 변형된 Ziehl-Neelsen 염색, *Mycobacterium avium*과 *M. intracellulare* 검사를 위한 보통의 Ziehl-Neelsen 염색, *Isospora belli*를 위한 단순도말, 가능하다면 작은포자충 microsporidia 검사를 위한 전자현미경 등의 검사방법을 이용한다. 대변은 세균성 병원균, 특히 *Salmonella* spp. 검사를 위한 배양을 해야 한다.
3. 있다. 검사결과에 따라서 포자충증isosporiasis 치료를 위한 co-trimoxazole과 침습적 살모넬라증을 위한 적절한 항생제(예. quinolone) 치료방법
4. 아프리카에서는 트럭 운전사들이 주요 도로를 따라 행해지는 매춘행위를 통해서 HIV 전파에 중요한 역할을 해왔다.

사례 2

1. 혈관내 캐뉼라(예. 말초 또는 중심정맥관), 구강과 항문 주위. 이 중 혈관내 캐뉼라 감염이 가장 흔하게 발생한다. 또 다른 설명은 항생제 내성 세균이나 *Candida albicans* 같은 효모yeast에 의한 전신적 감염이 될 수 있다.
2. 관련된 부위에서 배양. 반복적인 혈액배양은 항생제 치료가 계속되더라도 중요한 가치가 있다. 혈액배양은 혈관 캐뉼라 라인과 말초혈관에서 동시에 채취하여 결과를 비교하는 것은 캐뉼라 감염과 관련된 균혈증과 피부 오염을 구별할 수 있게 한다.
3. 코아귤라아제 음성 포도알균(葡萄球菌)coagulase-negative staphylococci, 황색포도알균*Staphylococcus aureus*, 곤봉형 coryneform 세균(*Corynebacterium jeikeium*), 그람음성 막대균, *Candida albicans* 같은 이스트가 가능하다.
4. 그람양성세균에 효과적인 약물(vancomycin 가능)이 선호되는 선택이며 그람음성 항생제(ciprofloxacin 같은 quinolone)로 바꾸는 것도 가능하다. 24시간 안에 치료효과가 없으면 전신적인 항진균제의 투여도 고려해야 한다.

자료해석

1. 아니오. 이 결과들은 오히려 답보다는 문제를 많이 드러낸다. 코아귤라아제 음성 포도알균의 존재는 혈액배양 검체를 채취하는 동안 피부균주로 혈액을 오염시켰을 가능성이거나 또는 임상적으로 중요한 결과를 나타내는 것일 수 있다.

2. 열이 발생하는 동안 반복적으로 혈액배양을 하는 것, 국소 감염이 있는 가능성이 있는 어느 부위에서라도 세균학적인 검체(예. 소변)를 수집하는 것, 반복적인 C-reactive protein 검사는 치료기간 동안 염증표식이 증가하는지 감소하는지를 알게 한다.
3. 항진균제를 추가한다. 왜냐하면 이런 환자들에게 일정비율의 발열 에피소드는 배양음성인 진균혈증에 의한 것일 수 있다.
4. 호중구감소증은 백혈병에서 유래되었든 화학요법에서 유래되었든지 감염에 대항하는 환자의 핵심기능 손상이다. 균혈증 감염의 위험은 호중구감소의 정도에 대강 비례한다.
5. Hickman line은 기구 관련 감염의 중요한 장소이다. 짝지은 혈액배양은 캐뉼라의 세균집락(균혈증의 감염원 가능성) 또는 말초균혈증 존재 여부 확인에 도움이 된다.

객관적 틀에 의한 임상점검

1. 예. 일반적으로 2~6주간 지속된다.
2. 예. 이것은 HIV 환자 설사의 가장 흔한 원인이다.
3. 아니오. 많은 복합약물의 사용이 시도되었으나 치료효과가 있는 것으로 확인된 것은 아직 없다.
4. 예. 환자는 수액과 전해질 공급이 필요하다. 광범위 항레트로바이러스 치료에 의한 세포면역의 향상은 점막의 방어기능을 향상시킬 수 있다.
5. 아니오. 환자가 세포면역이 중등도의 손상을 입은 경우라 하더라도 대부분의 다른 장내 기생충 질환에 대한 효과적인 치료법이 있다.

짧은 답 문제

1. 감염질환의 변형된 임상양상, 넓은 범위의 잠재병원균주, 신속한 결과에 대한 요구 등을 기억해야 한다. 이 답을 위해서는 예제가 필요하다.
2. 효모균성 수막염cryptococcal meningitis, 거대세포뇌막염 cytomegalovirus encephalitis, 에이즈뇌병증AIDS encephalopathy, 뇌톡소포자충증cerebral toxoplasmosis 등에 대한 역학, 나타나는 임상양상, 진단과 치료(전문가의 교과서에 있는 드물게 보이는 감염의 목록이 있다)
3. 이식시간과 감염발생 사이의 기간의 관계에 대해서 강조한다. 표 형태로 답변을 쓰는 것이 가능하다.

구두시험

숙주면역 손상의 본질nature과 범위이다. 당신의 견해를 드러낼 수 있는 예를 제시하라. 질병의 진행과정의 상호관계와 이차적인 기회감염에 대한 지식이 많이 알려져 있기 때문에 현재 HIV는 가장 좋은 예가 될 수 있다.

국제여행자 감염
Infections in international travellers

개 요

최근 해외여행international travel의 급격한 증가로 인하여 부분적으로 온난한 기후로부터 아열대 기후까지 여행과 관련된 감염도 더불어 증가하고 있다. 대부분 여행자들이 감염되는 질병은 상대적으로 그 수가 적으나, 여행 전이나 여행 도중 간단한 예방지침에 의해 위험을 감소시킬 수 있다. 이러한 예방법에도 불구하고, 많은 사람들은 여행을 위한 기본적인 건강 상담조차 받지 않는 경우가 많다. 심지어 위험스러운 잘못된 의료 정보가 권고되기도 한다.

18.1 발병기전

학습목표

학습자는
- 여행자들의 감염을 증가시키는 위험요인을 알아야 한다.

여행의 주된 이유가 사업상이든 즐거움을 위한 것이든 해외여행객들은 이제까지 주위 환경에서 접해보지 못한 미생물에 노출되게 된다. 기후나 숙박시설, 식사 그리고 행동에서의 차이 모두가 감염위험 증가의 원인이 된다. 따뜻한 기후는 매우 다양한 곤충의 생존과 음식의 빠른 부패를 의미하는데, 이들 곤충 중 어떤 곤충은 중요한 병원균 매개물vector일 것이다. 매우 인기 있는 해외 관광지에서의 하수처리는 부적절하며, 물과 조리되지 않은 음식들은 감염의 흔한 원인이 된다.

그 고장의 관습들 또한 감염에 대한 노출을 야기할 수 있다. 예를 들어 개인적 위생행위는 매우 다르겠지만 무료식사를 제공하는 숙박에서 고위험 음식의 섭취 위험에 노출될 수 있다. 노출의 정도는 감염의 가능성을 결정한다. 그래서 육로 여행자들은 아마도 여러 가지 감염 위험에 놓여 있는 것이다. 그러나 5성급 호텔에 머무른다 해도 위장이나 또는 부화한 곤충의 감염들로부터 자유로울 순 없다. 여행자들이 열대성에 기생하는 외부 기생체 감염에 고통 받는다는 사실은 놀라운 일이다. 여행자들이 여행 중 가장 흔하게 걸리는 감염은 위장관질환이며, 백신으로 예방할 수 있고, 말라리아도 백신 예방이 가능하다.

18.2 진 단

학습목표

학습자는
- 여행력은 청취하는 것의 중요성을 인지해야 한다.
- 여행 관련 설사나 발열을 가진 환자를 위한 진단적 접근법을 알아야 한다.

최근의 여행력(때때로 최근 1년 전까지)은 감염성 질병의 조사에 쓰여진다. 해외여행을 했던 환자란 사실은 아마 가장 중요하고 유일한 정보이며, 행선지, 머무는 기간 그리고 숙박시설의 세부사항, 식사 그리고 일정 또한 중요하다. 만약 성적 접촉으로 전염의 가능성이 있는 질병일 경우 해외에서의 성행위에 대한 적절한 질문은 필수적이다.

돌아온 여행자들이 가장 흔히 겪는 두 가지 문제는 설사와 발열이 있다. 막 열대지방에서 돌아온 누군가가 발열이 있다면 다른 경우라고 밝혀지지 않는 한 가장 확실하게 추측할 수 있는 것은 말라리아와 유사하다는 것이다. 여행과 관련된 감염에서의 사망률은 말라리아 같이 상대적으로 경험해 보지 못한 질병이 있는 나라일수록 크다. 열대지방에서 막 돌아온 환자의 발열 원인의 가능성을 조사하기 위해서는 종합적인 진단 정밀검사를 받도록 해야 한다. 이런 환자들은 또한 해외여행 동안 온대지방에서 보여지는 감염과 접촉할 수 있음을 기억해야 한다.

18.3 예 방

학습목표

학습자는

- 여행전 건강상담의 중요점을 알아야 한다.
- 여행중 성행위 변화의 위험성을 알아야 한다.
- 보편적인 국제 지정 예방접종을 알아야 한다.

해외여행을 하는 사람들의 대부분이 여행 중 건강 유지에 대한 충분한 조언을 받지 못하고 있다. 소수의 사람들만 여행 의료나 예방접종 클리닉 같은 시설을 통하여 여행에 대한 전문적 의료정보를 얻는다. 또한 의사, 간호사, 약사 그리고 다른 의료계 종사자들이 해외여행을 하려는 여행자들에게 준 조언들은 부정확하다; 가끔은 위험하다. 여행과 관련된 감염 예방을 위한 첫 단계는 해외여행을 하려는 여행자들에게 여행의 잠재적인 위험을 평가하도록 설득하는 것이다. 만약, 처음으로 특별한 형태의 여행을 시작하려는 여행자들이라면 이런 사항은 특히 중요하다. 여행자들의 위험은 그들이 경험했던 기후, 숙박시설, 식이 그리고 행동의 변화로부터 온 경험에 의해 일어난다. 현재와 행선지의 생활방식의 차이가 거의 없다면 정밀한 건강 예방조치는 필요 없다. 그러나 앞에서 말한 기후, 숙박, 식이, 행동양식의 네 가지 차이가 예상될 경우는 상세한 전문가적 조언을 구해야만 한다. 여행 전 상담은 최근 몇 년간 대중화되고 있다.

의사에게서 대부분의 조언들은 설사나 말라리아에 대항하는 단순 예방조치들과 특별히 예방접종이 필요한 질병과 연관되어 있다. 이러한 경우 성행위를 주제로 말하기는 아마도 조심스러울 것이지만 유명 관광지에서 많은 성인 관광객들의 매우 난잡한 성행위에 의한 HIV 감염의 중요성 증가는 예방 상담에 있어 중요한 사항이 된다. 비록 각 개인의 요구에 맞추어 조언을 해야 하나 여행자들에게 주요사항을 기억하기 쉽게 요약하여 적어주면 도움이 된다.

어떤 나라들은 여행 건강에 대한 전반적인 지침서 발행과 이것이 여행사나 티켓 판매처를 통해 이용되도록 시행하고 있다. 해외여행자들은 주기적으로 맞는 예방주사가 시일에 맞게 유지되도록 확실히 해야 한다. 이것은 지금 구소련에서 유행하는 디프테리아, 파상풍 그리고 몇몇 개발도상국에서 유행하고 있는 소아마비를 포함한다. 황열 예방접종은 열대 아프리카나 남미의 많은 나라들로의 입국을 위해 요구되어지고 예방접종 증명서가 필요하다. 대부분의 다른 예방접종은 의무적이지 않으나 감염에 대한 노출의 가능성은 예방접종이 바람직한 선택 중 하나로 만들어 준다. 이런 부가적인 예방접종 중 다수는 한 번 이상의 접종을 요구한다. 그래서 여행 시작 전에 몇 주에서 몇 달까지의 예방접종 프로그램의 계획이 필요하다. 그러나 단기간의 여행자는 예방접종을 전혀 하지 않고 떠나기 보다는 보통 부분적 예방을 하고 가는 것이 더 바람직하다.

18.4 질병과 증후군

학습목표

학습자는

- 국제여행객들의 주요 감염을 알아야 한다.
- 국제여행객들에게 주요 감염을 유발하는 원인을 알아야 한다.
- 일상적 관리방법을 알아야 한다.

설사diarrhoea

온대기후 지역에서 열대기후 지역으로 여행 간 여행자들의 50% 이상이 설사 증상을 보인다. 이러한 경우 대부분 급성인데 물 설사는 2~5일 정도 유지된다. 장관독소원성 대장균Enterotoxigenic *Escherichia coli*은 설사의 70% 이상에서 원인이 된다. 급성 설사의 나머지는 rotavirus, adenoviruses, salmonellas, shigellas, campylobacters 그리고 다른 유기체에 의해 일어난다. 대부분의 경우 일시적인 자연적 설사는 치료가 요구되지 않아 감염원인이 종종 진단되지 않는다.

치료는 대체로 액체나 전해질의 경구 대체물로 제한된다. Bismuth subsalicylate와 항운동성 제제(예. loperamide)는 좀더 심한 경우에서 몇몇 증상의 완화를 가져올 것이

표 32. 국제여행과 관련된 감염

감 염	특 징
설사Diarrhoea	급성, 수양성 설사watery diarrhoea가 25일간 지속; 더 길어질 수 있으며, 대변에 혈액이나 고름이 보임. 열을 동반
말라리아Malaria	간헐절 발열, 오한과 발한
위장관 열Enteric fever	열, 두통, 흉통, 변비; 때로 적은 분홍의 발진(장미진rose spots); 궤양이나 출혈의 원인이 되는 미란
A형간염Hepatitis A	열, 아픔, 황달, 어두운 소변dark urine, 복통
B형간염Hepatitis B	일반적이지 않음; 두통, 열, 오한, 허약감, 황달
황열Yellow fever	단기발열short-lived fever, 두통; 황달, 출혈, 신장장애 동반 가능성
광견병Rabies	치명적인 뇌염; 물린 주위의 이상감각, 공수hydrophobia, 근육경련
일본뇌염Japanese encephalitis	대부분 미약한 증상; 때때로 열이 있음, 수막의 염증, 대뇌의 기능장애(25% 사망)
HIV 바이러스	HIV 면역 국가나 동성애자에게 흔함
성병Sexually transmitted disease	여행객들이 성행위 변화 시 감염

표 33. 여행과 관련된 감염과 주의지침

감염위험	주의지침
설사Diarrhoea	안전한 식수, 얼음 안 먹기, 조리된 음식, 자신이 껍질을 벗긴 과일먹기
말라리아Malaria	새벽이나 어두울 때 실내에 머물기, 팔과 다리 덮기, 밤에 모기장 치기, 곤충에 물리지 않기, 적절한 말라리아 예방약 복용
위장관열Enteric fever	장티푸스 예방접종
전염성 간염Infectious hepatitis	A형감염 예방접종
황열Yellow fever	예방접종, 모기에 물리지 않기
일본뇌염Japanese encephalitis	위험지역에서 예방접종 하기; 만일 물렸다면 노출 후 백신접종, 상처 세척
HIV 바이러스, 성병	콘돔 사용하기, 점막접촉하는 성교 피하기

다. 변에서의 혈액이나 고름의 존재 또는 열의 진전 같은 장기적 증상은 설사가 있는 여행자들을 위한 의학적 치료에 가장 흔한 이유가 된다. 여행자들의 장기간의 설사는 소장 점막의 감염성 손상에 의한 이당류 분해효소 결핍증disaccharidase deficiency이 그 주된 원인이다. 이것은 조만간 치유되나 정상기능 회복은 몇 달이 걸린다. 흔치 않게 장기 설사는 *Giardia lamblia* 감염 또는 열대성 스프루sprue에 의해 일어나기도 한다. 모든 경우 추정적으로 메트로니다졸로 치료해야 한다는 의견과 변에서 giardia cysts의 현미경적 관찰, 변의 pH와 필요하다면 장기능 테스트 같은 조사를 먼저 해야 한다는 두 가지 의견으로 나누어져 있다. 배변 시 통증이 있는 환자의 변에서 혈액이나 고름의 출현은 이질로 진단된다. 표본은 *Shigella* spp.를 보기 위해 미생물 배양검사가 실시되고, 방금 수집한 변 표본은 *Entamoeba histolytica* 병원성인 아메바이질원충의 영양체를 현미경 관찰하기 위해 즉각 실험실로 보내져야 한다. 아메바성 이질amebic dysentery은 개발도상국에서 흔하고 메트로니다졸로 치료된다. 세균성 이질bacillary dysentery의 치료는 첫 단계에는 trimethoprim을 쓰지만, 항생물질에 대한 내성[지항성]이 있는 경우에는 치료의 변화가 필요하다. 설사와 열을 동반한 환자에게는 혈액 배양검사와 체계적인 항균제 치료가 필요하다. 비록 장티푸스는 보통 질병 초기 단계에 설사를 동반하지는 않으나 설사와 열을 동반한 환자는 장티푸스일 수도 있다. 장감염의 위험은 음식과 음료를 주의하여 선택하면 감소할 수 있다. 수돗물, 얼음 그리고 희석 음료는 심지어 이를 닦을 때에도 피해야 하고 병에 담긴 물도 늘 안전하진 않다. 우유는 저온 살균된 것이어야 하며 염소의 젖은 피해야 한다. 생채소와 과일 그리고 샐러드 또한 피해야 한다. 먹기 전에 즉시 껍질을 벗긴 과일만이 안전하다. 오수로부터 온 장 침투력이 높은 병원균이 있는 해산물 특히 갑각류를 피해야 한다.

가장 안전한 음식은 조리 후 아주 뜨거운 상태에서 바로 제공한 음식이다. 예방적 항생제 투여는 추천되지 않는다.

말라리아malaria

말라리아는 간헐적 열의 기간과 떨림, 다량의 발한으로 기술된다. 이것은 말라리아 모기의 물림으로 사람에게 전파되는 *genus plasmodium*의 포자성 기생충에 의해 야기된다. 말라리아의 잠복기간은 2일에서 몇 달까지 다양하다. 일부 국가는 풍토화되지 않은 지역에서 말라리아의 증가가 보고되고 있는데, 이는 국제여행의 증가에 기인한 것이다. 많은 여행자들은 그들이 알아두어야 할 감염예방을 위한 사전 지식이 거의 없거나 혹은 전혀 없이 여행을 떠난다. 게다가 항공기 여행은 잠복기간이 끝나기 전에 집에 돌아오는 것이 가능하다. 결과적으로, 여행자는 말라리아 진단에 대한 경험이 비교적 거의 없는 의사로부터 도움을 구해야 할 것이다.

진 단

말라리아에서 한 가지 매우 중요한 진단의 문제로는 *P. falciparum*이 대부분의 치명적인 감염을 유발하기 때문에 *Plasmodium falciparum*에 의해 유발되는 감염과 다른 세 plasmodium종에 의해 유발되는 감염 사이에 구별되며, 그들 중 두 가지(*P. vivax*와 *P. ovale*)는 만성적인 재발성 감염이다. 감염의 삼각한 합병증을 포함한다.

- 뇌성(대뇌에) 말라리아에 의해 유발된 혼수상태coma
- 심각한 용혈haemolysis
- 신부전renal failure(흑수열blackwater fever)

*Plasmodium falciparum*은 다른 세 종보다 클로로퀸(말라리아의 특효약)에 더 내성을 가지고 있다. 진단은 말초혈액의 Giemsa stain 시험에 의해 내려진다. 보다 정확한 진단을 위해 최소한 두 번 반복해야 한다.

치 료

치료는 클로로퀸chloroquine 내성이 의심되지 않는다면 클로로퀸을 쓰고, 퀴닌quinine을 쓰거나 atovaquone-proquanil을 쓴다. *P. vivax* 또는 *P. ovale*로 인한 감염은 hypnozoite 형태로 유발되는 말기 재발을 막기 위해 primaquine으로 치료한다(glucose 6-phosphate 결핍인 경우 제외함).

예 방

말라리아의 예방은 말라리아를 옮기는 모기로부터의 노출(긴 소매, 바지, 해진 후 외출삼가, 곤충 방충제, 모기장)을 감소시키는 데 초점을 맞춘 개인적 예방책과 화학적 예방법에 의한 것이다. 불행스럽게도 *P. falciparum* 클로로퀸 내성 모기가 급속히 퍼지는 것과 다른 약물에 대한 내성 발생이 화학적 예방법의 선택을 매우 복잡하게 만든다. 내성이 발현되는 역학이 변화하기 때문에 전문가들의 조언을 들어야만 한다. 여행자들을 그들이 말라리아 예방법을 출발 1주일 전에 시작하고 그들이 돌아온 후에 4주 동안 지속해야 한다는 지침을 지켜야 한다. 비록 화학적 예방법은 어떤 특수 지역을 여행하는 여행자에게 권할만 하지만 그러한 방법이 전체 여행자들을 100% 보호하지는 않는다. 돌아온 후의 열의 발생은 다른 방법으로 입증될 때까지 말라리아로 간주해야 한다.

위장관 열enteric fever

장티푸스는 장티푸스와 관련된 감염과 상관이 있다. 이것은 *salmonella typhi* 또는 *paratyphi*에 의해 발생하여 전신적인 발열성 감염이다. 비록 감염이 원인균인 *S. typhi* 또는 *S. paratyphi*의 섭취로 인해 일어나지만, 질병의 초기 단계는 오히려 설사보다는 전신적이고, 신체 증상으로 대표된다.

진 단

잠복기간은 대략 10일 정도까지 되고, 열과 두통, 흉통, 변비와 '장미진rose spots'이라 불리는 작은 분홍색 반점 같은 증상이 따른다. 이 단계에서 대변 배양은 원인 병원균에 대해 음성반응을 나타내지만 환자의 대다수는 혈액 배양에서 양성반응을 나타낸다. 소장에서, *S. typhi*는 장과 연관되어 있는 림프조직을 침범하여 궤양을 일으키거나 장 천공을 만든다. 대변 배양은 대부분의 경우 말기 질병에서 양성을 나타낸다. *S. typhi*가 담낭에 정착하였을 때, 일부 대상자들은 만성 보균자가 될 수 있다. 실험실에서 진단의 확진은 혈액과 대변의 배양 또는 바늘로 흡인하는 것에 의한다. 생물체는 lactose 발효를 일으키는 유기체가 아니지만, 다른 salmonella와는 다른 *S. typhi*는 독성항원을 숨기는 효과가 있기 때문에 초기 O-항원 실험에서 음성반응을 나타낸다. 이것은 혈액 배양을 통한 결정적인 검증이 연기되는 원인이 된다.

예 방

환자는 병원에서 치료하는 것이 필요하고, 추가적인 감염관리 예방책이 요구된다. 치료는 클로람페니콜chloramphenicol 또는 암피실린ampicillin을 정맥주사하는 것이다. 어떤 부위에서 항생물질 내성이 증가하는 것은 ciprofloxacin과 같은 대안물질의 사용을 필요로 한다. Aminoglycoside류와 cephalosporin류는 감수성이 명확하게 확인되었더라도 장티푸스의 치료에는 부적합하다. *S. typhi* 또는 *S. paratyphi*에 의한 감염의 유일한 병원소는 인간 개체이고, 특히 자각증상이 없고 회복기에 있는 보균자가 감염원이다. 이러한 사람들은 반복된 대변배양검사에서 *S. typhi*가 계속해서 음성으로 보고될 때까지 음식을 다루는 직업에서 제외되어야 한다. 무증상 보균자들의 적은 비율은 종종 쓸개돌(담석)의 존재 때문에 항생물질 치료를 연장하였음에도 불구하고 *S. typhi*의 보균자로 남아있게 된다. 담낭절제술은 그 문제를 해결할 수 있다.
해외여행자들은 여행 전에 약독화 생백신(Ty21a)을 복용시키거나 근육 내 정제시킨 장티푸스 사균백신을 예방접종함으로써 장티푸스의 위험을 감소시킬 수 있다. 보호효과는 약 50~70%이고, 5년까지 지속된다. *S. paratyphi* A와 B에 대항하는 백신은 효과가 없다.

간염hepatitis

여행객들은 많은 개발도상국들에서 전염성 간염의 위험이 있고, 특히 갑각류 동물과 조리되지 않은 해산물 요리를 먹었다면 그 위험은 크다. 음식과 음료의 주의깊은 선택은 위험을 감소시키는데 도울 수 있다. 사백신은 성인들에게 유용하고, 이미 A형간염으로 이행되지 않은 사람들을 위해서도 훌륭한 예방조치이다. 아시아에서 B형간염은 풍토병이다. 따라서 여행 전 백신접종과 함께 사백신 또는 감마글로불린(혈장 속의 단백질 성분의 일종: 항체기능이 있음)을 접종함으로써 간염에 노출을 예방하기 위해 노력한다.

황열병yellow fever

활열병은 아시아와 남아메리카의 어떤 특수 지방 전체에 걸친 열대성의 지역들에서 발병된다. 감염은 모기의 물림으로써 전염된다. 도시 환경에서 주된 병원 매개 동물종은 *Aedes aegypti*(숲모기)이지만, 시골과 열대우림 환경에서는 비아노펠레스모기종non-anophelene species이 다른 다양한 병원균이 매개동물들로서 작용할 수 있다.

진 단

진단은 열대 지방의 아프리카 또는 아메리카에서 돌아온 여행객들이 열과 황달을 수반하는 경우 고려되어야 한다. 바이러스는 질병의 처음 단계 동안 혈청에서부터 분리 될 수 있다. IgM(바이러스 등이 침범하였을 때 대항하기 위하여 초기에 작용하는 면역글로불린) 항체는 질병 발병의 일주일 내에 검출 가능하다. 다양한 면역혈청학 방법들은 항체들을 확인하기 위하여 사용되어 왔다. Lassa(사망률이 높은 바이러스성의 급성 열병), Ebola(고열과 내출혈을 일으키는 열대 전염병 바이러스), Marburg(고열, 발진, 소화기관 출혈 등을 수반하는 바이러스 전염병) 열 등과 같은 다른 바이러스 출혈열과는 감별이 필요하다. 황열병이 있는 환자들은 모기가 모여 있는 곳에서부터 피해야 한다.

예 방

모기에 물리는 것을 피하고, 희석한 바이러스 종류의 생백신접종(예방접종)이 있다. 백신은 아주 효과적이고 적어도 10년 동안 예방이 지속 가능하다. 예방접종은 WHO에 의해 규제되고, 어떤 나라들에서부터 들어오는 여행객을 위한 법령이 필요조건이다.

광견병rabies

광견병[미친개병]은 rhabdovirus(광견병 병원체 등의 RNA 바이러스) 집합체의 탄환 모양을 한 RNA 바이러스에 의해 치명적인 뇌염 발생을 야기한다. 감염은 개과의 동물, 박쥐, 세계 여러 나라에 퍼져 있는 다른 종들에 의해 발생한다. 전염은 보통 광견병에 걸린 개의 물림에 의해서이지만, 광견병에 걸린 동물의 타액 접촉은 감염을 일으킬 수 있다. 그 배양기간은 20~90일 사이이지만, 표면을 물리거나 대뇌부위를 물렸을 경우에는 4일 정도 단축될 수 있다.

진 단

질병의 처음 증상은 물린 장소에서 손 끝부분의 이상감각 발생이다. 광견병은 일주일 또는 동물에게서 물린 후 조금 뒤 언제든지 신경학상의 징후를 알아차려야만 한다. 환자는 목과 얼굴의 근육의 변화, 이유가 밝혀지지 않은 공포(광견병)에 의해 동반되는 특징적인 경련과 함께 삼키는 행위의 이상행동이 나타나기 시작한다. 환각증상, 심리상태 변화는 결국 혼수상태로 발전한다. 그 질병의 형태는 'furious(맹렬한)' 광견병이라고 불린다. 또한 마비된 변이체는 'dumb(지독한)' 광견병이라고 불린다.
진단은 피부 또는 뇌의 생검(생체조직절편 검사법 immunofluorescent stain)의 면역형광검사로 하지만, 만약 환자가 예방접종을 하지 않았다면 뇌척수액 또는 혈청 진단에서 항광견병 항체들을 발견할 수 있다.

예 방

부상이 있는 즉시부터 시작하여 4주 동안 백신 예방접종을 반복적으로 투약해야 성공적일 수 있다. 만약에 환자가 사고에 노출되기 전 예방접종을 하지 않았다면, 항광견병 면역글로불린(항체를 가진 혈청의 작은 조각)도 함께 접종해야 한다. 상처 세척, 항생물질의 치료와 동물 물림으로 인한 파상풍 예방접종을 잊어서는 안 된다. 예방은 반복되는 피부 내에서 조직배양 백신(예를 들면, human diploid cell-인간 배수염색체)과 함께 노출 이전의 예방접종이다. 광견병이 있는 나라들의 시골지역을 여행하는 것은 지방 특유적 또는 개들의 접촉으로 인해 초래될 수 있는 사고로 인해 예방접종을 해야만 한다. 떠돌이 개들의 관리와 그 개 개체군의 전체 예방접종은 일부 나라에서 동물 광견병 조절에서 효과적이다.

일본뇌염Japanese encephalitis

일본뇌염은 중추신경계의 아보바이러스arbovirus에 의한 감염이다. 그것은 남쪽과 동남아시아 전체에 걸친 풍토병이다. 일본뇌염은 집모기의 물림으로 인해 전파되는 flavivirus에 의해 발생한다. 감염들의 대다수는 양성 또는 잠복성이다. 소수의 감염자에서 열이 발생하고, 수막의 자극과 대뇌의 기능장애가 발생한다. 질병으로 인해 뇌염 사망은 대략 25%이다.

진 단

진단은 뇌척수액에서의 특이적 IgM의 발견으로 이루어진다. 뇌나 뇌척수액에서 배양culture이나 면역형광검사 immunofluorescence로 바이러스가 발견되면 예후가 나쁘다.

예 방

특효가 있는 항바이러스 치료는 없다. 백신은 바이러스를 불활성화시키고 유행지역에서는 취학연령 아동을 위하여 반복적으로 투여되어야 한다. 지방 특유의 시골 지역에서 장기간 동안 여행하는 사람들은 여행 전에 예방접종을 고려해야만 한다. 일본뇌염이 유행하는 지역에서는 광범위 살충제를 살포하여 곤충 매개체를 조절할 수 있다.

HIV 감염human immunodeficiency virus

여행객들은 집 환경에서부터 떨어져서 성적인 행동에 많은 변화가 있게 되고, AIDS에 스스로 노출되어 인체면역결핍과 관련된 질병의 위험이 증가하고 있다. 개발도상 열대지방에서 온대기후를 가진 선진 국가들로 전입해온 경우, 그러한 사람들은 AIDS나 다른 사람면역결핍바이러스 감염들(예. 동성애자/양성애자, 또는 혈우병)을 가진 문제의 사람으로 간주될 수 있다. 아직까지는 많은 개발도상국들에서, AIDS는 이성과의 성교를 통해 전파되어진다. 이러한 나라에서는 윤락녀의 많은 비율이 HIV 양성이다. 성적인 관광 여행의 관행은 특히 위험하다. 혼자 여행하는 사람들은 또한 우연한 성적 만남들의 경향으로 인해서 위험하게 될지도 모른다. 국제적인 여행객들에게서 AIDS 질병의 전체 영향은 정확히 측정되지 않았지만, 돌아온 여행객들에게서 설명되지 못하는 질병에 직면했을 때 성적인 기록의 중요성은 점차 증가하고 있다. 신뢰할 수 있는 예방법은 성적인 성교를 해외에서 제한하는 것으로 평생의 배우자와 여행을 동반하는 것이다. 일부 개발도상국들에서 구입한 콘돔은 위험할 수 있다.

18.5 미생물

상자 13은 제18장에서 언급한 미생물의 목록이다. 자세한 내용은 제시한 쪽을 참고하면 된다.

상자 13. 국제영행자 감염균

세균	쪽
장관독소원성대장균Enterotoxigenic *Escherichia coli*(ETEC)	242
살모넬라속*Salmonella* spp.	242
장티푸스균*Salmonella typhi*	242
파라티푸스균*Salmonella paratyphi*	242
이질균속*Shigella* spp.	242-243
캄필로박터속*Campylobacter* spp.	244-245
비브리오콜레라*Vibrio cholerae*	244
기생체	
열대열원충*Plasmodium falciparum*	259
삼일열원충, 사일열원충, 난형열원충 *Plasmodium vivax, malariae and ovale*	259
람블편모충*Giardia lamblia*	261
이질아메바원충*Entamoeba histolytica*	260
바이러스	
황열바이러스Yellow fever virus	–
일본뇌염바이러스Japanese encephalitis virus	–
A형간염바이러스Hepatitis A virus	–
B형간염바이러스Hepatitis B virus	253
사람면역결핍바이러스Human immunodeficiency virus	259
광견병바이러스Rabies virus	257-258
로타바이러스Rotavirus	257

관련문항 짝짓기

1. 21세 여성으로 남아프리카 여행 후 돌아와서 몇 달간 혈뇨가 보인다.
2. 25세 남성으로 베트남 여행 후 막 귀국하였고 고열, 두통, 기침, 복부에 통증성 구진성 점이 있다.
3. 35세 여성으로 동유럽 여행 후 2개월 이상 대변이 무르고 자주 본다. 식욕감퇴에도 불구하고 체중은 변화 없으며 대변에 혈액이나 고름은 보이지 않는다.
4. 37세 남자로 서남아시아에 친구들과 골프여행을 다녀왔고, 중증도 열과 림프아데노이드 병변이 있다. 비위생적인 성관계를 하였다고 한다.
5. 42세 광부로 사하라 아프리카에서 모기에 물렸으며, 간헐적 열과 함께 발한이 있다.

위의 사례를 보고 원인이 될 수 있는 가장 적절한 문항을 선택하시오. 정답은 한 개만 선택할 수 있다.

A. Enterotoxic *E. coli*
B. *Giardia intestinalis*
C. HIV
D. *Plasmodium falciparum*
E. *Samonella typhi*
F. *Schistosoma haematobium*

사례문제

사례 1

30세 노동자로 중앙아프리카 시골 지역으로 내일 출장을 간다고 당신을 찾아왔다. 전에 아열대 지역으로 간 적이 없으며, 최근 모든 정규 예방접종을 수행하였다고 한다.

1. 설사관련 질병에 대한 조언을 어떻게 주겠는가?
2. 말라리아 예방약을 맞기에는 너무 늦었나?
3. 접종해서 이득이 있는 백신은 무엇이 있을까?
4. 5분 상담과정에서 가장 중요하게 주의지침을 주어야 하는 것은 무엇인가?

사례 2

25세 여성으로 인디아에 주말 여행을 갔다가 집에 돌아온 후 2일째 감염된 개에 물린 상처를 가지고 내원하였다. 개는 주인이 죽였고, 그 사고는 5일 전에 있었다고 한다. 드레싱 후 상처부위 천공을 실시하였고, 소량의 장액성 삼출물이 분비되었다.

1. 환자는 어떤 감염의 위험이 있는가?
2. 상처는 어떻게 해야 하는가?
3. 예방접종을 한다면 얻을 것이 있는가?

자료해석

몇 년 동안 해외 취업을 했던 환자로 혈액을 검사하고 있다.
malaria parasites : scanty or organism seen
parasitaemia<0.5% red blood cell
Plasmodium vivax 보이며, few ring form, occasional gametocytes
이 결과는 혼합감염을 배제하지 못함

1. 생명을 위협하는 감염의 초기 단계인가?
2. 왜 이러한 혼합감염이 발생하였나?
3. 이러한 감염이 외국에서 치료되었다면 이러한 결과는 무엇을 설명하는 것인가?
4. 이 단계에서 추가적인 미생물학적 중재가 필요한가?

객관적 틀에 의한 임상점검

39세 광부로 서아프리카에서 집에 돌아온 이후 열, 약간의 두통, 불안정한 기침, 10일간 배변습관 장애를 호소한다. 거기에 머무는 기간동안 말라리아 예방약인 Chloroquine, Paludrine을 복용하였으며 돌아오기 3일 전에 끊었다고 한다. 혈액도말검사에서 말라리아는 음성, 지난 주 대변이 검사실로 발송되어 *Entamoeba coli* cyst는 보이지 않고 정상이다. 38.5℃의 열과 양쪽 폐에 악설음이 들린다. 복부 중앙에 민감한 압통이 있다. 그는 추가적인 검사가 실시하기 위하여 병원에 입원하였다.

1. 이러한 특징으로 볼 때 가장 명확한 감염진단이 있는가?
2. 말라리아를 배제할 수 있는가?

3. 어떤 다른 미생물학적 검사가 수행되어야 하는가?
4. 마지막 부분의 대변검사 결과로 설명할 수 있는 질병이 있는가?
5. 한 개 이상 감염이 가능한가?

짧은 답 문제

1. 해외여행자에게 일반적인 감염은?
2. AIDS와 해외여행과의 관계는?

구두시험

여행자를 위한 건강자원 중 일반의사들에게 지원 가능한 것은 무엇인가? 최상의 효과를 얻기 위해서 어떻게 해야 하는가?

관련문항 짝짓기

1. F:
*Schistosoma haematobium*이 요로감염의 가장 흔한 원인균으로 목욕이나 큰 호수에서 수영 등으로 인해 아프리카에서 돌아온 여행자들에게 가장 일반적인 것이다.

2. E:
장관 관련 열로 위장관 증상은 급성 감염의 초기 단계에서는 두드러지지 않는다. 혈액배양검사가 이 단계에서 중요하며, 말라리아가 검사되어 반드시 진단에서 배제되어야 한다. 왜냐하면 말라리아는 장관 관련 열과 증상이 비슷하며, 이차적이면서 동시에 일어날 수 있다.

3. B:

4. C:
바이러스 감염의 증상으로 성적으로 노출된 개인력을 고려 시 HIV에 대한 검사와 상담이 필수적이다. 면역학적인 검사결과의 변화가 질병 진단에 도움을 준다.

5. D:
말라리아 중 *Plasmodium falciparum*에 대한 혈액도말검사가 신속히 수행되어야 한다.

사례문제

사례 1

1. 음식과 물에 대한 기본적인 주의지침과 경구 수분 보충요법의 사용
2. 아니오. 비록 1주일 전에 맞는 것이 더 좋기는 하나 맞아야 한다. 가는 도중이라도 chloroquine의 내성에 대한 문제를 주목해야 한다. 최근 접종한 예방접종들은 전문가와 상담하도록 한다.
3. 있다. 광견병 백신, 황열 백신이 있으며 떠나기 전에 반드시 접종 완료한다. 일부 국가에서는 황열백신 접종 기록이 있어야 입국이 가능하다.
4. 곤충, 모기와 접촉을 피하고 HIV 감염 및 성병에 주의한다. 출국 전 시간이 있다면 서점에서 *Traveler's Health* (Dawood R)나 비슷한 서적을 사서 비행기 안에서 읽어라.

사례 2

1. 환자는 광견병의 위험이 있다(인디아는 토착화 되어 있음). 개에 물렸기 때문에 *Pasteurella multocida*와 같은 세균이나 파상풍에 걸릴 수 있다. 개의 행동변화를 관찰하면 광견병 여부를 알 수 있지만 불행히도 그것은 사건 당시 개의 두뇌 조직을 통해서만 확진이 가능하다.
2. 상처는 깨끗이 세척, 소독하고 괴사조직을 제거하고, 충분한 항생제를 치료한다.
3. 예. 환자는 광견병과 파상풍 백신을 완전히 접종한다. 전에 접종한 적이 있더라도 면역제제도 함께 투여한다.

자료해석

1. 아니오. *P.vivax* 감염을 시사하며, 다른 *Plasmodium* species도 가능하다. *P. falciparum* 초기 감염을 제시하지는 않는다.
2. 몇몇의 paracite가 보이기는 하지만 *Plasmodium* species들은 명확한 구분이 어렵다.
3. *P. vivax*는 조혈세포 생의주기에서 완전 박멸되었더라도 일부가 존재하기도 한다. 다른 형태의 치료제인 primaquine이 필요하다.
4. Thick and thin films 검사를 반복한다. *P. falciparum* 항원검사도 실시한다.

객관적 틀에 의한 임상점검

1. 없다. 다각도의 진단과 중재가 필요하며, 부분적으로 혼란스러운 상황이다.
2. 아니오. 혈액도말검사에서 말라리아를 놓쳤을 수 있다. 말라리아 예방약은 100% 효과는 없으나 초기 혈액도말검사 결과에 영향을 미칠 수 있다.
3. 예. 이 환자는 장티푸스일 수 있다. 초기 위장관 열일 때는 혈액 배양검사가 대변검사보다 민감도가 높다.
4. 아니오. *Entamoeba coli*는 인체 장내에 거주하는 비병원성균이다. 이 경우는 기타 다른 장내세균에 노출된 것 같다.
5. 예. 고위험 감염원이 많은 개발도상국가를 여행하고 귀국 후에는 하나 이상의 감염에 걸리기 쉽다.

짧은 답 문제

1. 장거리, 기후, 식이, 곤충, 부적절하게 정수된 물, 하수시설, 폐기물 처리 등이 답이 될 수 있다.
2. 많은 개발도상국가는 HIV 양성 인구가 많아 그만큼 위험도 많다. 혼자 여행하는 여행객들은 성행위 방법이 위험할 수 있다.

구두시험

인터넷(MSATA, CDC, WHO 등)이나 전문 학술지(travel and tropical medicine journal), 건강한 여행을 위한 전문가 집단 등이 있다. 일부 국가에서는 여행 예약과 예매를 실시할 때 여행객들에게 건강에 관한 정보를 함께 제공해 준다. 기본적인 건강에 대한 상담과 예방접종이 대분분의 여행자들에게 필요하며 표준화된 진료 세션이나 인쇄된 양식을 편리하게 이용할 수 있어야 한다. 해외여행 시에는 사례별로 전문가들에 의한 개별접근이 필요하다.

장 19

희귀 감염
Orphan infections

개 요

중요한 장기계열과 임상진료과에 따라서 가르칠 때 다루지 않는 여러 중요한 감염성질환과 증후군이 있다. 이러한 질환의 임상적 특성은 특정한 하나의 장기에만 나타나는 것이 아니고 하나의 특정 진료과에 속하지도 않는다. 이 장에서 다루는 질환은 전신으로 퍼지거나 여러 장기에 나타나서 심각한 이환율과 사망률을 보인다. 이러한 질환이 임상적으로 나타나는 증상은 추정적 실무진단을 내리는데 어려움을 초래한다.

19.1 발병기전

학습목표

학습자는

- '희귀 감염orphan infection'이라는 용어를 이해하고 이러한 감염의 임상적 양상을 이해하여야 한다.
- 체순환systemic circulation을 통하여 미생물의 파종dissemination의 결과를 인지하여야 한다.
- 직접 혈관 침범과 면역복합체immune complex의 침착deposition 및 색전증embolism의 영향을 알아야 한다.

희귀 감염의 일반적 양상은 체순환을 통한 감염체infective agent의 파종dissemination이다. 이를 위하여 감염 과정 초기에 혈관내 공간으로 침투가 있어야 한다. 침투는 다음의 결과로 이루어진다:

- 국소감염focal infection
- 관통손상penetrating trauma 발생 시에 접종inoculation(외과적 시술 포함)
- 절지동물arthropod 접종
- 알려지지 않은 감염원 또는 획득수단

감염체가 침투에 성공한 많은 경우에서 전신적 확산으로 열이 발생한다. 그람음성 막대균 감염에서 열의 발생은 내독소endotoxin(lipopolysaccharide)가 유리된 결과이지만, 기타 세균벽 성분(예. 그람양성세균의 teichoic acid) 역시 열 반응의 방아쇠가 될 수 있다. 실제로 '패혈쇼크septic shock'로 알려진 임상양상은 세균과 바이러스 및 곰팡이, 원생동물의 부산물로 발생할 수 있다.
혈류blood-stream를 통한 미생물 파종으로 급속히 원거리 부위의 감염이 생기고, 만일 입자가 충분히 크다면 색전현상이 나타난다. 직접 침투나 면역체 침착은 혈관내피vascular endothelium의 손상을 초래한다. 특히 혈류가 많은 내부 장기가 색전이나 혈관, 혹은 면역체로 인한 손상의 위험이 크다.

19.2 진 단

학습목표

학습자는 :

- 미상열pyrexia of unknown origin(PUO)의 흔한 원인을 알아야 한다.
- 임상과거력clinical history에서 중요한 양상을 찾아야 함을 알아야 한다.
- 특정 원인적 진단에 도달하는데 도움이 되는 임상검사를 알아야 한다.

임상적 양상

열이 희귀 감염의 일반적 양상이므로 모든 희귀 감염은 초기에 미상열로 나타난다. PUO의 흔한 원인이 일부 희귀 감염이며(표 34) 기타 희귀 감염은 어떤 유형의 고위험이 있는 사람에게 흔하다. 따라서 여행과 직업 및 음식 과거력에 대해 자세히 묻고 동물의 접촉 여부를 확인하여야 한다. 특정 감염의 많은 임상 증상은 비특이적이어서 명확한 원인적 진단에 내리는데 도움이 되지 않는다. 그러나 세심한 임상점검으로 일차 병터focus 혹은 이차적 확산의 증상을 발견할 수 있다. 이는 역으로 검사실 조사를 선택하는데 도움을 줄 것이다. 드물게 하나의 희귀 감염이 있는 환자에게 광범위한 종합검사가 필요하기도 한다. 대부분 사례에서 혈액배양이 필요하다.

표 34. 미상열pyrexia of unknown origin(PUO)의 원인[a]

종류	예
감염성	결핵, 감염성 심내막염infective endocarditis, 숨겨진 농양hidden abscess
신생물	간암hepatoma, 신장 악성종양renal carcinoma
결합조직	전신홍반루푸스systemic lupus erythematosus(SLE) 질환
기 타	인위열factitious fever

a 완전한 목록은 감염성질환 교과서 참조

검사실 검사

믿을 만한 결과를 얻을 수 있다면 혈액배양 기술이 중요하다. 각 벌set에 두 병을 채취하여야 한다: 하나는 호기성aerobic 미생물용이고, 다른 하나는 혐기균anaerobes용이다. 추가 배양을 하면 양성 결과를 얻을 확률이 증가하는데–두 벌 혹은 세 벌을 검사–추가 배양은 적어도 30분 이상 간격을 유지하여 접종하여야 한다. 각 병은 5~10mL 혈액을 접종하여야 하고 무접촉no-touch 기술과 피부세균에 의한 오염을 막기 위해 피부소독제를 충분히 사용하여야 한다. 이상적으로 열이 최고에 오르기 직전에 혈액배양을 해야 하는데 이는 정확하기는 하지만 실제적이지 않으므로 가능한 체온 최고점이나 가까운 시점에 채혈을 한다. 어떤 희귀 감염은 배양 불가능한non-cultivatable 미생물에 의하여 발생한다. 이러한 미생물은 검사실에서 찾을 수 없으므로 특별 진단을 위해 다른 검사법(예. 항원antigen과 항체antibody 확인 혹은 핵산확대nucleic acid amplification)이 필요하다.

진단을 전혀 내릴 수 없는 어려운 사례의 경우 향후 혈청학적 조사와 혹은 실험동물 접종 가능성을 고려하여 혈청 표본을 보관해 둘 필요가 있다.

19.3 관 리

학습목표

학습자는

- 경험치료empirical therapy를 한다는 것과 진단으로 인한 문제를 이해하여야 한다.
- 예방법을 인지하여야 하는데 특히 직업성 감염질환과 인수공통감염에서 예방법이 중요하다.

화학요법

많은 경우에서 희귀 감염은 특정 진단을 내리기 전에 시간적으로 상당히 지연되기도 한다. 더 심한 사례는 원인을 확인하기 이전에 환자의 상태가 급속도로 악화되는 것이다. 따라서 종종 임상적 추정진단impression과 역학적epidemiological 단서를 근거로 경험적 치료를 시작할 필요가 있다. 세포내 병원체에 의한 감염이라면 테트라사이클린tetracycline이나 클로람페니콜chloramphenicol 같은 항생제를 사용할 수 있다. 전신감염이 있다는 근거는 있으나 진단검사가 계속 음성인 경우에 항균화합요법을 시도하는 것은 특정 진단을 내리는데 도움이 된다. 비록 치료법의 시도가 환자의 즉각적 관심이지만 남아있는 다른 진단검사의 진행을 방해할 수도 있다.

예 방

희귀 감염을 예방하는 효과적 수단으로 일차 감염원과 접촉을 피하는 것이지만 이는 직업적 감염이나 인수공통감염처럼 감염원을 명확히 규정되었을 때만 가능하다. 어떤 희귀 감염은 예방접종으로 예방할 수 있는데 사람집단이나 가축이라면 동물 보균자에게 예방접종을 한다. 다른 예방법은 우유의 저온소독이나 고위험집단에 실시하는 예방화학요법이 있다.

19.4 질병과 증후군

학습목표

학습자는

- 희귀 감염의 통상적 양상을 이해하여야 한다.
- 임상관리의 기본을 알아야 한다.
- 내과적 응급상황과 급한 치료를 요하는 감염을 감지하여야 한다.

희귀 감염에 속하는 질환은 보통 특징이 많지 않다. 그러나 대부분 희귀 감염은 혈류를 통하여 확산하고 여러 기관을 침범한다(표 35).

패혈증septicaemia

패혈증은 일종의 임상증후군으로 혈류에 미생물이 증식하는 것이다. 많은 종의 세균과 곰팡이 및 바이러스, 기생충 종에 의해 패혈증이 발생한다. 그러나 사례의 대부분이 적은 범위의 세균 종에 의해 발생한다. 그람음성 막대균은 흔히 패혈증 환자의 혈액에서 분리된다. 가장 흔한 그람음성은 장세균Enterobacteriaceae의 일부분이다:

- *Echerichia coli*
- *Klebsiella* spp.
- *Serratia* spp.
- *Pseudomonas pneumoniae*.

다음은 흔히 분리되는 그람양성세균이다:

- *Staphylococcus aureus*
- α-와 β-용혈성haemolitic streptococci
- *Streptococcus pneumoniae*
- *Enterococcus* spp.

최근에 혈장응고효소 음성 포도알균coagulase-negative staphylococci이 임상적으로 의미있는 혈액배양 분리균으로 대두되고 있다. *Bacteroides fragilis*와 *Clostridium perfringens* 같은 혐기성 세균은 분리되는 경우가 드물다. 기타 주목할 만한 종은 효모yeast *Candida albicans*와 비정형미코박테리아atypical mycobacteria[사람면역결핍바이러스human immunodeficiency virus(HIV) 감염 환자에서]이다. *Hemophilus influenzae*는 특히 예방접종을 안 한 어린이에서 간간히 분리된다. 일부 환자는 하나 이상의 미생물종(여러미생물감염polymicrobial infection)에 의해 패혈증이 발생한다.

혈액배양에서 분리되는 미생물종은 감염성질환 범주 중에서 좀더 중증의 결과를 나타낸다. 해당 병원에 의뢰된 사례의 섞인 정도에 따라 다르지만 정상적으로 지역사회에서 생긴 패혈증과 병원에서 발생한 패혈증이 혼재한다. 환자의 혈류에 침범한 미생물원은 주로 다음에 의한다:

- 병소원focal source, 예. 상처 혹은 요로감염
- 침습적 시술, 예. 복부수술 혹은 방광경검사
- 숙주의 방어기전 약화와 연관하여, 예. 당부신겉질스테로이드glucocorticosteroid나 시클로스포린cyclosporin 투여
- 명확한 감염원이나 촉진요인precipitating factor이 없음 (의미있는 소집단에서)

표 35. 희귀 감염

감염	양상
패혈증septicaemia	미생물은 혈류에서 증식한다; 열, 맥박과 호흡수 증가, 백혈구수 증가, 혈압저하, 응고장애
감염성 심내막염infective endocarditis	심내막의 감염; 보통 전신양상: 열, 밤에 땀 흘림, 기면lethargy, 체중감소, 말단사지distal limb이 출혈, 심장잡음cardiac murmur
매독syphilis	
양성benign	피하조직과 뼈 및 내부장기의 육아종granuloma
심혈관cardiovascular	Vasa vasorum, 오름대동맥ascending aorta의 손상, 정맥류aneurysm
신경매독neurosyphilis	전신불완전마비general paresis, 조울증manic depression, 척수매독tabes dorsalis, 뇌막염emcephalitis
라임병Lyme's disease	퍼져가는 고리홍반발진annular erythematous rash, 다발성관절염polyarthritis, 무균적 뇌막염aseptic meningitis, 심근염myocarditis, 전도차단conduction block
렙토스피라증leptospirosis	초기에 유사독감influenza-like 혹은 뇌막염; 이차적으로 황달, 신부전, 출혈
쓰쓰가무시병scrub typhus	유사독감, 정맥염vasculitis과 발진
록키산발진열Rocky mountain spotted fever	물린 곳에 검게 된 괴사딱지eschar, 유사독감, 출혈성 혈관염으로 검은 발진; 신장과 다른 기관 장애 따름
Q열Q fever	열, 경직rigor, 폐경화pulmonary consolidation; 심내막염으로 발전 가능성
브루셀라증brucellosis	유사독감, 요통, 간비대hepatomegaly와 비장비대splenomegaly

진단

임상양상. 패혈증의 임상 양상은 다양하고 비특이적이지만 여러 양상이 공동으로 전신감염의 과정을 나타낸다. 주 양상은 발열(혹은 체온저하)과 맥박증가 및 혈압감소, 응고기능의 변화이다. 체온과 맥박 및 호흡수의 변화와 추정되는 감염부위와 하나 이상 장기의 기능손상을 '패혈증증후군sepsis syndrome'이라고 하며 약 30%의 사망률을 동반한다. 심한 패혈증 환자는 혼미해지고 쇼크(패혈증쇼크septic shock)에 빠지며 신부전renal failure이 있고 파종혈관내응고disseminated intravascular coagulation가 나타난다. 저체온은 상대적으로 예후가 좋지 않음을 나타낸다. 초기에 전신 혈관저항이 감소한다. 패혈증의 마지막 단계에는 증가하여 이는 일부 환자에서 나타나는 온감쇼크warm shock의 기전이다.

패혈증쇼크는 대부분 *E. coli*이나 *Pseudomonas* spp.같은 그람음성 막대균에 의하여 발생하지만 그람양성세균과 *H. influenza* 및 *Neisseria meningitidis*, 기타 세균과 다양한 비세균성 미생물에 의하여 발생한다. 세균 세포벽 성분과 기타 미생물 산물은 질환 진행의 매개체 경로를 활성화시킨다. 발열은 인터루킨interleukin-1의 유리로 나타날 가능성이 있다. 종양괴사인자 같은 다른 내인성 효과기endogenous effector는 여러 장기에서 기능부전의 발병기전이 된다. 일부 패혈증 환자에게 성인성호흡저하증후군과 신부전 및 담즙정체황달cholestatic jaundice이 나타난다.

검사실 검사. 일차적 감염 초점이 확실히 명확하지 않으면 자세한 병력확인과 검진이 필요하다. 항균화학요법을 시작하기 전에 혈액배양을 하여야 한다. 검체는 언제나 잠재적 일차감염 가능성이 있는 부위에서 채취하여야 한다. 곰팡이나 미코박테리아mycobacteria의 전신감염의 확정에는 특별 혈액배양 배지가 필요하다. 덜 흔한 전신감염(예를 들면 장열enteric fever)은 골수배양에서 균을 분리할 가능성이 커진다. 적어도 두 개의 혈액배양 검체는 양성 배양의 가능성을 높인다. 최소한 두 쌍을 권장하고; 세 번째는 선택이며 수 시간에 걸쳐 다른 부위에서 정맥천자를 하여야 한다.

치료

패혈증이 있는 환자는 확실하고 배양에 근거한 검사 결과를 기다려 항균화학요법을 시작할 수 없다. 추정치료는 가장 가능성 있는 감염체를 목표로 하여야 한다. 명확히 하자면 상황은 임상 현실에 따라 다르다. 그러나 단 하나의 항생제가 모든 감염체에 충분하지는 않다. 어떤 환자는 숙주의 방어가 손상되어 선택의 여지가 더욱 적다. 실무에서 초기 항생제 선택은 간혹 필요보다 더욱 넓은 범위의 항균력을 선택하기도 한다. 그러나 배양에 근거한 자료가 얻어지면 나중에 다시 판단을 할 수 있다. 그 단계에서 명확한 원인미생물을 목표로 하기 위해 사용하던 항균제의 수를 줄일 수 있다. 복부수술을 한 환자에서 패혈증은 암피실린ampicillin과 암피실린 및 메트로니다졸metronidazole로 치료를 시작하는 것이 좋다. 후에 혈액배양에서 대장균의 존재를 확인하면 암피시린을 중지할 수 있다. 그러나 환자가 쇼크를 보이고 신부전[콩팥기능상실]이 나타나면 겐타마이신 대신 세포탁심cefotaxime을 투여할 수 있다. 패혈쇼크 환자는 중환자실 입원이 필요하고 기계적 호흡과 수액대치fluid replacement 및 혈압상승제vasopressor을 투여하여야 한다.

예방

패혈증 예방에는 혈류에 미생물의 침범을 막는 것 이상의 방법이 없다. 병원환자에서 패혈증은 높은 사망률을 보이기 때문에 초점감염을 초기에 인지하고 치료하는 것이 중요하다. 혈액암 환자의 경우 국소장치 감염이 전신감염으로 퍼지므로 중심정맥관 같은 모든 침습적 도구를 다룰 때 주의하여야 한다.

감염성 심내막염

감염성 심내막염–심내막의 감염, 보통 모든 전신적 예후와 함께 하는–은 의료적으로 중요한 모든 세균에 의해 발생한다. 패혈증처럼 상대적으로 적은 종류의 균에 의해 대부분 감염을 발생한다:

- 사슬알균streptococci, 특히 비리단스군viridans group: 대부분 사례
- 포도알균staphylococci: 대략 25%
- 장알균enterococci; 대략 10%
- 혈장응고효소-음성coagulase-negative 포도알균: 인공판막prosthetic valve 심내막염
- 곰팡이(주로 칸디다종): 정맥용 마약중독자
- *Streptococcus bovis*: 장살버섯intestinal polyp 혹은 대장암과 연관된 심내막염

심내막염의 감염은 흔히 비정상적 심장판막, 즉 선천성 심장질환이나 류마티스심장질환 혹은 인공판막이 있을 때 발생한다. 비정상적 판막은 판막구멍valve orifice을 통해 혈액 흐름의 정상 양상을 변화시키고 판막의 아래 흐

름의 부위에 손상을 준다. 섬유소fibrin과 혈소판이 심내막의 벗겨진 판에 무균증식sterile vegitation을 형성한다. 이 때 일시적 세균혈증이 있는 동안 세균이 집락화를 이룬다. 섬유소와 혈소판의 계속 침착으로 명백한 증식이 발생한다. 황색포도알균과 *S. pneumoniae*은 정상 심장 판막에도 심내막염을 유발한다. 증식은 혈류에 계속적으로 미생물 씨를 뿌리는 근원이 되며 결과적인 세균혈증은 지속된다. 큰 미생물 덩어리는 간간히 모체인 증식에 떨어져 감염색전septic emboli을 파종한다. 손상된 판막이 심장의 왼쪽이라면 혈류가 많은 장기 특히 뇌와 신장에 색적현상의 위험이 있다. 어떤 파종된 부위는 면역복합체의 침착에서 나오는 것으로 생각되기도 한다.

진 단

임상양상. 미상열(PUO)이 감염성 심내막염의 흔한 원인이라는 것을 놀라운 사실이 아니다. 감염성 심내막염 환자는 다양한 비특이적인 양상을 보인다. 세심한 검사를 하지 않으면 이러한 양상과 올바른 진단과 연결시키는 것이 어렵다. 환자는 보통 열이 있을 것이고 야간 발한을 호소하고 허약함과 체중감소를 호소한다. 사지말단을 관찰하면 상당히 도움이 되는 임상증상을 보이는데, 말단 손톱아래 선상출혈splinter haemorrahges과 손가락덩이finger pads에 통증결절tender nodule(오슬러 결절Osler' s nodes) 및 손바닥과 발바닥에 출혈(Janeway lesion), 손가락곤봉증finger clubbing을 포함한다. 다른 양상은 비장 비대와 시각신경유두optic disc 주변에 망막출혈retinal haemorrahges과 국소 신경증상이다. 무엇보다 가장 중요한 것은 심내막염이 있는 환자에서 심장잡음이 들린다는 것이다.

검사실 검사. 소변검사에 단백뇨가 나타나고 미시적 혈뇨가 나타난다. 만일 환자가 인공판막이 없다면 심장초음파로 심판막 증식을 확인할 수 있다. 식도 경유 심장초음파가 흉부 경유보다 민감하다.

특이임상진단specific laboratory diagnosis은 혈액배양으로 한다. 다른 임상상황과 다르게 적어도 3쌍의 혈액배양을 하여야 한다. 환자의 상태가 급격히 나빠지지 않는 한 항균화학요법은 혈액배양을 한 후에 시작한다. 피부미생물로 인한 오염으로 원래 감염체를 잘못 인식하지 않기 위하여 피부소독에 세심한 주의를 하여야 하고 정맥천자시 무접촉방법으로 오염을 피하여야 한다. 감염성 심내막염의 추정 진단을 검사실에 명확히 알려주어 연장 혈액배양으로 심내막염의 흔치 않은 원인균은 제외시킬 수 있도록 한다. 혈류에서 찾을 수 있는 미생물의 퇴치를 확인하기 위하여 항균화학요법으로 시작한 수주 간 반복적 배양을 하는 것은 의미가 있다. 임상적 증상으로 감염성 심내막염이 확실히 의심되는 환자의 혈액배양에서 어떤 감염체도 발견할 수 없다면, 이를 이른바 '배양음성 심내막염culture-negative endocarditis' 이라고 한다. 배양음성 심내막염의 흔한 원인은 사전 항균치료와 영양적으로 변종인 사슬알균(검사실에서 특수성장배지가 필요하다) 및 *Coxiella burnetti*나 HACEK 집단(*Haemophilus aphrophilus*와 *Actinobacillus* 및 *Cardiobacterium, Eikenella, Kingella*종)같은 까다로운 미생물이다. 이러한 감염의 진단은 검사실과 함께 논의하여야 한다.

치 료

감염성 심내막염의 항균제 처방은 증식상태로 살아있는 미생물을 퇴치하는 것을 목적으로 한다. 따라서 치료는 고용량을 수주 간 정맥으로 투여한다. 선천적 판막에 생긴 감염성 심내막염의 추정치료presumptive treatment는 사슬알균을 목표로 한다. 이를 위하여 고용량의 벤질페니실린benzylpenicillin과 겐타마이신을 함께 사용한다. 겐타마이신은 페니실린의 장알균에 대한 효과를 증가시키는데 그람음성 패혈증 때 필요한 농도보다는 약하게 사용한다. 따라서 이 경우에는 겐타마이신의 치료용량을 전체 투여할 필요가 없고 만일 원인미생물이 흔한 알파용혈성 사슬알균α-haemolytic streptococcus(*S. mitior* 혹은 *S. mutans, S. salivarius, S. sanguis*)이라면 고농도 페니실린만으로도 충분하다. 만일 심내막염이 이미 정상 심장판막에 영향을 주었다면 포도알균이나 폐렴알균 감염으로 의심하여 flucloxacillin같은 항포도알균 페니실린을 사용한다. 인공판막 심내막염은 종종 혈장응고효소 음성coagulase-negative 포도알균에 의한다. 이 미생물은 페니실린에 내성이 있을 수 있으므로 반코마이신의 사용을 고려하여야 하며 페니실린 과민반응이 있는 환자에게도 유용하다. 칸디다 심내막염은 드물게 항진균제 단독 치료로 효과가 있다. 흔히 감염의 퇴치를 확실하게 하기 위하여 판막수술이 필요하다. 진단검사는 감염성 심내막염 환자의 혈액배양 분리주를 대상으로 감염체를 억제하거나 사멸하는데 필요한 항생제의 농도를 확정하기 위한 검사를 한다[즉, 최소억제농도minimun inhibitory concentration(MIC)와 최소살균농도minimum bactericidal concentration(MBC)].

예방요법

판막질환이 있는 환자는 감염성 심내막염의 위험이 크

므로 세균혈증을 일으킬 수 있는 어떤 내과적이나 치과적 시술을 받을 때에 예방적 항생제를 투여하여야 한다. 항균제는 시술동안 가장 최고 혈중농도를 유지하도록 선택하고 또한 심내막염의 가장 가능성 있는 원인균을 목표로 하여야 한다: 구강 혹은 상위장관 시술 시에 사슬알균이 퍼진다. Enterobacteriaceae는 드물게 심내막염을 일으킨다. 손상이 없는 점막의 내시경시술은 세균혈증의 위험이 낮다. 치과적 시술의 표준 예방처방은 치과시술 30분 전에 암피실린ampicillin을 투여하고 시술 후 즉시 추가 용량을 투여하는 것이다. (i) 지난 달에 항생제 치료를 받았던 환자, (ii) 페니실린 과민반응이 있는 사람, (iii) 장기적 시술을 받고 있는 사람에 대한 예방적 항균요법 조언은 내과 미생물학자나 다른 감염전문가에게 구할 수 있다. 심내막염을 예방하기 위한 우리의 모든 노력에도 불구하고 대부분 감염성 심내막염의 사례는 앞서 발생한 세균혈의 원인을 모른다는 것이다. 감염성 심내막염의 널리 퍼져 있는 예방법이 아마도 질환 발생에 영향력이 적을 수도 있다는 것이다.

매 독

매독은 트레포네마감염으로 여러 임상증상을 보인다. 나선세균인 *Treponema pallidum*에 의하며 성적 접촉이나 태반으로 전파한다. *T. pallidum*은 명확한 세 기로 질환을 일으키는데 처음 두 기는 10장에서 다루었다. 첫 기는 국소화된 감염이고, 두 번째 기는 반구진성발진maculo-papular rash과 헐거나 털집염folliculitis이 좀더 전신적 증후군으로 나타난다.

진 단

3기매독의 임상적 양상. 만기매독late syphilis의 양상은 다양하고 진단내리기 어렵다. 만기(혹은 삼기)매독은 2기매독 후 적어도 2년 후에 발생한다. 두 번째 단계 동안 스피로헤타의 파종이 나타나고 만기 질환은 몸 전신에 발생할 수 있다. 만기매독의 주된 세 유형은:

- 양성benign(고무종gummatous으로도 알려짐)
- 심혈관cadiovascular
- 신경매독neurosyphilis이다.

3기 양성매독은 연조직과 뼈 및 내장에 육아종granuloma이 생기는 것이다. 양성매독은 나쁜 결과를 초래할 가능성과 더불어 악성질환과 혼동될 수 있다. 심혈관매독은 흔하지 않다. 심혈관매독은 오름대동맥ascending aorta에 흔히 발생하고 혈관vasa vasorum을 침범한다. 대동맥활aortic arch의 동맥류aneurysm는 매독의 후기 합병증이다. 신경매독은 만기매목 중 가장 드물게 나타나며 전신마비general paresis와 조울증manic depression과 척수매독tabes dorsalis을 포함한 다양한 양상을 보인다. 매독감염의 다른 신경적 합병증은 이미 언급하였다. 최근에 이르러 HIV 양성 환자가 매독의 빠른 진행과정을 보인다는 것이 명확해졌다. 괴사성 뇌염 같은 신경적 합병증은 치명적 상태이다.

검사실 검사. 만기매독에서 특정 임상검사를 선택하는 것은 더욱 어렵다. 매독혈청검사venereal disease research laboratory(VDRL)는 음성이거나 잘 해야 경계선이다. 흡수 형광매독항체검사fluorescent treponemal antibody test는 감염 후 치료의 성공 여부와 무관하게 오랫동안 양성을 유지하므로 활동성 만기매독의 진단에 적절하지 않다. 심혈관매독 환자의 3분의 1 이상이 VDRL에서 음성 결과를 보인다. 결론적으로 적혈구응집검사haemagglutination는 확진을 내리지 못하지만 음성 결과는 진단에서 질환을 제외하는데 도움이 된다.

치 료

만기매독에서 벤자친페니실린benzathine penicillin 두 회 용량으로 치료가 실패했다는 보고는 거의 없다. 만기 신경매독은 두 주 동안 프로카인페니실린procaine penicillin으로 치료하여야 한다. 이러한 경우에 항균제 치료는 질환을 완전히 퇴치하기 보다는 활동성 질환으로 진전하는 것을 억제하는 것이다. AIDS가 있는 환자는 적어도 정맥으로 2주 계속 치료하여야 하는데 이유는 치료가 흔히 실패하기 때문이다.

라임병Lyme disease(Lyme borreliosis)

라임병은 스피로헤타인 *Borrelia burgdorferi*로 인한 절지동물매개arthropod-borne 감염으로 발생하는 다기관 질병이다. *Ixodes*종인 딱딱한 몸체hard-bodied의 진드기tick에 물렸을 때 스피로헤타가 전파한다. 질환의 역학적 특성은 진드기 매개체의 분포와 계절적 발현과 매개체의 자연계 포유동물 숙주normal mammalian host와 인간의 진드기 접촉에 의해 결정된다. 스피로헤타 자연병원소normal reservoir는 진드기가 서식하는 작은 포유동물 내에 있다. 사람은 정상 전파경로에 우연히 끼어 든 참여자이다.

진 단

임상양상. 질환 양상은 많은데 연속해서 진행하기도 하

고 함께 나타나기도 한다. 증상은 퍼져가는 고리홍반성 발진annular erythematous rash(만성이동홍반erythema chronium migrans)과 다발관절염polyarthritis 및 심장과 신경 합병증을 포함한다. 발진은 진드기 물린 후에 2주간에 시작하여 보통 수주 내에 사라진다. 관절염은 특별한 부종 없이 관절통이 지배적이다. 무균성 뇌막염을 포함하여 다양한 신경계 합병증이 발생한다. 심장합병증은 심근염myocarditis과 전도차단conduction block이 있다.

검사실 검사. 진단은 혈청이나 뇌척수액cerebrospinal fluid (CSF)에서 항체를 확인하는 것이다. 감염 초기에는 IgM이 반응을 보이고 IgG의 상승이 뒤따른다. 양성 혈청검사는 과거 감염을 의미하므로 임상검사 결과는 임상 양상에 대한 이해와 더불어 해석할 필요가 있다.

치료

라임병에 대한 적절한 항생제 치료에 대해 논란이 있다. 페니실린penicillin과 테트라사이클린tetracycline 및 삼세대 세팔로스포린third-generation cephalosporine은 모두 어느 정도 효과가 있는 것으로 나타났다. 그러나 신경보레리오증neuroborreliosis 환자는 항생제 치료에도 증상이 호전되지 않는다.

예방

진드기에 노출을 피하는 것(진드기가 있는 지역에서 긴 바지와 긴 소매 및 곤충퇴치제 사용)과 만일 진드기가 피부에 달라붙으면 즉시 제거하는 것이다.

렙토스피라증leptospirosis

렙토스피라증은 스피로헤타인 *Leptospira interrogans*의 감염으로 인한 다기관 질환이다. 고리같은 끝이 있는 스피로헤타인 *L. interrogans*는 수백의 혈청학적 다양성을 보이고, 포유동물 신장의 원위관에 생존하고 오염되지 않은 알칼리성 지표수에 수개월 동안 생존한다. 감염은 균이 있는 물에서 피부를 통하여 혹은 점막 접촉으로 이루어진다. 순환계에 도입되면 스피로헤타는 멀리 있는 기관으로 퍼져나가서 내피세포의 손상을 초래한다. 고위험 집단은 하수도 근로자, 동물 및 농장근로자와 수중놀이를 즐기는 사람이다. 감염된 쥐와 개가 수개월 동안 소변을 통해 균을 배설한다.

진단

임상양상. 초기감염은 열과 오한 및 근육통, 두통, 목경직이 나타나 독감이나 뇌막염과 유사하다. 또한 렙토스피라증은 요통이나 결막충혈이 나타나기도 한다. 짧은 무증상기간을 거쳐 이 단계로 들어가 어떤 환자에서 황달과 신부전과 출혈을 보인다. 렙토스피라에 노출된 사람이 무증상일 수도 있다.

검사실 검사. 무균 헤파린을 처리한 관에 채혈하거나 환자 침상에서 특수배지에 바로 접종한다면 *L. interrogans*는 혈액에서 배양할 수 있다. 감염의 두 번째 주에 소변에서 분리할 수 있지만 소변을 알칼리성으로 만들어야 한다. 성장의 확인은 슬라이드 응집으로 확인한다. 대부분 사례는 임상증상으로 진단하거나 혈청학적 방법으로 기왕적으로 확진한다. 감염이 발생하는 세계의 일부 지역은 한타바이러스 감염과 감별 진단을 하여야 한다. 몇 검사기관에서 혈액이나 다른 체액에 있는 렙토스피라 DNA를 확인하기 위한 핵산확대검사nucleic acid amplification test를 하기도 한다.

치료

선호하는 치료는 페니실린 사용이나 감염 시작 후 5일 이상 경과하면(즉, 첫단계 이후) 항균화학요법은 질환과정에 영향을 주지 못한다. 신부전환자에서 신장투석은 예후를 상당히 좋게 한다. 보통 회복이 잘 된다.

예방

예방은 감염된 동물과 오염된 지표수와 접촉을 피하는 것이다(해수는 위험이 없다).

쓰쓰가무시병scrub typhus

쓰쓰가무시병은 *Orienta tsutsugamushi*(과거 *Rickettisia tsutsugamushi*)라는 절지동물매개 세균에 의해 발생한다. 동아시아와 남아시아 및 남동아시아와 북오스트레일리아에서 토착적으로 발생한다. 쓰쓰가무시병은 절대세포내obligate intracellular 그람음성 막대균인 *O. tsutsugamushi*에 의하며 트롬비큐리드 좀진드기trombiculid mite의 유충에 의해 전파된다. 이 좀진드기는 성장이 부진하고 천이하는 식물(관목 숲이나 개간된 땅 및 마을 주변)에서 발견된다. 농촌지역 주민과 주변을 지나는 사람(예. 여행자와 군인)이 가장 위험하다.

진단

임상양상. 이 감염에서 나타나는 열과 오한 및 근육통은 독감과 유사하다. 쓰쓰가무시병은 반상발진macular rash으로 나타나는 전신 혈관염vasculitis이 발생한다. 두통 또한 심할 수 있다.

제19장

검사실 검사. 임상검사는 혈청검사에 의존하며 미생물은 절대세포내obligate intracellular 기생체이다.

관리

테트라시클린이나 글로람페니콜이 쓰쓰가무시병 치료에 사용된다. 특정집단(예. 군인)에서 예방적 투약이 효과적이다.

록키산발진열Rocky mountain spotted fever

록키산발진열(RMSF)은 *Rickettsia rickettsiae*에 의해 발생하는 리케차증rickettsiosis이다. RMSF는 이름에서 나타나는 지역에 국한하지 않고 북아메리카 전역에서 발견된다. 감염체는 절대세포내obligate interacellular 막대균으로 숲진드기wood tick에 물려 전파된다.

진단

임상양상. 환자의 상당 부분은 진드기에 물린 자리에 검은 빛의 괴사딱지eschar가 있다. 심한 두통을 동반하는 독감 비슷한 증후군을 보이고 파종출혈성혈관염disseminated haemorrahgic vasculitis으로 인해 검은 발진이 생긴다. 내부장기가 전반적으로 포함되어 사망할 수 있는 데 특히 신부전이 위험하다.

검사실 검사. 임상진단은 최근 감염 여부를 확인하기 위한 IgM 면역형광항체검사immunofluorescent antibody test나 피부생검skin biopsy을 직접면역형광현미경direct immunofluorescence micorscopy으로 한다. 혈액과 척수액도 검사하는데 수막알균 감염meningococcal infection과 감별진단differential diagnosis을 하기 위함이다.

치료

치료는 테트라사이클린tetracycline이나 클로람페니콜chloramphenicol을 즉시 투약하고 체온이 정상으로 돌아오기까지 일주일 이상 지속적으로 투여한다.

예방

RMSF는 진드기와 접촉을 피하여 예방할 수 있다. 이를 위하여 질환의 토착적 숲지역을 탐사할 때는 긴 바지와 긴 소매를 입고 곤충제거제를 사용하고 피부에 진드기가 붙으면 떼어 낸다.

Q열

Q열은 *Coxiella burnetti*라는 리케차에 의해 발생하는 열병이다. *C. burnetti*는 절대세포내 그람음성 막대균이며 양과 소에서 발견된다. 사람은 우발적 숙주이고 감염된 양과 소 및 그들의 산물과 접촉하여 발생한다. 주로 시골지역 주민과 가축종사자에서 발생한다.

진단

임상양상. 첫 접촉은 감염체를 흡입한 결과로 나타나고 열과 경직rigor 및 호흡기경화pulmonary consolidation를 동반하는 비특이적 폐렴 양상을 보인다. 감염은 종종 저절로 회복되지만 치료를 받지 않고 심장판막의 손상이나 인공판막을 가지고 있으면 후에 배양음성심내막염culture-negative endocarditis으로 다시 나타나기도 한다.

검사실 검사. 검사실 진단은 혈청검사로 한다. 급성감염의 한 달 후에 면역형광 2단계 항체가 상승한다. 1단계 항체는 만성감염(심내막염)에서 상승한다.

치료

치료에 테트라사이클린을 사용한다. Coxiella 심내막염의 경우 치료기간을 연장할 필요가 있다.

예방

예방은 동물원과 접촉을 피하는 것이다. 어떤 국가에서는 가축이나 도살장 근로자 같은 고위험집단에게 예방접종을 실시한다.

브루셀라증brucellosis

브루셀라증은 까다로운 그람음성 세균에 의한 전신감염이다. 원래 병원소는 다양한 가축이다. 세균과 동물 종의 관계는 특이적이다: *Brucella melitensis*는 염소에 있고 *B. abortus*는 소에 있으며 *B. suis*는 돼지에 있다. 브루셀라는 조건세포내facultative intracellular 기생체이며 숙주의 신장과 젖샘 및 자궁에 생존하고 또한 흙 속에 있다. 감염은 동물 생산물에 직업적으로 노출되거나 처치되지 않은 낙농산물을 섭취하여 발생한다(예. 염소젖과 치즈).

진단

임상양상. 질환은 급성과 만성 형태를 갖는다. 급성형은 독감과 비슷하지만 기간이 훨씬 길다. 간혹 요통을 호소하기도 한다. 브루셀라증에서 간비대hepatomegaly와 비장비대splenomegaly가 동시에 나타날 수 있다. 만성형은 질환 양상이 일 년 이상 계속되고 증상이 덜 명확하다.

검사실 검사. 면역효소측정법enzyme-linked immunosorbent assay이나 면역형광항체검사immunofluorescent antibody test를 이용한 혈청학으로 진단한다. 일부 사례는 혈청증균액체배지serum-enriched broth에 혈액이나 골수로 진단한다.

치 료

치료에 테트라사이클린tetracycline을 사용하며 환자가 임신 중이 아닌 한 수주 동안 지속하여야 하는데 임신인 경우 스트렙토마이신streptomycin을 권장하기도 한다. 어떤 기관은 리팜피신rifampicin을 추가하기도 한다.

예 방

예방은 소에게 브루셀라 예방접종을 시키고 우유는 저온살균을 한다. 이러한 방법으로 많은 나라에서 브루셀라증을 퇴치하였다.

19.5 미생물

상자 14는 제19장에서 언급한 미생물의 목록이다. 자세한 내용은 제시한 쪽을 참고하면 된다.

상자 14. 희귀감염의 원인 미생물

세균	쪽
대장균*Escherichia coli*	241-242
크렙시엘라종*Klebsiella* spp.	242
엔테로박터종*Enterobacter* spp.	241-242
세라시아종*Serratia* spp.	242
녹농균*Pseudomonas aeruginosa*	243
황색포도알균*Staphylococcus aureus*	235-236
혈장응고효소음성 포도알균Coagulase-negative staphylococci	235
비리단스군 사슬알균Viridans group streptococci (*S. mutans, S. mitior, S. salivarius, S. sanguis*)	238
장알균종*Enterococcus* spp.	238
수막염균*Neisseria meningitidis*	246-247
박테로이데스 프라지리스*Bacteroides fragilis*	246
클로스트리듐 펠프린젠스*Clostridium perfringens*	240-241
헤모필러스 아프로필러스*Haemophilus aphrophilus*	245
엑티노바실러스종*Actinobacillus* spp.	240
카디오박테륨종*Cardiobacterium* spp.	245
이크넬라종*Eikenella* spp.	245
킨젤라종*Kingella* spp.	245
매독균*Treponema pallidum*	250
보렐리아 브르도퍼리*Borrelia burgdorferi*	250
렙토스피라 인테로간스*Leptospira interrogans*	250
오리엔타 쓰쓰가무시*Orienta tsutsugamushi*	250
리케차 리케차*Rickettsia rickettsiae*	250
코시엘라 브르네티*Coxiella burnetti*	250
브루셀라 멜리텐시스*Brucella melitensis*	246
브루셀라 아보투스*Brucella abortus*	246
브루셀라 수스*Brucella suis*	246
곰팡이	
칸디다종*Candida* spp.	267
바이러스	
한타바이러스*Hantavirus*	255

관련문항 짝짓기

다음은 미완성 문장의 목록이다:

1. 브루셀라증brucellosis
2. 감염성 심내막염infective endocarditis
3. 렙토스피라증leptospirosis
4. 라임병Lyme disease
5. Q열
6. 록키산발진열Rocky Mountain spotted fever
7. 발진열scrub typhus
8. 3기매독

아래 목록에서 위의 목록 중 가장 짝이 맞는 항목을 고르시오. 각 항목은 한 번 혹은 한 번 이상 아니면 해당 사항이 없을 수도 있다.

A. *Borrelia burgerdorferi*
B. *Brucella melitensis*
C. *Coxiella burnettii*
D. *Leptospira interrogans*
E. *Orienta tsutsugamushi*
F. *Rickettia rickettsiae*
G. *Streptococcus mitis*
H. *Treponema pallidum*

사례문제

사례 1

세 명의 청년이 운하망을 따라 카누모험을 갔다. 두 명이 감기증상이 있어 여행을 중단하였다. 일주일 후에 그 중 한 명이 상태가 나빠진 느낌이 들었고 눈이 노랗게 변한 것을 발견하였다. 그는 병원을 방문하기로 하였다.

1. 어떤 세균감염일 것인가?
2. 다른 심각한 합병증은 무엇이 있을 수 있을까?
3. 학습자의 추측을 어떻게 확인할 것인가?

사례 2

25세 여성이 간헐적 발열과 두통 및 기력쇠진, 관절과 근육 및 허리통증으로 입원하였다. 최근 그녀는 북부 이란에서 염소를 키우는 친지를 방문하였다. 유럽으로 돌아온 지 2주 후에 위 증상이 시작하였다. 검사 상에 38.0℃ 열이 나는 것 이외의 다른 심각한 임상증상은 없었다.

1. 그녀는 어떤 세균감염에 걸린 것인가?
2. 학습자는 어떻게 그 진단을 내릴 수 있는가?
3. 학습자는 무슨 항생제를 사용할 것인가?
4. 만약 임신 중이라면 학습자의 선택이 어떻게 달라질 것인가?

자료해석

다음 결과는 지속적 고열이 있고 국소 감염증상을 보이지 않는 환자에게 24시간에 갈쳐 채취한 3쌍의 혈액배양에서 나온 결과이다:

혈액배양 1: *Streptococcus bovis*
penicillin과 erythromycin에 감수성 있음
혈액배양 2: *Streptococcus bovis*
penicillin과 erythromycin에 감수성 있음
혈액배양 3: *Streptococcus bovis*
penicillin과 erythromycin에 감수성 있음

1. 이 결과로 어떤 감염을 예상하는가?
2. 학습자의 추정을 어떻게 확인할 것인가?
3. 추후 어떤 상태를 예상하는가?
4. 만일 환자가 페니실린에 과민반응이 있다면 선택할 수 있는 치료는 무엇인가?

객관적 틀에 의한 임상점검

54세 여성이 최근에 발열과 오른쪽 상부흉통으로 입원하였다. 추가 질문을 불가능하였고 남편에 의하면 수일 전까지 건강하였다고 한다. 검진 시 몇 개의 직접적 질문에 응답은 하지만 멍한 상태였다. 식도에 단단함을 호소하고 오른쪽으로 퍼져가는 증상을 호소하였다. 황달 증상은 없었다. 복부 초음파에서 공명-영역에 쓸개돌증을 보였다. 초음파유도 쓸개즙과 말초혈액을 배양 의뢰하였다. 항생제 사용에 대해 전문의의 조언을 구하였다. 혈액배양은 5시간 동안 배양시 양성이었다. 다음 질문에 답하시오.

1. 이러한 증상으로 환자가 패혈성 쇼크가 될 것인가?
2. 담낭염으로 인한 패혈증인가?
3. 담낭절제술을 하기 전에 감염치료를 하는 비외과적 시술로 주된 합병증의 위험이 감소하였을까?
4. 조언한 추정 항생제가 정맥용 amoxacillin과 겐타마이신 및 metronidazole의 복합 사용일 것인가?
5. 질환의 중한 상태를 감안할 때 혈액배양까지 시간이 불충분한가?

짧은 답 문제

다음에 대해 간략히 기술하시오:

1. 패혈증증후군
2. 리케차증의 예방법
3. 혈액배양기술이 미숙하여 나타나는 결과

구두시험

1. 패혈증의 즉각적 관리에 혈액배양은 영향이 적다. 이를 논의하시오.
2. 학습자가 생각하기에 어떤 스피로헤타 질환이 가장 진단하기 어려운가와 이유에 대해 논의하시오.

관련문항 짝짓기

1. B:
2. G:
3. D:
4. A:
5. C:
6. F:
7. E:
8. H:

사례문제

사례 1

1. 렙토스피라증. 토착지역에서 한타바이러스 감염에 대한 감별진단을 고려하여야 한다.
2. 신부전, 출혈.
3. 혈액이나 알칼리화 한 후 소변에서 *Leptospira interrogans*을 분리하려는 시도는 너무 늦지는 않을 것이다. 아니면 혈청에서 항원을 확인하여야 한다.

사례 2

1. 브루셀라증. 브루셀라증의 토착지역에서 염소젖을 섭취하였음이 의미하는 것은 가장 가능성이 있는 종이 *B. melitensis*이라는 것이다.
2. 혈청학과 혈액이나 골수배양. 이 사례는 혈액배양으로 확정하지만 일부 브루셀라증에서만 가능하다.
3. 테트라사이클린이며 리팜피신을 첨가할 수도 있다.
4. 테트라사이클린은 사용하면 안 된다. 스트렙토마이신을 대신 사용할 수 있고 리팜피신과 더불어 사용할 수 있다. 이러한 조합은 사례 환자에게 성공적이었다.

자료해석

1. 이 결과는 혈관계의 감염 특히 감염성 심내막염을 시사한다.
2. 주의깊은 청진으로 처음 검진에서 놓쳤던 잡음으로 나타날 것이다. 심내막염에서 잡음이 변할 수 있다. 포착하기 어려우면 심초음파로 확인할 필요가 있다.
3. 점막종양polyp이나 악성종양같은 위장 질병기전은 *S. bovis* 심내막염과 관련이 있다.
4. Erythromycin은 심내막염에 아주 효과적이지 않고 페니실린에 명학한 부작용 과거력이 있다면 페니실린 대신 세팔로스포린을 선택하는데 주의하여야 할 것이다. 많은 경우 반코마이신을 선택하게 되는데 분리균주가 감수성이 있어야 한다.

객관적 틀에 의한 임상점검

1. 예. 열과 어지러움은 증후군이고 양성 혈액배양으로 확진하였다.
2. 예. 경결은 담도의 염증을 의미하고 초음파로 쓸개돌의 존재를 확인하였다.
3. 예. 수술로 인하여 전신체계에 미생물이 퍼질 수 있다.
4. 아니오. 신장기능의 장애 때문에 그람음성 활동에 작용하는 항생제 선택을 고려하게 한 것이지 겐타마이신 관련 신독성의 위험 때문이 아니다.
5. 아니오. 짧은 잠복기는 배양을 실시한 시간에 혈액 내에 세균의 고농도를 의미하지만 또한 검사실 상황에서 세균이 얼마나 빨리 자라는가이기도 하다. 세균 수는 중증도의 유일한 측정이 아니다.

짧은 답 문제

1. 임상양상의 간략한 목록으로 충분하지 않을 것이다. 패혈증 증후군의 발병기전에 대해 간략히 고려하여야 한다. 패혈증후군의 치료에 면역조정자immunimodulator의 사용에 대해 논란이 있어 왔다. 이 질문은 최근 문헌에서 정통한 결과를 필요로 한다.
2. 표로 답을 할 수 있다. 위에서 언급한 흔한 세 리케차증을 기억하도록 한다: 쓰쓰가무시병과 RMSF 및 Q열이 모든 질환은 노출을 감소시켜서 예방할 수 있다; 첫 두 질환은 매개관련 방법(의류와 곤충제거제 및 행태)을 사용한다. Q열은 전파방법이 다르므로 다른 방역을 필요로 하는 질환이다. 일부 국가에서 예방접종이 가능하다(살아있는 리케차를 다룬다면 검사실 직원 역시 위험하다).
3. 약간의 상상력을 필요로 한다. 가장 좋은 것은 시간적 연계

성 내에서 오염에 대해 생각하고 잘못된 진단과 주사침찔림(환자에게 초래한 불편을 첨가)을 절차에 따라 검토하는 것이 가장 좋을 것이다.

구두시험

1. 학습자는 임상양상과 지역적 상황에 기초한 다약제 처방을 이용한 항균화학요법을 즉시 시작하는 것의 중요성을 논의하여야 한다. 혈액배양은 치료가 시작하기 전에 실시하여야 하고 검사 결과는 나중에 추정 처방을 조정할 때 이용한다. 또한 여러 미생물에 의한 감염에 대해 언급하여야 하고 배양이 어려운 미생물에 의한 감염도 언급할 수 있다.
2. 매독(*Treponema pallidum*)과 라임병(*Borrelia burgdorferi*)과 렙토스피라증(*Leptospira interrogans*)에 대한 답을 기본으로 한다. 각 질환에 대한 검사실에서 가능한 검사방법과 임상양상의 특성과 지리적 분포 및 진단 과거력을 제시한다. 만일 매독이 3기매독이라면(스피로헤타는 처음에 언급할 수 있다) 검사실 결과의 문제점과 최소한 결정적 임상양상을 제시한다.

장 20

신종 감염
Emerging infections

개 요

많은 신종 감염emerging infection의 출현은 미생물학과 감염질환의 치료에 새로운 도전을 가지고 오게 하였다. 세계 인구가 증가됨으로써 새롭고 다양한 미생물이 서식지를 이루어, 이전에는 알지 못했던 질병에 노출되기 시작했다. 이미 알려진 감염 또한 사람들의 행동과 분포형태가 변화함으로써 다시 출현하고 있다. 전문적인 기술이나 진단 실험실의 초기 설비 부족은 신종 감염의 어설픈 진단과 그 문제 규모에 있어서의 과소평가로 이어질 수 있다. 신종 감염은 분자역학이나 정보기술, 지역감시기구에 의해 조사될 수 있다. 주의지침caution은 감염병 박멸을 위하여 수행되어야 한다.

20.1 신종 감염과 재출현 감염

학습목표

학습자는
- 새로운 감염병의 출현 이유를 알아야 한다.
- 주요 예를 알아야 한다.

20세기 후반, 적어도 선진국에서는 감염병이 감소했다는 낙관적인 견해가 팽배하였다. 천연두가 박멸되었다는 보고는 이러한 견해를 확정하는 듯 보였다. 이것은 개발도상국에서 공공보건이나 환경에 대한 건강척도에 무관심해지게 되었으며, 선진국 상황에서는 오히려 비전염성 질병 증가가 가속화되었다.

1970년대 동안 전 세계의 많은 곳에서 공공보건조직의 점진적인 침체는 감염병에 대한 자유방임주의와 안주하는 태도가 도출해 낸 결과이다. 미국 필라델피아의 레지오넬라병Legionnaires의 출현은 아마도 이러한 태도에 대한 전환점이 되었으며, 북미의 동성애자들에서 이전에 알려지지 않은 AIDS가 출현되면서부터는 신종 감염의 출현이라는 상황에 놓이게 되었다. 1970년대 후반 이후 새로운 감염들과 감염인자들이 발견되어져 왔다. 불가피하게 이러한 상황들은 초기에 과소진단이 내려졌다. 임상과 진단기술이 정립될 때까지 역학적 특징은 완전히 묘사될 수 없었다. 새로운 감염의 주요 예들은 표 36에 나와 있다.

20.2 역 학

학습목표

학습자는
- 인간에게 일으키는 새로운 감염들은 인지해야 한다.
- 잘 알려지지 않은 감염인자에 의한 질병의 존재를 알아야 한다.
- 신종new, 재출현re-established 감염에 대한 새로운 염색체, 독소, 약 내성을 인지해야 한다.

신종 감염병은 새로운 감염들도 포함되고 이미 존재는 했으나 지리적 분포나 발병률에서 빠른 증가를 겪은 감염들로 정의된다. 감염병 목록이 사용될 때 'emerging'도 내포되어 있다.

- 새로운 인구의 유입이동
- 정착/그 대상인구 내의 전파

표 36. 발견된 대략적 연대순으로 지정된 신종 감염병과 감염원

감염원	질 병
Rotavirus	세계 유아의 설사 주요 원인
Parvovirus B19	전염성 홍반fifth disease, 만성용혈빈혈의 재생불량성 발작aplastic crisis
Cryptospotirium parvum	급성 장염enterocolitis
Ebola virus	에볼라출혈열ebola haemorrhagic fever
Legionella pneumophila	재향군인병(레지오넬라증legionnaires)
Hantavirus	신증후군출혈열 : HFRS(한국형 출혈열haemorrhagic fever with renal syndrome)
Campylobacter spp.	장염enteritis
Staphylococcus aureus	독성쇼크증후군toxic shock syndrome; TSS
Escherichia coli O157:H7	출혈성 대장염haemorrhagic colitis, 용혈요독증후군haemolytic uraemic syndrome
Borrelia burgdorferi	라임병lyme disease
Human immunodeficiency virus(HIV)	후천면역결핍증후군(AIDS)
Helicobacter pylori	위궤양
Human herpesvirus-6(HHV-6)	돌발성 장미진roseola subitum
Ehrlichia chaffeensis	사람 에이를리히병human ehrlichiosis
Hepatitis C virus	비경구적 전염 non-A, non-B 간염
Vibrio cholerae O139	전염성 콜레라epidemic cholera
Bartonella(= Rochalimaea) henselae	고양이발톱병cat scratch disease, 세균성 혈관종bacillary angiomatosis

신종 감염들은 새로움 이상의 몇 가지 특징으로 유병률이나 지리적인 범위의 변화를 공유한다. 특히, 감염인자가 이전에 인간 질병의 환경에서 노출된 적이 없었던 것이라면, 거의 모든 진단 실험실적 기술에는 한계가 있다(예. HIV 또는 *Rochalimaea henselae*).

그러나 잘 알려진 감염인자의 새롭거나 변형된 균주들이 이전에 잘 알려지지 않은 독소를 만들어 내는 능력을 갖게 된다면 유사한 기술학적 도전을 도입할 수 있게 된다(예. *Staphylococcus aureus*에서의 독성쇼크증후군toxic shock syndrom과 *Escherichia coli*에서의 용혈요독증후군haemolytic uraemic syndrome).

신종 감염의 문제는 감염인자가 아직 밝혀지지 않은 최근 추정된 감염성 병인이 설명된 질병이 포함된 이후로 증가되었다. AIDS와 같은 주요 신종 감염을 이해하는 인식과 과정은 자연과학과 의료분야가 그 요구에 대하여 어느 정도 빠르게 대응할 수 있으며, 실험의학에서의 비판적 발전에 박차를 가하는 것으로도 증명할 수 있다.

신종 감염의 또 다른 분류형태는 이전에 알려진 감염인자에 중요시 되는 새로운 항생제의 내성기전 획득에 의해 야기되는 것들이다. 항생물질의 내성이 본질적으로 신종 감염상태를 위한 감염인자에게 반드시 적용되어지는 것은 아니며, 특수한 내성요인들의 표현은 질병들의 외양을 바꾸거나 역할을 변화시킬 수 있어 그 퇴보가 역행될 수 있다(예. 복합적 항생제 내성 균주의 주요 부분과 관련되는 장소에서의 폐결핵). 마침내, 인류가 다른 동물 종과 함께 그들의 관습적인 상호작용이 변화된 곳에서 새로운 질병이 나타나게 되는 것이다(예. 서유럽에서의 새롭게 변종된 Creutzfeldt-Jakob 병).

엄밀히 말해서, 아마도 *Helicobacter pylori* 위염처럼 원인인자가 확인되기 전 오랫동안 존재했지만, 이 감염은 'emerging'이라고 설명될 수는 없다. 비교하자면, 인플루엔자는 명백히 한 세기 이상 전에 전염병의 원인일지라도 항원의 소 변이와 대 변이의 결과로써 새로운 전염병으로 나타난다. 그것의 'emerging' 형태가 감염을 일으키는 것은 바로 이들의 새로운 인플루엔자라는 것이다.

20.3 생 태 학

학습목표

학습자는
- 미생물의 이동성을 돕는 요인들을 알아야 한다.
- 감염인자를 위한 생태학적 감염원을 알아야 한다.
- 인류에 의한 조작이 새롭거나 더 독성이 강한 병원균을 만들어내는 역할을 하고 있다는 것을 알아야 한다.

신종 감염의 역학은 인간들과 그들의 생물학적 환경 사이에서 상호작용의 중요성을 강조한다. 인간들 사이에서 전염성의 직접적이거나 간접적인 감염들은 인구 분포형태의 변화에 대응할 것이고, 그것들의 원인이 되는 감염인자로써 비중이나 작용은 그 변화된 상태의 독특한 특징들을 통해 선택적 이점을 얻을 수 있게 될 것이다. 미생물의 이동성이나 유동성은 신종 감염의 복잡한 생태학을 이해하는데 있어서 중요한 개념이다.

미생물의 유동 가능성을 증가시키는 요인들은 다음에 속한다.

- 환경적인 것 : 기후, 농업, 산림업, 물 공급과 자연의 흐름natural flow
- 인구 통계학과 행위 : 도시화urbanisation, 전쟁, 상업, 관광사업, 물질 남용, 성 활동
- 과학기술과 산업발달 : 기계화, 식품공정food processing
- 미생눌의 적응형태 : 유전자 전이gene trnasfer, 표현형 단계의 변화phenotyic phase variation

해외여행의 급격한 증가는 국제화 규모에서 감염병의 효율적인 전파에 기여했다. 도시화는 수막염과 결핵과 같은 혼잡한 서식지에서 쉽게 전파되는 감염에 대해 많은 기회들을 제공하였다. 도시들이 시골 주변 환경에 무분별하게 뻗어나가며 침투함으로써, 인류는 그들이 이전에는 노출되지 않았고 효과적인 면역이 없을 것이라는 감염인자를 가진 동물과 곤충 매개체와 접촉하게 되었다. 곤충 매개와 인수공통 감염의 복잡한 생태학은 초기 기생충학과 열대의학 전문가들에 의해 평가되었다. 집에서 기르는 동물 개체들은 명백히 인간 감염을 위한 중요한 감염원이 되고, 야생동물들은 아마도 잠재적인 인간 병원균들의 또 다른 감염원으로 작용될 것이다. 최근에서야 우리는 다른 감염병에 관한 무생물 환경의 방대한 중요성을 인지하기 시작하였다: 조작된 환경 안에서 일어나고, 그 곳에 사는 미생물과 함께 상호작용의 양과 질을 조절하는 것을 의미한다.

이들은 세균들에게서 주기변화phase variation나 stress-starvation 반응과 같은 요인들을 포함하고, 둘 다 주어진 박테리아 개체의 독성을 상당히 바꿀지도 모른다. 인간과 다른 종들 사이에서 상호작용에 영향을 미치는 생태학적 문제들은 오직 큰 규모에서만 작용하는 것은 아니다. 그들은 또한, 세포질과 분자수준에서도 기능을 한다. 인간과 감염인자 사이에서 생태학적 상호작용의 다각적인 이해는 'biocomplexity' 로써 설명되고, 콜레라와 어떠한 지역사회에서 획득된 세균성 감염에 대해서 주목할 만한 성공에 적용되었다.

어떤 감염들의 전염성 전파의 특징들이 이미 복잡한 수학을 사용하는 것을 분석해왔기 때문에 비 선형non-linear 수학기술의 적용은 신종 감염을 위한 예측모델로써 발전을 도울 수 있을 것이다. 일반화와 수치화scaling는 신종 감염의 전염병처럼 복잡한 비 선형 체계들의 특징이고, 미래의 신종 감염의 생태학에 더 많은 기계론적 이해를 요구할 것이다. 우리는 기술적인 면에서는 의료기술의 한계에 의해 제한되지만 동시에, 최선을 다한 노력만이 진정한 성공에 이를 수 있다는 것을 알고 있다.

최근 신종 감염의 생태학에서의 가장 불길한 것은 감염인자의 고의적인 인간 조작의 결과이다. 인간 실험으로 인해 감염인자의 독성이 더 강한 다수의 새로운 종에게 접종되거나 완전히 새로운 종에게 이루어질 때, 이 실험들의 결과는 신중하게 검토되어야 한다.

부적당한 실험실 배치나 주변 환경으로 인한 부주의한 방출은 비극적인 결과를 초래할 수 있다(예. Sverdlovsk의 탄저병 사고). 증대되거나 불규칙화된 감염력과 함께 감염인자(*Bacillus anthracis*와 같은)들의 고의적인 방출은 군사적 목적과 테러리스트들의 목적을 위하여 감염생태학을 얼마나 왜곡시킬 수 있고, 불길한 결말로 악용될 수 있는지를 보여주고 있다.

20.4 진 단

학습목표

학습자는

- 감염을 조사하고, 규명하기 위한 유전적 검사방법을 인지해야 한다.
- 인터넷이 재출현 전염병에 대한 정보의 원천임을 인지해야 한다.

신종 감염의 정의는 감염 내과의사, 미생물학자, 대중 보건전문가조차 한정된 전문 지식을 가진 병을 의미한다. 의학적이고 진단상의 경험이 이루어질 때까지, 특히 표준 작업량이 높고 열악한 실험실 지원에서는 진단을 놓치거나 지연시킨다. 정확한 진단을 위해서는 손으로 하는 검사방법보다 고도의 과학기술(PCR이나 감염의 병인학과 더불어 감염원인을 밝혀내기 위해 사용되어지

는 다른 분자의 진단적 기술)을 이용한다.

진단되지 않은 감염에서 초기 단계의 시발점은 선택적인 진단접근법이다. 진단을 위한 놀라운 집착력은 추정된 감염의 원인을 찾다가 뜻밖의 인자 또는 비감염 사실을 확립하는데 사용되기도 한다. 진단을 위해 조직병리학, 혈액학, 생화학과 면역학을 포함하는 진단상의 전통적인 실험실 기술의 전 범위를 사용하는 것은 이름조차 정하기 어려운 질병일지라도 병리학의 윤곽을 그리는 것을 도울 것이다. 완전한 진단의 이미지를 만드는 것은 국소감염의 잠재적 위치의 발견이나 부가적인 조직체계의 포함을 초래할 수 있다. 인터넷, 세계적인 웹과 다른 새로운 기술은 새롭게 출현하는 전염병의 진단에 대한 가장 최신의 정보를 주는 유용한 원천이다. 핵산 증폭 기술(PCR)은 배양되지 않는 미생물에 의해 발생된 신종 감염의 실험실 진단에서 점점 더 중요한 위치를 차지하게 되었다. DNA macrorestriction(PFGE; pulsed-field gel electrophoresis)은 음식으로 발생하는 병원체를 찾기 위해 식품위생학에서 현재 많이 사용되고 있다. 하위체계로 분류하여 실험실에서 많이 사용되는 병원균과 그 결과가 PulseNet으로 부르는 시스템에서 인터넷을 통해 교환되는 subtyping food-borne을 위한 식품위생학 실험실에 의해 넓게 사용된다. 일부 표준화된 분자 역학적인 방법과 IS 6110이라는 연쇄물을 삽입하는 것에 기초한 표준 Southern blotting 검사방법은 결핵균의 전파행로에 국제적으로 사용되어 왔다. Spoligotyping과 VNTR으로 부르는 기타 다른 검사기술도 결핵균을 분류하는데 사용되고 있다.

20.5. 치료와 세계의 반응

학습목표

학습자는
- 새로운 치료양상을 인지해야 한다.
- 중앙 집중식 자료의 수집과 정보의 접근법을 알아야 한다.

치 료

하나의 특정한 신종 감염이 성공적으로 진단되면, 참여한 의사들은 그러한 도전의 큰 부분을 완료했다는 것을 느낄 것이다. 몇몇의 사례에서 이것은 사실이지만, 대부분의 신종 감염은 치료하기 어렵고 아직 특수한 치료법이 없다. 특수한 병적인 진단의 시간을 더 길게 끄는 것은 항생효과의 유익한 영향을 방해할 수 있다. AIDS와 같은 사례에서 중요한 전진은 효과적인 antiretroviral 치료가 만들어졌다는 것이다. Campylobacter 장염과 *H. Pylori* 위염과 같은 박테리아의 감염은 이미 사용 가능한 약물이 있다. 그러나 신종 바이러스 감염(예. hantavirus pumonary syndrome) 중 몇몇은 특정한 항바이러스 치료가 가능하지 않다.

신종 감염의 세계 반응

미국을 중심으로 한 선진국 간의 국제적 협력체제가 구축되면서, 신종 감염병은 세계적인 반응을 자극하였다. 서유럽과 동유럽에까지 흥미를 가진 전문가의 국제적 네트워크가 성장하게 되었다. 세계보건기구WHO, 질병관리본부(CDC: Atlanta, USA), 다양한 국가공공보건실험실과 다른 위임센터 같은 조직들은 WHO와 국제적으로 신고할 의무가 있는 질병 자료를 제공하는 정보들을 교환하게 되었다. 정보수집은 정확한 진단상의 실험실 결과에 의해 후원되면서 특정한 케이스 정의를 요구하였다. 바로 그 자료가 다른 질병 결과를 일으키는 감염약제의 기질 또는 특수형 사이를 정확히 구별할 수 있을 때, 질병관리 조정을 안내하기 위해 사용된다. non-A non-B 바이러스 간염은 C형간염바이러스가 가장 흔한 원인이고, 침입적인 *Haemophlus influenzae* 감염은 capsular type b *Haemophlus influenzae*가 가장 큰 원인이다. 그 공급자의 관심이 유용한 정보의 동일한 피드백에 의해 유지되지 않으면 정보 수집은 지속하기 어렵다. 인터넷 게시체계(예. ProMED)와 온라인의 저널(예. EID: 신종 감염질병)은 그 새로운 전염 도전에 대한 세계적인 반응의 중요한 구성요소이다. 그러나 미래에 있을 몇몇 최악의 신종 감염사고를 피할 수는 없다. 세계적 반응의 다른 필수적인 관점은 지역적인 자원이 그 직무에 불충분할 때 전문가 원조를 접근하는 수단으로서 집단적인 경고 시스템, 그리고 기능을 하는 지역의 협력적인 네트워크이다.

지역적, 국제적 유행병은 긴밀한 전문적 협력요청에 빠르게 반응하는 수용력, 고수준의 실험기반시설, 계획되지 않은 우발 사건을 위한 부가적인 수용력 그리고 국가의 건강 지도력이 있어야 한다. 현재 이러한 요인들은 단지 소수의 주요 위탁센터 내의 연합에만 존재하고 있다. 예측이 어렵고 눈에 보이지도 않는 감염성 질병의 최 전선에 노출되어 있는 의사들은 전염성 질병 감시와 관리를 위한 기구조직의 구조적 틀이 조직화되기 전 까지는 예측하기 어려운 신종 감염에 취약한 채로 방치되어 있을 것이다.

20.6. 특수한 신종 감염

학습목표

학습자는
- 신종 감염의 특성을 알아야 한다.
- 발생요인을 알아야 한다.
- 관리방법의 기초를 알아야 한다.

인플루엔자Influenza

인플루엔자influenza는 주기적 유행양상과 전국적으로 유행하는 양상이 겹쳐진 계절적 정점의 형태를 따른다. 계절적 유행병은 항원 표면의 미묘한 변화subtle change의 결과이다: 항원의 벗어남antigenic drift. 주요한 유행병과 전국적인 유행병은 유전자 재조합 결과와 관여된 조류독감avian-influenza 바이러스에 의해 야기된다. 돼지-오리 접근은 중요한 원인이 된다고 생각되었다. 홍콩의 H5N1 유행병은 효과적인 감독과 신속한 공중보건 중재의 결과로 빠르게 관리되었다.

신 변종 크로이츠펠트야콥병 New variant Creutzfeldt-Jakob

신 변종 Creutzfeldt-Jakob병은 치명적 신경 퇴행성 질환으로 유럽 소의 스폰지 형태 뇌질환 유행병spongiform encephalopathy이다. 그 발발의 기원이 논쟁인 채로 남아 있지만 가축사업부와 동물을 원료로 사료를 만드는 공급의 변화는 일반적으로 신 변종 Creutzfeldt-Jakob 병의 감염원에 기여하고 있다고 사료된다. 사람에서 발생한 사례의 대부분은 소 유행병이 광범위한 영국에서 진단되었다.

후천면역결핍증후군 Acquired immunodeficiency syndrome(AIDS)

AIDS는 1980년대에 처음으로 인식되었다. HIV의 초기 전이는 아프리카 중심에서 다른 영장류로부터 인간에게 전이되어 종종 사례를 일으켰지만, 주의를 끌지 못하였다. 만약, 아프리카 중심의 더 나은 건강 사회기반시설이 제공되어 질병치료와 감염 예방에 철저한 노력을 기울였다면 AIDS가 전 세계적으로 확산되지는 않았을 것이다. 그러나 HIV는 성행위, 정맥 내 마약중독, 결핵과 같은 다른 감염의 존재, AIDS가 전 세계 인구에 영향을 미치는 장소로의 여행에 의해 발생한다고 논증되었다.

황색포도알균의 내성Resistant *Staphylococcus aureus*

Oxazolyl 페니실린에 대해 내성[저항성]이 있는 포도알균 균주(methicillin-resistant *Staphylococcus aureus*; MRSA)는 최근까지 병원 내 병원균으로 생각되었으나 지역사회 획득감염에서 더 종종 나타나기 시작했다. 이 발생은 특별히 포도알균 감염의 치료에 유용한 항생제 선택으로 의미 있게 감소하였다. 그러나 반코마이신vancomycin에 대해 감수성이 떨어진 포도알균 균주(vancomycin-inter-mediate *S. aureus*; VISA)의 출현은 치료법에 대한 사용 가능한 항생물질의 선택을 감소시켰다. 요양 간호시설과 기타 치료시설은 병원과 지역사회 사이의 간격의 통로 MRSA의 중요한 병원소가 되었다.

결핵tuberculosis

결핵은 1980년대 초기에 선진국에서 쇠퇴하였다. 그때부터, 몇몇 국가들은 쇠퇴경향에 반전을 보이며 몇몇 지역에서 폐결핵의 주목할 만한 증가가 있었다. 이것의 한 원인은 AIDS였다. 하지만 다른 요인은 가장 현저하게 다중 약물내성으로 인해 결핵의 재출현하게 된 중요한 부분이다.

라임병Lyme disease

라임병은 북미지역과 서유럽에서 유명한 감염이 되었다. *Borrelia burgdorferi* 감염은 경감진드기hard-bodied tick에 물림으로써 발생한다. 미국 동부에서 라임병은 다시 나무를 심은 인근 지역의 지역사회에서 문제가 되고 있다. 사슴진드기deer tick는 매개동물이고, 숲사슴forest deer은 *Borrelia burgdorferi*의 주요한 숙주이다.

장출혈성 대장균Enterohaemorrhagic *E. coli*

출혈성 대장균haemorrhagic colitis과 용혈요독증후군haemolytic uraemic syndrome은 독특한 O157:H7(제8장 참조)의 대장균의 베로독소verotoxin 생산 균주에 의해 야기된다. 돌발성의 경우와 때때로 유행병은 도살과 고기 생산 업무와 관련지어 생각된다. 오염물질은 독소 생산 균주를 가진 날고기이다. 저민고기와 다른 쇠고기 생산은 베로독소 양성 대장균의 중요한 음식 매개물이 되고 사람 감염의 원인이 된다.

Master Medicine

자율학습: 문제

관련문항 짝짓기

다음은 임상증상이다.

1. Avian influenza
2. 위궤양
3. 출혈성 대장염, 용혈요독증후군
4. HIV/AIDS를 가진 사람에게 생기는 감염
5. 비발작성 기침과 열을 가진 중년의 흡연가로 심각한 폐렴
6. 심각한 연조직 감염

위의 사례를 보고 원인이 될 수 있는 가장 적절한 문항을 선택하시오. 정답은 한 개만 선택할 수 있다.

A. *Bartonella henselae*
B. *E. coli* O157:H7
C. H5N1 virus
D. *Helicobacter pylori*
E. *Legionella pneumophilia*
F. PVL-MRSA

사례문제

뇌염과 급성 호흡기증후군으로 입원한 23세 여성으로 지난주 비슷한 증상으로 3명의 아동이 입원했었다고 의료진들이 예기하고 있다. 진단검사와 치료가 시작되었고, 중환자실로 전원되었다. 지역사회에 어떤 것이 문제인지 고려하고 있다.

1. 처음부터 비특이적인 검사를 실시하는 것인 역학적인 가치가 없을까?
2. 다른 환자들의 소문이 별로 중요하지 않다고 생각하는가?
3. 지역사회 건강전문가는 이전에 진단된 법정 전염병만을 주목해야 하는가?
4. 명백한 감염진단이 배제되었다면 어떤 다른 미생물학적 검사가 필요한가?
5. 만약, 군집발생이라면 좀더 넓은 범위의 전문가에게는 흥미가 있다고 생각되는가?

구두시험

1. 국내 동물에게 출현되는 재출현 감염은?
2. 생물학적 무기로 인해 발생 가능한 감염은?
3. 재출현 감염 감시에 기여할 수 있는 미생물학적인 검사방법은?

관련문항 짝짓기

1. C:

H5N1 virus는 흔히 avian influenza라고 불리우며, 동아시아에서 인간에게 감염을 일으킨다. -일반적으로 닭에 노출되거나 도축자들에게 발생한다.

2. D:

*H. pylori*는 위궤양을 일으키는 세균이다.

3. B:

출혈성 대장염, 용혈요독증후군은 verotoxin을 생산하는 *E. coli* O157: H7이 일반적 원인이다.

4. A:

HIV를 가진 환자에게 주로 발생하는 기회감염균은 *Bartonella henselae* 나 *Rochalimaea hensela*이다.

5. E:

인플루엔자에 의해 발행하는 비특이적인 폐렴이다.

6. F:

심각한 연조직 감염은 다양한 종류의 세균 하나이거나 다른 종들 간의 혼합감염으로 발생한다. 연조직 감염의 가장 흔한 원인은 staphylococcus, streptococci, anaerobic bacteria이며 여기에서는 PVL-MRSA가 원인균이다. PVL-MRSA는 재출현성 감염원으로 공격적이고 항생제에 내성을 가지고 있다.

사례문제

1. 아니오. 모든 임상적인 검사가 진단에 도움을 줄 수 있다.
2. 예. 환자가 입원하기 전에 입원했던 다른 환자들은 좀더 많은 검사가 실시되었을 것이다. 일부 병원에서는 진단명을 전산 데이터로 축적하여 다른 환자가 비슷한 증상으로 입원 시 새로운 환자와 비교한다.
3. 아니오. 공중보건은 질병관리, 환경 건강 중재와 같이 가능하면 빨리 알려져야 하는 급성, 지역사회 감염을 측정하는 것이다. 권위기관은 더 빨리 정보를 가져야 하며, 아무리 불완전하다고 해도 실행에 빨리 옮기는 것이 좋다.
4. 예. 진단을 위해서 어떤 조직이나 혈청을 모두 검사하여야 한다. 경우에 따라서는 분자역학적인 검사방법으로 PCR과 같은 검사방법이 동원되기도 한다. 면역학적인 검사는 시행되기도 하는데 일부 환자에게 혈청학적인 전이가 늦게 일어나 사례별로 고려해야 한다.
5. 예. 일부 국가에는 감염성 원인을 찾아내기 위한 몇몇의 국제적인 사업을 실시하고 있다. 여기서 발생한 군집 발생은 손실된 데이터를 보충해 줄 수 있으며, 만약 그렇지 않다면 걱정해야 할 또 다른 새로운 감염원일 수 있다.

구두시험

1. 국내 동물은 동물 감염의 저장소가 될 수 있고, 더불어 생태학적인 단계에서 전파자로서 역할을 할 수 있다. 동아시아에서는 돼지와 오리를 함께 사육함으로써 최근 인플루엔자의 집단감염이 발생하였다. 새로운 종을 국내에서 기르는 것은 인간의 음식 공급체계와 저장에 있어 새로운 감염원을 소개해주는 것이다. 식량 생산체계의 변화는 출혈성 대장염, 용혈요독증후군이나 변종 CJD와 같은 질병을 야기하였다.
2. 생물학적 무기로 인해 발생 가능한 감염은 목록화되어 있으며 선진 국가에는 이미 사라진 질병들이다. 탄저, 천연두 등으로 그 종류는 많다.
3. 재출현 감염들에 대한 감시를 위해서 데이터를 모으는 것이 미생물학적 검사의 첫 번째 역할이다. 미생물학적인 사례를 수집함으로써 공중보건에 기여하며, 전파를 막고, 재출현 여부를 모니터링 하는 것이 근거중심실무에 향해서 가는 보건당국의 임무이다. 일부 감염원은 효과적인 목적을 위해서 질병관리나 환경관리를 하기 전부터 데이터화된다. 감염원을 세분화 하는 것은 감염감시의 특이성을 높이고 목적을 가지고 중재를 실시할 수 있다. 분자생물학적인 역학방법은 감염감시 과정에 확신을 줄 수 있고, 집단감염 발생의 정도를 확인하는데 기여한다. 특정한 재출현 감염에 흥미를 두고 실시하는 더 많은 미생물학적인 검사법은 상업적으로 유용하지 못함을 제시하기도 한다.

Master Medicine

단원 C : 미생물의 이해

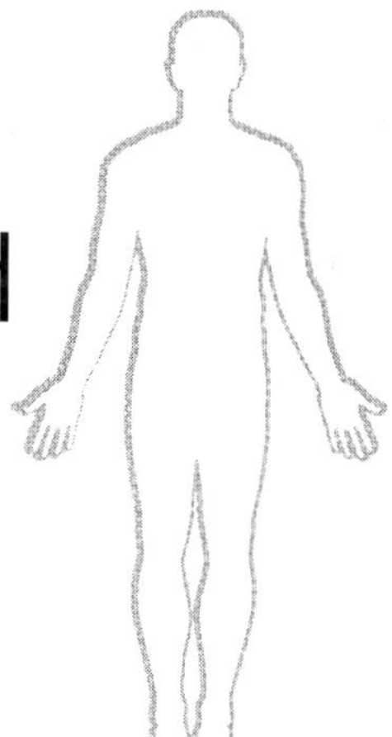

장 21

세균학
Bacteriology

개 요

이 장은 감염을 일으키는 일반 세균에 대해서 다룬다. 세균은 그들의 주요 분류major class에 의해서 집단이 나누어진다. 세균의 생물학biology, 생태학ecology, 질병기전mechanisms of disease, 확인identification, 치료therapy, 형결정typing에 대해서 알아본다.

학습목표

학습자는

- 필수 세균집단을 알아야 한다.
- 세균이 원인이 되는 감염질환을 알아야 한다.
- 세균을 찾아내고 확인하는데 이용되는 핵심검사 방법을 알아야 한다.
- 세균감염 치료에 사용되는 항생제를 알아야 한다.

21.1 그람양성세균 Gram-positive bacteria

알균cocci

포도알균staphylococci

포도알균은 군집cluster을 형성하는 경향을 가진 그람양성 알균Gram-positive cocci이다. 사람에게 감염을 일으키는 것으로는 14종이 알려져 있으나 대부분의 감염은 황색포도알균*Staphylococcus aureus*, 피부포도알균*Staphylococcus epidermidis*, 부생성포도알균*Staphylococcus saprophyticus*에 의한다. 이 중에서도 황색포도알균*S. aureus*이 가장 중요한 종이다.

특 징

포도알균은 혈액배지나 다른 비선택적 배지non selective agar에서 호기상태aerobic condition에서 잘 자란다. 카탈라아제catalase 양성이며 거의 대부분의 황색포도알균 균주는 혈장응고효소coagulase 양성이다. 희귀한 혈장응고효소coagulase 음성 균주의 확인은 단백질 A나 DNA 분해효소DNase의 검출에 의한다. 부생성포도알균*S. saprophyticus*은 novobiocin 항생제에 대한 내성으로 표피포도알균*S. epidermidis*과 구분될 수 있다. 황색포도알균의 다른 유용한 특징은 만니톨을 발효하는 능력이다.

포도알균은 인간과 동물의 피부와 점막 표면에서 발견된다. 황색포도알균은 전비강anterior nare, 샅고랑부위groin, 회음부perineum를 선호한다. 표피포도알균은 피부 표면의 전반에 걸쳐서 널리 분포되어 있다. 약 25%의 성인에게 황색포도알균이 비강내 집락화되어 있으며, 당뇨 환자나 신부전 환자의 경우에는 훨씬 더 높다. 어떤 균주strain는 포식작용phagocytosis에 저항하는 능력을 도울 수 있는 다당류polysaccharide를 생산한다. 표피포도알균은 플라스틱 의료기구에 부착하는 것을 도와주는 세포외 다당류(점액)의 기질을 생성할 수 있다. 만성 피부질환을 갖고 있는 환자의 거의 100%가 황색포도알균에 집락화colonisation되어 있다.

황색포도알균*Staphylococcus aureus*

황색포도알균*S. aureus*은 포도알균 가운데 가장 병원성pathogenic이 강하며 질병 발생에 관여하는 것으로 간주되는 여러 가지 형태의 효소와 독소를 생성한다. 이러한 물질들의 정확한 역할은 아직 알려지지 않았으나, 중요한 인자들은 카탈라아제catalase(과산화수소를 비활성화), 혈장응고효소coagulase, 백혈구파괴소leukocidin와 독소 TSST(toxic shock syndrome toxin), 장독소enterotoxin와 탈락소exfoliatin들을 포함한다.
황색포도알균은 침습적이고 독소로 인한 질병toxin diseases을 유발한다. 이러한 질병들은 다음을 포함한다.

- 표재성 고름물집superficial pustule 또는 종기boil
- 수술창상 감염
- 심부연조직deep soft tissue, 뇌 또는 폐의 농양abscess
- 골수염osteomyelitis
- 패혈증septicemia

독소 매개 질병들은 황색포도알균의 독소의 작용에 의하며 이러한 질병들은

- 독소충격증후군toxic shock syndrome
- 화상피부증후군scalded skin syndrome
- 식중독food poisoning

들이 있다.

독소충격증후군은 원래 고흡수 탐폰을 사용하는 여성에게 나타나는 증상이다. 고열, 혈량저하증hypvolemia, 구토, 피부박리와 그 외 다른 다발적 전신양상을 보인다. 이는 남자 환자나 이미 침습적인 황색포도알균 감염이 있는 환자에게도 나타날 수 있다. 이들 독소는 초항원superantigen으로 알려진 분자과the family of molecules에 속한다.

피부포도알균*Staphylococcus epidermidis*

피부포도알균*S. epidermidis*은 면역력이 저하된 병원 환자, 특히 조산아와 혈관내 캐뉼라와 같은 침습적인 의료기구를 갖고 있는 환자에게 중요한 병원체이다. 이 균은 플라스틱 기구에 세균의 흡착을 도와주는 세포외다당류extracellular polysaccharide를 생산한다. 그러므로 우선 기구를 제거하지 않고는 감염을 완전히 근절하는 것이 어렵게 될 수 있다.

부생성포도알균*Staphylococcus saprophyticus*

부생성포도알균*S. saprophyticus*은 요로urinary tract에만 감염의 원인이 되는 것으로 대부분 여성에게만 발생하며 방광염cystitis 원인의 약 10% 정도를 차지한다.

관리

포도알균은 다양한 항생제로 치료가 가능하다. 그러나 불행하게도 획득 내성은 특히 병원진료 내에서 항생제 사용 선택이 제한된다. 병원 환자의 황색포도알균 균주의 10% 미만만이 페니실린에 감수성이 있다. 나머지 90% 또는 즉 베타락타마아제beta(β)-lactamase를 생성하는 균과 이들이 원인이 되어 발생한 감염은 베타락타마아제beta(β)-lactamase에 내성을 보이는 isoxazolyl penicillin(예. flucloxacillin, dicloxacillin)으로 치료를 해야 한다. 이러한 균주 중 일부는 현재 메티실린methicillin이 임상진료에서 사용되고 있지는 않음에도 불구하고 이 군group의 항생제에 내성을 보인다(methicillin resistance; methicillin resistance *S. aureus*; MRSA). MRSA가 원인이 된 감염은 반코마이신vancomycin과 같은 antistaphylococcal non β-lactam 항생제로 치료해야 한다. 메티실린 내성은 페니실린 결합단백질penicillin-binding protein (PBP_2) 내의 변성alteration에 의한다.
황색포도알균에 의한 병원감염의 빈도를 분석할 때는 유행발생 여부를 확인하기 위하여 여러 환자에서 분리된 균주에 대한 형별 검사가 필요한 경우가 자주 있다. 파지형별phage typing이나 분자기술molecular technique(예. 간헐영역 겔 전기이동pulsed-field gel electrophoresis; PFGE)을 이용하는 것은 다른 감염원으로부터 포도알균주의 유전적인 근접성이나 가까움을 결정하는 데 도움이 된다. 과거에 사용되었던 형별시스템typing system은 형별분리가 안 되는 균주의 높은 비율에 의해서 제한을 받으므로 한 개의 공통 감염원을 확인하기보다는 그것을 제외하는 데 더 적절하게 되었다.

사슬알균streptococci

사슬알균은 세포의 사슬을 형성하는 경향을 가진 그람양성 알균Gram-positive cocci이다. 몇 가지 속genus이 있으며, 다음과 같은 소견에 의해서 분류된다.

- 혈액우무blood agar에서 생성되는 용혈haemolysis의 형태
- 증식을 위한 최상의 조건
- 억제성분inhibitor compound에 대한 감수성susceptibility

베타용혈사슬알균β-haemolytic streptococci

베타용혈사슬알균β-haemolytic streptococci은 그람양성세균으로 혈액우무에서 증식하는 세균집락 주변의 clearing zone의 원인이 되는 haemolysin을 생산하는 사

슬 모양의 알균이다. 이 효과는 양sheep의 혈액우무에서 가장 잘 관찰된다. 이 그룹의 사슬알균은 세균의 세포벽에 다당류polysaccharide 항원이 존재하느냐에 따라서 좀 더 세분된다. 다당류의 종류는 라텍스 응집latex agglutination에 의해서 검출된다(표 37). 가끔 다른 종류의 사슬알균이 분리되기는 하지만 의학적으로 중요한 군group은 A, B, C, D, E, F, G이다.

그룹 A. 이 군에 속하는 한 가지 종species은 고름사슬알균(화농연쇄구균)*Streptococcus pyogenes*으로 인간의 질병 발생에 중요한 원인이다. 이로 인한 상태는 다음과 같다.

- 침습적: 고름딱지증(농가진)impetigo, 인두염pharyngitis, 림프관염lymphangitis, 괴사근막염necrotising fasciitis, 패혈증septicemia
- 독성: 사슬알균독소충격증후군streptococcal toxic shock syndrome, 성홍열scarlet fever
- 감염 후: 류마티스열rheumatic fever, 토리콩팥염(사구체신염)glomerulonephritis, Sydenham's chorea

사슬알균의 화농성 외독소를 생산하는 균주의 증가는 침습적인 그룹 A 사슬알균 질병의 증가와 함께 개발도상국에서 보고되고 있다. 대부분의 그룹 A 사슬알균은 penicillin에 감수성이 있다. 최소억제농도minimum inhibitory concentration(MIC)의 상승이 관찰되고 있다. Penicillin 감수성 환자에게 유용한 대체약인 macrolide (예. erythromycin) 내성이 훨씬 더 일반적으로 관찰된다. 임상 분리균주의 형별typing은 다양한 M 항원과 T 항원의 결정determination에 의존하므로 널리 일반적으로 가능하지는 않다. M 항원은 항포식antiphagocytic이므로 독성인자virulence factor이다. DNA macrorestriction analysis(PFGE)는 그룹 A 사슬알균의 분자형별molecular typing에 널리 사용되는 방법이다.

그룹 B. 이 군에 속하는 사슬알균은 건강한 성인 여성의 질vagina 내 토박이균(상재균)이다. 그러나 이들은 특히 조기양막파수premature rupture of membrane로 출생한 신생아의 패혈증이나 수막염meningitis을 발생하기도 한다. Penicillin과 ampicillin에 감수성이 있다.

그룹 C와 G. 이 군의 베타용혈사슬알균은 건강한 사람들의 구강인두에서 발견되나 인두염pharyngitis의 원인이 되는 경우는 드물다. 이 균들은 그룹 A 사슬알균과 연관된 심각한 침습적, 독성, 감염 후 질병과 같은 질환의 원인이 되지 않는다. 일부 그룹 C 사슬알균 균주는 드물게 치명적인 패혈증과 연관이 있는 것으로 알려져 있다.

그룹 D. 이 군에는 *Streptococcus bovis*가 속하며, penicillin에 감수성인 종species이며, 대장암종colonic carcinoma과 관련이 있다. 균혈증의 원인이다. 장알균은 이 균들과 밀접하게 연관되어 있으나 쓸개즙산염(담즙산염)bile salt에 잘 견딘다.

그룹 F. 이 사슬알균은 일부 미생물학자들이 *Streptococcus milleri*로 알고 있는 균으로 지금은 *Streptococcus anginosus-constellatus*군으로 불려진다. 이 사슬알균은 인간의 점막 표면에서 발견되며, 세균성 간농양을 포함하는 심부 연조직 감염의 원인이 된다. 이 그룹의 균들은 그들의 특징적인 카라멜 냄새에 의해서 진단적인 실험실에서 자주 확인된다.

표 37. 다당류 항원에 의한 사슬알균의 그룹

그룹	종	질병
A	*고름사슬알균S. pyogenes*	고름딱지증(농가진)impetigo, 인두염pharyngitis, 림프관염lymphangitis, 괴사근막염necrotising fasciitis, 패혈증septicemia, 사슬알균독소충격증후군streptococcal toxic shock syndrome, 성홍열scarlet fever, 류마티스열rheumatic fever, 토리콩팥염(사구체신염)glomerulonephritis, Sydenham's chorea
B	*S. agalactiae*	신생아패혈증neonatal septicaemia, 수막염meningitis
C	*S. equi, S. equisimilis, S. zooepidemicus, S. equinus*	인두염pharyngitis, 패혈증septicemia
D	*S. bovis*	패혈증septicemia, 심내막염endocarditis
F	*S. anginosus/milleri*	농양abscess, 패혈증septicemia, 심내막염endocarditis
G	*S. anginosus*	인두염pharyngitis, 심내막염endocarditis

비리단스군 사슬알균(유연성 연쇄구균, 녹색연쇄구균)viridans group streptococci

비리단스사슬알균은 알파 용혈성α-hemolytic(알파 용혈소α-haemolysin의 작용으로 혈액우무배지 위의 각 집락 주변의 얇은 원을 초록색으로 변색을 초래)이다. 이 균에는 *Streptococcus mitior, S. mitis, S. mutans, S. salivarius*가 있다. 공생종commensal species은 구강인두 균무리flora에 있으며, 각각의 균은 약간씩 다른 선호하는 기생부위가 있다. *S. mutans*에 의한 끈적끈적한 물질인 덱스트란dextran의 생산은 치아우식dental caries의 생성에 관여한다. 이 종species의 생의학적 중요성은 구강진료(스케일링, 발치 등)에서 발생하는 균혈증이 이 종species의 사슬알균을 혈액 내로 퍼지게 한다는 사실이다. 자연심장판막이나 인공판막이 손상된 환자에게는 감염성 심내막염이 발생할 수 있다. 이 종은 일반적으로 penicillin에 감수성이 있으나 일부는 내성[저항성]을 보이기도 한다. 그러므로 penicillin이 방해를 받는 경우에는 살균bactricidal 효과를 위해서는 훨씬 더 높은 농도가 요구된다.

폐렴사슬알균*Streptococcus pneumoniae*(pneumococcus)

폐렴사슬알균*S. pneumoniae*은 혈액우무에서 알파용혈성α-hemolytic을 보이는 그람양성 쌍알균diplococcus이다. 성숙한 집락은 자가용해에 의해서 함몰된 중심부를 갖게 될 수 있으며, 그 결과 소위 'draughtman appearance'를 보인다. 이 알균은 그들의 긴 축을 따라서 약간 길게 신장되어 있으며 다당류캡슐polysaccharide capsule을 가지고 있을 수도 있다. 폐렴사슬알균*S. pneumonia*은 특별한 항균 성분인 optochin(ehtyl hydrocuprein)에 감수성이 있다. 이 균은 쓸개즙산염(담즙산염)의 존재하에서 용해에 감수성이 있으며, 이 특징은 실험실에서 추정확인presumptive identification 시에 이용된다. 캡슐다당질capsular polysaccharide은 80여 종이 알려져 있으며, 포식작용을 방해하므로 주 독성인자virulence factor이다. 폐렴사슬알균은 건강한 사람의 구강 및 코인두에 균무리로 존재한다. 이 미생물은 비말핵droplet nuclei으로 호흡기를 통하여 전파되며 폐렴과 수막염을 포함하여 생명을 위협하는 여러 가지 질병의 원인이다. 비장이 없는 환자는 폐렴사슬알균에 의한 복막염의 위험이 있다. 폐렴사슬알균은 상부 호흡기와 인접한 기관에 감염을 일으킬 수 있으며, 그 결과 급성 코곁굴염(부비동염)sinusitis과 가운데귀염(중이염)otitis media 등이 발생할 수 있다. Penicillin은 심각한 폐렴사슬알균성 감염의 치료제이다. 그러나 임상 분리균주의 penicillin 최소억제농도MIC는 점진적으로 증가하고 있다. 이러한 중등도의 내성 균주strain는 검사실에서 특별한 검사를 거치지 않는다면 진단적 검사에서 놓치기 쉽다. 증가된 최소억제농도(MIC)는 뇌수막염에 가장 중요한데, 이 경우 만약 정주용 penicillin이 사용된 경우에는 치료 실패를 가져올 수 있다. Erythromycin은 penicillin 알레르기가 있는 환자에게 대체약으로 사용될 수 있다. 그러나 일부 기관cerntres에서는 내성이 일반적이다. Chlorampenicol과 3세대 cephalosporin이 대체약으로 포함된다.

역학적 연구는 일반적으로 특이 항혈청을 사용하는 피막형별capsular typing에 근거하여 이루어진다. 특정 영역에서 단지 소수의 피막형별만이 우세하다. 이러한 정보는 다가polyvalent인 폐렴사슬알균 백신의 합성 설계를 돕는데 사용된다.

장알균(장내구균)enterococci

장알균enterococci은 그룹 D 사슬알균과 밀접하게 연관되어 있는 세균 그룹이다. 장알균은 그룹 D 다당류를 갖고 있으며 쓸개즙(담즙)에 내성이 있어 위장관 내에서 성장이 가능하여 위장관 내의 토박이균들 중에서 소수 그룹으로 존재한다. MacConkey 우무agar에서 성장한다. 가장 흔한 속명은 *Enterococcus faecalis*이며 요로감염과 병원감염의 원인이다. 병원진료에서 빈번하게 만나게 되는 다른 종species은 *Enterococcus faecium*이다. 두 종은 penicillin에 선천적 내성을 갖고 있으며 일반적으로 ampicillin에 감수성이 있다. Nitrofrantoin이나 trimethoprime이 일반적으로 장알균에 의한 요로감염 치료에 효과적으로 사용된다. Ampicillin 내성 *E. faecium*과 gentamycin과 vancomycin에 내성을 보이는 *E. faecalis*에 대한 보고가 증가하고 있다.

무산소성 사슬알균anaerobic streptococci

일부 사슬알균 종은 아주 낮은 농도의 산소에서도 견디지 못해서 반드시 무산소상태로 해야 한다. *Peptococcus*와 *Peptostreptococcus* 종이 여기에 속하며, 장이나 질의 균무리로 존재한다. 무산소성 사슬알균의 완전한 확인은 검사결과 보고가 오래 걸리기 때문에 진단적 실험실에서 완료되지 않는 경우가 많이 있다.

이 종은 뇌, 복부, 골반의 농양과 같이 여러 가지 세균이 모여 있는 곳에서 분리가 된다. 일반적으로 *Peptococcus*와 *Peptostreptococcus* 종은 모두 penicillin과 metronodazole에 민감하다.

막대균bacilli

그람양성 막대균(막대모양)에는 5가지 주요 미생물 그룹이 포함되어 있다.

- 산소성 포자(아포)형성균aerobic spore-formers
- 산소성 비포자(아포)형성균aerobic non-spore-formers
- 불규칙염색 비포자(아포)형성균irregular staining non-spore-formers
- 분지막대균branching bacilli
- 무산소성종anaerobic species

산소성(호기성) 포자(아포)형성 막대균 aerobic spore-forming bacilli

바실러스 세레우스*Bacillus cereus*

*B. cereus*는 포자형성 그람양성 막대균으로 공기 중에서 혈액 우무배지에서 잘 자란다. 뿌리같은 투사projection와 함께 거칠고 퍼지는 집락을 형성하고 용혈성haemolytic이다. *B. cereus*는 환경에 널리 퍼져 있으며, 또한 장내균무리 중 편리공생균commensal으로 존재한다.

두 가지 중요한 장독소enterotoxin는 각각 구토유발emetic 장독소와 설사유발diarrheogenic 장독소가 있다. *B. cereus*는 식중독의 원인이다. 구토유발형은 대개 중국식 볶음밥을 먹은 후 발생한다. 대규모 역학연구에서 정량방법quantitative methods이 사용되지 않는 한 *B. cereus* 검사를 위한 단 한 번의 대변 검체의 배양은 거의 유용하지 않다.

탄저균*Bacillus anthracis*

탄저균*B. anthracis*은 포자형성 그람양성 막대균으로 혈액우무에서 특징적인 비 용혈성 'medusa-head' 모양의 집락을 보이며 성장한다. 이 종은 환경에서 발견되며, 특히 가축domestic animal과 연관되어 있다.

탄저균은 드물지만 궤사성 피부질환의 원인으로 포자 흡입에 의해서 전파되는 급속도로 치명적인 폐감염의 원인이다. 탄저의심 환자의 진단적 검체나 분리균주는 검사실 감염을 예방하기 위해서 검사실 직원에 의해서 주의깊게 다루어져야 한다. 탄저균은 penicillin과 ciprofloxacin에 감수성이 있다.

산소성(호기성) 비포자(아포)형성 막대균 aerobic non-spore-forming bacilli

Listeria 종과 *Erysipelothrix rhusiopathiae*가 포함된다. 환경과 여러 가지 동물의 장관계에서 발견된다.

Listeria spp.

Listeria 속genus에는 *L. monocytogenes*와 *L. ivanovii*가 포함되며 이 두 종은 인간 감염과 연관되어 있다. *Listeria* 종은 혈액우무에서 성장하며 좁은 베타용혈β-haemolysis대를 가진 작은 회청색 집락을 형성한다. 이 속은 catalase 양성으로 사슬알균과 구분된다. *Listeria* 종은 22℃에서 액체배지에서 배양될 때 특징적인 tumbling movement를 보인다. *Listeria* 종은 낮은 온도에서도 성장할 수 있으며, 실험실에서 차가운 증균액체배지enrichment broth로 선택이 가능하다.

Listeria 종이 어떻게 인간에게 질병을 일으키는지에 대한 것은 아직 명확하지 않으나 *L. monocytogenes*는 포유동물의 세포 간 통과와 내부에서의 생존이 가능하다. 질병은 경미한 것으로부터 독감 같은 증상과 신생아의 뇌수막염 및 패혈증과 사산(최고 변이는 유아패혈증성 육아종증granulomatosis infantiseptica)에 이르기까지 다양하게 나타난다. 신생아와 면역저하자 및 노인은 특별히 감염 위험집단이다. 질병이 어떻게 전파되는지에 대해서는 논란이 있다. 유행발생은 연한 치즈, 다른 유제품, 가공된 육류의 섭취와 연관이 있다. 토착성 질병은 조리한 후 오랫동안 낮은 온도에서 보관한 음식 및 다양한 종류의 음식의 섭취와 연관되어 있다.

단독균*Erysipelothrix rhusiopathiae*

*E. rhusiopathiae*는 또 다른 비포자형성 그람양성 막대균으로 산소상태에서 혈액우무에서 성장한다. 용혈은 없으며 막대균은 catalase 음성이어서 *Listeria* 종과 구분된다. *E. rhusiopathiae*는 환경에 널리 퍼져 있으며 돼지나 일부 생선의 장에 흔하게 존재한다.

*E. rhusiopathiae*는 피부가 굳게(경화) 변하고 푸르게 색이 변하는 유사단독erysipeloid으로 알려진 표재성 피부감염의 원인이다. 심내막염의 사례도 보고되고 있다.

*E. rhusiopathiae*는 vancomycin과 aminoglycoside에 내성을 보이므로 penicillin으로 치료해야 한다.

불규칙 염색 비포자(아포)형성균

곤봉형 세균coryneform bacteria

곤봉형 세균은 불규칙하게 염색되는 그람양성 막대균으로 *Corynebacterium* 속에 속한다. 이들은 그람염색에서 불규칙하게 늘어서는 경향이 있어서 일명 '한자Chinese

letter', '울타리모양picket fence'을 형성한다. 가장 중요한 속genus은 디프테리아의 원인인 *C. diphtheriae*이다. 이 종은 산소성 그람양성 막대균으로 혈액우무에서 자라지만 국소적으로 무성한 균무리들 때문에 텔루라이트 우무tellurite agar와 같은 선택배지selective media의 사용이 요구된다. *C. diphtheriae*는 텔루라이트 우무tellurite agar에서 자라며 특징적인 모양을 보이는데 이는 균주 확인을 도와줄 뿐만 아니라 생물변이형biovar을 *gravis*, *intermedius*, *mitis*형으로 분류하는 것을 도와준다. 각각의 *C. diphtheriae*의 집락을 메틸렌 블루로 염색을 하면 돌출된 이염색과립metachromatic granule이 드러나게 된다.
이 종의 병원성 균주들은 감염환자들의 구강인두에 염증성 삼출물을 형성하게 하는 독소를 생산한다. 이러한 독소의 전신감염은 심장독성, 신경독성을 낳게 된다. 독소의 발현은 β-phage인 세균파지(박테리오파지) bacteriophage의 존재에 달려 있다.
*C. diphtheriae*의 주 보균소는 증상이 없거나 회복기 보균자이며 유행기간 동안에는 β-phage-negative인 균주의 분리가 가능하다. 디프테리아의 세균학적 진단은 동물실험이나 시험관내 분석*in vitro* assay을 통한 미생물의 분리와 독소의 증명에 달려 있다. 디프테리아에서 보이는 감염의 심각한 결과 없이 인두염 발생의 원인이 되는 다른 곤봉형 세균(예. *C. ulcerans*, 중요한 수의병원균 veterinary pathogen)들도 있다. 다른 곤봉형 세균으로 면역저하 환자에게 감염의 원인이되는 *C. jeikeium*가 있다.

분지 막대균branching bacilli

노카르디아*Nocardia* 종

가장 중요한 분지branching 그람양성 막대균은 nocardioform 세균이다. 이 균은 느리게 성장하며 주름진 집락을 형성하는 세균이다. 일부 균은 균사체mycelia와 포자를 형성하여 겉으로는 곰팡이와 비슷하다. 그러나 이 균은 명확한 핵nucleus이나 세포소기관intracellular organelle이 없다. 이들은 세포벽이 뮤라믹산muramic acid을 포함하고 있으므로 원핵생물prokaryote이고 세균이다. 가장 흔한 *Nocardia* 속genus은 중간 정도의 변형된 Ziehl-Neelsen 염색으로 실증할 수 있는 항산성을 갖고 있다. Nocardias는 전형적인 건조상태 전에 연장된 긴 잠복기가 요구되며, 흰색 빵부스러기 모양의 집락이 확인될 수 있다. *N. asteroides*는 폐결핵으로 잘못 진단할 수 있는 국소적이고 공동을 형성하는 폐감염의 원인이 될 수 있다. 이 미생물에 의한 감염은 신장이식이나 다른 형태의 면역저하상태와 연관되어 있다. *Nocardia* 종은 sulphonamide 항생제나 일부 cephalosporin에 감수성이 있다.

바퀴살균(방선균)*Actinomyces* spp.

또 다른 분지branching 그람양성 막대균은 actinomyces이며 그 중 가장 흔한 균은 *Actinomyces israelli*이다. 이 균은 항산성acid-fast이 아니다. 혈액우무에서 매우 느리게 증식하며 집락은 초기에 섬세하고 거미줄 같은 돌기를 생산한다. 많은 균주가 실제로는 무산소상태가 반드시 요구되는 것은 아니지만 무산소상태에서 더 잘 자란다.
Actinomycetes는 흙 속에 존재하며 목얼굴cervicofacial, 가슴thoracic, 복부abdominal, 골반pelvic에 바퀴살균증(방선균증)actinomycosis과 같은 침습적 감염의 기회감염의 원인이 된다. *A. israelli*는 염증성 삼출물과 그 결과로 인한 속발성 섬유증fibrosis을 유발한다. 이 균은 조직 평면을 따라 퍼질 수 있으므로 악성 질병과 혼란이 유발될 수 있다. 만성질환에서는 sinus track(좁은 굴같은 경로)이 형성되고 농축된 세균들의 반점들(황색반점)을 가진 농성 삼출물이 있다.
Actinomycetes는 일반적으로 penicillin에 감수성이 있다. 자세한 확인과 형별분류는 표준실험실에서만 가능하며 가스액체크로마토그래피gas-liquid chromatography가 요구된다.

무산소성(혐기성) 막대균anaerobic bacilli

Clostridium perfringens

*C. perfringens*는 포자를 형성하는 그람양성 막대균으로 산소가 없는 상태에서 회색 집락을 형성하며 증식한다. 포자는 최적의 증식상태에서 드물게 형성되며 lecithinase를 포함하는 외독소exotoxin를 생산한다.
*C. perfringens*는 외상성 상처의 오염이나 순환장애가 있을 때 가로무늬근의 진행성 괴사의 원인이 된다. 이러한 상태는 가스괴저gas gangrene나 클로스트리듐 근육괴사clostridial myonecrosis로 알려져 있다(이 속에 속하는 균 가운데 가스괴저의 원인이 되는 것은 *C. nayvii*, *C. septicum* 등이 있다; 제6장 참조).
C. perfringens 중 일부 균주는 식중독의 원인이 되는 장독소enterotoxin를 생산하여 잠복기 12시간 후에 특징적인 복통과 설사를 유발한다. 드물기는 하지만 괴사성 장염이라 불리는 좀더 심한 장질환이 *C. perfringens* 흡수 후에 올 수 있다. 인간과 동물의 장의 균무리는 *C.*

*perfringens*를 포함하고 있으므로 인간의 배설물이나 동물성 비료가 뿌려지는 환경 어디에나 널리 퍼져 있다. Clostridia는 penicillin과 metronidazole에 감수성이 있다. 혈청학적 형별serological typing은 음식과 연관된 식중독의 역학조사의 일부로서 표준실험실에서만 드물게 수행된다.

파상풍균*Clostridium tetani*

*C. tetani*는 말단의 포자를 가진 그람양성 세균이다. 이 말단의 포자는 막대균을 드럼스틱과 같은 외형을 갖게 만든다. 이 종은 매우 혐기성이 심하다. 그러나 혈액우무에서 납작하고 불규칙한 가장자리를 가진 집락을 형성한다. *C. tetani*는 임상진료에서 분리하기 어렵다.
*C. tetani*는 시냅스전억제성 신경원presynaptic inhibitory neuron에 결합하는 잠재적인 신경독소neurotoxin와 파상풍독소tetanospasmin를 생산한다. 외상성 상처에 깊숙이 접종inoculation이 된 경우에는 아무리 적은 양이라도 거의 전적으로 세균독소의 작용에 의해서 발생하는 파상풍의 원인이 된다.
*C. tetani*는 penicillin과 metronidazole에 감수성이 있다.

클로스트리듐(보툴리누스균) 보툴리눔 *Clostridium botulinum*

*C. botulinum*은 반드시 무산소상태에서만 혈액우무에서 증식하는 포자형성 그람양성 막대균이다.
*C. botulinum*은 연수뇌신경과 운동신경원에 작용하여 호흡기근육과 안면근육의 이완마비flaccid paralysis를 초래하는 잠재성 신경독소를 생산한다. 이 미생물은 환경에 널리 퍼져 있으며 가축의 장관내 균무리로 존재한다.
*C. botulinum*의 포자는 상대적으로 열에 강하므로 세균의 섭취로 인해서 신경독성 식중독이 발생할 수 있다. 이와 관련된 식료품들은 꿀과 같은 가정용 병제품이나 캔 제품들이다. 유행발생은 duck pâté와 요구르트가 연관되어 있다.

클로스트리듐 디피실리*Clostridium difficile*

*C. difficile*은 여러 가지 종류의 동물 장관의 균무리enteric flora에서 흔하게 발견되는 무산소성 포자형성 그람양성 막대균이다. *C. difficile*은 혈액우무에서 증식하며 열쇼크나 알코올 전처치가 이용되는 경우에는 다른 종들과 오염된 검체에서도 분리가 가능하다.
이 종은 항생제 관련 설사와 위막성결장염pseudomembranous colitis의 원인이며, 항균제 약물치료 결과로 항생제에 감수성이 있는 세균이 제거되므로 인해서 과도증식이 선행한다.
*C. difficile*은 vancomycin, metronodazole, bacitracin에 민감하지만 β-lactam 항생제에는 내성을 보인다. 분자형별molecular typing은 병원환경에서 환자와 환자 간의 전파를 증명할 때 이용된다.

21.2 그람음성세균 Gram-negative bacteria

창자막대균enteric bacilli

비록 이들이 때로 구어체로 대장균군coliform으로 알려져 있으나, 이 그룹 세균의 적절한 이름은 장내세균과 Enterobacteriaceae이다. 당을 발효하는 그람음성 막대균의 한 그룹으로 산화효소 음성이며 호기상테와 무산소상대에서 모두 잘 자라며(조건무산소성균facultative anaerobe) 장관균무리 내에서 흔하게 발견된다. 모든 이균 종은 혈액우무에서 빠르게 성장하며 쓸개즙산염(담즙산염)이 있는 상태에서도 성장한다.
장관의 그람음성 막대균은 모두 세포벽에 리포다당질 lipo-polysaccharide(내독소)이 있다. 이 고분자macromolecule는 형특이성 다당류 O사슬을 갖고 있다. 일부 종은 편모flagella라 불리는 운동 소기관을 갖고 있다. 일부 종은 항포식작용을 보이는 피막을 갖고 있으며, 일부는 중요한 외독소를 생산한다. 이 그룹 균들은 병원진료에서 가장 흔하게 접하게 되는 세균 종이며, 또한 대다수가 지역사회에서 흔한 질병의 원인이 된다. 이 장관의 그람음성 막대균은 여러 동물들의 장 내용물에 존재하고 있으며 무생물 환경, 특히 인간의 배설물이나 동물성 비료가 있는 곳에 널리 퍼져 있다.

대장균*Escherichia coli*

*E. coli*는 가장 흔하게 분리되는 장내세균과Enterobacteriaceae에 속하는 균으로 인돌 양성indole positive 유당발효소lactose fermenter이다. *E. coli*의 일부 특이한 혈청형serotype은 병원성 인자를 갖고 있는데 이들은 점막세포에 부착하는 것을 돕고 하부조직에 침투하는 것을 도와주거나 점막기능의 변화를 초래하는 원인이 된다.
대장균은 장관감염, 요로감염, 패혈증, 내독소endotoxin 쇼크와 다양한 종류의 병원감염의 원인이 된다(표 38).

다수의 임상분리주isolates들은 베타락타마아제beta(β)-lactamase와 같은 플라스미드유래plasmid-borne 항생제 내성인자를 갖고 있어서 항생제 감수성을 예측하기 어렵게 한다.

표현형phenotype 소견이 대부분의 임상분리주isolates의 확인에 사용된다. 유전적형별방법genetic typing methods은 의심되는 사례들의 집단발생의 분리균주의 집중조사에 사용된다.

Klebsiella－enterobacter－serratia group

이 K－E－S 그룹은 3가지 대사활성화 속metabolically active genera을 갖고 있으며, 이들은 병원감염의 중요한 원인이 된다.

*Klebsiella*는 고형배지에서 매우 점액성인 집락을 형성하는 유당발효소 속lactose fermenter genus이다.

Serratia 종은 원래 붉은 색소를 보이는 집락을 형성한다. 이들은 지역사회 획득 요로감염, 심각한 그람음성 폐렴과 다른 감염의 원인이 될 수 있다. *Klebsiella* 속은 병원 직원의 손을 타고 병원 내에서 쉽게 전파된다. 많은 분리균주가 ampicillin에 내성을 보이며(*Klebsiella*의 거의 100%), 최근 광범위 스펙트럼의 cephalosporins계(cefotaxime, ceftriaxone, ceftazidime)의 항생제와 aminoglycosides 계에 내성이 증가하고 있다. *Klebsiella*의 형별은 형특이항혈청type-specific antiserum이나 분자방법molecular methods으로 한다.

Salmonella spp.

Salmonella 속은 아마도 가장 복잡한 장내세균과 Enterobacteriaceae일 것이다. 균주(계통발생phylogeny) 사이의 유전적 관계와 다른 세균과의 관계에 대한 향상된 지식으로 이 균은 최근 유동적인 상태에 놓여 있다. Salmonellas는 비유당발효소non-lactose fermenters이며, 요소분해효소urease 음성이며, 장티푸스균*S. typhi*을 제외하고는 황화수소hydrogen sulphide를 발생한다. 이들은 운동력이 있으며, O 당류항원saccharide antigen과 H 편모항원 flagellar antigen을 갖고 있다.

장티푸스균*S. typhi*은 항포식 Vi 항원도 갖고 있다. Salmonella 속에는 *S. typhi*, *S. choleraesuis*, *S. enteritidis* 3가지의 종이 있으며 마지막 균종이 가장 많은 혈청형(2000 이상)을 갖고 있다.

이들은 O 항원에 따라서 군groups으로 정리된다. O 항원은 응집항혈청agglutinating antisera에 의해서 검출될 수 있으며 H 항원에 의해서 형별된다. 대다수의 실험실이 형별항혈청typing antisera의 범위를 제한적으로 운영하고 있으므로 항원반응의 전 세트는 일반적으로 임상실험실 보고서식에서 보고되지 않는다. 초기 형별은 혈청학적 방법이나 박테리오파지연구bacteriophage studies에 의해서 이루어진다. 분자방법은 살모넬라 집단감염을 역학조사하는 경우에 자주 이용된다.

Salmonellas는 장관열(*S. typhi, S. paratyphi*에 의한)과 위장관염 및 패혈증의 원인이다. *S. typhi*의 유일한 보균소는 인간이며, 매우 적은 수만이 회복기 보균자이거나 불현성 감염을 앓는다. 다른 종류의 salmonellas는 동물에서 발견되며 동물 유행병의 원인이다. *S. enteritis*와 가금류와의 연관성은 아마도 가금류가공품poultry products의 역할에 많은 책임이 있는 것으로 보인다. 왜냐하면 이것은 식품원성 살모넬라증에 관련되어 있는 가장 흔한 식료품의 역할을 하고 있기 때문이다.

이질균*Shigella* spp.

Shigellae는 비운동성 그람음성 막대균으로 대장균*E.coli*과 밀접하게 연관되어 있다. *Shigella sonnei*, *Shigella boydii, Shigella flexneri*, *Shigella dysenteriae*의 4가지의 종이 있는데, 이 중 *S. sonnei*가 가장 흔하게 분리되며 가장 약한 중등도를 가진 장질환의 원인이다. 단지 적은 수의 세균만으로도 장감염이 가능하다. 가장 심각한 형태의 감염을 일으키는 균주는 verotoxin으로 알려진 세포독소cytotoxin를 생산한다. 이질*Shigella* 감염은 일반적으로 대장에 국한된다. 심각한 질병은 장벽을 침투하지만 신체의 다른 부위로 전파되는 일은 드물다.

표 38. 대장균*Escherichia coli*의 종류와 장관 질병

약어	원어	질병
ETEC	Enterotoxigenic *E. coli*	여행자 설사traveller's diarrhea
EPEC	Enteropathogenic *E. coli*	신생아 설사diarrhea in infants
EIEC	Enteroinvasive *E. coli*	설사 특이혈청형diarrhea, specific serotypes
EHEC	Enterohaemorrhagic *E. coli*	출혈성대장염haemorrhagic colitis(haemolytic uraemic syndrome)

심각한 이질 감염의 침습성은 항생제의 사용을 필요로 할 수 있으나 일반적으로 사용되는 모든 약제에 대한 내성이 흔하다. *S. sonnei*를 제외한 shigella의 초기 형별은 항혈청을 이용한다.

The Proteae

Proteae는 *Proteus, Morganella, Providencia* 속을 포함하며, 그 중 *Proteus*가 가장 흔하다. *Proteus* 종은 비유당발효소non-lactose fermenter인 그람음성 막대균으로 강력한 요소분해효소urease 양성이며 운동성이다. 이 그룹의 일부 균은 고형배지에서 wave 모양으로 증식한다(일명 유주swarming). 이렇게 유주하는 균주는 Dienes' phenomenon(다른 감염원으로부터 유래된 다른 분리균주들 사이에 분계선을 형성)에 의해서 형별이 가능하다. *Proteus* 종은 요로감염과 신장결석 형성 및 장기간 유치도뇨관을 유지하는 환자의 감염의 원인이다. 패혈증과 내독소성 쇼크와 다양한 종류의 병원감염이 Proteae에 속하는 균들이 원인이 될 수 있다. *P. mirabilis*가 가장 흔한 *Proteus* 종이며 일반적으로 ampicillin과 cephalosporins에 감수성이 있다. *P. vulgaris*는 ampicillin에 내성을 보인다.

Yersinia spp.

그람음성 막대균이며 이 그룹에는 *Yersinia enterocolitica*, *Yersinia pseudotuberculosis*, *Yersinia pestis* 등 3가지 중요한 균이 있다. *Yersinia* spp.는 전통적인 고형배지에서 자랄 수 있으나 임상검체에서는 드물게 분리된다. 각 막대균의 끝에 돌출되는 염색을 보이는 특징적인 그람염색 모양을 나타낸다.

*Y. enterocolitica, Y. pseudotuberculosis*는 어린이(창자간막림프절염mesenteric adenitis)와 성인에게 장관감염의 원인이 된다. 이들은 때로 오염된 혈액수혈로 인한 패혈증의 원인이 되기도 한다. *Y. pestis*는 림프절페스트, 패혈성페스트, 폐페스트의 원인이 된다.

환경 그람음성 막대균 environmental Gram-negative bacilli

의학적으로 중요한 그람음성 환경균 속은 몇 가지가 있으며, *Pseudomonas*, *Burkholderia*, *Acinetobacter*, *Stenotrophomonas* 등이 있다. 대부분의 이 균들은 포도당을 발효하지 않는다. 일부 균은 강한 산화효소 양성반응을 보인다. 이들의 광범위하게 다양한 대사특성과 광범위한 온도범위는 이들이 무생물환경에서 살아남고 성장하는 것을 돕는다. 이 종들은 흙, 물과 병원환경의 여러 장소에서 검출될 수 있다. 다양한 항생제 내성인자를 축적하는 능력은 이 그룹의 세균들이 병원감염의 가장 흔한 원인이 되어 온 것을 설명한다.

녹농균종*Pseudomonas* spp.

녹농균종*Pseudomonas* spp.에는 *P. aeruginosa, P. fluorescens*과 그외 다른 균이 있으며 운동성이고 산화효소 양성인 그람음성 막대균이다. *P. aeruginosa*는 pyocyanin이라 불리우는 청그린 색소를 생산하며 고형배지에서 불규칙한 집락을 형성한다. 이들은 곰팡이 냄새가 나고 포도와 비슷한 냄새가 난다.

*P. aeruginosa*는 카테터 관련 요로감염부터 골수염에 이르기까지 다양한 범위의 병원감염의 원인이 된다. 병원폐렴과 화상, 상처감염의 흔한 원인균이다. 점액성 변이는 낭성섬유종 환자에게 만성 폐감염의 원인이 된다.

*P. aeruginosa*는 extended spectrum β-lactam agents와 aminoglycoside에 내성을 보인다. 녹농균*Pseudomonas* 감염 치료에 흔하게 사용되는 항생제는 piperacillin, 4-aminoquinolones과 carbapenem이다. 녹농균분리균주의 형별 연구는 병원감염의 집단발생이 의심될 때 요구된다. 이는 pyocines(주어진 *P. aeruginosa* 균주에 의해서 생성되는 물질로 다른 균주의 성장을 방해)의 항균작용을 이용한다. PFGE와 같은 분자형별 방법은 현재 병원성녹농균 감염의 집단발생을 역학조사 할 때 널리 이용된다.

Burkholderia spp.

이 균은 이전에 *Pseudomonas*로 불리었으며, *B. pseudomallei, B. mallei, B. cepacia*가 의학적으로 중요하다.

*B. pseudomallei*는 산화효소 양성인 그람음성 비효소균으로 혈액우무에서 수일 경과 후에 건조하고 주름진 집락을 형성한다. *B. cepacia*는 전통적인 고형배지에서 느리게 성장하며 감수성 검사를 하기 어렵다.

*B. pseudomallei*는 흙과 물 표면에서 발견되며 유비저melioidosis의 원인이다. 이 질환은 폐와 연조직을 침범하는 잠재적으로 치명적인 감염이며 남동아시아와 오스트레일리아의 토착 질환이다. 이 미생물은 흡인에 의한 직무관련 감염을 예방하기 위해서 진단적 검사실 내에서 주의깊게 다루어져야 한다. *B. pseudomallei*는 일반적으

로 ceftazidime, co-trimoxazole, doxycycline, meropenem에 감수성이 있다. *B. mallei*는 마비저glanders로 알려진 발굽이 있는 동물의 감염의 원인인 종species과 밀접하게 연관되어 있다. 이 균은 드물게 인간에게서 관찰된다.

*B. cepacia*는 환경의 그람음성 막대균으로 기회감염의 병원균으로 작용할 수 있으며, 낭성섬유종 환자의 폐질환과 연관되어 있다.

Stenotrophomonas maltophilia

*S. maltophilia*는 *Pseudomonas* 속의 한 부류로 분류되었던 또 다른 그람음성 종이다. 산화효소 음성이거나 약한 양성을 보이고 노란 색소의 집락을 생산한다. 무생물 환경과 인간의 장관에서 발견된다.

*S. maltophilia*는 백혈병 환자와 같은 면역저하 환자의 기회감염 병원균주로 인식되는 것이 증가되고 있다. 전통적인 항녹농균제에 내성을 보이며 carbapenems에 항상 내성을 보인다. 이러한 항균제로 다른 감염을 치료하는 것은 멸균이 아닌 신체부위 표면에 있는 *S. maltophilia*를 선별해내는 것을 가능하게 한다.

Acinetobacter spp.

*Acinetobacter*는 작은 그람음성 짧은막대균coccobacillus으로 산화효소 음성이며 MacConkey 우무에서 성장할 수 있다. 이 속genus에 속하는 모든 균은 비운동성이고 비발효소이다.

*Acinetobacter*는 광범위한 병원환경에서 자랄 수 있다. 특히 면역저하 환자와 중환자실과 같은 고도의 의료기술 의존 환자에게 병원감염을 유발한다. 임상진료에서 가장 빈번하게 부딪히는 이 균 속genus은 *A. baumanii* (이전 *A. calcoaceticus* var *aitratus*)로 다양한 항생제에 내성을 가지고 있다. 이보다 덜 관찰되는 종인 *A. lwoffii*는 항생제 내성이 적다. Polymerase chain reaction(PCR) 같은 분자방법을 이용한 역학연구는 병원유행 발생에 대한 역학조사를 시행할 때 유용하게 이용될 수 있다.

곡선과 나선형 종curved and spiral species

비브리오종*Vibrio* spp.

비브리오는 산화효소 양성이며 포도당 발효성인 곡선의 그람음성 막대균으로 운동성이고 알칼리 환경을 선호한다. 30여 종이 넘는다. 의학적으로 가장 중요한 것은 *Vibrio cholera, V. vulnificus, V. parahaemolyticus*이다.

진단적 검사실에서 비브리오의 분리는 TCBS (thiosulphate, citrate, bile salt, sucrose) 선택배지 사용에 의해서 이루어진다. 좀더 세분하기 위해서는 비브리오를 알칼리성 펩톤수peptone water에 미리 증균한 뒤에 고형배지에 접종한다. *Vibrio cholera*는 TCBS 배지 위에서 노란색 집락을 형성하고 *V. vulnificus*와 *V. parahaemolyticus*도 노란색 집락을 형성한다. 비브리오는 사람의 배설물로 오염된 물환경과 패류에서 발견된다. 오염된 바닷물이나 해산물을 먹은 후에 감염이 발생한다.

*V. cholera*는 잠재적으로 치명적인 물설사 질환인 콜레라의 원인이다. *V. cholera*는 약 60여 종의 O 항원형이 있다. 가장 중요하고 유일한 것은 O1형 항원형으로 가장 심각한 질환을 발생시킨다. 이 단일 형은 Inaba, Ogawa, Hikojima의 혈청형serotype으로 분류된다. 이 3가지 혈청형은 고전형classic과 엘토르생물변이형El Tor biovars으로 다시 세분될 수 있다. O1형 *V. cholera*뿐만 아니라 많은 비브리오종은 설사의 원인이 될 수 있다. *V. cholera*는 장점막에 있는 강글리오시드 수용체ganglioside receptor와 결합하여 고리 AMPcyclic AMP의 생산을 자극하는 이 균의 독소의 작용 때문에 가장 심각한 설사의 원인이 된다. 이것은 소장에서 물과 염분을 재흡수하는 것을 방해한다. 콜레라의 범유행은 약 10년에 한 번 간격으로 발생한다. 가장 최근의 범유행은 엘토르생물형El Tor biotype에 의한 것으로 남미 전역에 퍼져서 발생하였다. 고전생물형classic biotype은 남아시아(Bengal strain)에서 초기에 발생하여 퍼졌다. 고전생물형classic biotype은 더 위중한 질병을 일으키지만 엘토르생물형처럼 쉽게 환경에서 살아남지 못한다.

가장 중요한 관리는 수분과 전해질 공급이지만 tetracycline이나 co-trimoxazole로 치료하는 것은 설사 기간이나 수분의 손실을 줄일 수 있다.

*V. vulnificus*는 좀더 침습적인 질병의 원인이 될 수 있으며 때로는 특히 간질환이 있는 환자에게 높은 사망률을 가진 패혈증을 초래한다.

Campylobacter spp.

미세산소성microaerophilic이며 호이산화탄소성capnophilic인 그람음성 막대균이다. 가장 빈번하게 접하게 되는 속genus은 *C. jejuni*로 설사의 가장 흔한 세균성 원인 중의 하나이다. 이 종을 검사실에서 분리하기 위해서는 미호기성(10% CO_2와 90% N_2) 환경, 선택배지(Preston 또는 Skirrow's media), 42℃에서의 배양조건이 요구된다. 이 방법은 다른 편리공생 장관세균의 성장을 방해한다. *C.*

*fetus, C. coli, C. lari*와 같은 다른 campylobacters들은 cefalotin과 nalidixic acid를 이용한 항생제 감수성 결과에 의해서 그리고 마뇨산가수분해시험hippurate hydrolysis test에 의해서 *C. jejuni*와 구분될 수 있다.

Campylobacters들은 소나 가금류 같은 가축들의 장질환의 주요 원인으로, 감염의 일차 원인으로 작용할 수 있다. 사람에게 감염은 특징적으로 짧은 기간의 혈액성 설사를 일으킨다. 아주 극단의 연령에서는 전신적 감염이 발생하며 관절염이나 뇌수막염 발생 사례가 보고되고 있다.

*C. jejuni*는 일반적으로 erythromycin에 감수성이 있지만 성인이나 학령기 아동older children의 설사는 일반적으로 항생제 치료를 필요로 하지 않는다.

위나선균(위염균)*Helicobacter pylori*

*H. pylori*는 요소분해효소 양성이며 곡선의 그람음성 막대균으로 미호기성microaerophilic이고 변형된 혈액우무에서 성장할 수 있다. 이전에 *Campylobacter pylori*로 알려졌던 *H. pylori*는 소화궤양 질환의 발병기전에 연관된 인자로 확인되었다. 일차 감염원은 알려지지 않았다.

*H. pylori*를 섭취하는 것은 위궤양을 유발한다는 것이 드러났으며 항생제 치료로 이 균을 근절하면 위궤양의 재발률은 감소한다. *H. pylori*가 일부 위 악성종양의 발생에 기여한다는 증거가 있다.

*H. pylori*의 일부 균주는 metronidazole에 내성을 보인다.

까다로운 막대균Fastidious bacilli

일부 그람음성 막대균 속genera은 특별한 성장인자 또는 환경요구 때문에 일반적인 검사실 환경하에서 배양하기 어렵다. 그러나 그런 균들은 배지에 필요한 기질을 제공하거나 가스 환경을 변화시킴으로써 임상검체에서 분리가 가능하다. 많은 진단검사실이 이런 세균을 분리할 수 있을 정도의 배양기나 배지를 갖고 있지 않기 때문에 이들 세균의 중요성에 대한 것은 적게 기록되어 있다. 이들의 까다로운 본성 때문에 최상의 검사 환경하에서도 일정 부분은 분리되지 않는다.

Haemophilus spp.

*Haemophilus*는 작은 그람음성 짧은막대균coccobacillus의 한 속으로 대사기질이 혈액내에 있어야 고형배지 위에서 성장한다. 이 속의 중요한 균은 *H. influenzae, H. aegyptius, H. ducreyi, H. parainfluenzae*가 있으며, 이들은 X(haemin)인자와 V(NAD) 인자의 유구조건의 차이에 의해서 구별된다(표 39). *H. influenzae*는 캡슐형과 생화학적 특징에 의해서 분류된다.

표 39. *Haemophilus* spp.와 성장인자 요구조건

Species	Factor X	Factor V
H. influenzae	+	+
H. parainfluenzae	–	+
H. aegypticus	+	+
H. ducreyi	+	–
H. aphrophilus	+/–	–

Haemophilus 종은 상기도와 생식관의 점막에서 발견된다. *H. influenzae*는 소아의 수막염, 연조직염, 후두개염과 패혈증, 어른의 하부호흡기 감염과 같은 사람 감염의 가장 흔한 균이다. 대부분 침습적 감염은 다당류캡슐 B형polysaccharide capsule type B(composed of ribose)을 갖고 있는 균주에 의해서 발생한다. 비캡슐형 균주는 특히 림프성 악성종양자에게 침습적 감염의 원인이 된다.

*H. aegypticus*는 *H. influenzae*의 어떤 생물형과 밀접하게 연관되어 있다. 이 종은 결막염과 Brazilian purpuric fever라고 알려진 치명적인 질환의 원인이다.

*H. ducreyi*는 무른궤양chancroid으로 알려진 성접촉으로 전파되는 생식기 질환의 원인이다.

*H. parainfluenzae*는 유증상 감염과는 연관이 적으며 상기도에 가장 흔한 편리공생균commensal이다.

Haemophilus 종은 penicillin에 내성이다. *H. influenzae* 균주 가운데 베타락타마아제beta(β)-lactamase 매개 ampicillin 내성 과(또는) chloramphenicol 내성을 보이는 분율이 증가하고 있다. 결합conjugated PRP(capsular type b substance) 백신이 사용되는 지역사회에서는 *H. influenzae*에 의한 침습적인 감염이 점차 감소하고 있다.

HACEK group

HACEK는 *Haemophilus aphrophilus*, *Actinobacillus actinomycetemcomitans*, *Cardiobacterium hominis*, *Eikenella corrodons*, *Kingella kingae*의 약어이다. 이들은 모두 그람음성 막대균으로 느리게 성장하며 성장을 위해서 CO_2가 요구된다. 이들은 구강인두 또는 생식기의 편리공생균 내에서 발견되며 드물게 비정상적인 심

장판막을 갖고 있는 환자의 감염성 심내막염의 원인이 된다.

Pateurella spp.

*Pateurella*는 작은 산화효소 양성인 그람음성 막대균이다. 가장 중요한 균은 *P. multocida*이다. 이 종은 고양이, 개, 그 외 동물들의 구강 내에서 발견되며 동물에게 물린 후에 발생하는 감염의 원인이다. 이 종은 penicillin에 매우 민감하며 이는 그람음성 막대균에게 매우 비정상적인 특징이다.

Brucella spp.

가장 흔하게 접하게 되는 brucellas는 *Brucella melitensis, B. abortus, B. suis*들이다. 이들은 산화효소 양성인 그람음성 막대균으로 성장을 위한 조건으로는 혈청이 있는 배지가 요구된다.
이들 세균은 브루셀라증의 원인이 된다. 브루셀라증은 인수공통감염병zoonotic infection으로 동물유래 생산품(우유, 태반, 고기, 동물 체액)을 섭취한 후에 발생한다. Brucellas는 특히 근골격계, 림프그물조직lymphoreticular, 중추신경계 세포에 육아종 발생의 원인이 될 수 있다.
브루셀라증의 치료에 사용할 수 있는 항생제는 doxycycline, streptomycin, rifampicin 등이 있다.

Legionella spp.

Legionellas는 까다롭고 호기성인 그람음성 막대균으로 광범위한 자연의 물 환경이나 인공 물 환경에서 발견된다. 이들은 자유생활 아메바와 밀접하게 연관되어 생존한다. 배양하기 매우 어렵고 특별한 배지(BCYEa: buffered charcoal, yeast extract, α-ketoglutarate)를 요구한다. 확인은 직접면역형광항체 염색direct immunofluorescent antibody stain이나 nucleic acid amplification(PCR)에 의해서 이루어진다.
많은 속genus이 있으나 대부분의 사람 감염은 *L. pneumophila* serotype 1이 원인이다. 가장 흔한 감염은 폐렴으로 가래가 있다고 하더라도 적은 양인 양쪽 폐의 폐렴과 비폐렴성 양상으로는 혼돈, 설사, 근육통 등의 증상을 보인다. 폰티악 열pontiac fever로 알려진 개인에 한정된 열성 상태는 legionellas에 호흡기가 노출되는 것이 원인이다.
이 속은 erythromycin, ciprofloxacin, rifampicin에 감수성이 있다. 아형subtype 분류는 혈청학적 방법이나 분자방법으로 이루어진다.

무산소성(혐기성) 그람음성 막대균 anaerobic Gram-negative bacilli

무산소성 그람음성 막대균은 까다로운 무산소균(혐기성균)으로 산소에 노출되는 것을 견디지 못한다. *Bacteroides, Prevotella, Fusobacterium* spp.들이 속하며, 이들 모두는 고름집 형성, 심부 연조직 감염, 뇌에서 골반과 근막에 이르기까지 인체 여러 부위에 여러 균 감염과 연관되어 있다. 이 종에 의한 감염은 외상성이거나 괴사성, 허혈성 조직이 구강이나 장관내 물질에 오염되는 것을 통해서 발생한다.
박테로이데스*Bacteroides* 종은 가장 흔하게 분리되는 절대무산소성균obligate anaerobe으로 *B. fragilis*가 유일하게 가장 흔하게 분리되는 종이다. 쓸개즙(담즙) 내성이 있는 그람음성 막대균으로 정상적으로 하부 소장 내 편리공생균commensal flora 안에서 발견된다. *Bacteroides* 종은 penicillin에 내성이다.
Prevotella 속은 예전에 모든 색소 박테로이데스로 알려진(예전 *B. melaninogenicus,* 현재 *P. melaninogenica*) 모든 종을 포함한다. 이들은 강한 무산소성이며 느리게 자라고 배양 수주 후에만 나타나는 색소를 나타낸다. 이들은 *Fusobacterium necrophorum*(첨형 끝을 가진 무산소성 그람음성 막대균)과 함께 상부위장관에서 발견되며 흡인으로 인해서 발생하는 폐렴의 일반적인 무산소성 원인균이다.
모든 무산소성 그람음성 막대균은 metronidazole에 감수성이다. 또한 대부분 clindamycin에 감수성이다.

그람음성 알균Gram-negative cocci

일상 실무 영역에서 가장 흔하게 관찰되는 그람음성 알균은 *Neisseria*와 *Moraxella* 두 가지 속에 속한다. *Neisseria*에는 임균*N. gonorrhoea,* 수막염균*N. meningitidis*과 *N. lactamica*과 같은 몇 가지 편리공생균들이 있다. *Moraxella catarrhalis*는 *Moraxella* 속의 가장 흔한 균이다.

나이세리아종*Neisseria* spp.

가장 흔한 그람음성 알균은 나이세리아neiserias이다. 이들은 쌍으로 나타나는 알모양(구상)으로(예전에는 쌍알균diplococcus로 불리었다) 까다로운 성장조건을 갖고 있으며 습하고 CO_2가 많은 환경을 좋아한다. 이들은 사람의 점막에서 발견되며, 털pili이라고 알려진 털같은 돌출

부위의 작용으로 점막에 밀착된다. 수막염균*N. meningitidis*은 항포식작용을 할 수 있는 다당류를 갖고 있다. 추정 확인검사는 적절한 검체를 그람 염색을 하는 것으로 시작된다. 우무배지에서 분리된 집락들은 산화효소 양성이다. 종 확인은 sugar utilization test, immunological test, nucleic acid amplification(PCR) 등으로 가능하다(표 40).

임균*N. gonorrhoeae*은 성접촉으로 전파되는 다양한 비뇨생식기계 감염과 다른 신체부위의 구멍 감염과 패혈증, 신생아 감염의 원인이다. *N. gonorrhoea*의 동정을 위해서 신체 외부에서 수집된 검체는 편리공생균들의 성장을 억제하기 위해서 선택배지(vancomycin, colistin, trimethoprime, amphotericin agar)가 필요하다. 확인은 sugar utilization test 또는 법의학적인 이유로 co-agglutination test으로 확진이 가능하다. 베타락타마아제beta(β)-lactamase의 생산 또는 페니실린 결합단백질penicillin-binding protein의 변형에 의한 penicillin 내성과 tetracycline 내성 및 quinolone 내성까지 증가 추세로 관찰되고 있다. 임균감염에 대한 치료약의 선택적 선호로 인해서 지역적으로 높은 내성을 보이는 것은 ceftriaxone이다. 검사실에서 아형 분류는 집단발생을 집중 역학조사할 때 수행할 수 있으며 분자형별 방법에 속하는 방법을 사용한다. 하나의 특별한 성분-의존형-the AHU(arginine, hypoxanthine, uracil) auxotype-은 성인 여성의 전신파종성 임균 감염과 강한 연관성을 갖고 있다

수막염균*N. meningitidis*은 임상적으로 중요한 *Neisseria* 속으로 세균성수막염과 패혈증의 원인이다. 이 종류의 감염은 취학전 아동과 집단시설에 있는 젊은 성인에게 자주 발생한다. 몇가지 캡슐형 혈청형이 있는데, 그 중 A, B, C형이 가장 흔하다. A형은 가장 유행발생적이며, B형은 토착형이다. 수막염균은 초콜릿 우무chocolate agar 위에서 습하고 CO_2가 많은 배양기 내에서 자란다. 다행히 penicillin 내성은 흔하지 않으나 베타락타마아제를 생산하는 균들은 증가 추세로 흔해지고 있다. 역학적 형 분류는 항혈청에서 캡슐형 다당류에 따라서 혈청군serogrouping에 의하거나 외부 막의 단백질형에 따라 혈청형 구분에 의한다. PCR에 근거한 분자방법은 이 목적으로는 현재 가능하지 않다.

Moraxella spp.

이 속 중에서 임상적으로 가장 중요한 균은 *Moraxella catarrhalis*(예전에 *Neisseria catarrhalis*로 그 뒤에는 *Branhamella catarrhalis*로 알려진)이다. *M. catarrhalis*는 그람음성 알균이며 상대적으로 비당분해성 asaccharolytic이며 DNAase 양성이고 일반적으로 베타락타마아제β-lactamase 양성이다.

이 종은 특히 어린이와 노인의 구강인두에서 발견되며 수년 간 비병원성으로 간주되어 왔다. 최근에야 *M. catarrhalis*가 상기도 감염, 가운데귀염(중이염), 코곁굴염(부비동염)의 원인이 되며 만성 기관지염의 악화를 초래할 수 있는 하부호흡기 감염의 기회감염균이 될 수 있다는 것이 명확해졌다. 이 균은 면역저하 환자에게 균혈증의 원인이 될 수 있다.

*M. catarrhalis*는 β-lactamase를 생산하므로 일반적으로 penicillin 내성이다.

21.3 항산균 미코박테리아mycobacteria

항산균 미코박테리아mycobacteria는 느리게 성장하는 항산균(항산막대균)acid-fast bacilli이다. 이들은 몇 가지 관점에서 볼 때 그람음성세균이나 그람양성세균과 구별되는 세포벽 구조를 갖고 있다. Mycobacteria의 세포벽은 그 통합성을 펩티도글리칸peptidoglycan에 의존하지 않는다. 그 대신 전통적인 세균염색 방법에 내성을 보이는 진균성산mycotic acid과 밀랍waxes을 갖고 있다.

표 40. 나이세리아(과)Neisseriaceae의 생화학적 반응

Species	Sugar utilization				DNase
	Glucose	Maltose	Lactose	Sucrose	
N. gonorrhoea	+	−	−	−	−
N. meningitidis	+	+	−	−	−
N. lactamica	+	+	+	−	−
M. catarrhalis	−	−	−	−	+

Mycobacteria의 세포벽은 열이나 염색이 미생물을 통과하기 전에 농축된 염료를 이용한 장기간 염색기간을 요구한다. Mycobacteria의 항산성 기질은 Ziehl-Neelsen 염색에 사용되는 농축된 carbol fuchsin의 산-알코올 탈색에 저항하는 복잡한 세포벽 때문이다.

Mycobacteria는 Lowenstein-Jensen이나 Middlebrook 우무와 같은 특별한 배지에서 자랄 수 있다. Lowenstein-Jensen 배지는 농축된 계란, 전분과 말라카이트그린malachite green을 포함하고 있으며 Middlebrook 우무는 명확한 화학제, 알부민, 바이오틴biotin, 카탈라아제catalase를 함유한다. 성장은 CO_2가 있는 상태에서 최상이며, 다양한 크기, 모양, 색의 집락을 형성한다. 이러한 형태는 Mycobacteria의 종species을 구별하는 것을 도와준다(표 41). Mycobacteria를 확인하는데 사용되는 다른 방법은 최적 온도범위, 니아신niacin 축적, 카탈라아제와 계면활성제인 Tween의 가수분해hydrolysis 등이다. 나병의 원인인 나병균*Mycobacterium leprae*은 인공배지에서는 배양이 불가능하며 armadillos(작은 포유류)와 suckling mice(젖먹이 생쥐내)에서만 성장한다. Mycobacteria의 느린 성장은 분리방법의 향상을 이끌어 왔으며 이는 자동화된 방사선(BACTEC) 감지 시스템 내에 사용되는 액체배지broth에 있는 ^{14}C-palmitic acid로부터 생산되는 $^{14}CO_2$를 감지하는 방법을 포함한다. 느린 성장속도는 항생제 감수성 결정에 대한 문제를 야기할 수 있으며, 이는 좀더 긴 지연delay을 초래하는 원인이 될 수 있다.

결핵균*Mycobacterium tuberculosis*

*M. tuberculosis*는 폐결핵, 수막염과 다양한 폐외 감염의 원인이 되므로 이 그룹에 속하는 가장 중요한 단일 종이다. 주요 보균소는 인간집단 내에 있으며 원발성 감염후기인 환자 집단이다. *M. tuberculosis* 감염은 전 세계적으로 많은 지역에서 증가하고 있으며, 일부는 사람면역결핍바이러스HIV 감염의 증가로 인한 결과이다. 항결핵약제로 흔하게 사용되는 streptomycin, rifampicin, isoniazid와 같은 약물에 대한 내성이 증가하고 있다. 아형에는 여러 가지 분자 방법이 이용되는데 IS 6110 southern blot, variable number tandem repests(VNTR), spoligotyping과 MIRU typing이 있다. 이러한 방법들은 감염관리 방법을 지원하고 도와주는데 많이 이용된다. 소결핵균*M. bovis*은 가축에서 발견되는 종과 밀접한 관련이 있으며 가축을 키우는 지역사회의 미코박테리아 감염mycobacterial infection의 원인이 될 수 있다.

조류형 결핵균*Mycobacterium avium*과 *M. intracellulare*

결핵균 다음으로 사람의 미코박테리아 감염mycobacterial infection의 원인으로 흔하게 분리되는 것은 *Mycobacterium avium / M. intracellulare*이다. 이들은 mycobacterial 배지에 색소를 생산하지 않으며 자연환경에서 발견된다. HIV 감염환자에게 폐결핵과 폐외결핵의 흔한 원인이 되며 후천면역결핍증후군 환자의 특징적인 감염이다. 그러나 이들은 면역력이 건강한 사람에게 감염의 원인이 될 수도 있는 것으로 알려져 있다.

Mycobacterium kansasii

*M. kansasii*는 빛에 노출되면 색소를 형성하는 mycobacteria 종으로 HIV/AIDS나 그 외 다른 사람들에게 공동성폐감염cavitating pulmonary infection의 원인이다.

표 41. 미코박테리아의 확인 Identification of mycobacteria

Species	Growth at(℃) 37	30	Growth	Pigmented	Niacin
M. tuberculosis	+	−	Slow	−	+
M. bovis	+	−	Slow	−	−
M. avium / M. intracellulare	+	−	Slow	−	−
M. kansasii	+	−	Slow	+	−
M. fortuitum	+	−	Fast	−	−
M. chelonae	+	−	Fast	−	−
M. ulcerans	−	+	Slow	−	−
M. marinum	−	+	Slow	−	−

Mycobacterium ulcerans and *M. marinum*

*M. ulcerans*와 *M. marinum*은 결핵균*M. tuberculosis*보다 낮은 최적의 온도범위를 갖고 있다. 이들은 피부와 연조직의 감염을 일으킨다.

Mycobacterium fortuitum-chelonae complex

M. fortuitum-M.chelonae complex는 매우 빠르게 성장하는 미코박테리아종으로 구성되어 있다. 이들은 MacConkey 우무(crystal violet 없는)와 같은 전통적인 배지에서 분리될 수 있다. 이 종들은 고름집을 형성하고 피부와 연조직 감염을 일으키는 경향이 있다.

21.4 실험실에서 자라지 않는 세균

몇 가지 세균 그룹들은 특별한 배양기술(예. 세포 배양)이 요구되거나 또는 일반 실험실내에서는 전혀 성장할 수 없기 때문에 진단검사실에서 배양방법에 의해서 정상적으로 검출되지 않는다. 그러므로 비 배양성 세균에 의한 감염을 진단하기 위한 표준접근법은 대체 방법을 이용하는 것이다. 즉 면역학적 방법이나(직접면역형광법direct immuno-fluorescense과 환자의 혈청에서 항체검출) 또는 nucleic acid amplification(PCR)으로 임상검체에서 미생물의 존재를 감지한다. 이 그룹에 속하는 중요한 세균의 종류들은 mycoplasmas, chlamydias, rickettsias, spirochaetes 등이 있다.

미코플라스마Mycoplasmas

Mycoplasma는 제한된 대사능력을 갖고 있으며 단단한 세포벽이 없는 작은 세균 그룹이다. 이들은 특정 우무배지에서 느리게 성장하며 드물게 초콜릿 우무chocolate agar에서 자라며 매우 작은 집락 모양을 보인다. 세포벽의 결함으로 그람염색이 불가능하며 β-lactam계 항생제를 효과가 없게 만든다. 평판현미경하에서 mycoplasma 집락은 우무를 오목하게 하므로 'fried egg' 모양을 갖게 된다. 이들의 느린 성장, 특별한 배지 요구, 호흡기감염 사례에서 검체 확보의 어려움 등은 많은 실험실들이 mycplasma 배양을 시도하지 않는 이유를 설명한다. 감염에 대한 진단은 후향적인 혈청검사나 PCR 같은 분자방법으로 이루어진다.

가장 중요한 종species은 폐렴미코플라스마*Mycoplasma pneumonia*로 비정형 폐렴, 상기도 감염, Guillain-Barré syndrome과 같은 중추신경계 질환의 원인이 된다. *M. homonis*와 *Ureaplasma urealyticum*(요소를 가수분해하는 종species과 관련된)은 호흡기계와 비뇨생식기계에서 발견되는 또 다른 두 종이다. 사람의 감염에서 이들의 원인적 인과관계에 대해서는 논란의 여지가 있다. 이 두 종류의 균은 모두 남자의 비임균성 요도염과 여성의 골반기관의 감염과 같은 성접촉 전파질환의 원인으로 생각되고 있다.

대부분의 분리 균주는 erythromycin과 tetracyclinc에 감수성이 있으나 두 약제에 대한 내성도 보고되고 있다.

클라미디아Chlamydias

Chlamydias는 작은 그람음성세균 그룹으로 성장에 필요한 세포내 환경조건이 요구된다. 이 미생물의 감염형태infective form는 기본소체elementary body(EB)이다. 숙주세포에 침투한 후에 기본소체는 김자Giemsa, 요오드iodine 또는 그룹 특이 면역형광항체에 염색될 수 있는 핵 주위perinuclear의 세포내 포함체intracellular inclusion body 내에서 형질전환 된다. Chlamydias는 바이러스학에서 이용되는 것과 비슷한 shell vials를 이용해서 배양될 수 있다. 의학적으로 중요한 종으로는 *Chlamydia trachomatis, C. psittaci, C. pneumonia* 등이 있다(표 42).

가장 흔하게 접촉하는 종으로는 *C. trachomatis*로 눈병(트라코마trachoma, 봉입체결막염inclusion conjunctivitis), 요도염urethritis, 자궁목염cervicitis, 성병림프육아종

표 42. 클라미디아Chlamydias

Species	EB shape	Sulphonamide sensitivity	Iodine staining	Infections
C. trachomatis	Round	Sensitive	+	트라코마Trachoma, 결막염conjunctivitis, 생식기와 신생아 감염gential and neonatal infections
C. psittaci	Round	Resistant	–	앵무새병Psittacosis
C. pneumoniae	Oval	Resistant	–	폐렴Pneumonia

lymphogranuloma venereum의 원인이 된다. 표준 배양방법이 있음에도 불구하고 대부분의 임상검사실에서는 *C. trachomatis*의 빠른 진단을 위해서 직접면역형광법을 이용한다.

*C. psittaci*는 앵무새병psittacosis(앵무새parrot와 같은 앵무새과의 새와 접촉 후 발생하는 드물게 발생하는 호흡기 질환)의 원인으로 혈청학적인 방법에 의해서 정상적으로 진단된다.

*C. pneumonia*는 최근에 다른 두 종species과 구별되는 속genus으로 확인되었다. 이는 비정형 폐렴의 원인으로 알려져 있다. 비록 배양방법이 표준 실험실에서 가능하더라도 정상적으로는 혈청학적인 방법을 진단방법으로 이용한다.

Chlamydia 감염은 tetracycline으로 치료된다.

리케차Rickettsias와 콕시엘라coxiellas

리케차rickettsias는 맥관내피vascular endothelium 선호성을 가진 절대세포 내obligate intracellular 그람음성세균 그룹이다.

리케차 질환rickettsial diseases은 점상출혈성 질병과 다기관질병과 연관이 있다. 이들은 절지동물을 통하여 전파된다(표 43). 3가지 질병군은 발진티푸스, 쓰쓰가무시병, 발진열(홍반열)이 있다.

콕시엘라Coxiella는 감염된 가축과 접촉 후에 발생하는 급성 질병(비정형 폐렴)과 만성 질병(감염성 심내막염)의 원인과 연관이 있는 속genus이다. 이 속에 속하는 미생물은 실험동물로부터 배양이 가능하나 감염성이 매우 높다. 그러므로 진단적 검사는 피부생검의 면역형광염색이나 혈청에 대한 혈청학적 검사에 의존한다.

Spirochaetes

Spirochaetes는 나선형 모양의 막대균으로 대부분 실험실에서 배양할 수 없다. 3가지 주요한 속genus으로 *Treponema*, *Borrelia*, *Leptospira*가 있다. Spirochaetes 감염은 다단계이며 일련의 감염단계마다 명확하게 구별된 병리학을 갖는다. 전파는 절지동물 매개체로 이루어지며 이들의 생태학은 사람 감염의 중요한 결정요인이다. Spirochaetes는 일반적으로 penicillin에 감수성이 있다.

트레포네마종*Treponema* spp.

이들 중 가장 중요한 것은 매독균*Treponema pallidum*으로 질병의 초기와 후기의 특징적인 임상소견을 보이는 질병의 원인이 되는 spirochaete의 한 종류이다. 가장 흔한 아종은 *T. pallidum* subsp. *pallidum*으로 매독의 원인균이다. 매독은 굳은 궤양이 있는 초기와 후기로 나눠어지며 전신적 질환, 고무종, 신경학적, 심혈관계, 뼈, 선천성 합병증을 발생한다. 다른 아종subspecies(subsp. *pertenue*, *endemicum*, *carateum*)은 열대지역에서 트레포네마 질병의 토착성 비성병성 변이를 일으키는 원인균이다(표 44). Treponemes은 실험실에서 배양되지 않는다. 진단은 현미경적 방법과 혈청학적 방법으로 이루어진다. 선호하는 치료방법은 penicillin을 이용하는 것이다.

표 43. 리케차Rickettsias와 콕시엘라coxiellas

Species	Arthropod vector	Disease
R. prowazeki	사람 이*Pediculus humanus*	이매개 발진티푸스Louse-borne typhus
R. typhi	제놉실라 체모피스*Xenopsylla cheopis*	발진열Murine typhus
Orienta tsutsugamushi	*Leptotrombidium mites*	쓰쓰가무시병Scrub typhus
R. rickettsiae	*Dermacentor andersoni*	로키산홍반열Rocky Mountain spotted fever
C. burnetti	–	큐열Q fever

* Arthropod vector : 절리동물 매개체

표 44. 토착성 비성병non-venereal 트레포네마 감염증

T. pallidum subspecies	Disease	Location
pertenue	Yaws	Tropical Asia, Africa, Americas
endemicum	Endemic syphilis	Asia, Africa, Middle East
carateum	Pinta	South and Central America

보렐리아Borrelias

Borrelias는 *Borrelia burgdorferi*와 *B.recurrentis*를 포함하는 나선형 막대균속genus이다. 이들 중 두 번째인 *B. recurrentis*는 이매개재귀열과 진드기매개재귀열tick borne relapsing fever의 원인이다. *B. burgdorferi*는 라임질환Lyme disease의 원인으로 피부발진(erythema chronicum migrans)과 함께 다단계의 질병과정을 보이며 관절염과 신경학적 합병증을 나타내고 hard bodied tick에 의해서 전파된다.

*B. recurrentis*는 혈액도말blood film을 현미경적으로 관찰함으로써 진단이 가능하고 반면에 *B. burgdorferi*는 혈청학적 방법으로 진단이 가능하다.

렙토스피라 인테로간스*Leptospira interrogans*

*Leptospira*속에 속하는 것 중에서 질병을 일으키는 유일한 종은 *L. interrogans*이다. 이 종은 몇 가지 혈청형serovar을 갖고 있으며(예. *L. interrogans* serovar *ictero-haemmorrhagiae*) 이들은 다른 형태의 질병을 나타낸다. 이 질병은 다단계로 초기의 감염단계infective stage에서 후기의 면역단계immune stage로 진행한다.

Spirochaetes는 매우 작고 혈액도말에서 검출하기 어렵다. 이 미생물은 필수적인 semisolid agar의 장비를 갖추고 이 균을 다룰 수 있는 기술을 가진 표준 검사실에서만 배양이 가능하다. 그러나 진단은 환자의 혈청에 의해서 살아있는 비병원성 렙토스피라leptospira의 응집에 훨씬 더 많이 의존한다. 진단방법으로 분자유전학적 방법의 사용이 점차 증가하고 있으나 이 방법은 PCR에 근거한 방법이나 DNA probe에도 불구하고 기술적으로 어려운 문제를 남겨놓고 있다.

장 22

바이러스

Virus

개 요

이 장은 바이러스의 주요 그룹과 이들이 원인이 된 질병, 진단을 내리는 법, 치료방법에 대해서 다룬다. 감염에 대한 지식은 질병이나 증후군에 의한 것보다 미생물에 의한 것을 제시한다 이 장은 이전 장chapter들에 제시되어 있는 정보에 대한 대체기능을 하며 학습의 보조자료로 제시되었다.

학습목표

학습자는

- 필수 바이러스 집단을 알아야 한다.
- 바이러스가 원인이 되는 감염질환을 알아야 한다.
- 바이러스를 찾아내고 확인하는데 이용되는 검사방법을 알아야 한다.
- 감염 치료에 사용되는 항바이러스 제제를 알아야 한다.

22.1 DNA viruses

아데노바이러스과adenoviridae

아데노바이러스adenovirus는 껍질이 없는naked virus, 정20면체의icosahedral, 이중가닥의선형double stranded linear DNA 그룹이다. 이들은 편도tonsil와 아데노이드adenoid 및 사람의 대변에서 발견되며 건강한 사람에게서 빈번하게 발견된다. 다양한 혈청형이 있으며 1–37, 40과 41형이 있다. 숙주의 세포에 침투한 후에 아데노바이러스는 핵nucleus으로 이동하여 증식한다. 감염은 세포 용해의 원인이 될 수 있다.

아데노바이러스 감염의 임상적 결과는 결막염conjunctivitis, 설사diarrhea, 호흡기계 감염(감기, 편도염, 폐렴)을 포함한다.

B형간염바이러스과hepadnaviridae

B형간염바이러스hepatitis B virus는 B형간염바이러스과에 속한다. 사람에게서 발견되는 이중가닥double stranded의 껍질보유바이러스enveloped virus이다. 전파는 혈액, 조직과 체액을 통해서 이루어진다. 중요한 성분 항원은 표면surface과 핵심core, e 항원, DNA 중합효소polymerase가 있다.

B형간염바이러스는 간세포에 친화성을 갖고 있으며 급성 용해성 감염, 만성 감염과 형질 전환의 원인이 되며 결과적으로 간세포암종hepatocellular carcinoma이 될 수 있다.

이 바이러스는 조직배양에서 자라지 않는다. 진단은 바이러스 항원을 검출하거나 항체반응에 상응하는 혈청학적 방법에 의해서 이루어진다. 표면항원은 항원혈증antigenemia의 가장 중요한 표지자로 이용되며, e 항원은 감염력 지표로 더욱 유용하게 여겨진다. 항핵심항체anti-core antibodies는 항원혈증이 감소하기 시작할 때 가장 먼저 검출된다.

효과적인 항바이러스 치료는 없다. 예방은 재조합표면항원recombinant surface antigen(아단위subunit)을 이용한 면역학적 예방immunoprophylaxis과 노출 후에 과다 면역글로불린hyperimmune globulin의 투여가 있다.

헤르페스바이러스(과)herpesviridae

헤르페스바이러스herpesvirus는 껍질보유 바이러스이며 정20면체의, 이중가닥의 선형 DNA 그룹이다. 이 그룹은 제I형과 제II형의 단순포진바이러스herpes simplex virus type I and II, 수두대상포진바이러스varicella-zoster virus, 거대세포바이러스cytomegalo-virus, 엡스타인바바이러스Epstein-Barr virus, 제VI형 사람헤르페스바이러스human herpes virus 6를 포함한다. 이들은 사람의 바이러스이며, 이 중 몇 가지 그룹은(단순포진바이러스, 수두대상포진바이러스) 신체 내 특별격리세포부위privileged cellular site

에서 오랜 기간동안 지속이 가능하다(잠복기latency). 이 그룹의 바이러스는 사람의 세포 유형에 따라서 친화성을 갖고 있다

제I형과 제II형의 단순포진바이러스는 구강과 생식기계의 접촉을 통하여 전파된다. 위 두 부위의 감염과 각막keratitis 및 뇌염encephalitis, 신생아 감염은 모두 단순포진바이러스herpes simplex virus가 원인이 될 수 있다. 이들은 acyclovir와 같은 뉴클레오시드 유사체nucleoside analogue로 치료가 가능하다.

엡스타인바바이러스Epstein-Barr virus는 전염단핵구증infectious mononucleosis의 원인이다.

거대세포바이러스cytomegalovirus는 단핵구증mononucleosis 유형의 질병과 선천성 감염을 일으킬 수 있다. 이것은 폐렴의 원인과 면역저하 환자의 색소성 망막염의 원인이 될 수 있다. 거대세포바이러스 감염은 ganciclovir나 foscarnet으로 치료할 수 있다.

수두대상포진바이러스varicella-zoster virus는 수두와 띠헤르페스(대상포진)를 일으킬 수 있다. 생독성약화바이러스 백신live attenuated virus vaccine이 가능하다.

제VI형 사람헤르페스바이러스human herpes virus 6는 발진성질병exanthematous disease, 돌발피진exanthem subitum(장미진)의 원인이다.

파보바이러스(과)parvoviridae

Parvovirus B19은 작고 껍질이 없는, 정20면체의, 외가닥의 선형 DNA이다. 숙주세포의 형질전환transformation을 할 수 없는 유일한 바이러스이다. Parvovirus B19은 적혈구생성 세포의 핵에서 복제되며 어린이에서 발진 후에 fifth disease 또는 'slapped cheek' syndrome 알려진 경증의 감염인 감염홍반erythema infectiosum을 유발한다. 지중해빈혈thalassaemia 또는 낫적혈구병sickle cell disease 환자에게 parvovirus B19 감염은 심각한 빈혈의 원인이 될 수 있다. 임신 중에는 심각한 태아 감염을 유발할 수 있으며 사산stillbirth이나 태아수종hydrops fetalis의 결과가 올 수 있다.

진단적 검사는 널리 유용하지 않으며, 이 바이러스는 세포배양에서 성장하기 어렵다. DNA 탐식자probe나 중합효소연쇄반응polymerase chain reaction(PCR) 사용이 가능하다. 특이 IgM 항체 검출은 최근감염recent infection을 진단하는데 사용될 수 있다.

파포바바이러스(과)papovaviridae

파포바바이러스(과)는 작고 정20면체의, 이중가닥의 원형circular DNA이다. 가장 중요한 것은 사람유두종바이러스human papilloma virus(HPV)로 60개의 혈청형이 있다. 이 바이러스는 배양이 불가능하며 종특이성species specificity이 있다. 사람에게 감염을 일으키는 유형은 사람에게서만 발견된다. 전파는 피부나 점막표면의 표피의 상처를 통한 접종inoculation에 의해서 발생한다. 피부의 기저층basal layer의 감염은 세포증식을 가져와 특징적인 유두종papilloma 또는 사마귀wart를 보인다. 발암성 형질전환은 감염환자의 매우 적은 소수에서만 발생하며 이들은 특히 어떤 몇몇 혈청형과 연관되어 있으며, 상피내종양intraepithelial neoplasia과 상피내암종intraepithelial carcinoma을 초래한다. HPV DNA는 대부분의 자궁경부암에서 검출될 수 있다.

유두종의 치료는 수술로 제거하거나 레이저를 이용한 파괴 또는 냉동을 이용한다. 이 바이러스에 특이적인 항바이러스 치료는 없으며 가능성이 있는 백신이 개발 중에 있다.

폭스바이러스(과)poxviridae

폭스바이러스poxvirus는 가장 큰 바이러스로 알려져 있다. 이들은 선형이며 이중가닥의 껍질이 없는 바이러스이다. 폭스바이러스는 사람과 동물을 감염시킨다. 폭스바이러스 그룹에는 두창(마마, 천연두)variola(smallpox), 우두vaccinia, 양아구창orf, 물사마귀molluscum contagiosum가 있다. 이 그룹의 바이러스는 큰 유전체를 갖고 있으며 숙주세포의 세포질cytoplasm에서 증식하는 유일한 DNA 바이러스이다.

두창바이러스는 천연두(두창)가 박멸되었음에도 불구하고 생물 테러리즘의 상황에 속한 잠재적 위협으로 존재하기 때문에 중요하다. 폭스바이러스는 재조합백신recombinant vaccine의 성분으로 잠재적으로 유용하다. 특징적인 병변(마마)은 수포로 시작되며 딱지가 앉기 전에 무균고름물집sterile pustule으로 변한다.

물사마귀molluscum contagiosum는 피부에 국한된 바이러스 감염으로 피부에 직접 접종된 바이러스는 작은 배꼽모양의 결절을 형성한다.

양아구창orf 또는 접촉성 고름성 피부염contagious pustular dermatitis은 동물사육자에게 발생하는 감염으로 일반적으로 손에 한 개의 작은 결절성 병변이 생긴다.

이러한 감염의 진단은 일반적으로 임상적인 진단이다. 병변에서 나온 물질의 전자현미경 관찰은 임상진단에 유용한 보조 진단법이다. 좀더 큰 규모의 실험실은 진단을 확인할 수 있는 핵산증폭방법(중합효소연쇄반응

polymerase chain reaction; PCR)을 갖고 있다

22.2 RNA viruses

아레나바이러스(과)arenaviridae

아레나바이러스arenavirus는 외가닥 RNA이며, 껍질보유 바이러스이다. 이 그룹은 Lassa, Junin, Machupo 바이러스를 포함하고 있으며 일반적으로 작은 포유류에 국한되어 있다.

사람 감염은 고열과 출혈 및 쇼크의 원인이 된다. 라싸열lassa fever인 경우에는 편도염과 간염도 함께 동반할 수 있다.

Ribavirin이 치료에 사용될 수 있다. 활동성 아레나바이러스arenavirus 감염 환자는 감염력이 매우 높으므로 별도의 감염관리가 필요하다.

분야바이러스(과)Bunyaviridae

분야바이러스bunyavirus는 나선 대칭구조를 가진 외가닥 RNA이며, 껍질보유바이러스이다. 이 그룹에는 사람 감염원들이 많이 있다. 출혈열과 신부전의 원인인 한타바이러스hantavirus가 그 중 하나이다. 한타바이러스는 작은 포유류에서 발견되며 흡입과 접종에 의해서 전파된다. 감염의 질병과정 중 초기에 ribavirin이 사용되는 경우에는 유용한 효과를 보이기도 한다.

칼시바이러스(과)Caliciviridae

칼시바이러스calicivirus는 껍질이 없는 외가닥 RNA를 가진 정20면체의 바이러스이다. Norovirus와 연관된 바이러스가 이 그룹에 속하며 인간의 위장관 내에서 발견되는 탄성 바이러스resilient viruses 그룹에 속한다. 열과 산과 에테르에 대한 내성에도 불구하고 이들은 세포배양에서 잘 자랄 수 없다.

다른 칼시바이러스calcivirus와 함께 이들은 분변-구강faecal-oral 경로를 통해서 전파되며 위장관염의 원인이다. 잠복기는 단지 수시간에 불과하다.

진단은 면역-또는 전통적인 전자현미경, 효소면역분석, 중합효소연쇄반응으로 가능하다.

코로나바이러스(과)coronaviridae

코로나바이러스coronaviridae는 나선 대칭 구조와 외가닥 RNA를 가진 껍질보유 바이러스이다. 전자현미경상으로 바이러스 입자 주위로 곤봉형의 투사체가 반지ring 또는 왕관corona 모양으로 둘러싸고 있는 것이 관찰된다. 이 그룹에는 최근에 발견된 SARS coronavirus가 속한다. 전파는 호흡기계를 통해서 이루어지며 상기도(드물게 하기도) 감염의 원인이 된다. 검사실 진단은 혈청학적인 방법과 중합효소연쇄반응으로 가능하다.

필로바이러스(과)filoviridae

필로바이러스filovirus에는 두 종류가 있으며, 처음 사람의 유행발생이 생긴 지역의 이름을 따서 지은 두 종류의 바이러스로 마버그Marburg와 에볼라Ebola가 포함된다. 이들은 외가닥 선형 RNA인 껍질보유 바이러스로 조직배양과 사람 감염에서 선형filamentous이며 곡선형태를 형성한다.

필로바이러스filoviruses는 사람과 영장류에게 감염의 원인이 된다. 사람 감염은 정상적으로 후천성이다. 감염은 전파가 매우 잘 된다. 이들이 원인인 질병은 사망률이 매우 높은 출혈열이다.

진단은 바이러스의 분리 또는 면역형광법에 의하며 검사실 직원에게 잠재적인 위험이 있으므로 진단검사는 높은 수준의 실험실 안전기준을 갖춘 검사실에서 이루어져야 한다. 특정 치료법이나 예방백신은 없다.

오소믹소바이러스(과)orthomyxoviridae

오소믹소바이러스orthomyxovirus는 껍질이 있는 외가닥 RNA 바이러스로 인플루엔자 A, B, C형 바이러스가 포함된다. 이 바이러스들은 사람과 동물에서 발견된다. 인플루엔자 바이러스는 토착적 또는 유행적 인플루엔자의 원인이 된다. 대부분의 유행은 A형 바이러스에 의한다. 바이러스의 외피는 혈구응집소haemagglutinin와 뉴라민분해효소neuraminidase의 두 가지 중요한 단백질로 구성되어 있다. 혈구응집소는 호흡기도의 상피세포에 수용체가 부착하는 것을 도와준다. 이들 항원들의 대변화major change는 항원 대변이antigenic shift로, 소변화minor change는 항원 소변이antigenic drift로 불리운다. 이러한 항원변이는 주기적으로(매 8~10년마다) 전세계적인 인플루엔자의 대유행을 가져오는 새로운 유행균주의 원인이 된다. 바이러스는 비말을 통해서 일차 감염이 발생하는 상기도로 전파된다. 섬모상피세포 내에서의 증식은 섬모의 기능을 손상시킨다. 세포독성과 면역학적 손상으로 인해 호흡기 상피의 박리desquamation와 이차 세균감염을 초래한다. 이들 바이러스는 폐렴과 레이증후군Reye's syndrome의 원인이 될 수 있다.

제22장

검사실 진단은 코나 목의 면봉채취swab에서 바이러스를 분리함으로써 이루어진다.

Amantadine은 인플루엔자의 초기 치료와 예방에 일부 유익하다. 그러나 예방은 최근 유행 균주로 구성된 사바이러스 백신killed virus vaccine에 의존한다. 새로운 약물인 oseltamir는 인플루엔자의 초기 단계에 유용한 작용을 갖고 있다.

파라믹소바이러스(과)paramyxoviridae

파라믹소바이러스paramyxovirus는 나선 대칭구조와 외가닥 RNA를 가진 껍질보유 바이러스이다. 이 그룹에는 parainfluenzae 1~4, 볼거리mumps, 홍역measles과 respiratory syncytial viruses가 속한다. 이 그룹 바이러스는 혈구응집소haemagglutinin와 뉴라민분해효소neuraminidase를 갖고 있다.

이 바이러스가 원인인 감염에는 볼거리와 홍역 및 다양한 호흡기 감염이 포함된다.

볼거리mumps. 볼거리는 호흡기계에서 일차 감염으로 시작하며 바이러스혈증viremia에 의해서 침샘, 췌장, 고환, 난소를 포함한 과립세포grandular tissue로 전파된다. 과립상피의 부종과 박리가 생긴다. 일부 환자는 무균성 수막염으로 진행하기도 한다.

검사실에서의 진단은 혈액과 뇌척수액 또는 소변에서 바이러스의 분리, 혈청학적 진단 또는 중합효소연쇄반응polymerase chain reaction(PCR)으로 이루어진다.

효과적인 항바이러스 제제는 없으며 살아 있는 볼거리 바이러스의 약독백신이 가장 효과적인 예방법이다.

홍역measles. 홍역 역시 호흡기에서 일차감염이 시작되고 바이러스혈증viraemia에 의해서 림프조직이나 림프구와 같은 원거리 부위까지 퍼지게 된다. 그러므로 홍역감염은 면역체계를 약화시킨다. 홍역은 이미 면역력이 저하되어있는 환자에게는 진행성이 될 수 있다. 이러한 특징은 특히 영양상태가 불량한 곳에서 일반적인데, 개발도상국에서 이차 세균감염이 많이 발생하고 홍역으로 인한 뇌염encephalitis이 만연한 이유를 설명하는 것이 된다. 아급성 경화뇌염subacute sclerosing panencephalitis으로 알려진 느리게 진행하는 뇌증후군은 후기 후유증으로 나타날 수 있으며 홍역감염자 중 극히 적은 비율에서 발생한다.

진단은 구강인두 분비물이나 소변에서 바이러스의 분리 또는 혈청학적 검사(도움체결합complement fixation 또는 혈구응집억제hemagglutination inhibition)에 의한다.

Respiratory syncytial viruses. respiratory syncytial viruses(RSV)의 이름은 이 바이러스의 조직배양에서 세포융합cell fusion을 일으키는 능력으로 인해서 얻게 되었다. RSV는 신생아에게 기관지염과 폐렴을 유발한다. 면역력은 감염이 발생한 후에는 방어적이지 않으며 효과적인 백신은 아직 개발되지 않았다.

검사실 진단은 급속형광검사법, 세포배양, 급속면역형광법rapid immunofluorescence test 또는 PCR에 의한다. Ribavirin으로 조기 치료를 하는 것은 중간 수준의 효과가 있는 것으로 일부 연구에서 보고되고 있다.

파라인플루엔자 바이러스Parainfluenzae virus. 파라인플루엔자 바이러스parainfluenzae virus는 소아에게 상기도막힘증croup, 기관지염bronchitis, 일부 바이러스성 폐렴의 원인이다.

피코르나바이러스(과)picornaviridae

피코르나바이러스는 작고 정20면체, 외가닥의 선형 RNA를 가진 껍질이 없는 바이러스이다. 이 그룹은 polioviruses 1~3, coxackiesvirus A와 B, echoviruses, enterovirus와 rhinovirus를 포함한다. 이 그룹 바이러스는 무균성 뇌수막염과 뇌염으로부터 위장관염, 흉막 통증과 감기까지 다양한 임상 증후군의 원인이다. 전파는 분변-구강 또는 호흡기를 통하여 이루어진다. 피코르나바이러스는 소독제에 내성이 있다. Rhinovirus를 제외한 이 그룹에 속하는 바이러스가 원인인 증후군 사이에는 중복되는 부분들이 있다.

진단은 목구멍 면봉채취법, 대변, 체액의 바이러스 배양검사에 의한다. 효과적인 항바이러스 제제는 없다.

폴리오바이러스Poliovirus. 개발도상국에서 어린 아이들에게 가벼운 증상의 감염을 일으킨다. 감염환자 중 적은 비율은 중추신경계 감염으로 진행하며, 이는 일반적으로 자기제한 무균성 수막염a selt-limiting aseptic meningitis이 일반적이다. 위생처리가 우수하고 개인위생 기준이 높은 나라에서 성인기에 감염되면 마비질환이 될 위험이 더 높다. 마비는 척수전각세포anterior horn cell에 바이러스의 침투에 의한다. 예방은 사백신이나 약독화된 생백신의 예방접종으로 가능하다. 살아있는 바이러스는 3회 각각 용량을 몇 달 간격으로 나누어 주어서 1~3형types1~3이 국소 감염을 형성할 수 있는 기회를 제공한다. 병원성 야생형으로의 복귀는 매우 드물게 발생한다.

콕사키바이러스Coxachievirus. 생쥐 새끼에 대한 신경병증neuropathic 효과의 차이에 따라서 A 그룹과 B 그룹으로 구분된다. 이들이 원인이 된 상태에는 중복되는 증상들이 있으며 증상에는 흉막통증pleurodynia, 손발입병

(수족구병)과 헤르페스목구멍염herpangina 등이 포함된다. 혈청진단적 검사는 최근 감염의 지표로 믿을 만하지 않다.

리노바이러스Rhinovirus. 대부분 감기의 주된 원인이다. 약 100여 가지의 혈청형이 있으며 이들은 모두 다른 종류의 사람의 바이러스 병원체들보다 낮은 최적온도를 갖고 있다. 이러한 특성은 이들 바이러스가 비인두의 상피세포를 선호하는 것을 설명한다. Rhinoviruses는 상피세포의 손상을 거의 남기지 않으며 이후에 다가오는 감염에 대항할 효과적인 면역방어도 남기지 않는다. 백신이나 항바이러스 치료제가 없다.

리오바이러스(과)reoviridae

가장 중요한 리오바이러스reovirus는 로타바이러스 rotavirus이다. 껍질이 없는 정육면체의 외가닥인 RNA 바이러스로 특징적인 이중구조피각double-shelled outer capsid을 갖고 있다. 3가지 혈청그룹이 있으며, 그룹 1은 4가지 혈청형을 갖고 있다. 이 바이러스는 인간과 동물의 위장관에서 발견되며 분변구강경로를 통해서 전파된다.

로타바이러스는 신생아 설사의 가장 빈번한 원인이며 노인 요양기관에서 유행발생의 원인이 되기도 한다. 감염은 주로 작은 창자에서 발생하여 소장융모가 손상된다. 위 내용물 배출이 느려지게 되고, 그 결과 구토를 유발하게 된다. Brush border enzyme(소장융모에서 생성되는 효소)의 감소로 인하여 흡수장애가 오게 된다. 로타바이러스 감염은 장기면역을 갖고 온다.

진단은 전자현미경, 라텍스 응집반응검사에 의한 항원 검출, 효소면역분석법 또는 PCR로 가능하다. 효과적인 항바이러스 제제나 백신은 없다.

레트로바이러스(과)Retroviridae

레트로바이러스Retroviruses는 사람면역결핍바이러스 human immunodeficiency virus(HIV)의 전 세계적인 유행으로 많은 관심을 받게 된 바이러스 그룹이다. 이들은 껍질이 있고 이중카피외가닥double copy of single stranded의 RNA이다. 이 그룹은 human T-cell leukaemia viruses (HTLV) I과 II, HIV-1과 HIV-2가 있다. 이 바이러스들은 사람의 조직과 혈액, 체액에서 발견된다. 전파는 혈액 및 조직, 체액을 통해서, 성교를 하는 동안 접종 또는 밀접한 점막접촉을 통해서 전파된다.

HTLV-I과 II는 종양바이러스oncovirus이다. 이들은 숙주세포의 유전체 속으로 그들의 유전체를 통합할 수 있으며 그 결과 세포분열 없이 불확정바이러스indefinite virus를 생산해 내어 성숙 T 세포 백혈병 또는 털세포 백혈병과 같은 상태를 초래한다.

HIV-1과 2는 숙주 세포의 DNA 속으로 통합하여, 세포용해가 시작된 이후에도 오랜 기간동안 존재한다.

Retrovirus 그룹은 역전사효소enzyme reverse transcriptase를 갖고 있으며, 이것은 바이러스가 바이러스의 RNA를 본틀로 이용해서 이중가닥의 DNA copy를 만들 수 있게 한다. HIV는 피막 당단백질glycoprotein을 이용하여(gp120) CD4 림프구(T helper cell)에 부착하는 것으로 알려져 있다. 세포막과의 융합은 다른 당단백질(gp41)에 의해서 도움을 받는다. 그리고 감염된 CD4 세포는 다른 림프구와 융합체를 형성한다. 세포매개면역 시스템은 점차로 쇠약해지고 기회병원균에 의한 감염 위험이 높아지게 된다. 뇌의 별아교세포astrocyte, 신경아교세포glial cell의 감염과 전신적인 섬유모세포fibroblast는 다른 기전이 원인이 되어 발생한다. HIV 감염에 의한 3가지 주요 상태는 후천면역결핍증후군acquiered immune deficiency syndrome (AIDS), 다분비샘림프절병증polyglandular lymphadenopathy (PGL), AIDS-related complex(ARC) 등이 있다. 검사실 진단은 특정 바이러스 성분에 대한 항체반응를 보는 효소면역분석법enzyme immunoassay이나 Western blot법으로 이루어진다. 역전사효소억제제인 azidothymidine (AZT)는 면역저하의 진행을 느리게 하고 HIV에 감염된 임신부로부터 태아에게로 수직감염을 예방하는 일차 약물이다. 그러나 AZT는 비싸고 심각한 부작용을 초래하며 내성균주의 출현이 일반적이다. 새로 개발된 역전사효소 억제제, HIV 단백 분해효소 억제제, 대체화학요법제제 등이 다약제 복합처방으로(highly active antiviral therapy; HAART) 사용되고 있다. 모든 이러한 약물들은 부작용과 약제 내성에 대한 문제를 갖고 있다. 약물 부작용과 여러 가지 약물을 복용해야 하는 복합약물 일정은 환자의 투약 이행도에 문제를 초래한다. HIV에 대한 치료적인 화학요법이나 효과적인 예방백신은 없다. 예방은 혈액과 장기기증의 보호에 달려 있으며 위험한 성행위 행태와 정맥주사 마약제의 사용 등 위험한 행위를 피하는 것이다.

Rhabdoviridae

가장 중요한 rhabdovirus는 광견병바이러스rabies virus이다. 피막이 있는 외가닥 선형의 RNA를 가진 총알 모양의 바이러스이다. 광견병바이러스는 가축이나 야생의 동물에서 발견되며 특히 아시아 지역에서 발견된다. 감염은 동물에게 물리는 동안 침투하거나 드물게는 흡인에 의해서 발생한다. 바이러스는 신경근육이음부neuromuscular junction와 축삭axon을 통해서 근육에서 중추신경계로 이동하여 중추신경계에서 복제하고 신경세포의 세포질 내에 호산성봉입체eosinophilic inclusion body(Negri bodies)를 형성한다. 광견병바이러스는 감염된 동물의 침샘에까지 이를 수 있다.

노출 후 예방조치로 사killed세포 백신과 과다면역글로불린hyperimmune globulin이 주어지지 않으면 감염은 일반적으로 치명적인 뇌염과 호흡기 마비를 초래한다. 이러한 치료법은 감염의 잠복기(수주에서 1년)에 달려 있다. 효과적인 항바이러스 제제는 없다. 또한 광견병의 감염 위험이 높은 사람들은 human diploid cell rabies vaccine(HDCV)로 노출 전 예방백신을 접종하는 것이 유익할 수 있다.

Togaviridae

Togavirus는 껍질이 있고 정육면체의 외가닥 RNA로 풍진바이러스rubella virus와 아르보바이러스arbovirus 그룹 A와 B가 속한다. 몇가지 togavirus는 모기에 물리는 것에 의해서 동물로부터 전파된다. 이러한 종류의 아르보바이러스에는 북미서부말뇌염Western equine encephalitis과 동부말뇌염Eastern equine encephalitis, 베네주엘라말뇌염바이러스Venezuelan equine encephalitis의 병원체들과 아메리카에서 발견되는 질병 등이 포함된다. 이 바이러스들은 중추신경조직에 친화성이 있다. 대부분의 감염은 무증상이며, 가장 심각한 감염은 신생아에게 발생한다. 진단은 생쥐의 뇌에 접종하거나 핵산증폭nucleic acid amplification에 의한다. 예방은 말에게 예방접종을 하거나 특별한 실험실 작업자에 대한 예방접종을 하는 것이다.

풍진바이러스rubella virus. 풍진바이러스는 성인과 어린이에게 경증의 자기제한적self-limiting인 발진성질환의 원인이다. 일부 성인에서는 일시적인 관절염으로 진행되는 경우도 있다. 일차적인 증상으로는 호흡기도의 바이러스 감염으로 나타나며 이어서 바이러스혈증이 나타나고 림프조직과 피부, 내부 장기로 퍼진다. 가장 심각한 감염 후유증은 자궁내 감염으로, 임신 초기동안(처음 3개월)에 기관발생organogenesis을 방해한다. 선천성 기형의 심각한 정도는 임신 중 모성감염이 얼마나 일찍 발생했느냐에 달려 있다. 바이러스의 유출이 출생 후에도 계속된다. 임신기간 동안 우발적인 예방백신을 한 후에는 태아기형의 위험이 유의하게 감소한다.

진단은 혈청학적 방법으로 이루어진다. 많은 의료기관에서는 임신부의 풍진면역 상태를 스크링 한다. 혈구응집억제검사, 면역형광법, 효소면역분석 등이 이용된다. 최근 감염은 IgM 특이분석에 의해서 감지할 수 있다. 예방은 어린이와 사춘기 여성, 병원 직원 등에게 살아 있는 풍진바이러스의 약독화시킨 백신을 예방접종 함으로써 가능하다.

장 23

기생충학

Parasitology

개 요

이 장은 기생충의 주요 그룹과 이들이 원인이 된 질병, 진단을 내리는 법, 치료방법에 대해서 다룬다. 감염에 대한 정보는 질병이나 증후군에 의한 것 보다 미생물에 의한 것을 제시한다. 이 장은 이전 장들에 제시되어 있는 정보에 대한 대체기능을 하며 학습의 보조자료로 제시되었다.

학습목표

학습자는

- 의학적으로 중요한 필수 기생충 그룹들을 알아야 한다.
- 이들이 원인이 되는 감염질환을 알아야 한다.
- 이들을 찾아내고 확인하는데 이용되는 검사방법을 알아야 한다.
- 기생충 감염 치료에 사용되는 항생제를 알아야 한다.

23.1 생 활 사

기생충 특유의 자세한 생활사에 관심이 있는 독자는 의 기생충학 교과서를 참고하도록 한다. 본 장에서는 감염 단계와 진단단계와 연관된 부분들만을 다루고자 한다.

23.2 원생동물protozoa

열원충종*Plasmodium* spp.

열원충plasmodia은 포자충원생동물sporozoan protozoa이다. 의학적으로 중요한 종은 4가지가 있다. 열대열원충*Plasmodium falciparum*, 삼일열원충*P. vivax*, 사일열원충*P. malariae*, 난형열원충*P. ovale*이다. 기생충의 홀씨소체 sporozoite 단계는 암컷 학질모기anopheline mosquito에 물림으로써 인간에게 전파된다. 열대열원충*P. falciparum* 감염은 대부분 치명적인 감염이다.

진단은 말초혈액 도말(얇거나 두꺼운 필름, Giemsa, Wright's 또는 비슷한 염색법)에서 기생충의 생활사의 단계를 관찰함으로써 이루어진다. 종에 따라서 그리고 감염의 단계에 따라서 관찰되는 기생충 형태는 영양형 trophozoite(반지모양), 분열체schizont, 생식세포gametocyte의 형태이다. 새로운 진단기법은 열대열원충 진단을 위한 histidine rich protein(HRP) immuno-chromatographic rapid test와 PCR을 이용한 핵산증폭nucleic acid amplification을 포함한다.

급성 감염에 대해 선호되는 치료법은 내성이 의심되지 않은 경우에는 chloroquine 또는 비슷한 경구용 항말라리아 제제를 사용한다. 이 경우에는 quinine, mefloquine 또는 다른 대체약이 요구될 수 있다. Primaquine은 삼일열원충*P. vivax* 또는 난형열원충*P. ovale*의 감염의 경우에 후기 재발을 예방하기 위해서 사용될 수 있다.

광범위한 지역사회 예방은 모기 부화지역에 배수로 설치 또는 잔류효과가 있는 살충제를 뿌리는 것과 같은 방법으로 매개체 관리 방법을 사용한다. 개인적인 예방법은 모기 매개체와의 접촉예방(침대의 모기망 설치, 방충도제 옷 등)과 예방적 화학요법제 등이며, 화학요법제는 최근에 이용된 약물에 대한 내성 때문에 복합처방이 증가하고 있다.

바베시아종*Babesia* spp.

바베시아종은 진드기에게 물려서 전파되는 포자충 원생동물이다. 이 기생충은 간비장비대를 동반한 열성질환인 바베스열원충증babesiasis의 원인이다. 감염은 비장절제 환자에게 더 심각하고 생명에 너욱 너 위협적이다.

기생충의 진단단계에서는 Giemsa로 염색된 말초혈액도말에서 적혈구 안에 말테스십자형Maltese crosses 또는 얇은 반지형태를 보인다.

환자는 전통적인 항말라리아 제제에는 반응을 보이지 않으나 quinine과 clindamycin의 병합요법에는 효과가 있다.

톡소포자충*Toxoplasma gondii*

톡소포자충*T. gondii*은 포자충 원생동물이며 구포자충아강Coccida에 속한다. 톡소포자충증toxoplasmosis은 포자를 생성하는 난포낭sporulated oocyst을 포함하고 있는 고기를 날것이나 덜 익은 채로 섭취함으로써 전파된다. 감염은 또한 오염된 고양이 쓰레기 오물통을 버린 후 손-입전파hand-to-mouth transmission에 의해서 발생할 수 있는데 이는 고양이가 톡소포자충의 일차 숙주 역할을 할 수 있기 때문이다. 태반전파transplacental transmission가 발생하여 선천성 질병의 원인이 될 수 있다. 대부분의 감염이 무증상이다. 임상적인 증거가 있는 감염의 범위는 경증부터 전격성 질병fulminant disease까지 다양하다.

진단은 역가의 증가가 나타나거나 혈청에서 특이 IgM 항체의 상승으로 가능하다.

치료는 pyrimethamine과 다른 약제의 병용을 이용한다. 임신중 진단된 톡소포자충증의 치료에는 spiramycin을 사용한다. 예방은 고기를 완전히 익히는 것과 고양이 오물통을 안전하게 버리는 것이다.

와포자충(크립토스포리듐)종*Cryptosporidium* spp.

와포자충cryptosporidia은 포자충 원생동물이며 Coccida에 속한다. 와포자충은 와포자충증cryptosporidiosis으로 알려진 장관감염의 원인이며 포자를 생산하는 난포낭sporulated oocyst을 섭취한 후에 발생한다. 전체 생활사는 포유동물의 위장관 내에서 이루어진다. 사람은 우발적인 숙주이다. 와포자충증의 정상 보균소는 어린 소와 양이다. 면역저하 환자는 심각한 질병이 될 위험이 증가한다. 와포자충증의 설사양상은 AIDS 환자의 콜레라 감염양상과 비슷하다.

진단은 설사분변의 현미경 관찰로 가능하다. 낭cyst은 변형된 항산성 염색법으로 핑크색으로 염색된다.

효과적인 항생제 치료는 없다. 예방은 식수를 여과하여 사용하는 것이다. 낭은 마시는 물에 들어 있는 일반적인 염소 농도에 내성이 있다.

미포자충종*Microsporidium* spp.

미모자충microsporidia은 세포내 포자충 원생동물이며 극사polar filament로 알려진 비정상적인 나선형의 소기관organelle을 갖고 있는데 이것은 장점막세포 속으로 기생충의 포자원형질sporoplasm을 주입하는 역할을 한다. 작은포자충microsporidia은 특별히 면역저하 환자에게 장염을 일으킨다.

검사실 진단은 기술적으로 어려우며 전자현미경이 필요하다.

효과적인 치료법으로 알려진 것은 없다.

원포자충종*Cyclospora* spp.

원포자충*Cyclospora*은 최근에 확인된 구포자충아강coccidian계의 기생충 속genus으로 특별히 중앙아메리카와 동아시아를 방문하는 해외 여행객에게 발생하는 설사의 원인이다.

진단은 설사변을 전자현미경으로 관찰하는 것이다.

현재 효과적인 항생제 치료제는 없다.

사람등포자충*Isospora belli*

사람등포자충*Isospora belli*은 구포자충아강Coccidia에 속한 포자충 원생동물이다. 사람등포자충원포낭*Isospora* oocyst을 섭취하게 되면 설사 또는 흡수장애를 일으킨다.

검사실 진단은 분변이나 십이지장 흡인물을 현미경으로 관찰하는 것이다.

사람등포자충 감염은 pyrimetha-mine-sulfadiazine 또는 trimethoprime-sulfamethoxazole으로 치료한다.

아메바종*Entamoeba* spp.

아메바속*Entamoeba* genus은 이질아메바*Entamoeba histolytica*, 작은아메바*E. hartmanni*, 대장아메바*E. coli*가 있으며 이들은 근족충Rhizopoda(amoeba)의 일종이다. 이질아메바*E. histolytica*의 아메바 낭의 섭취는 아메바성 이질과 연조직의 농양(예. 간)의 원인이 된다.

확실한 검사실 진단은 환자의 분변이나 생검물질에서 적혈구를 포함하는 운동성 아메바(영양형trophozoite)를 확인하는 것이다. 분변검체에서 정확한 크기와 모양의 아메바 낭을 검출하는 것은 감염의 증거를 암시하는 것이지만 결정적인 감염의 증거는 아니다. 이들 낭은 비병원성 *E. coli*의 낭과 구분되어야 한다. 혈청학적인 검사는 설사증상이 없는 침습적인 아메바 감염을 확인하는데 도움이 된다.

치료는 metronidazole과 diloxanide를 이용한다.

예방은 사람 분변의 안전한 처리이다.

자유아메바종*Naegleria* spp.

*Naegleria*는 자유생활아메바(근족충Rhizopoda)로 심각하고 치명적인 수막뇌염meningoencephalitis의 원인이 될 수 있다.

검사실 진단은 상온 보관된 신선하고 원심분리가 안 된 뇌척수액을 현미경 관찰로 가능하다.

일반적으로 인정된 효과적인 항생제는 없으나 일부 극소수의 사례에서 amphoterecin이 효과가 있는 것으로 보고되고 있다.

가시아메바종*Acanthamoeba* spp.

가시아메바종*Acanthamoeba* spp.은 자유생활아메바(근족충Rhizopoda)로 면역저하 환자에게 수막염을 일으키고 콘택트 렌즈 사용자나 미세한 각막손상을 입은 사람에게 각막염을 일으킨다.

검사실 진단은 광학현미경으로 생검물질에서 낭이나 영양형tropozoite의 발견 또는 임상검체의 세균배지lawn of bacteria 위에서 낭이 성장하는 경우에 의한다.

각막염의 치료는 propamidine를 이용하나 효과는 나쁜 경우가 많다.

섬모충Ciliates

대장발란티움*Balantidium coli*은 사람의 위장관계에 감염을 일으키는 유일한 섬모충ciliates이다. 맹장과 회장감염은 낭 섭취 후에 발생하며 혈변설사를 초래한다.

진단은 생검물질이나 대변검체에서 영양형tropozoites의 확인으로 이루어진다.

치료는 metronidazole을 사용한다.

Pneumocystis jirovecci

폐포자충*P. carinii*은 최근에 곰팡이로 확인되었으며 *P. jirovecci*로 새로 개명되었다. 그러나 오랫동안 그리고 앞으로도 한동안은 의기생충으로 분류되어왔으므로 본장에서 다룬다. *P. jirovecci*는 AIDS, 고용량의 glucocorticosteroids 사용자와 조산아와 같은 면역저하 환자에게 간질폐렴interstitial pneumonia을 일으킨다.

진단은 기관지 생검이나 기관지폐포세척bronchoalveolar lavage의 면역형광염색이나 silver methenamine 염색으로 가능하다.

치료는 co-trimoxazole 또는 pentamidine으로 한다. HIV/AIDS 환자의 감염예방은 지속적인 co-trimoxazole 치료를 하는 것이다.

Flagellates

트리코모나스종*Trichomonas* spp.

트리코모나스는 원충편모충protozoal flagellates의 한 속genus으로 세포의 한 면을 따라서 흐르는 파동막undulating membrane을 갖고 있다. 이들은 인간의 위장관이나 비뇨생식기계에서 서식한다. 질편모충*trichomonas vaginalis*만이 사람에게 질염과 요도염과 같은 질병을 일으킨다. 낭 단계는 확인되지 않았다. 감염은 성접촉과 같은 직접전파 또는 일부 사례들에서처럼 간접접촉에 의해서 이루어진다. 무증상 감염이 흔하다.

진단은 전자현미경으로 질 분비물에서 영양형의 검출에 의한다. 치료는 metronidazole을 이용한다.

Giardia intestinalis

G. intestinalis(이전 이름 람블편모충*G. lamblia*)는 원충편모충으로써 낭 단계에서 섭취한 후에 설사와 흡수장애를 초래한다. 나뭇잎 모양의 영양형이 십이지장의 점막에서 성장한다.

*G. intestinalis*의 영양형은 설사변을 현미경으로 관찰함으로써 드물게 검출될 수 있다. 그러나 검사실 진단은 대변에서 낭 단계를 검출하거나 또는 십이지장의 흡인이나 생검물질에서 영양형의 검출에 의하는 경우가 더 빈번하다.

치료는 metronidazole이나 tinidazole을 사용한다.

리슈만편모충종*Leishmania* spp.

리슈만편모충종은 편모가 있는 원생동물(원충)flagellated protozoa의 복합 그룹으로 모래파리sandfly에 물림에 의해서 전편모형promastigote단계 상태로 전파된 이후에 피부와 피부점막 및 내장에 리슈만편모충증visceral leishmaniasis을 일으킨다(표 45).

검사실 진단은 골수천자 또는 비장생검에 의하거나 포식세포 내에서 무편모형 단계amastigote stage, 즉 편모가 없는 상태를 확인함으로써 이루어진다. 치료는 오원자가pentavalent 안티몬복합체antimonial compound와 amphoterecin을 사용한다.

예방은 매개체 관리와 모기파리에 접촉하지 않는 것이다.

파동편모충종*Trypanosoma* spp.

파동편모충*Trypanosoma* 속은 혈액편모충hemoflagellates인 트리파노소마 크루지*Trypanosoma cruzi,* 트리파노소마 브

표 45. 리슈만편모충 감염Leishmanial infections

리슈만편모충증	종	지 역
내장Visceral	*L. donovani, L. infantum, L. chagasi*	구대륙, 신대륙
피부Cutaneous	*L. tropica, L. major, L. aethiopica*	구대륙
피부점막Mucocutaneous	*L. mexicana, L. brasiliensis* complexes	신대륙

표 46. 파동편모충 감염Trypanosome infections

지 역	질 병	경 과	역 학	파동편모충	매개체
서아프리카, 강가, 삼림지	수면병	무증상 또는 느리게	토착적	*T. brucei* var. *gambiense* group	Glossina palpalis
동아프리카, 대초원	수면병	급속하게	간헐적	*T. brucei* var. *rhodesiense* group	Glossina morsitan
남아메리카	심장비대 거대식도/대장	느리게	토착적	*T. cruzi*	Reduviid bug

루세이*Trypanosoma brucei*를 포함하며 아프리카수면병 African sleeping sickness과 Chagas 질병의 원인이다(표 46). *T. brucei* var. *gambiense* 또는 *rhodesiense*의 발육종말기의 위편모형metacyclic epimastigote은 체체파리 tsetsefly인 *Glossina* spp.에 물려서 전파된다. *T. cruzi*의 발육종말기(發育終末期)의 위편모형metacyclic epimastigote은 동물의 혈액을 흡혈한 후 흡혈노린재 reduviid의 분변 속으로 또는 침노린재류의 흡혈곤충의 분변으로 전파된다.

아프리카파동편모충증African trypanosomiasis의 진단은 현미경으로 혈액, 골수, 림프절 생검물질에서 파동편모형 trypomastigote의 발견에 의한다. 치료는 suramin과 melarsoprol을 사용한다. 둘 다 독성이 높다.

T. crusei 감염 진단은 혈청학적 방법으로 한다. 아직까지 Chagas 질병에 대한 만족할 만한 치료법은 없으나 몇 가지 가능성이 있는 약제가 연구 중이다.

예방은 매개체 관리이다.

23.3 연충helminths(worms)

연충helminths은 다음을 포함한다.

- 선충nematodes: 장관, 혈액, 조직의 기생충이 될 수 있는 회충
- 편형flatworm(편형동물platyhelminth):
  - 조충cestodes(촌충tapeworms): 리본 모양의 분절형 연충; 장관과 여러 장기의 기생충
  - 흡충trematode: 나뭇잎모양 흡충fluke; 장관, 간, 폐 또는 혈액의 기생충

선충nematodes

요충*Enterobius vermicularis*

요충*E. vermicularis*은 항문 주변의 가려움증을 유발하는 선충nematodes 또는 회충round worm이다. 이 연충은 일반적으로 요충pinworm 또는 사상충threadworm으로 불리우며 알이 손에서 입으로 전달되어 전파된다.

진단은 항문 주변 또는 대변에서 성충이 발견되거나 셀로판테이프 채취 검체에서 현미경으로 알을 발견함으로써 이루어진다.

치료는 mebendazole을 사용하며 온가족을 함께 치료해야 한다.

예방은 특히 어린이에게 높은 수준의 개인위생이 중요하다.

편충*Trichuris trichiura*

편충*T. trichiura*은 선충nematodes(round worm)이며 자주 편충whipworm으로 불려진다. 편충trichuris은 분변구강경로 faecal-oral route를 통하여 알에 의해서 전파되며 감염은 설사, 복통, 항문의 탈출을 초래한다.

진단은 현미경으로 분변을 관찰해서 특징적인 알을 발견하는 것이다.

치료는 metronidazole을 사용하고 예방은 분변의 위생

적인 처리이다.

톡소카라 종*Toxocara spp.*

개회충*Toxocara canis*과 고양이회충*T. cati*은 선충이다. 개나 고양이의 분변으로 오염된 습기가 있는 흙으로부터 알의 전파는 내장유충이행증viscerallarva migrans 또는 안구내염endophthal-mitis을 초래할 수 있다.

혈청 양성자들의 대부분이 과거에 무증상감염을 가졌었기 때문에 명확한 진단은 어렵다.

Thiabendazole로 치료를 하는 것은 환자에게 유익할 수 있다.

예방은 고양이와 개에게 구충을 하는 것과 어린이들이 노는 모래놀이터sandpit를 사용하지 않을 때는 덮개로 덮어놓는 것이다.

구충hookworms

구충은 장관 선충이다. 가장 중요한 두 가지 종은 두비니구충*Ancylostom duodenale*과 아메리카구충*Necator americanus*이다. 이들은 구대륙과 신대륙에 각각 퍼져 있었으나 현재는 이들의 분포가 중복되어 있는 것으로 여겨진다. 감염은 사상충유충filarial larva이 하지의 피부를 뚫고 들어간 이후에 발생한다. 성충은 장관 내에서 살고 장관점막에서 피를 빨아먹고 살며 장관내강에 알을 낳는다.

진단은 분변에서 알을 발견하는 것으로 가능하다.

치료는 mebendazole로 가능하다.

예방은 분변의 위생적인 배출과 감염이 토착화된 지역에서는 집단치료를 하는 것이다.

분선충*Strongyloides stercoralis*

분선충*S. stercoralis*은 선충으로 분선충증strongyloidiasis의 가장 흔한 증상의 제목으로 알려진 질병범위(설사, 기관지염, 호산구증가증eosinophilia)를 일으킨다. 감염은 흙으로부터 사상충형유충filariform larva이 피부를 뚫고 침투함으로써 발생한다. 전파경로는 3가지가 있다. 온대기후에서는 직접전파 방법 열대지역에서는 간접전파 방법 그리고 자가감염autoinfection이다.

진단은 대변검체에서 막대유충rhabditiform larva의 발견에 의한다.

치료는 thiabendazole이다.

예방은 분변의 위생적인 처리이다.

선모충*Trichinella spiralis*

*T. spiralis*는 선충이며 기생충의 유충단계larval stage가 들어 있는 고기를 섭취한 후에 가로무늬근에 기생충의 살포를 초래하는 원인이 된다.

진단은 혈청학적 검사 또는 근육생검에 의한다.

Mebendazole은 일부 환자에게 효과가 있다.

예방은 잡식성 동물과 육식성 동물의 고기를 완전히 익히거나 돼지 사료를 멸균하는 것이다.

회충*Ascaris lumbricoides*

회충*A. lumbricoides*는 분변으로 오염된 음식을 섭취한 후 장관감염을 일으키는 선충이다. 회충의 보건학적 중요성에 대해서는 논란의 여지가 있으나 장의 폐쇄와 연관된 내강 장기hollow organ의 폐쇄가 올 수 있다. 감염은 또한 영양상 중요한 부작용을 초래할 수 있다.

검사실 진단은 분변에서 알의 검출에 달려 있다.

치료는 piperazine으로 하며 이 약물은 성충을 이완시켜 창자로부터 배출시킨다.

*Wuchereria*와 브르기아종*Brugia spp.*

반크로프트사상충*Wuchereria bancrofti*, 말레이사상충*Brugia malayi*, 티모르사상충*Brugia timori*는 여러 가지 종류의 모기에 의해서 미세사상충microfilaria의 형태로 전파되는 조직 선충이다. 미세사상충은 하지로 이동하여 그곳에서 성충단계에 이르게 되고 이는 림프관을 폐쇄하는 원인이 된다. 이것은 림프관염lymphangitis과 코끼리피부염elephantiasis의 원인이 된다.

진단은 혈액도말의 현미경 관찰에서 미세사상충을 발견하는 것에 의한다.

치료는 diethylcarbamazine 또는 ivermectin으로 한다.

예방은 모기 매개체와의 접촉을 피하거나 토착성 감염이 있는 곳에서는 집단치료를 통해서 가능하다.

온코세르카 볼부루스*Onchocerca volvulus*

온코세르카 볼부루스*O. volvulus*는 일반적으로 하천실명river blindness으로 알려진 회선사상충증onchocerciasis의 원인인 조직 선충이다. 감염은 먹파리black fly로 알려진 *Simulium* 종에 의해서 미세사상충microfilaria의 전파로 이루어진다.

진단은 감염에 의해서 생긴 피하조직결절 위의 피부조각으로부터 채취된 생검조직의 현미경 관찰로 이루어진다.

치료는 ivermectin을 사용한다.

예방은 매개체 관리와 주기적인 집단치료 프로그램에 의한다.

로아사상충*Loa loa*

로아사상충증loiasis는 적도 아프리카 지역에서 *Chrysops* 파리에 의해서 전파되는 조직 선충에 의한 감염이다. 감염은 사지의 이동종창(부종)Calabar swelling과 결막 위로 성충의 이동 등 같은 다양한 상태를 초래한다.
검사실 진단은 말초혈액도말에서 미세사상충microfilaria의 검출에 의한다.
치료는 diethylcarbamazine를 반복적으로 투여한다.

메디나충*Dracunculus medinensis*

메디나충*D. medinensis*은 조직 선충으로 성충이 피하조직에 자리잡고 동통이 동반된 부종을 형성하는 상태인 메디나충증dracontiasis의 원인이 된다. 이 병변은 물과 접촉하면 터져서 유충larva이 나오게 된다. 감염은 후기유충단계laterlarvastage가 포함된 물을 마시는 것이 원인이 된다.
진단은 임상에 의존한다.
치료는 metronidazole을 사용하고 성충을 주의깊게 제거하는 것이다.
예방은 식수 공급원의 보호가 중요한다.

조충cestode

촌충종*Taenia spp.*

촌충종*Taenia spp.*은 조충cestodes 또는 촌충tapeworms이다. 이 속genus은 민촌충*Taenia saginata*(beef tape worm), 갈고리촌충*T. solium*을 포함한다. 두 가지 종 모두 충분히 조리하지 않은 감염된 고기 안에 있는 낭미충cysticerci(larval stage)을 섭취한 후에 위장관에 조충감염을 일으킨다. 돼지조충인 *T. solium*도 일단계 유충이 위장관벽을 침투한 후에는 피부와 근육, 뇌와 같은 먼 신체부위까지 퍼지는 파종성 질병(낭미충증cysticercosis)의 원인이 될 수 있다.
진단은 분변에서 알을 검출하거나 직장을 통해서 조충의 성숙절편이 배출되는 것을 검출함으로써 가능하다.
치료는 niclosamide를 사용하며 이것은 조충을 완화시켜 배출시킨다.
예방은 육류에 대한 검사와 돼지에게 날것, 오물sewage을 먹이는 것을 금지하고 돼지고기와 쇠고기를 적절하게 요리하는 것 등이다.

광절열두조충*Diphyllobothrium latum*

광절열두조충*D. latum*은 날 것 또는 잘 익히지 않은 상태의 민물고기 섭취와 연관되어 발생하는 촌충이다. 성충은 사람에게 발견되는 가장 긴 조충이다. 감염은 충미충plerocercoid(larval stage)의 섭취에 의한다. 감염은 큰적혈구빈혈macrocytic anaemia을 초래할 수 있다.
진단은 대변을 현미경으로 검출하거나 직장을 통해서 편절proglottid이 배출되는 경우이다.
치료는 niclosamide를 사용한다.
예방은 민물고기를 충분히 조리하거나 물고기가 있는 호수나 강이 오물로 오염되는 것을 예방하는 것이다.

단방조충*Echinococcus granulosus*

단방조충*E. granulosus*은 포충병hydatid disease의 원인인 미세한 촌충이다. 개와 야생 개는 조충의 일차 숙주이다. 감염은 개의 분변으로부터 손에서 입으로의 경로를 통해서 알이 전파되는 것에 의한다. 위장관벽의 침투는 낭을 형성하게 되고 이는 거대 크기로 자란다. 가장 흔한 침범부위는 폐와 간이며, 때로 복부, 골반, 뇌를 침범하기도 한다.
진단은 효소면역측정법enzyme linked immunosorbent assay(ELISA) 같은 혈청학적 방법을 이용하며 arc 5 항원에 반응하는 항체의 검출로 확진이 필요할 수도 있다.
치료는 낭을 주의깊게 수술적으로 제거하는 것과 abendazole을 이용한다.
예방은 토착지역에서는 정기적으로 개의 구충을 하는 것이다.

흡충trematodes

간질*Fasciola hepatica*

간질*F. hepatica*은 논냉이water cress의 섭취 또는 흡충의 꼬리유충cercaria 단계가 들어 있는 풀과 접촉에 의해서 간에 감염이 발생하게 하는 조직흡충tissue trematodes (fluke)이다.
진단은 대변이나 쓸개즙(담즙)에서 난개충란operculated egg의 검출에 의한다.
치료는 dichlorophenol을 사용한다.
예방은 특히 양과 같은 가축동물을 치료하고 방목장에서도 논냉이를 제거하는 것이다.

간흡충*Clonorchis sinensis*

간흡충*C. sinensis*은 동양의 간흡충으로 알려져 있다. 이

흡충은 기생충의 피낭유충metacercaria 단계를 포함하는 물고기를 날로 또는 덜익힌 상태로 섭취한 후에 간담도계에 감염을 일으킨다.

검사실 진단은 대변에서 난개충란의 발견에 달려 있다.

치료는 praziquantel을 사용한다.

예방은 물고기를 완전히 익히는 것이다.

폐흡충*Paragonimus westermani*

폐흡충*P. westermani*은 또한 허파흡충lung fluke으로 알려져 있다. 이 조직 흡충은 동아시아에서 조리가 충분히 되지 않거나 날것 상태인 게나 가재에 들어있는 꼬리유충cercaria 섭취한 후에 폐에 감염을 발생시키는 조직흡충tissue trematodes(fluke)이다.

진단은 가래에서 알을 발견하는 것이다.

치료는 pyraziquantel을 사용한다.

예방은 갑각류를 날것으로 먹지 않는 것이다.

주혈흡충종*Schistosoma* spp.

주혈흡충*Schistosoma*속에는 만손주혈흡충*Schistosoma mansoni*, 일본주혈흡충*S. japonicum*, 방광주혈흡충*S. haematobium*들이 속해 있으며 이 3가지가 인간에게 감염을 발생하게 하는 주요 종이다(표 47). 건강한 피부에 침투하는 것은 오염된 물과 피부가 접촉하는 동안 꼬리유충cercaria의 침투에 의해서 발생한다. 질병(주혈흡충증 schistosomiasis) 양상은 종species의 종류, 노출 후 시간, 다양한 숙주요인에 따라서 다르다. 이 질병은 피부병, 발열, 섬유-폐색증의 순으로 일련의 시간적 경과를 따른다. 성충은 침범된 기관의 정맥얼기venous plexus에 거주하고 조직으로 알을 낳으며 섬유소 반응을 증가시킨다. 알은 종에 따라서 대변이나 소변으로 배출된다.

진단은 임상검체에서 현미경으로 알을 검출하는 것이다.

치료는 praziquantel을 사용한다.

예방은 소변과 대변의 위생적인 배출, 중간숙주 역할을 하는 달팽이의 관리, 집단치료 캠페인이다.

표 47. 주혈흡충종*Schistosoma* spp.에 의한 감염

종	지 역	감염부위	검 체
만손주혈흡충*S. mansoni*	아프리카, 남아메리카	대장, 간	대변, 직장생검
일본주혈흡충*S. japonicum*	동아시아	간, 대장	대변 직장생검
방광주혈흡충*S. haematobium*	아프리카, 중앙아시아	요로	소변

장 24

진균학
Mycology

제24장

개 요

이 장은 곰팡이의 주요 그룹과 이들이 원인이 된 질병, 진단을 내리는 법, 치료방법에 대해서 다룬다. 감염에 대한 정보는 질병이나 증후군에 의한 것보다 미생물에 의한 것을 제시한다. 이장은 이전 장들에 제시되어 있는 정보에 대한 대체기능을 하며 학습의 보조자료로 제시되었다.

학습목표

학습자는

- 의학적으로 중요한 필수 진균 그룹들을 알아야 한다.
- 이들이 원인이 되는 감염질환을 알아야 한다.
- 이들을 찾아내고 확인하는데 이용되는 검사방법을 알아야 한다.
- 진균감염 치료에 사용되는 항생제를 알아야 한다.

아스페르길루스종*Aspergillus* spp.

*Aspergillus fumigatus*는 사상(絲狀)진균filamentous fungus으로 면역저하 환자에게 기회감염성 폐감염의 원인이며, 알레르기성 기관지폐(~氣管支肺)와 폐 공동을 가진 환자에게 곰팡이덩이fungus ball(mycetoma)의 원인이다. 침습적인 폐질환의 진단은 생검물질의 현미경검사와 알레르기 질환인 경우는 혈청학적인 방법에 의한다. 침습적 감염의 치료는 amphoterecin을 사용한다. 진균종 mycetoma은 수술적 제거가 요구된다. 다른 속genus인 *A. niger*는 외이도의 표재성 감염의 원인이 된다.

칸디다종*Candida* spp.

칸디다*Candida*는 단세포, 발아곰팡이budding fungi 또는 효모yeast로 일부 사람에게는 위장관계에 토박이균(상재균)으로 존재한다. 이들은 다양한 형태의 기회감염을 일으키며 면역저하 환자에게는 감염의 원인으로 중요하다. 가장 흔하고 임상적으로 중요한 종spccies은 *Candida albicans*이다.

검사실 진단은 임상검체를 현미경으로 관찰하는 방법과 사브로우무Sabouraud agar 또는 그와 비슷한 우무에 배양하는 것이다.

칸디다증의 치료는 감염부위와 중증도에 달려 있으며, nystatin, miconazole, fluconazole, amphotericin, flucytosine 등 다양한 항진균제를 사용한다.

크립토코쿠스 네오프르만스*Cryptococcus neoformans*

*C. neoformans*는 단세포 곰팡이 또는 효모로서 주로 면역저하 환자에게 뇌막염과 간헐적인 국소병변의 원인으로 작용한다. 이 효모는 뇌척수액검체에서는 피막 안에 들어 있는 상태이며capsulated, 인디아 핑크를 사용하면 현미경으로 관찰이 가능하다.

치료는 fluconazole 또는 amphotericin을 사용한다.

피부사상균(~絲狀菌)dermatophytes

피부사상균은 실모양의 곰팡이filamentous fungi로 상피의 신체 표면을 선호한다. 이들은 피부곰팡이 감염의 원인이다. 이 그룹에는 백선균(속)*Trichophyton*, 표피사상균(속)*Epidermophyton*, 작은포자균(속)*Microsporum* 등이 있다.

치료는 국소 항진균제를 사용한다. 지속적인 감염인 경우에는 경구용 약제를 필요로 할 수 있다.

유모표피사상균*Epidermophyton floccosum*

*E. floccosum*은 피부감염의 원인인 실모양의 곰팡이로 피부사상균에 속한다. 이것은 lactophenol cotton blue로 처리된 검체의 현미경으로 관찰된 모양으로 다른 피부사상균들과 구별이 가능하다.

작은포자균종*Microsporum* spp.

이 실모양의 곰팡이는 여러 가지 종류의 표피성 진균감염의 원인이다.

푸사륨종*Fusarium* spp.

Fusarium spp.는 각막염과 면역저하 환자의 여러 가지 기회감염과 연관되어 있는 실모양의 곰팡이이다.

백선균종*Trichophyton* spp.

백선균*Trichophyton*은 빈번한 피부감염증의 원인인 실모양의 곰팡이속genus이다. 중요한 종species은 홍색백선균*Trichophyton rubrum*, 모창백선균*T. mentagrophytes*이다.

히스토플라스마 캡슐라툼*Histoplasma capsulatum*

*H. capsulatum*은 효모형yeast form과 균사형mycelial form으로 성장할 수 있기 때문에 이상성진균dimorphic fungus이다. 이것은 전신적인 진균감염을 일으키며 특히 새나 박쥐의 분비물 주변에 흔하다. 면역저하 환자는 심각한 감염에 훨씬 더 민감하다.

치료는 amphoterecin을 사용한다.

털곰팡이종*Mucor* spp.

털곰팡이종*Mucor* spp.은 실모양이며, 아포를 형성하는 곰팡이 또는 사상균으로 면역저하 환자에게 심각하고 치명적인 감염(예. 코대뇌털곰팡이증rhinocerebral mucormycosis)을 일으키는 원인이다. 이들 감염은 적극적인 수술이나 항진균제 치료를 해도 예후가 나쁘다.

피티로스포룸종*Pityrosporum* spp.

피티로스포룸 오발레*Pityrosporum ovale*는 잔비늘증pityriasis의 원인인 효모형의 피부사상균이다. *P. orbiculare*는 지루피부염seborrhoeic dermatitis의 원인으로 정상 피부에 토박이진균indigenous fungus으로 존재할 수 있다.

Sporothrix schenckii

*S. schenckii*는 이상성 진균으로 흙속에 살고 있으며 피부, 림프혈관과 기타 다른 부위 감염의 원인이다.

특이 진단은 생검조직의 은염색에 의해서 자주 이루어진다. 치료는 경구용 itraconazole을 사용한다.

폐포자충*Pneumocystis carinii*

*P. carinii*은 최근에 곰팡이로 확인되었으며 *Pneumocystis jirovecci*로 재명되었다. 이것은 앞으로 오랫동안 의기생충학medical parasitology 교과서에 나올 것이다. *P. jirovecci*는 AIDS, 고용량의 glucocorticosteroids 사용자와 조산아와 같은 면역저하 환자에게 간질폐렴interstitial pneumonia을 일으킨다.

진단은 기관지 생검이나 기관지폐포 세척물질을 면역형광염색을 하거나 silver methenamine 염색으로 가능하다. 치료는 co-trimoxazole 또는 pentamidine으로 한다. HIV/AIDS 환자의 감염예방은 지속적으로 co-trimoxazole 투여를 한다.

곤충학

Entomology

제25장

개 요

이 장은 의학적으로 중요한 절지동물의 주요 그룹, 이들이 매개체로 작용하여 발생하는 감염, 진단과 관리에 대해서 다룬다. 이 장은 학습의 보조자료로 제시되었다.

학습목표

학습자는

- 의학적으로 중요한 필수 절지동물 그룹들을 알아야 한다.
- 이들이 매개체로 작용하는 감염질환을 알아야 한다.
- 이들의 확인에 이용되는 특징적인 모양을 알아야 한다.
- 이들의 관리방법을 알아야 한다.

모기mosquitoes

모기는 작고 날아다니고 무는 곤충이다. 암모기는 알의 성숙이 완료될 수 있도록 그 전에 혈액 먹이가 필요하다. 가장 중요한 모기 종류는 얼룩날개모기(학질모기)anopheline mosquito, 빨간집모기culicine mosquito 종류가 있다. 얼룩날개모기(학질모기)는 말라리아의 전파, 몇몇 아르보바이러스arbovirus 감염, 사상충병의 원인이다. 빨간집모기는 아르보바이러스arbovirus의 전파와 사상충filaria 감염과 관련이 있으나 말라리아와는 관련이 없다. 성충 모기는 휴식 각도(얼룩날개모기의 주둥이, 흉부와 복부의 일직선 라인 형성, 빨간집모기는 구부린 형태)와 이들의 촉수와 날개의 정렬에 의해서 구분된다. 중요한 질병 매개체는 *Anopheles gambiae*(아프리카의 말라리아), 작은빨간집모기*Culex tritaeniorhynchus*(동아시아의 일본뇌염), *Aedes aegypti*(뎅기열과 황열), *Mansonia* spp.(남아프리카의 사상충) 등이 있다.

많은 모기 종species들이 예전에 효과적이었던 살충제들에 생물학적으로, 행태학적으로 내성을 발전시켜오고 있다. 그러므로 매개체 관리는 이들이 알을 낳는 서식지의 박멸에 달려 있다. 질병을 전달하는 매개체 모기에 접촉을 피하는 개인적 방법은 더욱 더 중요해지고 있다.

모래파리sandflies

모래파리는 매우 작고 날아다니고 제한된 범위 내에서 무는 곤충이다. 이들은 리슈만편모충증leishmaniasis, 모래파리열sandfly fever, 바르토넬라증bartonellosis의 원인이다. *Lutzomyia* 속은 남아메리카에서 중요하다. *Phlebotomus* 종은 그 외 다른 지역에서 우세한 모래파리의 매개체이다.

모래파리는 DDTdichlorodiphenyltrichloroethane와 같은 잔류성이 있는 살충제가 함유된 가정용 스프레이로 박멸이 가능하다.

체체파리tsetse flies

체체파리는 상대적으로 크고 빠르게 나는 것이 가능한 무는 곤충이다. 이들은 포유류의 혈액을 먹이로 하며 아프리카수면병의 원인인 파동편모충trypanosome을 전파한다. 인간 질병과 연관된 두 가지 중요한 종류가 있는데 이들은 *Glossina morsitans*, *Glossina palpalis*가 있다. *G. morsitans* 그룹은 서아프리카, 중앙아프리카, 동아프리카의 대초원에서 발견되며, 로데시아파동편모충(트리파노조마 로데시엔스*Trypanosomabrucei var. rhodesiense*)을 전파한다. *G. palpalis* 그룹은 서아프리카의 강가의 숲에서 발견되며 트리파노조마 감비엔스*T. brucei* var. *gambiense*를 전파한다.

관리방법으로는 식용을 위한 야생동물 수렵행위 금지하고 이들이 선호하는 관목숲 서식지를 제거하고 DDT나 permethrin과 같은 살충제의 공기살포와 곤충잡기 등이 있다.

먹파리blackflies

먹파리blackflies(속명 *Simulium*)는 서아프리카와 중앙아메리카 일부 지역의 급류지역에서 발견되는 작고 무는 곤충이다. 먹파리는 하천실명river blindness(onchocerciasis)의 원인인 회선사상충*Onchocerca volvulus*을 전파한다.
매개체 관리는 일부 토착지역에서 pyrethroids 또는 유기인살충제를 공기살포하는 방법으로 시도되고 있다.

벼룩fleas

벼룩은 전세계적으로 널리 분포되어 있는 날개가 없는 곤충이다. 암컷과 수컷 모두 포유류의 혈액을 먹이로 한다. 벼룩과flea family는 페스트(tropical rat flea, *Xenopsylla cheopsis*), 발진열, 야생토끼병(야토병) 등과 같은 몇 가지 질병 전파에 중요한 역할을 한다. 또 다른 과family인 모래벼룩*Tunga penetrans*은 인간의 피부를 뚫고 침투할 수 있으며 모래벼룩jiggers(*T. penetrans*의 일반이름)이라고 알려진 병변의 원인이다.
벼룩 관리방법을 적용하게 되는 가장 흔한 이유는 림프절페스트bubonic plague의 유행이 발생하는 경우이며 유행기간 동안 벼룩 박멸을 해야 한다. 벼룩을 박멸하기 위한 살충제를 사용할 때는 쥐벼룩이 인간 숙주를 찾지 못하도록 쥐의 전멸이 먼저 선행되어야 한다.

이lices

이는 생존하기 위해서 혈액을 먹이로 하는 날개가 없는 흉부와 돌출된 집게를 가진 곤충이다. 이감염lice infestation은 사람이*Pediculus humanus*(인간의 몸니) 또는 *Pthiris pubis*(사면발이)에 의하며 국소 자극의 원인이 된다. 이는 재귀열relapsing fever, 발진티푸스epidemic typhus, 참호열trench fever의 매개체로 중요하다.
관리는 살충제를 국소 적용하거나 감염된 의류를 없애는 것이다.

흡혈노린재reduviid bugs

일부 흡혈노린재 또는 cone-nose bug(미국 남부산 흡혈곤충)는 인간의 혈액을 먹이로 하며 밤에 무는 습성이 있다. 이들의 의학적 중요성은 샤가스병Chagas disease의 원인인 크루스파동편모충*Trypanosoma cruzi*의 매개체이다.
매개체 관리는 환경위생을 향상시킴으로써 산란지를 제거하고 잔류성 살충제를 사용하는 것이다.

옴진드기sarcoptes

소양 진드기인 옴진드기*Sarcoptes scabei*는 피부에 구멍을 파고 숨어살면서 심하게 가려운 병변을 만들어낸다. 이런 상태를 옴scabies이라고 부른다.
진단은 멸균주사기로 이들이 깊숙이 박혀서 살고 있는 병변을 오일로 덮은 후에 흡인한 진드기를 현미경으로 관찰하는 것이다.
치료는 lindane 또는 benzene hexachloride를 사용한다. 가족 내 접촉자는 동시 치료가 요구된다. 옷과 침구 등은 반드시 완전히 세탁해야 한다.

진드기ticks

진드기는 거미류에 속하며 거미argasid(soft-bodied)와 참진드기ixodid(hard-bodied)의 두 가지 주요 그룹이 있다. 거미진드기는 진드기 매개 재귀열의 원인 매개체이며(더톤 재귀열 보렐리아*Borrelia duttoni*) 참진드기는 참진드기 발진티푸스tick-born typhus(예. Congo-Crimea 출혈열)와 라임병Lyme disease의 전파에 연관되어 있다.
진드기의 제거는 기계적으로 하거나 기름grease 또는 클로로포름chloroform을 이용한다.

장 26

진단검사법

Laboratory methods

항산염색acid-fast stain

항산균mycobacteria과 노카르디아종*Nocardia* spp.같은 항산균을 염색하기 위한 다단계 염색법이다. 이 종류의 염색에 가장 흔하게 사용되는 것은 칠넬센Ziehl-Neelsen(카르볼푸신 농축, 가열, 산성 알코올 처리, 대조염색 concentrated carbol fuchsin, heated, followed by acid-alcohol and counterstain)과 오라민페놀auramine phenol이다.

우무(한천)agar

이 용어는 응고시키는 물질인 우무(한천)를 포함하는 세균이나 진균의 고형 성장배지의 한 종류를 일컫는 것이다. 예를 들면 혈액(건강한 적혈구를 포함한)우무, 초콜릿(용혈혈액) 우무, CLED(cystein, lactose, electrolyte-deficient) 우무, MacConkey(lactose, pH indicator and bile salt) 우무, sorbitol-MacConkey 우무, XLD(xylose, lysine decarboxylase) 우무, DCA(deoxycholate citrate) 우무, VCAT(vancomycin, colisti, amphoterecin, trimethoprim) 우무 등이 있다.

응집agglutination

검사 대상 미생물과 응집 항혈청 간의 반응에 의해서 미세한 응집clumping이 나타난 것을 말한다. 항혈청은 라텍스, 적혈구, 또는 포도알균과 같은 불활성 입자 위로 운반되어질 수 있으며 맨눈으로 관찰이 가능한 응집반응을 촉진시킨다.

혐기성 실험대anaerobic cabinet

산소가 배출된 밀폐된 배양기incubator로 그 안에서 절대무산소성균obligate anaerobic이 자랄 수 있다.

무산소배양통anaerobic gas jar

혐기성 실험대의 이동이 가능한 대체기구로 비교적 적은 수의 우무평판agar plates을 사용하기에 적합하다. 통이 밀폐될 때마다 가스성 물질은 반드시 교체되어야 한다.

항생제 감수성 검사antibiotic susceptibility test

병원균주의 항생제 감수성은 검사실에서 여러 가지 방법으로 검사가 가능하다. 디스크확산시험법disk diffusion method에서는 검사용 미생물을 우무평판 표면에 평평하게 펼친 다음 항생제를 포함하고 있는 디스크를 위에 놓는다. 배양한 뒤에 감수성은 성장억제대에 의해서 결정되며 반면에 내성은 감소된 또는 없는 억제대와 일치한다. 이 방법의 변형된 검사에서는 비교하기 위해서 동일한 우무평판 위에, 이미 감수성이 알려진 대조군종을 이용한다. 좀더 정확하기는 하나 복잡한 방법은 최소억제농도minimum(minimal) inhibitory concentration(MIC)이다. 이것은 일련의 점진적으로 좀더 희석된 항생제 농도에서 미생물의 성장을 요구한다. 최소억제농도(MIC)는 미생물의 성장을 억제하는 가장 낮은 항생제 농도이다. 이 방법E-test의 가장 단순한 판version은 일련의 눈금이 새겨진 항생제 농도를 포함하고 있는 플라스틱 띠를 사용하는 것으로 우무평판에 있는 검사용 세균덩이lawn of bacteria에 적용할 수 있다.

항체검출antibody detection

항체검출 방법은 도움체결합시험complement fixation test, 혈구응집측정법haemagglutination assay, 간접형광항체검사 indirect fluorescent antibody test(IFAT), 효소면역측정법 enzyme linked immunosorbent assay(ELISA) 등이 있다. IgG 검출에 의한 혈청학적 진단은 7~10일 간격으로 쌍을 이룬 혈청검체가 필요하며 이 기간동안 역가titre가 4배 증가하는 것이 양성 결과를 위한 최소한의 한계threshold이다. 그러나 단 한 번이라도 상승한 IgM 역가검출은 최근감염recent infetion의 충분한 증거가 될 수 있다.

항원검출antigen detection
다양한 방법이 있으며 직접형광항체검사direct fluorescent antibody(DFA) test와 ELISA가 포함된다. 멸균 조직이나 체액에서 미생물 항원의 의미있는 수준의 검출은 감염의 가능성이 있음을 나타낸다. 그러나 신체 표면부위 검체의 양성 결과는 주의깊게 해석해야 한다.

벤치탑 테스트benchtop tests
간단하고 신속하게 수행되는 검사실 검사방법이다. 추정진단을 내리는 데에는 도움이 되나 결정적인 정답을 주는 경우는 거의 없다.

베타락탐가수분해효소beta(β)-lactamase test
베타락탐β-lactam 고리를 용해함으로써 penicillin 또는 cephalosporin계 항생제에 내성을 보이게 하는 효소에 대한 검사이다. 흔하게 사용되는 스크리닝용 검사판version은 chromogenic cephalosporin(nitrocefin) 또는 penicillin과 pH indicator가 포함되어 있는 검사용 종이띠strip를 이용하는 것이다.

혈액배양blood culture
전신순환계에서 세균이나 진균(균혈증, 진균혈증)을 검출하기 위해서 사용한다. No-touch 또는 무균적 정맥천자에 의한 말초혈액의 채취로 이루어진다. 적어도 10mL의 혈액이 채혈되어야 하며 호기성과 혐기성 두 개의 혈액배양 병에 나누어 담아야 한다. 감염성 심내막염을 의심하는 환자의 경우에는 간격을 두고 여러 쌍의 혈액배양이 이루어져야 한다. 혈액배양 병은 검사실에서 배양되어야 하며 눈으로 또는 자동화 혈액배양 분석기를 이용해서 정기적으로 확인되어야 한다. 미생물 성장이 의심되면 병 안에 있는 물질을 그람염색하고 고형배지에 계대배양subculture 한다.

캡슐 염색(얼룩)capsule stain
세균이나 진균의 캡슐(일반적으로 다당류polysaccharide)의 존재를 감지하기 위한 일단계대조(음성)염색single-step negative stain법이다.

카탈라아제 검사catalase test
과산화수소를 사용하여 일부 세균 안에 있는 카탈라아제catalase의 존재를 나타내는 벤치탑테스트benchtop test 방법으로 사슬알균(음성)과 포도알균(양성)을 구별하는데 사용된다.

카테터 소변검체catheter specimen of urine
유치도뇨관을 갖고 있는 환자에게서 채취한 소변검체를 말한다. 이런 환자에서 세균뇨bacteriuria는 흔하며, 요도카테터는 세균 집락colonization 되기 쉬우므로 고름뇨(농뇨)가 없는 세균뇨는 실제 요로감염을 반영하지 않을 수도 있다.

세포배양cell culture
바이러스와 클라미디아와 같은 절대세포내병원체obligate intracellular pathogens의 단층세포배양monolayer culture에 사용되는 방법이다.

무리clone
유전학적으로 동일한 개체나 세포들을 말한다. DNA 순수증식cloning에서는 특별한 유전자가 분리되어지고 증식되어 간다. 이것의 사용이나 확인을 위해서 클론면역반응clonal immune response은 한 가지 항원에 대한 반응에 특별한 특이도를 가진 림프구의 증식을 말한다. 그때 림프구는 단일클론(동일한)을 가진 항체분자antibody-molecules를 생산한다.

공동응집co-agglutination
포도알균이 시험용 항체의 운반용 입자로 사용되는 응집검사 방법으로 시험용항체의 Fc 조각은 포도알균의 세포표면에 있는 단백질 A 결합에 부착한다. 뇌막염의 신속진단방법으로 세균의 항원을 검출하는데 사용되며 임균*Neisseria gonorrheae*의 존재를 확인하는데 이용된다.

혈장응고효소검사coagulase test
황색포도알균에 의해서 생성되는 혈장응고효소coagulase의 기질substrate로 토끼혈장을 이용하는 검사이다. 확정적인 검사는 시험튜브 안에서 이루어지는 튜브혈장응고효소검사tube coagulase test이며, 신속한 벤치탑테스트benchtop test는 응괴인자clumping factor를 위한 슬라이드혈장응고효소검사slide coagulase test이다.

집락형성단위colony forming unit(CFUs)
고형배지 표면 위에서 성장하는 세균이나 진균의 집락의 수는 접종량 안에 들어 있는 집락형성단위colony-forming units의 수와 일치한다. 만일 종이 집단이나 응괴상태에 놓여 있지 않다면 이 수치는 단순히 존재하고 있는 세포의 수와 거의 동일하다.

도움체 결합시험complement fixation test(CFT)

여러 가지 감염의 혈청진단을 위해서 사용되는 항체검출검사이다. 이 검사는 도움체결합항체 찾기와 감각적 혈구sensitised erythrocytes 간의 반응에 의존하여 가시적인 종말점end point을 산출하며 기본적인 역가titre의 기초가 된다.

C 반응성 단백C-reactive protein(CRP)

폐렴알균의C 물질pneumococcal C substance과 반응으로 발생하는 급성기 반응의 일부로 생산되는 단백질 이다. 상승 레벨은 모든 급성 전신적 염증반응 동안 발견되며 매우 높은 레벨은 심각한 폐렴사슬알균 감염기간 동안 발견될 수 있다.

배양culture

인위적인 환경하에서 미생물의 성장 또는 인공배양배지 위에서 미생물의 성장결과를 말하는 용어다.

감별계산differential count

말초혈액 내 또는 검사대상인 다른 체액 내에 있는 여러가지 백혈구 세포주의 상대적인 분율을 말한다. 뇌척수액에 적용하면 바이러스 내막염과 세균성 뇌막염의 구분을 도와주는 방법으로 이용할 수 있다.

DNA 서열 결정DNA sequencing

DNA 염기서열을 분석함으로써 미생물을 확인하는 것을 말한다. 신속하고 자동화된 DNA 서열 결정방법은 진단적인 미생물검사실에서 여러 가지 종류의 바이러스와 항산균과 다른 미생물의 진단에 널리 사용되고 있다. 16S ribosomal DNA 유전자 자리에서 서열 결정은 다른 방법으로는 세균 종을 확인하기 어려운 경우에 매우 중요한 감별방법이다.

항체포획효소면역측정법 enzyme linked immunosorbent assay(ELISA)

항원 또는 항체검출 시스템으로 양성결과를 표시하는 색체반응colour reaction을 생산하는 효소와 연결되어 있는 항체를 이용한다. 이것은 여러 가지 감염질환의 혈청학적 진단에 널리 이용된다.

적혈구 침강속도erythrocyte sedimentation rate(ESR)

원주에서 한 개의 적혈구가 강하하는 속도를 말한다. 이것은 전신질환의 비특이적인 지표로 이용될 수 있다. ESR은 감염질환에 특이적이지 않다.

지방산 분석fatty acid analysis

세균분리균주의 세포벽 지방산을 분석하는 방법으로 세균의 메틸에스테르산출물(지방산 메틸에스테르fatty acid methyl ester 또는 FAME)을 가스액체크로마토그래피gas liquid chromatography로 분석하는 것이다. 이 종류의 분석으로 산출되는 최고 체류시간의 패턴은 주어진 세균의 종류에 따라서 특징적이다. 이러한 자료는 다른 방법으로는 확인하기 어려운 세균을 확인하는데 사용된다.

형광매독항체검사fluorescent treponemal antibody(FTA)

매독의 혈청학적 진단에 사용되는 특이검사이다. 이것은 매독의 2기 동안 양성으로 되며 치료 후 수년 동안 양성으로 남아있을 수 있다. 이 검사는 항체를 찾기 위해서 유리현미경슬라이드에 결합되어 있는 매독결합을 사용하며 그곳에 항인간형광항체anti-human fluorescent antibody가 결합한다. 이 검사는 특이진단을 확정하는데 이용되지만 활동성 감염 또는 최근의 감염을 나타내기에 충분하지 않다.

그람염색Gram stain

세균의 세포벽의 구조와 세균의 모양을 확인하는데 사용되는 다단계 염색법이다. 첫 번째 단계는 메틸바이올렛metyl violet으로 염색하고 이어서 매염제로 iodine을 추가한다. 알코올이나 아세톤으로 탈색을 하고 희석된 카르볼푸신carbol fuchsin으로 대조 염색을 한다. 그람양성 세균은 세포벽에 두꺼운 펩티도글리칸peptidoglycan을 갖고 있어서 탈색에도 불구하고 세포벽에 메틸바이올렛을 보유하고 있어서 진한 청-보라색을 띠게 된다. 그람음성 세균은 얇은 펩티도글리칸peptidoglycan을 갖고 있기 때문에 메틸바이올렛을 보유하지 못해서 대조 염색의 분홍색을 갖게 된다. 그람 염색에서 보이는 세균의 모양 또한 세균의 분류에 이용된다. 예로서 streptococci(체인을 형성하고 구형의 세균)와 bacilli(소시지 모양의) 등의 특징적인 모습을 보이므로 세균의 분류에 이용된다.

혈구응집측정hemagglutination assay

항체검출측정법은 가시적인 종말점을 위해서 적혈구의 응집에 달려 있으며 역가계산으로 이어진다.

용혈hemolytic: β (beta)-, α (alpha)

세균집락을 둘러싸고 있는 혈액우무의 변이를 말한다.

이 변화는 사슬알균streptococci을 알파용혈α-hemolytic (viridans group)과 베타용혈β-hemolytic(*Streptoccus pyogenes*) 및 비용혈성non-hemolytic(*Enterococcus faecalis*)으로 분류하는데 이용된다. 알파용혈사슬알균은 우무 주변을 초록색으로 변하게 하며 베타용혈사슬알균은 우무의 적혈구를 제거한다. 다른 세균 종들도 혈액우무 위에서 용혈을 일으킬 수 있다.

보조세포helper cell count

T helper cell(예. CD4 세포표면항원을 생산하는 T lymphocyte) 측정을 말한다. 이는 AIDS 환자의 질병의 진행상태를 모니터 하고 진단을 보조하는 데 이용된다.

보조/억제세포 비(율)Helper/suppressor cell ratio

억제 T 세포에 대한 보조 T 세포의 비(율)를 말한다. AIDS 또는 HIV 감염의 진단에 도움이 된다.

확인(동정)identification: 예비적preliminary, 확정적definitive

진단적 검사실에서 재생시킨 미생물에게 이름이 주어지는 과정을 말한다. 예비적인 동정은 빠른 장점은 있으나 불완전하고 잠정적이다. 확정적 동정은 모든 관련된 동정시험을 완료해야 한다. 그래서 검사과정에서 복잡한 일련의 과정을 요구하는 느리게 자라는 미생물은 동정에 수일에서 수주 간까지 지연이 될 수 있다. 미생물 병원체의 동정은 특정 병인론적인 진단에 이르게 하며 항생제 화학요법의 가이드가 되며 때로는 역학집중조사 epidemiological investigation를 지원한다.

면역형광(법)immunofluorescence: 직접direct, 간접indirect (IFAT)

항체 또는 항원을 검출하는 방법이다. 직접법과 간접법이 이용된다. 양성 결과는 자외선현미경으로 인식이 가능한 미생물을 검출하는데 달려 있다. 이 검사법은 폐렴레지오넬라*Legionella pneumophilla*, 폐포자충*Pneumocystis carinii*의 검출과 이질아메바*Entamoeba histolytica* 항체를 검출하는데 이용된다.

배양incubation

인공배지 위에서 또는 그 안에서 미생물의 배양에 필요한 적절한 온도와 가스 대기환경의 공급을 말한다. 흔하게 이용되는 가스 대기환경은 호기성aerobic(대기), 혐기성anaerobic(산소가 제거된 공기)과 친탄소성capnophilic (일반적인 CO_2 농도보다 높은 수준을 요구하는 미생물)이다. 가장 흔하게 이용되는 온도는 37℃이며 다른 온도는 특별한 목적으로 사용된다.

접종inoculation

미생물 성장을 도와주는 인공환경에 살아 있는 미생물을 적용하는 것을 말한다. 이 용어는 일반적으로 진단검사실에서 사용되며, 인공적인 성장배지(우무agar, 배지media 등)에 접종하는 것을 언급하는 용어이다.

유당발효소lactose fermenter

이 용어는 일반적으로 장내세균과Enterobacteriaceae에 속한 그람음성 막대균과 유당을 발효할 수 있는 균을 일컫는 용어이다.

라텍스응집반응검사latex agglutination test

응집반응의 한 형태로써 응집항체를 위한 운반체carrier로 라텍스 입자를 이용한다. 이 검사는 베타용혈사슬알균β-hemolytic streptococci의 그룹 분류에 이용된다.

배지media

미생물 병원균주의 성장에 필요한 적절한 고형solid과 액상liquid 또는 세포환경cellular을 제공하는 인공배지를 일컫는 용어이다. 고형 배지는 일반적으로 고형화하는 물질로 우무를 함유하고 있으며, 우무가 없는 액상과 같은 배지를 갖고 있는 경우가 많다. 이러한 배지는 제한선택selective 또는 비선택non-selective으로 될 수가 있는데 이는 성장물질의 범위에 따라서 또 함유하고 있는 성장저해물질에 따라서 구분된다. 비선택 배지는 일반적으로 정상적으로 멸균조직에서 까다로운 성장을 하는 미생물에 적용되며 선택배지는 비멸균조직에서 잠재적인 병원균을 분리하기 위해서 사용된다. 더 자세한 것은 세포배양을 참조하기 바란다.

현미경microscopy

진단미생물학에서는 여러 가지 종류의 현미경을 사용한다. 확대기능 지원이 없이 미생물을 보는 것은 불가능하므로 현미경은 진단의 중요한 부분이다. 광학현미경light microscopy(명시야bright field)은 가장 널리 사용되는 기법이며 일반적으로 대조contrast를 향상시키기 위하여 염색을 하며 미생물 세포벽의 구조에 대한 정보를 제공한다. 다른 종류의 광학현미경은 암시야dark field, 위상대조phase contrast, 자외선ultraviolet, 공초점 레이저현미경 confocal laser microscopy 등이 있다. 바이러스 입자의 구조와 다른 미생물의 미세구조를 관찰하기 위해서 훨씬 더 높은 확대율을 가진 전자현미경(스캐닝 또는 투과전자현미경)이 필요하다.

중간뇨midstream urine(MSU)

검사실 검사를 위해서 배뇨된 소변검체로 처음 소량의 소변줄기의 소변을 버린 후에 배뇨를 완료하기 전에 채취한 소변(요도의 토박이균으로 오염되는 것을 줄이기 위함)이다. 바깥생식기관을 주의깊게 깨끗하게 한 뒤에 수집되어야 하며 아기나 유치도뇨관을 갖고 있는 환자에게서는 수집할 수 없다.

최소살균농도minimum bactericidal concentration(MBC)

최소억제농도MIC와 비슷하지만 이것은 여러 가지 다양한 농도의 항생제에 접종물을 계대배양했을 때 미생물이 자라지 않는 가장 낮은 농도이다. MBC와 MIC 사이의 큰 차이는 항생제 내성에 의하며 내성은 치료 실패를 가져올 수 있다.

최소억제농도minimum inhibitory concentration(MIC)

항생제감수성antibiotic susceptibility을 결정하는 방법으로 일련의 항생제 희석액을 시험용 종species의 성장배지로 이용한다. 성장이 발생하는 가장 낮은 농도를 MIC로 간주한다. 디스크확산법disk diffusion 검사결과를 확정하는 데 이용되며 특히 경계선 결과가 임상결과에 나쁘게 영향을 줄 수 있는 경우에 이용된다. 방법은 broth macrodilution과 broth microdilution 및 plate incorporation 방법이 있다.

분자역학molecular epidemiology

의심되는 집단발생이나 유행발생의 집중조사에 이용되는 분자 미생물 형별방법의 적용을 기술하는 용어이다. 유용한 방법들이 급속도로 증가하고 있으며 주로 분자유전학적 기술molecular genetic technique이 이용된다.

단일클론항체monoclonal antibody

쥐의 하이브리도마hybridoma 기술을 이용하여 생산된 특이 항체이다. 단일클론항체monoclonal antibody(mAbs)가 감염질환의 혈청학적 진단에 널리 사용된다.

Nagler plate

달걀 노른자가 포함된 배지로 반은 클로스트리듐 항독소로 덮여 있다. 레시티나아제lecithinase를 생산하는 *Clostridium* spp(예. *C. perfringens*)는 항독소에 의해서 방해를 받는 기초우무underlying agar에 변화를 초래한다. *C. perfringens*를 동정하는 데 이용된다.

호중구수neutrophil count

호중구다형핵세포neutrophil polymorphonuclear cell의 수를 말한다. 수막염의 진단(뇌척수액 내의 수)과 요로감염(중간뇨에 있는 수, 일반적으로 총 백혈구 수를 이용한다)의 진단에 이용된다.

올리고핵산 더듬자oligonucleotide probe

이미 알려진 뉴클레오티드서열nucleotide sequence의 시약reagent으로 배양이 불가능한 미생물이나 병원성의 유전적 결정자genetic determinant를 검출하는데 이용된다(예. 독소).

산화효소시험oxidase test

시토크롬 산화효소cytochrome oxidase의 존재를 검출하기 위한 신속하고 벤치탑benchtop 검사이다. 이 검사는 녹농균종*Pseudomonas spp*.과 나이세리아종*Neisseria* spp.과 같은 일부 세균의 추정동정presumptive identification에 이용된다.

파지형별(~型別)phage typing

관심있는 세균 종의 특별한 균주에 대한 특이도를 갖고 있는 인정된 박테리오파지bacteriophage 세트를 적용하는 것이다. 박테리오파지에 의해서 분류되는 가장 흔한 종은 황색포도알균*Staphylococcus aureus*이다. 파지형별의 결과는 이미 많은 나라에서 분자형별 방법에 의해서 대체되었음에도 불구하고 역학적 연구에 이용될 수 있다.

플라스미드 형별plasmid typing

이 방법은 각 균주에 존재하는 어떤 plasmid DNA라도 추출하고, 그것을 겔 전기이동gel electrophoresis에 의해서 성분띠constituent bands로 분리함으로써 분명하게 표현형으로 일치하는 세균 종을 구별하는 방법이다. 주어진 종의 균주들은 한 개보다 많은 띠를 공통으로 가지는 동일한 전구progenitor로부터 유래했을 가능성이 있다.

중합효소연쇄반응polymerase chain reaction(PCR)

급속 DNA 증폭방법이다. 이미 알려진/찾고자 하는 뉴클레오티드 서열(길잡이primer로 불리우는)의 유전자 더듬자gene probe와 결합했을 때, PCR은 배양이 되지 않거나 또는 느리게 성장하는 미생물을 검출할 수 있는 매우 민감한 방법을 제공한다. PCR은 진단미생물의 많은 영역에서 사용된다.

간헐영역겔전기이동pulsed-field gel electrophoresis(PFGE)

역학적 목적을 위한 세균 분자형별의 고도의 판별방법이다. 이것은 세균의 DNA를 큰 분절로 자르는 제한적 핵속핵산분해효소restriction endonuclease enzyme를 갖고 있으며 잘라진 분절은 간헐영역전류pulsed-field electric current에 의해서 우무 겔 안으로 분리된다. 이 방법은 병원감염과 지역사회 감염의 원인인 광범위한 세균에 널리 적용될 수 있다.

파이오신 형별pyocine typing

파이오신pyocin은 녹농균*Pseudomonas aeroginosa*에 의해서 생성되는 억제물질로 동일한 종의 다른 균주에 작용한다. 만약 이미 알려진 파이오신유형수록pyocin types collection이 알려지지 않은 임상 분리균주에 시험된다면 그 균주의 pyocin type이 결정될 수 있다. 녹농균의 pyocin typing은 이 미생물에 의한 유행발생이 의심되는 경우의 집중역학조사에 이용되어져 왔다.

방사형용혈radial haemolysis

감작적혈구sensitized erythrocyte를 포함하고 있는 겔의 우물well에 혈청이 놓이게 되는 혈청학적 검사이다. 용혈성 항체가 있는 경우는 겔을 깨끗하게 한다. 이 검사는 임신한 여성의 풍진면역상태를 진단하는데 사용된다.

신속진단검사rapid diagnostic tests

신속한 임상관리에 영향을 주기에 충분할 정도로 결과를 빠르게 제공하는 결과들이다. 미생물의 성장에 의존하는 진단적 검사방법은 수일 내에 결과확인이 불가능할 수 있으며 일부는 몇 주가 걸리기도 한다. 신속진단검사는 일반적으로 미생물의 배양에 의존하지 않는다. 실질적으로 즉각적인 임상 결정을 내리기 위한 목적으로 사용되기 위해서는 결과 확인은 검체를 채취한 후 30~60분을 넘지 않아야 한다.

보고report

진단적 검사실로부터 검사실 조사 결과를 포함하는 내용을 구두 또는 문서로 결과가 전달되는 것이다. 진단과정이 긴 것이라면 시간적인 이유 때문에 추후에 수정이 될 수 있는 정보가 들어있는 잠정적인 검사결과 보고가 환자관리를 담당하는 임상의사에게 제공될 수 있다. 이후에는 좀더 완벽하고 결정적인 보고가 뒤따라야 한다. 초기 보고preliminary report와 최종 보고definitive report는 원인 미생물의 각각의 동정 단계에 따라 일치해야 한다.

의뢰서request form

의뢰서는 진단적 검사와 관련된 임상정보에 대한 일차적인 의사소통 방법이다. 이 양식은 검사를 의뢰하는 임상의사에 의해서 작성되어야 하며, 이것은 의사간의 의사소통이므로 간호사나 다른 의료지원부서 직원에 의해서 작성되어서는 안 된다. 많은 진단검사실에서는 의뢰서식을 검사실 작업표로 이용하거나 또는 의뢰서의 일부를 보고의 형태로 반송하기도 한다.

라이보형별ribotyping

세균감염의 역학조사에 이용되는 분자형별의 한 방법이다. 이 방법에서는 분리된 세균의 DNA는 제한적 핵속핵산분해효소restriction endonuclease enzyme를 이용해서 분절로 잘리게 된다. DNA fragment는 니트로셀룰로오스막nitrocellulose membrane 위로 분리되며 거기에서 16S ribosomal operon과 결합되도록 설계된 표지 핵산 탐지자와 탐지된다. 이 방법은 자동화되었으며 그 과정을 신속하게 완료하는 것이 가능하며 디지털 형태로 자료를 저장하며 유행조사에서 검출된 균주와 비교하기 위해서 원거리로 전송하는 것도 가능하다.

살모넬라 혈청형별salmonella serotyping

혈청학적 방법으로 살모넬라의 혈청형serovar을 동정하는 것이다. 많은 수의 살모넬라 혈청형은 임상검체에서 분리된 살모넬라종*Salmonella* spp.의 완전한 동정을 하기 위해서는 항원검출 방법이 필요하다는 것을 의미한다. 일반적인 방법은 항혈청 패널에 의한 응집이다. 의심되는 집락의 일차적인 스크리닝은 O 항원, H 항원, Vi 항원(*S. typhi*)에 대한 다가항혈청polyvalent antiserum으로 이루어진다. 그때 O 항원과 H 항원의 패널은 동일 그룹에 대한 가능한 선택범위를 좁히기 위해서 사용되며, Kauffman-White scheme에 따라서 형이 분류된다. 슬라이드 응집반응은 튜브 응집반응 방법에 의한 확인이 필요하다. 대규모의 대학병원이나 표준 실험실에서만 모든 살모넬라 혈청형을 동정할 수 있는 모든 범위의 항혈청을 갖고 있다. 대부분의 병원 진단검사실에서는 잠정적인 동정 결과만 제공할 뿐이며 이것도 검체를 보낸 후 24시간이나 그 이상의 시간이 지난 후에 가능하다.

혈청학serology

감염질환의 진단을 위해서 환자의 혈청을 이용한 항원과 항체를 검출하는 방법을 적용하는 것이다. 이러한 방법은 검사실에서 배양이 어려운 또는 불가능한 미생물에 의한 감염인 경우에 적용된다.

은염색silver stain

매우 민감한 염색과정으로 미생물에 은염silver salt을 침착시킨다. 기관지세척액에서 *Pneumocystis jirovecci*를 검출하고 조직에서 진균사fungal hyphae를 검출할 때 이용하는 방법이다.

슬라이드 응집법slide agglutination

응집반응이 검사용 튜브나 미량역가판micro titer tray이 아닌 유리슬라이드 위에서 이루어지는 것이다(응집 aggulatination 참조).

포자염색(법)(胞子染色法)spore stain

일부 세균에 존재하는 두꺼운 세포벽을 가진 포자 속으로 염색이 되게 할 때 이용되는 Ziehl-Neelsen 항산균 염색법의 변형된 판이다. 이 검사법은 이들 세균의 동정을 보조하기 위해 이용된다.

대변현미경검사stool microscopy

집란법concentration technique 사용 전이나 또는 후에 대변을 검사하는 것이다. 이 검사법은 주로 장내 기생충의 검출에 이용되며 현미경상 관찰된 형태는 감염을 확인하는데 이용될 수 있다.

사슬알균의 분류streptococcal grouping

베타용혈사슬알균β-hemolytic streptococci 소속인 그룹의 동정 방법이다. 이 검사법은 그룹 특이성 협막다당류 capsular polysaccharide의 검출에 의해서 이루어진다. 흔하게 사용되는 방법은 신속라텍스응집법rapid latex agglutination technique이다.

기질이용시험substrate utilization test

쉽게 확인이 가능한 색깔반응을 생산하는 특이기질 specific substrate을 이용해서 세균이나 진균의 동정을 도와주는데 이용되는 생화학검사이다. 이 검사법은 일회용 용기 안에서 이루어질 수 있으며 또는 세트의 검사가 가능한 상업적인 용기 안에서도 이루어질 수 있다.

면봉법swabs

섬세한 면이나 알지네이트alginate 끝 처리된 면봉법은 진단적 미생물검사를 위해서 임상검체를 채취하기 위해서 널리 이용되는 방법이다. 표준 면봉법은 건조하고 까다로운 세균종이 오랫동안 살아남지 못하게 된다. 이 검사법은 미생물에 따라서 특별한 면봉법(예. 임균*Neisseria gonorrheae*, 숯면봉법charcoal swab; 보르데텔라 백일해 *Bordetella pertusis*, 알지네이트) 또는 특별한 이송배지(예. 클라미디아 트라코마티스*Chlamydia trachomatis*)가 요구된다. 농성 검체인 경우에는 건조한 면봉에 묻은 소량의 검체보다는 적절한 용기에 다량의 검체를 보내는 것이 더 좋다.

치료약물농도 감시therapeutic drug monitoring

약물이 적절한 농도에 도달하고 있는지와 독성 수준을 피할 수 있도록 약물의 혈청 레벨을 평가하는 것이다. 일부 항생제는 쉽게 도달할 수 있는 농도에서 독성을 나타내므로 치료기간 동안 약물농도를 모니터해야 한다. 이 검사법은 생물학적분석법bioassay으로 하거나 신속한 자동화 방법으로 이루어진다.

후층도말표본(厚層塗抹標本)thick film

현미경 슬라이드 위에 있는 혈액의 후층도말표본(厚層塗抹標本)thick film이다. 말라리아의 진단은 세포가 용해된 염색된 후층도말표본의 검사로 가장 잘 된다. 이 방법은 박층도말표본(薄層塗抹標本)thin film 방법보다 더 민감한 것으로 간주되고있다.

박층도말표본(薄層塗抹標本)thin film

현미경 슬라이드 위의 말초혈액의 박층도말표본(薄層塗抹標本)thin film이다. 말라리아의 진단은 Giemsa로 염색된(김자염색) 말초혈액의 박층도말표본을 현미경으로 검사함으로써 자주 확인된다. 현미경검사자는 적혈구내 링 형태, 분열체schizont, 생식세포gametocyte를 찾아 진단을 확인하고, 감염 원인인 열원충종*Plasmodium* spp.을 동정한다. 이 방법은 후층도말표본(厚層塗抹標本)thick film처럼 민감하지 않으며 기생충혈증(寄生蟲血症)parasitemia이 간헐적일 수 있으므로 환자마다 적어도 한 번씩 항상 반복 검사되어야 한다.

이송배지transport medium

환자로부터 진단검사실까지 이송하는 동안 생육가능 viable한 미생물을 보존하기 위해 사용되는 용액이다. 이것은 대부분 바이러스와 클라미디아와 임균*Neisseria gonorrheae*과 같은 까다로운 세균에 많이 이용된다.

성병연구소식 테스트

venereal disease reference laboratory(VDRL) test

매독균*Treponema pallidum* 감염의 비특이적 혈청검사이다. 생물학적 거짓양성반응(가양성반응)이 인플루엔자, 나병leprosy, 전염단핵구증infectious mononucleosis인 경우에 발생할 수 있으나 VDRL 검사는 활동성 감염의 유용한 초기지표이다.

웨스턴 블롯Western blot

혈청 검체 안에 항체의 존재를 감지할 수 있도록 전기이동에 의해서 분리된 미생물의 항원을 내포하고 있는 니트로셀룰로오스띠nitrocellulose strip를 이용하는 면역학적 방법이다. 이 검사법은 HIV 관련 질환을 갖고 있는 환자에게 바이러스성 항원의 범위 내에 해당하는 항체의 존재를 확인하기 위해서 이용된다.

칠넬센 염색Ziehl-Neelsen stain

농축된 카르볼푹신carbol fuchsin(염색을 시도하도록 가열됨), 산, 알코올과 대조염색을 포함하고 있는 검사법으로 결핵균*Mycobacterium tuberculosis*과 노카르디아 아스테로이데스*Nocardia asteroides*와 같은 항산균을 검출할 수 있는 항산성염색법이다. 변형된 판이 세균 포자의 염색에 이용될 수 있다.

항균물질
Antimicrobial agents

장 27

Acyclovir

Acyclovir는 인 함유 대사물질 안에 있는 활성을 가진 푸린뉴클레오시드유사체purine nucleoside analogue(acyclo-guanosine)이다. 이 대사산물을 생산하기 위해 필요한 효소는 바이러스에 감염된 세포 외에는 사람의 세포 내에 존재하지 않는다. 바이러스성티미딘키나아제viral thymidine kinase는 이 화합물을 활성화시키며 단순포진바이러스herpes simplex virus(HSV)와 수두대상포진바이러스에 대해 높은 효능과 낮은 독성을 갖게 된다. 내성을 가진 HSV에 대한 보고가 있다. HSV에 의한 각막염, 뇌염, 생식기 주변의 병변 치료에 사용된다.

Amantadine

A형 인플루엔자 바이러스에 대해 억제작용을 가진 화합물이다. A형 인플루엔자 유행기간 동안 치료와 예방목적으로 사용된다. A형 인플루엔자에서 내성이 보고된 바 있다.

Aminoglycosides

잠재 항균성인 아미노당아미노사이클리톨amino sugar-aminocyclitol 화합물의 한 그룹이다. 이 그룹에는 gentamicin, amikacin, tobramycin, streptomycin 등이 있다. 이들은 그람음성세균, 특히 장내세균과Enterobacteriaceae와 녹농균*Pseudomonas* spp.에 좋은 효과를 갖고 있으며 그람양성세균에는 효과가 적으며 절대무산소성균obligate anaerobe에는 효과가 없다. pH가 낮은 상태, 무산소성 환경 또는 이가 양이온(예. Ca^{2+})의 농도가 높은 곳에서는 항균작용이 의미있게 낮다. 위장관계에서 유용하게 흡수가 이루어지는 일은 거의 없다. 이 그룹에 속하는 모든 항균제는 귀와 신장독성을 갖고 있다. 그러므로 aminoglycoside계 항균제는 혈관으로 주입되어야 하며 정기적으로 혈청 레벨이 측정되어야 한다. 그람음성 세균에 의한 패혈증과 결핵 화학요법의 보조 약제, 일부 그람양성세균의 치료에 이용된다.

Amphoterecin

Complex ring 구조를 가진 폴리엔항진균제polyene antifungal agent이다. Amphoterecin은 많은 효모yeast와 실모양곰팡이종filamentous, 양형곰팡이종dimorphic fungus들에 대한 작용범위를 갖고 있다. 이 약물은 물에 불용성이므로 deoxycholate로 희석한 현탁액suspension 또는 리포좀제제liposomal preparation 형태로 정맥주사로 주입되어야 한다. 담즙산염 현탁액은 고열과 혈전정맥염thrombo-phlebitis 등과 같은 독성 부작용 발생이 매우 높다. 일차적인 용도는 전신적인 진균감염의 치료에 사용되며 때로는 다른 항진균제와 병합하여 사용된다.

Ampicillin

베타락탐계 페니실린β-kactam penicillin 그룹 항생제의 하나이다. Ampicillin은 pheoxymethyl penicillin보다 많은 그람음성세균에 더 효과적이며 위산에 대해서 감수성이 더 낮다. 이 약물은 경구용 penicillin의 형태로 널리 이용되고 있으며 특히 상기도와 요로 감염의 치료에 많이 사용되고 있으나 ampicillin과 ampicillin과 관련된 화합물에 대한 내성의 발달을 선도하고 있으며 가장 심각한 것은 플라스미드plasmid와 전위유전단위transposon를 통해서 항생제 불활성화 효소인 베타락타마아제β-lactamase를 전달한다는 것이다.

Antimonials, pentavalent

오원자가(五原子價)의 안티몬제복합체pentavalent antimonial compounds는 기생충의 포도당 대사를 방해한다. 이것은 사람에게 비교적 독성이 있음에도 불구하고 리슈만편모충증leishmaniasis의 치료에 사용된다.

Arsenicals

비소물질arsenicals 약물은 사용되기 시작한 최초의 항균제에 속하지만 독성이 강해서 현재는 거의 사용되지 않는다. 하나의 예외는 멜라소프롤melarsoprol로서 아프리카트리파노소마증(~症)African trypanosomiasis의 치료에 사용된다. 작용은 포도당 대사에 작용한다.

Beta(β)-lactam agents

곰팡이moulds에서 추출한 항생제의 한 그룹이다. 항세균작용은 세균의 세포벽에 있는 펩티도글리칸의 교차연계(交叉連繫)를 방해하는 것에 달려 있다. 이 과정을 방해하는 것은 공격당한 세균의 세포구조의 통합성을 손실되게 함으로써 세포가 죽게 만든다. 이 그룹에 속하는 것은 penicillin, cephalosporins, monobactam, carbapenem이 있다. 이 항생제들은 이들이 작용하는 종의 범위 내에서 화합물 간에 상당한 변이를 보인다. β-lactam ring을 파괴하는 효소(β-lactamase)의 존재 때문에 또는 세균의 세포벽의 투과성에 변화를 초래하기 때문에 현재 특히 입원환자에게 내성은 일반적이다. 이 약물들의 진성 독성작용은 드물지만 과민반응은 비교적 흔하며 치명적일 수 있다. 이 그룹에 속하는 약물들은 비록 베타락탐beta(β)-lactam 항생제가 항상 최선이 아님에도 또는 유일한 선택이 아님에도 불구하고 모든 종류의 세균감염의 치료에 이용된다.

Carbapenems

이 그룹의 베타락탐beta(β)-lactam 종류 항균제는 페넴penem 구조를 갖고 있으며 meropenem과 imipenem을 포함한다. 원형화합물이미페넴prototype compound imipenem은 콩팥요세관의 디펩티드 효소에 의해서 불활성화되므로 디펩티드 효소 억제제인 cilastatin과 고정결합 형태로 제공된다. Meropenem은 디펩티드 효소에 의해서 불활성화되지 않으므로 뇌척수액에서 더 좋은 레벨에 도달할 수 있다. 이 종류의 약물은 세균성 세포내 병원균에 대해서 유용한 효과를 갖고 있다.

Cefotaxime

Cephalosporin 항생제(beta(β)-lactam)의 한 종류로 3세대 cephalosporin으로 간주된다. Cefotaxime은 많은 종류의 그람음성세균에 대해 효과있는 활성을 갖고 있으나 그 이전의 cephalosporin 계열보다 그람양성세균에 대해서는 효과가 훨씬 나쁘다. 이 항생제는 일부 β-lactamase(항생제를 불활성화하는 효소)에 내성이 있으나 신종 β-lactamase는 cefotaxime을 불활성화 하는 능력이 있는 것으로 기술되고 있다. 이러한 새로운 내성효소는 3세대 cephalosporin이 매우 많이 사용되는 기관내에서 흔해지고 있다. Cefotaxime은 뇌척수액에서 치료적으로 유용한 농도에 이를 수 있기 때문에 일부 두개내 세균감염의 치료에 선택약물로 사용될 수 있다.

Cefoxitin

또 다른 cephalosporin 항생제이다. 이것은 무산소균에 대해서 상대적으로 더 큰 효과를 갖고 있다는 점에서 다른 3세대 물질들과 다르다. 그러나 Cefoxitin은 항생제유발설사antibiotic-associated diarrhea와 위막성결장염pseudomembraneous colitis의 유발이 높다.

Ceftriaxone

3세대 cephalosporin 항생제이다.

Cephalosporins

Beta lactam ring을 가진 광범위항생제broad-spectrum antibiotic이다. Cefotaxime은 최초의 3세대 약물로 출시되었다. 비슷한 구조를 가진 다른 cephalosporins 약물들은 1세대, 2세대, 3세대로 그룹지어졌다. 항균작용은 그람음성세균에 대해서 효과가 가장 크며 예외없이 그람양성 혐기성 균과 *Pseudomonas aeruginosa*에 효과가 나쁘다. 이러한 후자의 세균들에까지 활성이 확대되는 곳에서는 이러한 세균에 작용하도록 특별히 고안된 약물보다 일반적으로 효과가 열등하다. 신종 β-lactamase 항생제를 불활성화하는 효소는 그람음성세균 패혈증과 그 외 다른 심각한 세균성 감염의 치료에 정맥주사용으로 광범위하게 사용되어 온 3세대 cephalosporins 항생제의 유용성을 제한하기 시작하고 있다.

Cephradine

Cephalosporin 항생제로 경구용과 정주용이 모두 가능하며 많은 그람음성세균보다 그람양성세균(예. 황색포도알균*Staphylococcus aureus* 포함)에 더 큰 효과를 갖고 있다.

Chloramphenicol

그람양성세균, 그람음성세균과 무산소균 등에 대해서 광범위한 항균력을 가진 경구용 활성 항생제이다. Chloramphenicol은 단백질 합성을 방해함으로써 작용한다. 이것은 뇌척수액을 통과하며 나이세리아종

Neisseria spp., *Haemophilus influenzae*에 살균 효과가 있으며 고농도에서는 일부 그람양성세균에도 효과가 있다. Chloramphenicol은 드물게 재생불량빈혈의 원인이 될 수 있으며 grey baby syndrome으로 알려진 잠재적으로 치명적인 상태를 초래할 수 있으므로 신생아에게는 사용하면 안 된다. 세균성 눈 감염의 국소적 치료나 세균성 뇌수막염의 치료에 사용된다.

Chloroquine

말라리아의 치료와 예방에 사용되는 quinolone 화합물이다. 수년 간에 걸쳐서 실시한 예방적 투약은 시력기능의 이상을 초래할 수 있다. 내성은 열대열원충*Plasmodium falciparum*에서 흔하다.

Ciprofloxacin

장내세균과와 *Pseudomonas aeruginosa* 및 기타 다른 그람음성세균과 일부 그람양성세균에 유용한 효과적인 작용을 가진 4-aminoquinolone 항균제이다. Quinolone 그룹 항생제는 세균이 복제를 하는 동안 DNA 절단 또는 복구를 방해함으로써 작용을 나타낸다. Ciprofloxacin은 조직의 침투력과 위장관 흡수력이 좋기 때문에 특히 유용하다. Ciprofloxacin과 이와 동등한 항균제는 병원에서 정주용 주입을 요구하지 않는 일부 그람음성세균 감염인 경우에는 외래환자의 치료에 이용될 수 있다. 돌연변이성 세균의 DNA 선회효소DNA gyrase로 인한 내성은 점점 더 흔해지고 있어서 ciprofloxacin과 그와 관련된 약제의 사용이 더욱 제한적이 되고 있다.

Clindamycin

그람음성세균이 아닌 그람양성세균에 대한 작용을 가진 lincosamide 항생제이다. Clindamycin은 항생제유발설사antibiotic-associated diarrhea를 빈번하게 일으키며 위막성결장염pseudomembraneous colitis의 가장 흔한 원인 중의 하나이다.

Clofazimine

Clofazimine은 나병종나병lepromatous leprosy의 치료에 주로 사용되는 항미코박테리아성 약물antimycobacterial agents이다. 치료는 피부에 갈색 변화를 초래할 수 있다.

Co-trimoxazole

Trimethoprime과 sulfamethoxazole의 고정결합 항균제제로서 흔한 세균감염에 대한 일반적인 치료에 주로 널리 이용된다. 이 조합은 세균의 엽산대사folate metabolism에 작용한다. Co-trimoxazole은 스티븐스존슨증후군Stevens-Johnson syndrome으로 알려진 잠재적으로 심각한 점막피부발진mucocutaneous eruption의 가장 흔한 원인 중 하나이다. 이상의 부작용과 다른 형태의 독성 때문에 사용이 제한적이며 좀더 독성이 적은 성분의 trimethoprime을 선호한다. 또한 술폰아미드(술파제)sulphonamide 성분에 대한 세균 내성이 매우 흔하다.

Dapsone

광범위한 세균에 대항하는 정균작용을 가진 지속성 술폰아미드(술파제) 약물이다. 이 약물만 단독 사용되는 경우에는 내성이 매우 쉽게 발전할 수 있다. 기본적인 주 용도는 나병의 치료와 말라리아의 예방적 투약이다.

Diaminopyrimidines

세균의 이(二)수소(水素)폴산(酸)리덕타아제dihydro-folate reductase를 방해함으로써 효과를 나타내는 항균물질 그룹이다. 이 그룹에 속하는 약물 중 가장 흔하게 사용되는 것은 trimethoprime이며 주로 sulphonamide와 병합해서 사용하지만 단독 사용도 가능하다. Trimethoprime은 독성이 적은 편이며 sulphonamide보다 조직침투력도 더 좋다. 이것은 요로감염의 치료를 위한 경구용 약제로 널리 이용된다.

Diethylcarbamazine

마이크로필라리아 감염microfilarial infection의 치료에 특이적으로 사용되는 구충제이다.

Doxycycline

상대적으로 비교적 긴 반감기와 조직침투력이 좋은 tetracycline 항생제이다. 이 약물의 용도는 리케차 감염rickettsial infection의 치료에 이용된다.

Erythromycin

그람양성세균, 미코플라스마mycoplasma, 클라미디아chlamydias, 우레아플라스마ureaplasma와 일부 그람음성세균(예. *Haemophilus influenzae*)에 제한적인 항균작용을 가진 마크로리드 항생제(抗生劑)macrolide antibiotic이다. 이것은 장내세균과에 속한 세균들에 대해서 효과적인 작용을 갖고 있지 않다.

Ethambutol

미코박테륨*Mycobacterium*과 노카르디아종*Norcardia* spp.의 억제에 제한된 항균작용을 갖고 있는 약물이다. Ethambutol이 단독으로 사용되는 경우에는 내성이 쉽게 발전한다. 이 약물은 결핵의 다약제 치료에 사용된다. 부작용으로는 눈뒤신경염retrobulbar neuritis에 의한 시력 독성이 있다.

Flucloxacillin

Staphylococcal β-lactamase에 내성을 가진 isoxazolyl penicillin이다. 이 약물의 주 사용은 황색포도알균 *Staphlococcus aureus*에 의한 감염의 치료에 사용된다. Benzlypenicillin과 penoxymethyl penicillin은 β-lactamase 음성 황색포도알균 감염에 더 효과적이다. 가장 중요한 형태의 flucloxacillin 내성은 내인성 포도알균 내성(메티실린 내성으로 알려짐. methicillin-resistant *Staphlococcus aureus*; MRSA)이다.

Antistaphylococcal penicillin계에 속한 다른 약물로는 flucloxacillin, oxacillin, nafcillin이 있다.

Fluconazole

아스페르길루스종*Aspergillus* spp.을 제외한 효모yeast와 일부 양형종dimorphic species에 효과적인 작용을 가진 트리아졸항진균제triazole antifungal agent이다. Fluconazole은 혈청단백질에 대한 친화력이 낮기 때문에 조직과 뇌척수액에 좋은 침투력을 갖고 있다. 이 약물은 칸디다증 candidiasis의 치료와 크립토코쿠스수막염cryptococcal meningitis의 예방에 사용된다.

Flucytosine

유일하게 효모에 대해서만 항진균작용을 갖고 있는 불소화된 피리미딘항진균제fluoridated pyrimidine antifungal agent이다. 이것은 DNA 합성을 방해함으로써 작용한다. 내성은 치료를 하는 동안 생길 수 있다. 그러므로 flucytosine은 전신적인 효모감염을 치료하기 위하여 다른 약물(주로 amphoterecin)과 병용하여 사용한다. Flucytosine의 치료결과로 골수기능의 저하가 발생할 수 있다.

Foscarnet

인플루엔자 RNA 중합효소influenzae RNA polymerase, 헤르페스바이러스 DNA 중합효소herpesvirus DNA polymerase, 사람면역결핍바이러스 역전사효소human immunodeficiency virus(HIV) reverse transcriptase를 방해하는 능력을 통해서 항바이러스 효과를 나타내는 피로인산염유사체pyrophosphate analogue(phosphonoformic acid)이다. Foscarnet는 짧은 반감기를 갖고 있어서 정맥주입으로 주어져야 한다. 이것은 cytomegalovirus와 HIV 감염에 제한적으로 사용된다.

Ganciclovir

Acyclovir와 같이 동일한 그룹의 항바이러스 제제에 속하는 뉴클레오시드유사체nucleoside analogue이다. Ganciclovir는 감염된 세포 내에서 활성물질로 되기 위해서 인 함유(燐含有)phosphorylated로 된다. 포진성바이러스herpesvirus 그룹에 효과적이지만 골수억제효과를 갖고 있으므로 주로 심각한 거대세포바이러스cytomegalovirus 감염 치료에 이용된다.

Gentamicin

광범위세균에 대한 살균작용을 갖고 있는 aminoglycoside계 항생제이다. 이 그룹에 속한 다른 항생제와 마찬가지로 gentamicin은 귀독성과 신장독성을 갖고 있다. 이 약제는 전신적 세균감염의 치료에 널리 이용되지만 이 약물을 사용할 때는 약물의 정기적인 혈청 레벨 측정이 요구된다.

Glycopeptides

Vancomycin과 teicoplanin을 포함하는 항균 항생제 그룹이다. 이 약물들은 그람양성세균의 세포벽 형성을 방해하는 작용을 하며, 그람음성세균에는 유용한 효과가 없다. Glycopeptides는 정맥주사로 주입되어야 하며 독성과 관련된 문제가 있으므로 치료기간 동안 혈청농도가 모니터 되어야 한다. 이들의 주 용도는 그람양성세균의 전신감염의 치료에 이용되며 특히 penicillin allergy가 있거나 MRSA 감염이 있는 환자에게 사용한다.

Griseofulvin

피부진균 감염 치료에 사용되는 경구용 항진균제이다.

Idoxuridine

바이러스의 DNA 합성을 방해하는 피리미딘유사체(~類似體)pyrimidine analogue이다. Idoxuridine는 독성이 있으며 물에 녹지 않는다. 이 약물은 주로 단순헤르페스바이러스herpes virus simplex 감염의 치료에 사용된다.

Imidazoles

곰팡이 세포의 정상적인 막membrane 기능을 위해 필요한 스테롤sterol 합성을 방해하는 항진균제 그룹이다. 이 약물의 주용도는 피부진균dermatophyte과 표재성 효모 감염의 국소적인 치료에 있다. 한 가지 약물(예. fluconzole)은 전신적인 주입에도 이용될 수 있다.

Isoniazid

결핵의 치료에 사용되는 니코틴산nicotinic acid 유도체이다. Isoniazid가 단독으로 사용되는 경우에는 내성이 생길 수 있다. 부작용은 피리독신pyridoxine 의존성 신경독성이다.

Macrolides

Macrocyclic lactone ring 구조에 기초한 항균 항생제 그룹이다. Macrolides는 대부분의 그람양성세균과 혐기성세균, *Neisseria*, *Campylobacter*, *Haemophilus* spp.의 리보솜 RNA 전이효소ribosomal RNA transferase에 대해서 작용하며 장내 그람음성 막대균에는 효과가 없다. 이 그룹에 속하는 중요한 약물은 erythromycin과 그 유사체들이다. Macrolides는 많은 용도를 갖고 있으며 호흡기도 감염의 치료, 레기오넬라증(재향군인회병) Legionnaires' disease에 탁월한 효과가 있으며 심각한 campylobacter 감염에 이용된다.

Mebendazole

연충helminth의 포도당의 흡수와 미세관의 형성을 방해하는 벤지미다졸benzimidazole 약물이다. 이 약물은 장내 연충 감염의 치료에 이용된다.

Methicillin

베타락타마아제 내성페니실린β-lactamase resistant penicillin으로 대부분의 그람양성세균에 작용하지만 penicillin보다는 효과가 떨어진다. 독성은 호중구감소, 출혈성 방광염, 간질신장염 등이 있다. 포도알균에서 내성(예. MRSA)은 비정상적인 페니실린결합단백질penicillin-binding protein의 출현에 의한다. Methicillin은 임상실무에서 사용되지 않는다.

Metronidazole

편성혐기균(偏性嫌氣性菌)obligatory anaerobe과 원생동물에 유용한 작용을 가진 니트로이미다졸nitroimidazole이다. 이 약물은 복부수술 후 발생한 감염의 치료 및 *Giardia intestinalis*와 이질아메바*Entamoeba histolytica*의 감염에 사용된다.

Miconazole

효모와 피부진균 감염의 치료에 사용되는 이미다졸 imidazole 항진균제이다.

Nalidixic acid

DNA 선회효소DNA gyrase를 방해하는 작용을 하는 4-amino-quinolone group(예. ciprofloxcin)과 연관된 경구용 항균약물이다. 이것은 장내 그람음성 막대균에 의한 요로감염의 치료에 이용된다.

Nitrofrantoin

광범위 항균작용을 가진 경구용 약물이다. Nitrofrantoin은 요로감염의 치료와 예방에 사용된다. 이 약물은 알칼리성 소변에서는 불활성화되므로 프로테우스proteus 감염(~感染)의 치료에는 사용해서는 안 된다.

Nystatin

효모 감염을 치료하는데 사용하는 polyene antibiotics 이다. 이것은 sterol과 결합하고 막의 기능을 방해함으로써 작용을 나타낸다.

Penicillin

벤질페니실린benzylpenicillin과 밀접하게 연관된 베타락탐β-lactam 항생제 그룹이다. 이 그룹은 세균의 세포막의 펩티도글리칸의 cross-linkage를 방해함으로써 작용을 나타낸다. 후천성 세균 내성은 β-lactam ring(β-lactamase)의 효소가수분해enzymatic hydrolysis 또는 표적부위의 변형된 친화성에 의한다. Benzylpenicillin은 위산에 안정적이지 않으며 매우 짧은 반감기를 갖고 있어서 쉽게 β-lactamase의 공격에 노출되어 있다. 이 약물은 심각한 폐렴알균성pneumococcal, 수막알균성 meningococcal, 고름사슬알균*Streptococcus pyogenes* 감염에 효과적이다. Benzylpenicillin 유도체가 경구용(예. phenoxymethyl penicillin, penicillin V), 긴 반감기(procaine penicillin), staphylococcal β-lactamase에 대한 내성(flucloxacillin), 항균범위의 확장(ampicillin), 녹농균*Pseudomonas aeruginosa*에 대한 항균작용(piperacillin) 등 각각의 목적대로 다양하게 개발되었다. Penicillin은 가장 널리 사용되는 항균항생제 그룹 중의 하나이다.

Pentamidine

*Pneumocystis jirovecci*의 감염 치료와 예방에 사용되는 diamidine 화합물이다. Pentamidine 치료기간 동안 부작용은 흔하며, 신독성, 빈혈, 저혈소판증, 호중구감소증, 저혈당 등이 있다.

Pipercillin

녹농균*Pseudomonas aeruginosa*에 대한 작용을 갖고 있는 ureidopenicillin 항생제이다. 주로 입원 환자의 심각한 전신감염의 치료에 이용된다.

Polyenes

Macrocyclic ring에 기초한 분자구조를 가진 양친매성(兩親媒性)amphipathic 항진균제제이다. Polyenes은 곰팡이 세포막에 있는 sterol과 결합하여 막의 기능을 방해한다. Amphoterecin과 nystatin은 이 그룹에 속하는 가장 잘 알려진 약물이다. 이들의 용도는 전신적 그리고 표재성인 진균증의 치료에 이용된다.

Polymyxin

다수의 그람음성세균에 효과가 있으나 그람양성세균에는 비효과적인 polypeptide 항생제 그룹이다. Polymyxin은 리포다당질lipopolysaccharide의 지질 A부위에 결합한다. 이들은 위장관에서 흡수되지 않는다. Polymyxin(예. colistin)은 백혈병 환자나 집중치료 환자와 같은 고위험군 환자의 위장관의 오염제거decontamination를 하기 위해 사용되어 왔다.

Primaquine

삼일열원충*Plasmodium vivax* 또는 난형열원충*P. ovale*에 의한 재발을 예방하기 위해 말라리아의 치료에 사용되는 경구용 활성 화합물이다.

Pyrazinamide

결핵의 다약제 혼합치료에 사용하는 항미코박테리아약물antimycobacterial agent이다. Pyrazinamide는 특히 세포내 결핵균에 대해서 유용한 효과가 있으며 대부분 단기간 요법으로 사용된다. 내성은 단독으로 사용되어질 때 나타난다.

Pyrimethamine

Toxoplasma spp.과 *Pneumocystis jirovecci*와 열원충plasmodia에 대해서 유용한 효과가 있는 diaminopyrimidine 약물이다. 이 약물은 톡소포자충증toxoplasmosis의 치료와 말라리아의 예방적 투약으로 사용된다.

Quinine

급성 말라리아의 치료에 사용되는 항말라리아 약물이며 특히 chloroquine 내성 가능성이 있을 때 사용한다.

Quinolones

Nalidixic acid와 연관된 항균약물 그룹(4-aminoquinolones)이다. Nalidixic acid는 DNA 선회효소DNA gyrase의 작용과 세균의 성장과 복제기간 동안 세균의 DNA 복구와 자르기에 필요한 국소이성화효소topoisomerase의 작용을 방해함으로써 작용을 나타낸다. Quinolones은 ciprofloxacin을 포함하며 경구용 섭취와 조직 침투력이 양호한 약제이다. 항균범위는 대부분의 그람음성세균과 많은 그람양성세균에 작용한다. 특히 Quinolones은 녹농균에 의한 병원감염의 치료에 효과적이다. 내성은 DNA 선회효소 표적의 변형에 의한다.

Rifampicin

Rifampicin 항생제는 mycobacteria와 그람양성 알균에 대한 작용을 갖고 있다. Rifampicin은 세균의 DNA 의존 RNA 중합효소DNA-dependent RNA polymerase를 방해한다. 내성돌연변이주resistant mutants는 약물이 단독으로 사용되는 경우에 치료기간 동안 발생한다. Rifampicin의 주 용도는 결핵의 치료와 일부 포도알균의 감염에 다른 약물과 병합하여 사용한다.

Silver sulfadiazine

세균감염을 예방하기 위해서 화상부위에 적용하는 국소항균제 화합물질이다. *Pseudomonas* spp.에 작용하며 내성은 사용하는 동안 다른 세균 종 사이에 발전할 수 있다.

Streptomycin

광범위한 세균에 대해서 작용을 하는 aminoglycoside 항생제이다. Streptomycin은 비싸지 않기 때문에 개발도상국에서 널리 사용되며 특히 결핵치료의 다약제 처방으로 이용된다.

Sulfadiazine

화상부위에 은염silver salt과 병합하여 국소적으로 사용되는 술폰아미드sulphonamide 항생제이다. 이 약물은 두부손상 후에 두개내 감염 예방을 위해서 사용되어 왔다.

Sulfamethoxazole

세균의 엽산 합성을 방해함으로써 작용하는 sulphonamide 항생제이다. 후천적 내성은 부작용으로 흔하다. Sulfamethoxazole은 요로감염이나 다른 경증의 지역사회 감염의 치료에 trimethoprim과 병합하여 자주 사용된다.

Sulphonamides

엽산 합성을 방해하는 항균약물 그룹이다. 이 그룹은 상대적으로 짧은 반감기(예. sulfamethoxazole)와 긴반감기(예. dapsone)를 포함한다. 이 약물들은 비싸지 않으며 지역사회 감염을 치료하는데 널리 사용된다. 그래서 후천적 세균내성은 매우 흔하다. Sulfonamides는 부작용이 흔하며 발진을 포함하며 Stevens-Johnson syndrome으로 알려진 궤양성 점막의 가장 흔한 원인이기도 하다.

Terbinafine

피부진균 감염의 경구용과 국소용으로 사용되는 allylamine antifungal agent 이다.

Tetracyclines

세균과 일부 원충기생충 감염의 치료에 사용되는 항생제 그룹이다. 이 그룹에는 tetracycline과 oxytetracycline 및 doxycycline이 포함된다. Tetracyclines은 리케차성 감염이나 다른 세포내 감염의 치료에 유용하다. 후천내성은 많은 세균 종 안에 발달되어 왔다. 부작용은 위장관의 흥분과 어란이의 연골과 치아의 침착이 있다. Tetracyclines은 어린이와 임부에게는 사용하지 않는다.

Trimethoprim

미생물의 이(二)수소(水素)폴산(酸)리덕타아제dihydrofolate reductase를 방해함으로써 작용하는 diaminopyrimidine 약물이다. Trimethoprim은 조직을 잘 침투하며 요로감염의 치료에 유용하다.

Vancomycin

그람양성세균에 작용하는 glycopeptide 항생제이다. 정주용으로 주입해야 하며 독성 부작용을 예방하기 위해서 혈청 레벨을 정기적으로 모니터 해야 한다. Vancomycin의 사용은 병원 내로 제한하여야 하며 그람양성세균 감염 환자나 penicillin allergy가 있는 경우 또는 심각한 MRSA 감염이 있는 환자에게 유용하다.

Zidovudine

Azidothymidine(AZT)으로도 알려져 있다. 역전사효소 reverse transcriptase에 작용하여 HIV의 복제를 방해한다. Zidovudine은 발진, 위장관 작용, 빈혈, 호중구감소 등과 같은 중요한 부작용을 갖고 있다. 이 약물의 용도는 주로 HIV 감염의 치료에 사용된다. 이 약물은 노출 후 예방적 투약으로 다약제 병합 약물의 하나로 투여되면 최근에 감염된 사람의 질병 발생을 연기할 수 있다.

찾아보기(Index)

국문 찾아보기

영문 찾아보기

D

E

K

L

M

N

O

P, Q

R

S

T, U

V

W

Y, Z

〈 옮긴이 소개 〉

• 오 향 순

감염관리전문간호사, CIC, 보건학박사
서울대학교병원 감염관리실 팀장, 서울대학교 간호대학 초빙교수 | snuhics@snuh.org

• 윤 성 원

감염관리전문간호사, CIC, 간호학박사
삼성서울병원 감염관리실, 울산대학교 임상과학대학 겸임교수 | icpsung@hanmail.net

• 이 성 은

감염관리전문간호사(by KAICN), 보건학박사
관동대학교 간호학과 교수 | yisungeun@hanmail.net

• 최 정 실

감염관리전문간호사, 간호학박사
건양대학교 간호학과 교수 | jschoi408@empal.com

옮긴이와의
협의로
인지생략

미생물과 감염관리 | Microbiology & Infection 3rd/E.

2009년 7월 20일 3판 1쇄

옮긴이 오향순 • 윤성원 • 이성은 • 최정실
펴낸이 김시동
펴낸곳 정문각

서울특별시 마포구 대흥동 210-1 봉화빌딩
전화. 713-0421~3 FAX. 704-6265
등 록 1990년 10월 25일 9-246호
전자우편 jungmunk@unitel.co.kr
홈페이지 www.jungmunkag.co.kr

정가 25,000원

ISBN 978-89-7742-407-4 93510